PADRONIZAÇÃO EM GINECOLOGIA ONCOLÓGICA

PADRONIZAÇÃO EM GINECOLOGIA ONCOLÓGICA

Guia de orientação dos departamentos de ginecologia do Hospital A. C. Camargo/ Fundação Antonio Prudente e do Instituto Brasileiro de Controle do Câncer – IBCC/ Hospital professor dr. João Sampaio Góes Júnior.

2ª edição revista e atualizada

FRANCISCO RICARDO GUALDA COELHO

Mestre e doutor em oncologia – FMUSP. Médico titular dos departamentos de ginecologia do Hospital A. C. Camargo/Fundação Antonio Prudente e Instituto Brasileiro de Controle do Câncer – IBCC. Médico-assistente da Disciplina de Oncologia da Universidade de Mogi das Cruzes – UMC.

RONALDO LÚCIO RANGEL COSTA

Mestre em oncologia – FMUSP. Diretor dos departamentos de ginecologia do Hospital A. C. Camargo/Fundação Antonio Prudente e Instituto Brasileiro de Controle do Câncer – IBCC.

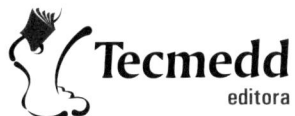

Tecmedd
editora

© Copyright 2005 Editora Tecmedd
Todos os direitos reservados.
Segunda edição revista e atualizada – agosto de 2007

Editora: Bete Abreu
Assistente Editorial: Marília Mendes
Produtor Gráfico: Samuel Leal
Revisão de Texto: Saulo Alencastre
Editoração e Diagramação: Triall
Capa: Ana Solt

Dados Internacionais de Catalogação na Publicação (CIP)
(Câmara Brasileira do Livro, SP, Brasil)

Padronização em ginecologia oncológica / [organizadores] Francisco Ricardo Gualda Coelho, Ronaldo Lúcio Rangel Costa. -- 2. ed. rev. e ampl. -- São Paulo, SP : Tecmedd, 2007.

Vários colaboradores.
ISBN 978-85-99276-20-4

1. Ginecologia 2. Mulheres – Sistema reprodutor – Distúrbios 3. Neoplasmas genital feminino 4. Órgãos genitais feminino – Câncer 5. Órgãos genitais feminino – Doenças I. Costa, Ronaldo Lúcio Rangel. II. Coelho, Francisco Ricardo Gualda.

07-5878
CDD-616.99265
NLM-WP 145

Índices para catálogo sistemático:

1. Ginecologia oncológica : Medicina   616.99265

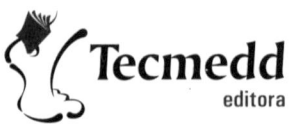

Rua Sansão Alves dos Santos, 102 – cj. 21 – 2º andar – Brooklin Novo
04571-090 – São Paulo – SP
www.tecmeddeditora.com.br

DEDICATÓRIA

Este guia é dedicado ao **prof. dr. João Sampaio Góes Junior**, *exemplo de educação, perseverança e de muitas idéias.*

(in memoriam)

SUMÁRIO

SEÇÃO I – INTRODUÇÃO

1. Residência/estágio em medicina/equipes de ginecologia (1953-2004) 27
2. Estatística e câncer ginecológico 32
3. CID-O e TNM em ginecologia oncológica 45

SEÇÃO II – PREVENÇÃO E MANEJAMENTO DO CÂNCER GINECOLÓGICO

4. Câncer da vulva 69
5. Câncer da vagina 84
6. Câncer do colo do útero 91
7. Câncer do endométrio 115
8. Câncer do endométrio/câncer colorretal hereditário sem polipose – HNPCC/instabilidade de microssatélite 128
9. Câncer do ovário/trompa de fallópio/tumores metastáticos em ovário 132
10. Síndrome câncer de mama/ovário 157
11. Sarcomas do aparelho genital feminino 161
12. Neoplasia trofoblástica gestacional 171
13. Radioterapia em tumores ginecológicos 177
14. Quimioterapia em tumores ginecológicos 187
15. Papilomavírus humano (HPV) em neoplasias anogenitais 216

SEÇÃO III – SUPORTE TÉCNICO

16. Vacina contra HPV 226

17. Embriologia do aparelho genital feminino 233
18. Estática pélvica: aspectos anatomofuncionais 237
19. Pré e pós-operatório/antibioticoterapia/profilaxia tromboembólica 241
20. Técnicas cirúrgicas/resumo histórico 262
21. Técnicas de reconstrução urológica 274
22. Técnicas de reconstrução plástica 278
23. Cirurgia endoscópica em ginecologia oncológica 285
24. Laserterapia em patologia do trato genital inferior 295
25. Classificação colposcópica – 2002 299
26. Marcadores tumorais em câncer ginecológico 304
27. Marcadores moleculares e diagnóstico em câncer ginecológico 308

SEÇÃO IV – ATENÇÃO INTEGRAL

28. Terapia de reposição hormonal-TRH: benefícios/câncer do endométrio/câncer de mama/fitoestrogênios 323
29. Massas pélvicas: miomatose/endometriose 336
30. Criopreservação de oócitos e tecido ovariano 343
31. Dor e cuidados paliativos 345
32. Caquexia neoplásica/paciente terminal 354
33. Psicoterapia/comunicação médico paciente/erro médico 359

PREFÁCIO

Em nome do desenvolvimento, da parceria, da identificação científica e da amizade, Ricardo Brentani e eu acordamos pelo trabalho conjunto dos departamentos de ginecologia do Hospital A. C. Camargo e do Instituto Brasileiro de Controle do Câncer – IBCC. Dessa forma, estruturou-se uma complexa e ao mesmo tempo ágil estrutura médica com alta capacidade de atendimento clínico, formação médica e produção científica. Essa fusão científica que mantém a independência administrativa de cada serviço recebe ainda o suporte para pesquisa do Instituto Ludwig.

Temos observado que essa integração é extremamente produtiva, permitindo uma potencialização nas ações em função do adequado aproveitamento das características de cada entidade envolvida.

Este livro, que tenho a honra de prefaciar, é um dos frutos dessa estruturação de trabalho, que deve ser tomada como exemplo em nosso meio, no qual muitas vezes os recursos são escassos e o auxílio mútuo, diferentemente do que muitos possam imaginar, somente nos traz benefícios.

A importância desta obra é autoevidente e baseia-se em sua representatividade e na grande experiência clínica aqui contida. Observei que foi dedicada ao meu querido pai, prof. dr. João Sampaio Góes Jr., fundador do Instituto Brasileiro de Controle do Câncer – IBCC, que sempre lutou pela formação do profissional como uma das quatro áreas básicas da luta contra o câncer, representadas no logotipo da Instituição (prevenção, tratamento, ensino, pesquisa). Portanto, um guia de orientação e padronização de condutas é um importante instrumento para a transmissão de conhecimento e experiência de nossas entidades.

Parabenizo os editores e toda a equipe de ginecologia não somente por esta obra, mas por toda a dedicação e o envolvimento que tenho o privilégio de testemunhar em seu trabalho hospitalar diário.

João Carlos Sampaio Góes
Diretor técnico científico do Instituto
Brasileiro de Controle do Câncer – IBCC

PREFÁCIO

Os resultados no tratamento do câncer não dependem apenas de fatores ligados a doença. Além do estadiamento clínico, tipo histológico do tumor, condições gerais do paciente, planejamento e protocolo terapêutico, são fundamentais na sobrevida a reintegração familiar, social e a qualidade de vida. Esses princípios básicos se aplicam a todos os tumores malignos e em particular ao câncer do aparelho genital feminino.

A abordagem diagnóstica e terapêutica no câncer de colo uterino, endométrio, ovários, vagina e vulva necessitam, além da técnica cirúrgica correta, conhecimentos científicos relacionados ao componente biológico e hormonal desses tumores.

A publicação *Padronização em ginecologia oncológica* é o resultado de décadas de experiência em duas instituições altamente especializadas em câncer.

A divulgação e utilização desta obra servirá como referência aos ginecologistas que, em geral, participam na primeira linha de atendimento à população feminina que os procura.

A publicação ressalta com grande ênfase a importância da prevenção em diagnóstico precoce em câncer, ainda prevalente no país.

A titulação acadêmica, a experiência oncológica e o fruto editorial dos autores revelam a excelência da cancerologia brasileira.

Humberto Torloni
Diretor do Centro de Pesquisa do Hospital
A. C. Camargo – FAP. Ex-diretor da Divisão
Nacional de Câncer – Ministério da Saúde.

PREFÁCIO DA 2ª EDIÇÃO

Desde o lançamento da 1ª Edição deste guia de orientação, dois anos se passaram. Mais rápido do que imaginávamos, os livros se esgotaram e novamente os autores prepararam uma nova edição, ampliada e revisada. O acordo firmado entre o Instituto Brasileiro de Controle do Câncer — IBCC e Hospital A. C. Camargo, tem nos fornecido bons resultados. Este livro é um dos exemplos deste trabalho em conjunto.

Neste ano o IBCC fez sua estréia nas publicações do *26th Annual Report on the Results of Treatment in Gynecological Cancer*, uma das mais importantes publicações da especialidade e diga-se de passagem, com uma estatística invejável. Houve intercâmbio entre residentes e estagiários de ambos os hospitais, com ganho em conhecimento e treinamento prático para ambas as instituições.

No plano da pesquisa clínica, os hospitais participaram ativamente do desenvolvimento da vacina quadrivalente, contra o HPV, com várias publicações em revistas internacionais de grande impacto. Sem querer me alongar, mais uma vez, parabenizo os editores e toda a equipe de ginecologia, não somente pelos muitos objetivos alcançados, mas pelo envolvimento com ambas as instituições.

João Carlos Sampaio Góes
Diretor técnico científico do Instituto
Brasileiro de Controle do Câncer — IBCC

PREFÁCIO DA 2ª EDIÇÃO

A publicação *World cancer Report* (2003), da Organização Mundial de Saúde, apresenta números bastante expressivos sobre cânceres do aparelho genital feminino.

O câncer de colo uterino com uma incidência global e anual de 470 mil casos, ovário e endométrio com 190 mil casos cada, representam um grande desafio para a ginecologia oncológica.

Mesmo com o uso da recém descoberta vacina contra o HPV, muitas décadas e gerações de mulheres ainda necessitarão da assistência ginecológica especializada.

A presente publicação tem um papel importante para os ginecologistas que diariamente enfrentam os casos de câncer ginecológico.

Baseado na experiência de duas grandes Instituições especializadas em câncer, a publicação tem informações práticas para o melhor atendimento da população afetada por esses tipos de câncer. Informação e educação da população, aliadas à especialização médica, são fundamentais na prevenção, diagnóstico precoce e tratamento adequado do câncer genital feminino.

Esperamos que essa nova edição venha complementar os conhecimentos especializados para a medicina brasileira.

Humberto Torloni
Coordenador científico/SAME
Hospital A. C. Camargo/SP

APRESENTAÇÃO

É com satisfação que apresentamos esta modesta compilação de informações cuja meta é orientar, de maneira atual, prática e padronizada, os profissionais envolvidos na rotina da ginecologia oncológica do paciente adulto. Com muito orgulho procuramos mostrar a experiência adquirida ao longo dos mais de 50 anos de existência do Hospital A.C. Camargo e dos 36 anos do Instituto Brasileiro de Controle do Câncer (IBCC), em que alguns membros da nossa equipe vêm atuando há quase 2 décadas.

A grande quantidade de conhecimento adquirido pela especialidade, nos últimos 30 anos, e a sua atualização freqüente, torna essa tarefa difícil. Contudo, procuramos elaborar um guia simples e prático, entendendo que sem dúvida nenhuma, a medicina deve ser baseada em evidências e, sobretudo, baseada na pessoa, sem perder a noção dos custos e benefícios, mantendo a qualidade.

Desde o ano de 2001, a cobertura dos departamentos de ginecologia do Hospital A. C. Camargo e do IBCC é feita pela mesma equipe médica, motivo de satisfação e responsabilidade da nossa parte. Assim sendo, com a experiência acumulada durante esses anos, esperamos poder, de forma multidisciplinar e multinstitucional, orientar nossos residentes e estagiários e contribuir com as decisões de cada paciente, objetivo maior de todos nós.

Os autores

APRESENTAÇÃO DA 2ª EDIÇÃO

A equipe de ginecologia, que até a presente data se responsabiliza pelo atendimento dos departamentos de ginecologia do Hospital A. C. Camargo e do Instituto Brasileiro de Controle do Câncer (IBCC), com orgulho apresenta a 2ª Edição do *guia de orientação* dos nossos residentes. Já são mais de 5 anos de atendimento e a primeira edição se esgotou rapidamente, em 2 anos. Entre os acertos e desacertos, conquistamos mais experiência no que diz respeito à pesquisa clínica relacionada à vacina profilática contra o HPV (quadrivalente), contando a equipe com várias publicações internacionais referentes ao tema. Esta mesma vacina, para a nossa satisfação, já é uma realidade prática em todo o mundo e tanto o Hospital A. C. Camargo como o IBCC participaram intensamente do seu desenvolvimento. Também o Hospital A. C. Camargo voltou a participar da publicação periódica mundial do *Annual Report on the Results of Treatment in Gynecological Cancer – 26th Edition*, e também conseguimos a primeira participação do IBCC nesta importante publicação mundial. Vários residentes e estagiários foram treinados e, pelas próprias palavras de avaliação dos residentes, em "um dos melhores ambientes de trabalho" do hospital. Muito obrigado a todos. Nossa satisfação é trabalhar em equipe e para vocês, "nossos companheiros residentes e estagiários". Nenhum é melhor do que todos nós.

Os autores

EQUIPES DE GINECOLOGIA

Diretor do Departamento
Ronaldo Lúcio Rangel Costa
Hospital A. C. Camargo/IBCC

Médicos Titulares
André Aguiar do Monte
Hospital A.C. Camargo/IBCC

Ademir Narciso de Oliveira Menezes
IBCC

Elza Mieko Fukazawa
Hospital A.C. Camargo/IBCC

Fernanda Kesselring TSO
Hospital A. C. Camargo

Francisco Ricardo Gualda Coelho
Hospital A. C. Camargo/IBCC

Gabriel Lowndes de Souza Pinto
Hospital A. C. Camargo/IBCC

Gisela Itália Andreoni
Hospital A. C. Camargo/IBCC

Jupira Mesquita
Hospital A. C. Camargo/IBCC

Leonardo Aldigueri Rodrigues
IBCC

Marcelo Alvarenga Calil
IBCC

Neila Maria de Góis Speck
Hospital A. C. Camargo

Nelson Vespa Júnior
Hospital A. C. Camargo/IBCC

Pablo Roberto Novik
Hospital A. C. Camargo

Rogério Bagietto
Hospital A. C. Cmargo/IBCC

Romualdo Antônio Quirino Souza
Hospital A. C. Camargo/IBCC

Soraia Mercado Senise
Hospital A. C. Camargo/IBCC

Waldyr Muniz Oliva Filho
IBCC

Thais Gomes de Almeida
IBCC

Ailma Fabiane A. Ferreira
IBCC

Agradecemos aos departamentos de radioterapia, oncologia clínica e anatomia patológica do Hospital A. C. Camargo e IBCC, sem os quais este guia não poderia ser realizado. Foram também fundamentais as informações do Registro Hospitalar de Câncer do Hospital A. C. Camargo e IBCC.
A digitação do material foi feita pela Biblioteca do Hospital A. C. Camargo/FAP.

COLABORADORES

Aldo Lourenço Abbade Dettino
Ex-médico residente do Departamento de Oncologia Clínica do Hospital A. C. Camargo – FAP.

Ana Lucia Teodoro
Enfermeira da Central da Dor e Estereotaxia do Hospital A. C. Camargo – FAP. Enfermeira responsável pelo Setor de Cuidados Paliativos do Hospital A. C. Camargo – FAP.

Andréa Paiva Gadêlha Guimarães
Mestranda em ciências/área de oncologia/curso de pós-graduação da Fundação Antonio Prudente – FAP. Médica titular do Departamento de Oncologia Clínica do Hospital A. C. Camargo – FAP.

Bethina A. Dana
Titular da Central da Dor e Estereotaxia do Hospital A. C. Camargo – FAP. Médica do Setor de Cuidados Paliativos do Hospital A. C. Camargo – FAP.

Carlos Eduardo Azevedo Ferretti
Médico residente do Hospital A. C. Camargo – FAP. Com complementação em Ginecologia Oncológica.

Carlos Jorge Lotfi
Mestre em doenças infecto parasitárias pela Unifesp. Doutor em ciências/área de oncologia/curso de pós-graduação da Fundação Antonio Prudente – FAP. Diretor do Serviço de Infectologia e Controle de Infecção do Hospital do Câncer – FAP. Superintendente do Hospital A. C. Camargo – FAP.

Celso Abdon Lopes de Mello
Médico titular do Departamento de Oncologia Clínica do Hospital A. C. Camargo – FAP.

Cynthia Aparecida Bueno de Toledo Osório
Mestre e doutoranda em ciências/área de oncologia/curso de pós-graduação da Fundação Antonio Prudente – FAP. Médica titular do Departamento de Anatomia Patológica do Hospital A. C. Camargo – FAP.

Edgar Rocha Britto
Médico estagiário do Instituto Brasileiro de Controle do Câncer – IBCC. Na área de ginecologia oncológica.

Eid Gonçalves Coêlho
Médico residente do Hospital A. C. Camargo – FAP. Com complementação em ginecologia oncológica.

Elza Mieko Fukazawa
Médica titular dos departamentos de ginecologia do Hospital A. C. Camargo – FAP e Instituto Brasileiro de Controle do Câncer – IBCC.

Eurico Cleto Ribeiro de Campos
Médico residente do Hospital A. C. Camargo – FAP. Com complementação em ginecologia oncológica.

Fernando Augusto Soares
Mestre e doutor em patologia humana pela Faculdade de Medicina de Ribeirão Preto – USP. Diretor do Departamento de Anatomia Patológica do Hospital A. C. Camargo – FAP. Professor titular do Departamento de Patologia da Faculdade de Odontologia da USP.

Gabriel Lowndes de Souza Pinto
Médico titular do Departamento de Ginecologia do Hospital A. C. Camargo e do Instituto Brasileiro de Controle do Câncer – IBCC.

Irapuan Teles de Araújo Filho
Médico residente do Hospital A. C. Camargo – FAP. Com complementação em ginecologia oncológica.

José Augusto Rinck Júnior
Ex-médico residente do Departamento de Oncologia Clínica do Hospital do A. C. Camargo – FAP.

José Oswaldo de Oliveira Júnior
Diretor da Central da Dor e Estereotaxia do Hospital A. C. Camargo – FAP.

Josiane Borges
Médica residente do Departamento de Oncologia Clínica do Hospital A. C. Camargo – FAP.

Karina de Cássia Braga Ribeiro
Mestre e doutora em ciências/área de oncologia/curso de pós-graduação da Fundação Antonio Prudente – FAP. Chefe do Registro de Câncer do Hospital A. C. Camargo – FAP. Professora assistente do Departamento de Medicina Social da Faculdade de Ciências Médicas da Santa Casa de São Paulo.

Luisa Lina Villa
Doutora em ciências pelo Instituto de Química/Universidade de São Paulo. Diretora do Instituto Ludwig, chefe do Grupo de Virologia.

Maria Betânia Mahler Araujo
Mestre e doutora em Patologia Humana pela Faculdade de Medicina de Ribeirão Preto – USP. Médica titular do Departamento de Anatomia Patológica do Hospital A. C. Camargo – FAP.

Marcelo Alvarenga Calil
Doutor em medicina – Unifesp/área de concentração/ginecologia. Professor titular de Ginecologia e Obstetrícia da UNISA. Médico titular do Departamento de Ginecologia do Instituto Brasileiro de Controle do Câncer – IBCC. Gerente médico e coordenador de ensino – IBCC.

Markus Gifoni
Médico residente do Departamento de Oncologia Clínica do Hospital A. C. Camargo – FAP.

Neila Maria de Góis Speck
Mestre e doutora em ginecologia pela Unifesp. Professora adjunta substituta do Departamento de Ginecologia da Unifesp. Médica titular do Departamento de Ginecologia do Hospital A. C. Camargo – FAP.

Nelson Vespa Júnior
Médico titular dos Departamentos de Ginecologia do Hospital A. C. Camargo – FAP e Instituto Brasileiro de Controle do Câncer – IBCC.

Pablo Roberto Novik
Mestre em ciências/área de oncologia/curso de pós-graduação da Fundação Antonio Prudente – FAP. Médico titular do Departamento de Ginecologia do Hospital A. C. Camargo – FAP.

Paulo Eduardo R. Novaes
Doutor em oncologia pela Faculdade de Medicina da Universidade de São Paulo – FMUSP. Médico titular do Departamento de Radioterapia do Hospital A. C. Camargo – FAP. Professor assistente da disciplina de Clínica Geral da Faculdade de Ciências Médicas de Santos.

Renata Sampaio Góes
Médica estagiária do Instituto Brasileiro de Controle do Câncer – IBCC. Área de ginecologia oncológica.

Rogério Bagietto
Médico titular dos Departamentos de Ginecologia do Hospital A. C. Camargo e Instituto Brasileiro de Controle do Câncer – IBCC.

Ronald Wagner Pereira Coelho
Médico residente do Departamento de Oncologia Clínica do Hospital A. C. Camargo – FAP.

Sandra Caíres Serrano
Titular da Central da Dor e Estereotaxia do Hospital A. C. Camargo – FAP. Médica responsável pelo Setor de Cuidados Paliativos do Hospital A. C. Camargo – FAP.

Silvia Radwansk Stuart
Chefe do Departamento de Radioterapia do Instituto Brasileiro de Controle do Câncer – IBCC. Médica assistente da Fundação Faculdade de Medicina – FMUSP.

Tatiane Cardoso Motta
Médica residente do Departamento de Oncologia Clínica do Hospital A. C. Camargo – FAP.

SEÇÃO I
INTRODUÇÃO

Aprendi muito com meus mestres, mais ainda com meus companheiros, mais ainda com meus alunos.

Talmude

1 Residência/estágio em medicina/equipes de ginecologia (1953-2007)

Francisco Ricardo Gualda Coelho
Ronaldo Lúcio Rangel Costa

Há quem considere que a medicina está doente. Os motivos são diversos: mortes provocadas por remédios que deveriam curar, exames e cirurgias caros e desnecessários, distorções no relacionamento médico/paciente e a crescente desvalorização do profissional médico. Para completar o cenário, o desenvolvimento cada vez mais complexo dos diversos aspectos envolvendo a pesquisa, diagnóstico e tratamento médico torna cada vez mais difícil a reciclagem do profissional generalista ou mesmo do especialista. O que devemos evitar a todo custo é que o médico seja transformado em simples intermediário entre o paciente e a tecnologia, ou ainda aquele encarregado das piores tarefas.

O termo residência médica remonta ao passado, quando médicos recém-formados passavam a "residir" nos hospitais por períodos predeterminados, para adquirir treinamento. Inicialmente modestos, sem normas ou programas, hoje são reconhecidos e seguem regras nacionais. Para muitos hospitais, a presença do residente se tornou fundamental para o funcionamento, tendo em vista a grande capacidade do residente médico em absorver demandas.

Já o chamado estágio para aprimoramento médico não segue regras do Ministério da Educação, obtendo um conteúdo e treinamento mais flexível, variando de acordo com critérios e características de cada instituição. Neste caso, os riscos de distorções são maiores.

De uma forma ou de outra, entendemos que tanto a residência médica quanto o estágio para aprimoramento médico são ferramentas poderosas no sentido da formação médica e de opinião, em que o bom exemplo, coerente e exercido de forma acadêmica, enaltece e renova valores tão necessários para a boa prática da medicina.

No Hospital A. C. Camargo da Fundação Antonio Prudente, desde a sua primeira turma de residentes com data de 1955, já foram formados 756 médicos oncologistas e destes 364 cirurgiões. Mais recentemente, com a necessidade da especialização, foi criada a "ginecologia oncológica" e desde então já foram treinados diversos profissionais médicos nesta modalidade. A duração da residência é de três anos, reservando-se o último ano para o exercício da ginecologia oncológica.

Já no Instituto Brasileiro de Controle do Câncer – IBCC, desde o início das suas atividades, há 35 anos, passaram pelo Departamento de Ginecologia 229 estagiários. A duração do estágio é de 2 anos em ginecologia oncológica.

Entre o cirurgião geral oncologista e o ginecologista oncologista, existe uma região anatômica em comum: o abdome. Assim sendo, teoricamente, ambos devem ter a mesma familiaridade ao efetuar procedimentos cirúrgicos que envolvam a cavidade abdominal. Infelizmente, a fragmentação e a subespecialização precoce da medicina têm contribuído para a formação de profissionais nem sempre aptos para a ginecologia oncológica. Serviços com baixa rotatividade de pacientes e distantes da realidade do Brasil também contribuem para um treinamento deficiente. Fato ainda mais grave é a falta de humildade de alguns em reconhecer suas limitações. Os bons resultados somente são obtidos após longo período de treinamento, diversas discussões de casos clínicos e cirúrgicos e leitura adequada. Para tanto, não basta a legislação ou um guia como este; serão necessários interesse e responsabilidade associados a uma atenção constante por parte dos preceptores. O resultado final, quando a programação é adequada, costuma ser um bom senso profissional que somente o tempo e a prática diária poderão consolidar.

A *casuística* gerada no dia-a-dia desses grandes hospitais será a matéria-prima fundamental para o treinamento desses profissionais. No Hospital A. C. Camargo, somente no ano de 2003 foram realizadas 555 cirurgias da especialidade ginecológica. Já no IBCC, nesse mesmo ano, o número de cirurgias ginecológicas realizadas foi de 1.137. Segue abaixo, na Tabela 1, a lista dos dez hospitais que apresentaram o maior número de novos casos de câncer no estado de São Paulo, entre os anos de 2000 e 2002.

Tabela I – Lista dos 10 hospitais que apresentaram o maior número de novos casos de câncer no estado, no período de janeiro de 2000 a setembro de 2002.

Hospital	Casos novos
Hospital Amaral Carvalho – Jaú	8.742
Fundação Pio XII – Barretos	7.019
Instituto Arnaldo Vieira de Carvalho – São Paulo	3.738
Instituto Brasileiro de Controle do Câncer – São Paulo	3.571
Hospital Santa Marcelina – São Paulo	3.452
Fundação Medicina – S. J. Rio Preto	3.276
Santa Casa de São Paulo	3.274
HC/USP – São Paulo	3.264
HC – Ribeirão Preto	3.199
Hospital A. C. Camargo – São Paulo	2.279

Fonte: Fundação Oncocentro de São Paulo-FOSP.

As lideranças são passageiras, mas devem ser referenciais de orientação e exemplos, principalmente no que diz respeito a "fazer escola", conduzindo uma equipe cada vez mais atuante, estimulada e forte. A grande satisfação da nossa equipe é trabalhar em hospital-escola, no caso, com muito orgulho, dois dos maiores do Brasil e talvez, somando-se as casuísticas acumuladas, uma das maiores do mundo. Trabalhamos para aprimorar o ensino e a pesquisa nessas instituições, e todo esforço será dispendido para compartilhar o conhecimento multidisciplinar com todos os profissionais de ambos os hospitais e principalmente os residentes e estagiários de ginecologia oncológica.

Estatísticas têm demonstrado a superação das chamadas curvas de aprendizagem, muitas delas às custas de anos de trabalho e dedicação. Como exemplo desse processo de aprimoramento profissional, segue abaixo na Tabela 2 a sobrevida global após a estratificação ao longo das décadas de admissão de pacientes do Hospital A. C. Camargo (629 mulheres portadoras de câncer do colo do útero tratadas entre 1953 e 1982).

Tabela 2 – Resultado da sobrevida global após a estratificação ao longo das décadas de admissão de pacientes (629 mulheres portadoras de câncer do colo do útero tratadas entre 1953 e 1982).

Variável	Categoria Número Pacientes %	Sobrevida global (%)*		P**
		5 anos	10 anos	
Década	1953-60 221(35,1)	69,9	64,5	0,0014
	1961-70 205 (32,5)	64,5	58,8	
	1971-82 203 (32,2)	83,8	78,0	

Legenda: *Pela técnica de Kaplan e Meier. **Significância estatística pelo método de Mantel-Cox.
Fonte: Coelho FRG. *Carcinoma espinocelular do colo uterino submetido à cirurgia radical isolada ou em combinação com radioterapia: análise multivariada*. São Paulo, 1995 [Tese de Mestrado – Universidade de São Paulo – FMUSP].

Nesta série histórica, fica evidente a melhoria do atendimento às pacientes ao longo dos anos, reflexo da qualidade crescente em busca da excelência, fundamental para curar, controlar ou minimizar os efeitos do câncer. Ainda ilustrando os resultados de sobrevida do Hospital A. C. Camargo, seguem abaixo as Figuras 1 e 2 com os resultados da sobrevida comparativa de cinco anos entre o Hospital A. C. Camargo e hospitais nos EUA, no mesmo período (1980/1987). Na maioria das topografias aqui ilustradas os resultados são semelhantes. Na Figura 2 é demonstrada a sobrevida geral de cinco anos.

Hospital A. C. Camargo – Registro hospitalar
Comparação de sobrevida – 5 anos (ACC 80/87 vs. USA 79/84)

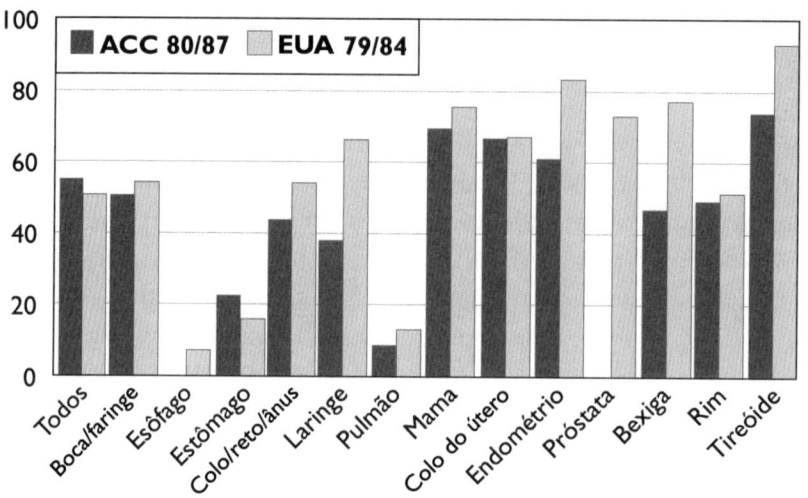

Figura 1 – Comparação da sobrevida.

Fonte: Coelho FRG, Kowalski LP, Franco ELF, Contesine H, Zeferino LC. "Análise de sobrevida de uma amostra de 2 mil casos de câncer tratados no Hospital A. C Camargo de 1980 a 1987". Acta Oncol Bras 1993; 1-3:8-16.

Hospital A. C. Camargo – Registro hospitalar
Sobrevida de 5 anos (1980/1987)

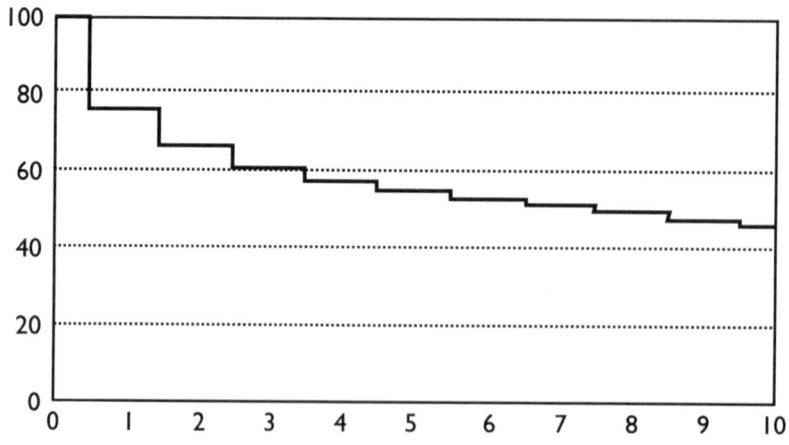

Figura 2 – Sobrevida geral na década de 80.

Fonte: Coelho FRG, Kowalski LP, Franco ELF, Contesine H, Zeferino LC. "Análise de sobrevida de uma amostra de 2 mil casos de câncer tratados no Hospital A. C Camargo de 1980 a 1987". Acta Oncol Bras 1993; 1-3:8-16.

Equipes de ginecologia/chefias:
Hospital A. C. Camargo – 1953 a 2007
Instituto Brasileiro de Controle do Câncer – 1969 a 2007

Segue abaixo a relação dos diversos profissionais médicos que compuseram as equipes, ao longo do tempo, nos dois hospitais. Para iniciar, segue a lista do Hospital A. C. Camargo (ordem cronológica de entrada até setembro 2001):

- **Alberto Frâncía Gomes Martins – chefe – 1953-1980**
- Salin Zequi Garcia
- Vicente Di Bella
- Walter Lervolino
- José Ferreira Noronha
- Izidoro Dreicon
- Elme Pereira de Amorim Garcia
- Mozes Zitron
- Antonio Franco Montoro
- **Fauzer Simão Abrão – chefe – 1981-2001**
- José Fernandes Navarro
- Alfredo Ferreira da Costa Jales
- Ayrton d'Andréa Filho
- Francisco Marziona
- Donizetti Ramos dos Santos
- Francisco Ricardo Gualda Coelho
- Ricardo Chazan Breitbarg
- Pablo Roberto Novik
- Luís Oyagawa
- Maurício Simões Abrão

Após 11 de setembro de 2001, assumiu a chefia do Departamento de Ginecologia do Hospital A. C. Camargo o dr. Ronaldo Lúcio Rangel Costa, e a equipe é a mesma desde então (vide relação dos nomes antes da Introdução).

No IBCC os colegas que pertenceram ao Departamento foram:

- **Jorge Laerte Gennari – chefe – 1969-1984**
- Valter de Oliveira
- **Ronaldo Lúcio Rangel Costa – chefe – 1985-presente**
- José Costa Andrade
- Gerson Botacini das Dores
- Maria Del Carmen Wolgien
- Lidia Primon
- Neila Maria de Góis Speck
- Cláudia Trintin Vila Real Góis

2 Estatística e câncer ginecológico

Francisco Ricardo Gualda Coelho
Karina de Cássia Braga Ribeiro
Silvia Radwansk Stuart
Carlos Eduardo Azevedo Ferretti

Os dados oficiais sobre incidência e mortalidade pelo câncer no Brasil são coletados e divulgados por agências do Estado. Os resultados antigos e parciais são corrigidos por meio de metodologia e de projeções estatísticas, as quais, apesar de corretas, podem não refletir a realidade. Na esfera federal, o Ministério da Saúde controla os informes por meio do Instituto Nacional do Câncer – INCA e conta ainda com a fonte de registros das doenças em geral (DATASUS: registros de internações hospitalares/MS – SIH/SUS). Esses informes do Sistema Único de Saúde – SUS abrangem boa parcela da população brasileira, mas não a sua totalidade. Para complementar, existe também sob a orientação do Ministério da Saúde um sistema de coleta específica para neoplasias, realizadas em laboratórios de patologia e hospitais (Registro de Patologia Tumoral). As secretarias de Estado da Saúde controlam ainda o Registro de Câncer de Base Populacional e, no estado de São Paulo, usam também o Registro Hospitalar de Câncer – RHC da Fundação Oncocentro de São Paulo – FOSP. Pelas Secretarias Municipais de Saúde, ocorrem coletas por meio dos Sistemas de Informação sobre Mortalidade – SIM, os quais têm abrangência nacional. Hoje, para ser considerado Centro de Oncologia (CACON), é necessário que exista funcionando dentro desses hospitais um registro de câncer. A análise final dos dados é feita por diversos órgãos especializados, tais como a Fundação Ary Frauzino do Rio de Janeiro, o Departamento de Epidemiologia da Faculdade de Saúde Pública da USP, Fundação SEADE, o PRODAM etc.

No Brasil, não temos informações sobre a prevalência dos tumores malignos na população geral; somente são tabuladas a incidência e a mortalidade da doença. Abaixo seguem alguns termos estatísticos usados (*International Agency for Research on Cancer – World Health Organization*/IARC/OMS, 1987):

- **Incidência**: é o número de casos novos de câncer ocorridos em determinado período e em determinada população de risco.

- **Taxa bruta de incidência**: é a razão entre a incidência e o número de pessoas/ano expostas ao risco de desenvolver a doença no período em questão (por 100.000 habitantes).

- **Mortalidade**: é o número de pessoas falecidas de câncer em determinado período, em determinada população de risco.

- **Taxa bruta de mortalidade**: é a razão entre a mortalidade e o número de pessoas/ano expostas ao risco de desenvolver a doença no período em questão (por 100.000 habitantes).

- **Prevalência**: é o número total de casos de câncer existentes em determinado período e em determinada população de risco.

Seguem abaixo a Figura 1 e as Tabelas 1 e 2 nas quais aspectos relacionados ao câncer e sua distribuição no Brasil são demonstrados.

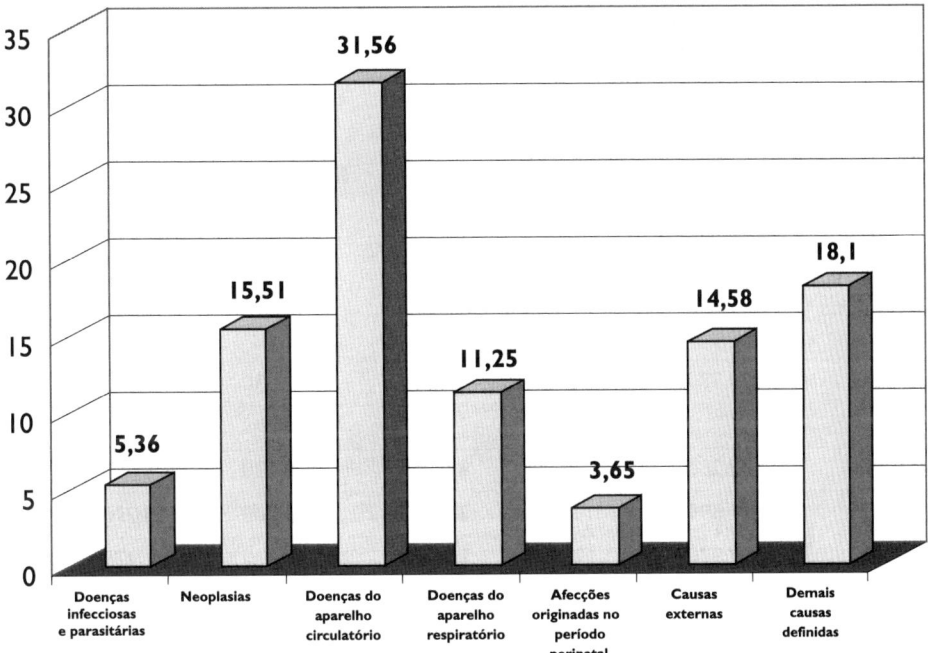

Figura 1 – Distribuição proporcional das principais causas de morte no Brasil (2003).
Fontes: Fonte: Ministério da Saúde/SVS – Sistema de Informações sobre Mortalidade – SIM.

Tabela 1 – Distribuição absoluta e proporcional de óbitos por câncer no Brasil (2003).

CID-10	Localização primária	Óbitos	%
C33-24	Traquéia, brônquios e pulmões	16.455	9,19
C16	Estômago	11.738	6,56
C50	Mama	9.342	5,22
C18-20	Cólon, reto e ânus	9.089	5,08
C61	Próstata	8.977	5,02
C53	Colo do útero	4.202	2,35
	Outras localizações	67.149	37,56
Total		132.980	100,00

Fontes: Ministério da Saúde/SVS – Sistema de Informações sobre Mortalidade – SIM.

Tabela 2 – Estimativa para o ano de 2006 de número de casos novos e para o ano de 2003 de óbitos por câncer, em homens e mulheres, segundo localização primária, no Brasil.

Neoplasia maligna	Estimativa de casos novos			Estimativa de óbitos		
	masculino	feminino	total	masculino	feminino	total
Pele não melanoma	55.480	61.160	116.640	510	365	875
Mama feminina	-	48.930	48.930	-	9.335	9.335
Traquéia, brônquios e pulmão	17.850	9.320	27.170	11.315	4.915	16.230
Estômago	14.970	8.230	23.200	7.330	3.815	11.145
Colo do útero	-	19.260	19.260	-	4.110	4.110
Próstata	47.280	-	47.280	8.230	-	8.230
Cólon e reto	11.390	13.970	25.360	3.700	4.270	7.970
Esôfago	7.970	2.610	10.580	4.320	1.275	5.595
Leucemia	5.330	4.220	9.550	2.510	2.092	4.605
Cavidade oral	10.600	3.410	13.470	2.540	705	3.245
Pele melanoma	2.710	3.050	5.760	645	480	1.125
Outras localizações	61.530	63.630	124.850	27.250	27.245	54.495
Total	234.570	237.480	472.050	68.350	58.610	126.960

Fonte: MS – Instituto Nacional do Câncer – INCA.

As neoplasias malignas variam de acordo com sexo, idade e localização anatômica. Também há diferenças na incidência entre diferentes países e regiões geográficas. Estas diferenças podem ser explicadas por fatores ambientais, tais como tabagismo, hábitos alimentares e outros fatores exógenos como vírus e hormônios. Esses fatores podem ainda estar associados a processos inevitáveis de industrialização e urbanização, podendo inclusive ser prevenidos através da educação para a saúde (prevenção primária). Esses fatores, associados ao aumento da expectativa de vida, acabam interferindo de maneira regional no perfil da incidência – mortalidade populacional.

No Hospital A. C. Camargo, segundo o Registro Hospitalar A. C. Camargo – RHC, no ano de 1994 as localizações mais freqüentes para o sexo feminino são demonstradas na Figura 2.

No Instituto Brasileiro de Controle do Câncer – IBCC, câncer do colo do útero ainda permanece com uma casuística crescente. A Figura 3 mostra a distribuição dos pacientes.

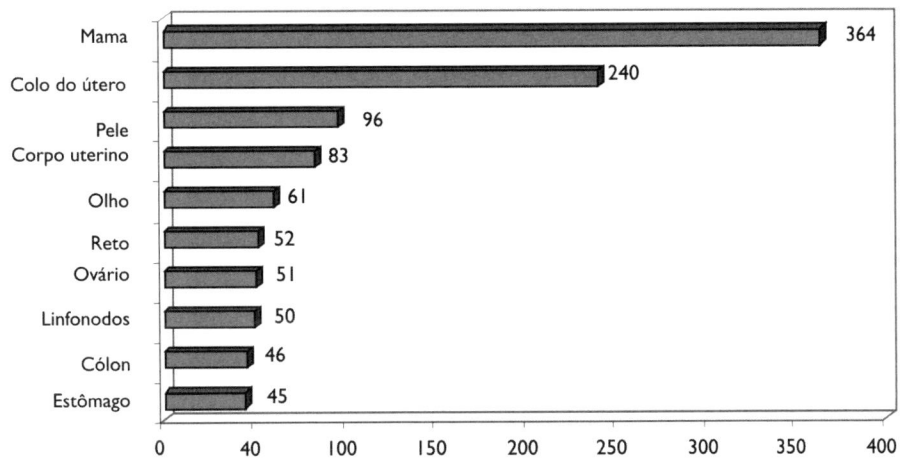

Figura 2 – Localizações mais freqüentes, sexo feminino. Hospital A. C. Camargo - 1994.

Fonte: Registro Hospitalar de Câncer – Hospital A. C. Camargo.

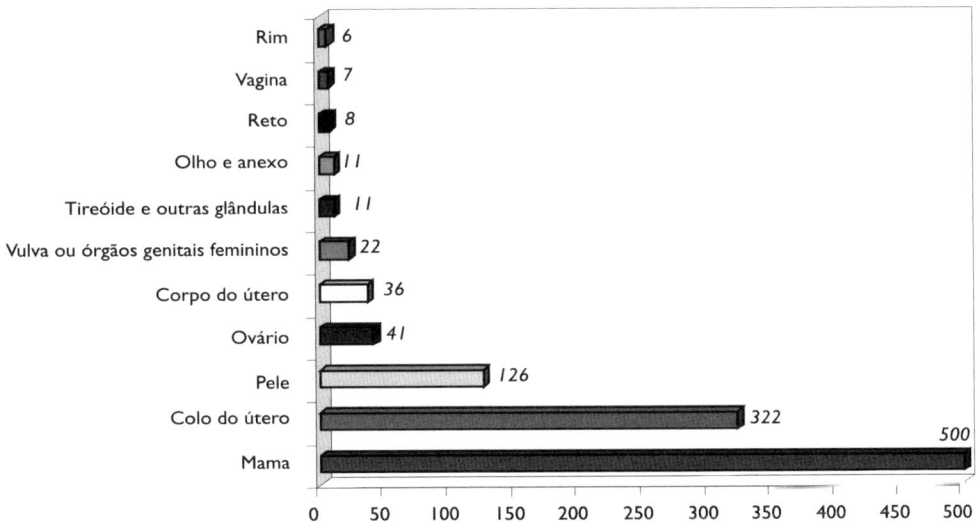

Figura 3 – Distribuição dos pacientes cadastrados segundo topografias mais freqüentes, sexo feminino. IBCC, 2000.

Fonte: Registro Hospitalar – Fundação Oncocentro de São Paulo.

O Registro Hospitalar de Câncer tem como objetivo o cadastramento dos casos novos de câncer. Os tumores definidos como analíticos, objeto principal do RHC, são os casos novos que chegam aos hospitais sem tratamento prévio para a doença. Do total de casos analíticos registrados no período, a maioria (71%) diz respeito a tumores que chegaram aos hospitais sem diagnóstico, contra 29% que já chegaram diagnosticados.

Os Registros Hospitalares de Câncer (RHC) constituem-se em fontes de informações sistemáticas das neoplasias diagnosticadas e tratadas nos hospitais onde estão instalados no Estado de São Paulo. Por atribuição da Secretaria de Estado da Saúde, cabe à Fundação Oncocentro de São Paulo (FOSP) a coordenação do Registro Hospitalar de Câncer. A Figura 4 representa os dados mais atuais da FOSP distribuídos segundo topografias no sexo feminino. A fim de melhor detalhar a evolução da casuística no Hospital A. C. Camargo nos últimos 15 anos, seguem abaixo algumas informações do Registro Hospitalar de Câncer – RHC/ Hospital A. C. Camargo sobre as principais topografias de câncer ginecológico.

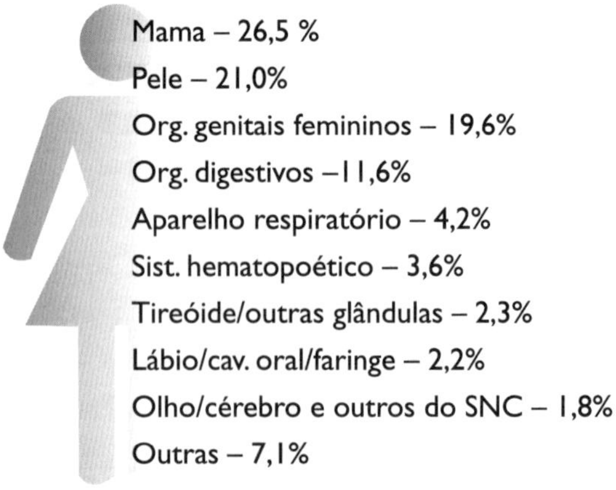

Mama – 26,5 %
Pele – 21,0%
Org. genitais femininos – 19,6%
Org. digestivos –11,6%
Aparelho respiratório – 4,2%
Sist. hematopoético – 3,6%
Tireóide/outras glândulas – 2,3%
Lábio/cav. oral/faringe – 2,2%
Olho/cérebro e outros do SNC – 1,8%
Outras – 7,1%

Figura 4 – Distribuição dos casos segundo topografia, sexo feminino. FOSP 2006.

Fonte: Registro Hospitalar de Câncer – Fundação Oncocentro de São Paulo (FOSP).

Colo do útero

A relação de câncer do colo do útero e de endométrio, que na década passada era de 10:1 em nossa instituição, passou atualmente para cerca de 3:1. Os dados do RHC referentes ao ano de 1994 (240 pacientes) mostram que continuam prevalecendo os estádios avançados III e IV, representando 44% dos tumores do colo do útero. O carcinoma espinocelular foi o tipo histológico mais freqüente, presente em 85% dos casos. Nos dados de 1994, percebe-se uma ocorrência maior do adenocarcinoma (9%) em relação às décadas anteriores, quando esta se situava em torno de 3 a 5% dos casos.

No ano 2000, 109 casos de neoplasias malignas do colo do útero foram registrados. A idade das pacientes variou de 19 a 95 anos (média = 48,5 ± 14,3 anos). A maioria das pacientes era de usuárias do Sistema Único de Saúde (53,2%), possuía escolaridade equivalente ao ensino fundamental incompleto (40,4%) e era procedente do estado de São Paulo (87,2%).

Entre os casos analíticos, 28,9% foram diagnosticados no estádio mais inicial da doença, ou seja, o estádio 0. Por outro lado, ainda é observada uma alta porcentagem de casos diagnosticados em estádios avançados (EC III e IV) – 24,4%.

Na Tabela 3 está a distribuição dos casos segundo o tipo histológico.

Segue na Tabela 4 a distribuição dos casos segundo possibilidade de análise ou não dos casos.

Entre os casos analíticos (n=90), apenas uma paciente (1,1%) não foi submetida a nenhum tipo de tratamento oncológico na instituição, por ter evoluído a óbito antes da realização do tratamento. A cirurgia foi a modalidade de tratamento mais empregada (38,9%).

Na Tabela 5 é mostrado o número de casos segundo o tratamento realizado.

Tabela 3 – Número e porcentagem de casos de câncer do colo do útero, segundo tipo histológico. Hospital A. C. Camargo, 2000.

Tipo histológico	CID-O 2	Número	%
Carcinoma in situ	8010/2	17	15,6
Carcinoma	8010/3	4	3,7
Carcinoma de células pequenas	8041/3	1	0,9
Carcinoma in situ de células escamosas	8070/2	8	7,3
Carcinoma de células escamosas	8070/3	51	46,8
Carcinoma de células escamosas queratinizado	8071/3	2	1,8
Carcinoma de células escamosas fusiforme	8074/3	1	0,9
Carcinoma de células escamosas adenóide	8075/3	1	0,9
Carcinoma in situ de células escamosas com invasão questionável do estroma	8076/2	1	0,9
Carcinoma de células escamosas, microinvasor	8076/3	6	5,5
Neoplasia intra-epitelial, grau III, de colo uterino, vulva e vagina	8077/2	2	1,8
Adenocarcinoma	8140/3	9	8,3
Carcinoma neuroendócrino	8246/3	1	0,9
Adenocarcinoma produtor de mucina	8481/3	1	0,9
Carcinoma adenoescamoso	8560/3	2	1,8
Leiomiossarcoma	8890/3	1	0,9
Rabdomiossarcoma	8900/3	1	0,9
Total		109	100,0

Fonte: Registro Hospitalar de Câncer-RHC/Hospital A. C. Camargo.

Tabela 4 – Número e porcentagem de câncer do colo do útero, segundo estádio clínico e classe de caso. Hospital A. C. Camargo, 2000.

Estádio	Classe de caso	
	Analíticos	Não analíticos
0	26 (28,9)	2 (10,5)
Ia	6 (6,7)	0 (0,0)
Ib	12 (13,3)	7 (36,8)
IIa	4 (4,4)	0 (0,0)
IIb	14 (15,6)	0 (0,0)
IIIa	1 (1,1)	0 (0,0)
IIIb	13 (14,4)	2 (10,5)
IVa	7 (7,8)	1 (5,3)
IVb	1 (1,1)	0 (0,0)
Ignorado	4 (4,4)	7 (36,8)
Não aplicável	2 (2,2)	0 (0,0)
Total	90 (100,0)	19 (100,0)

Fonte – Registro Hospitalar de Câncer-RHC/Hospital A. C. Camargo.

Tabela 5 – Número e porcentagem de casos analíticos de câncer do colo do útero, segundo tratamento realizado na instituição. Hospital A. C. Camargo, 2000.

Tratamento	Número (%)
Nenhum	1 (1,1)
Cirurgia	35 (38,9)
Radioterapia	16 (17,8)
Cirurgia + radioterapia	11 (12,2)
Cirurgia + quimioterapia	2 (2,2)
Radioterapia + quimioterapia	8 (8,9)
Cirurgia + radioterapia + quimioterapia	17 (18,9)
Total	90 (100,0)

Fonte: Registro Hospitalar de Câncer-RHC/Hospital A. C. Camargo.

Corpo do útero

O número de casos de câncer do endométrio atendidos no hospital vem aumentando em relação ao câncer do colo do útero. No ano de 1994, 83 pacientes foram registradas no hospital.

A faixa etária prevalente foi a sexta década. Das pacientes matriculadas, 12% não puderam ser estadiadas devido a tratamento prévio realizado em outros hospitais. O adenocarcinoma foi o tipo histológico mais prevalente (94%). Nas Figuras 5, 6, 7 e 8 são mostradas algumas variáveis encontradas na casuística de 1994.

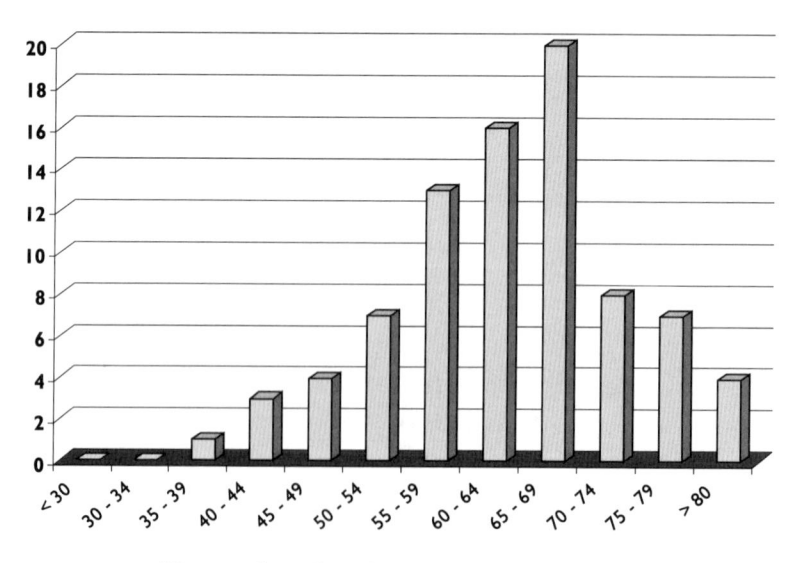

Figura 5 – Distribuição por idade.

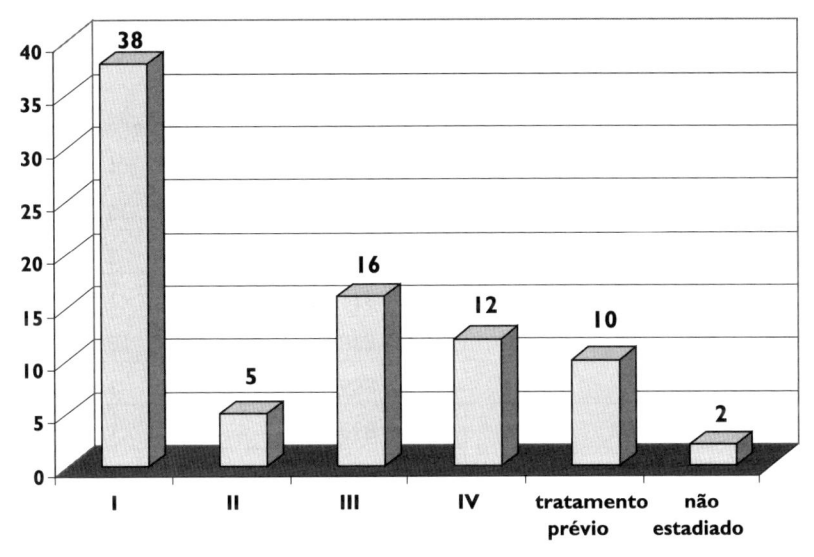

Figura 6 – Distribuição por estadiamento.

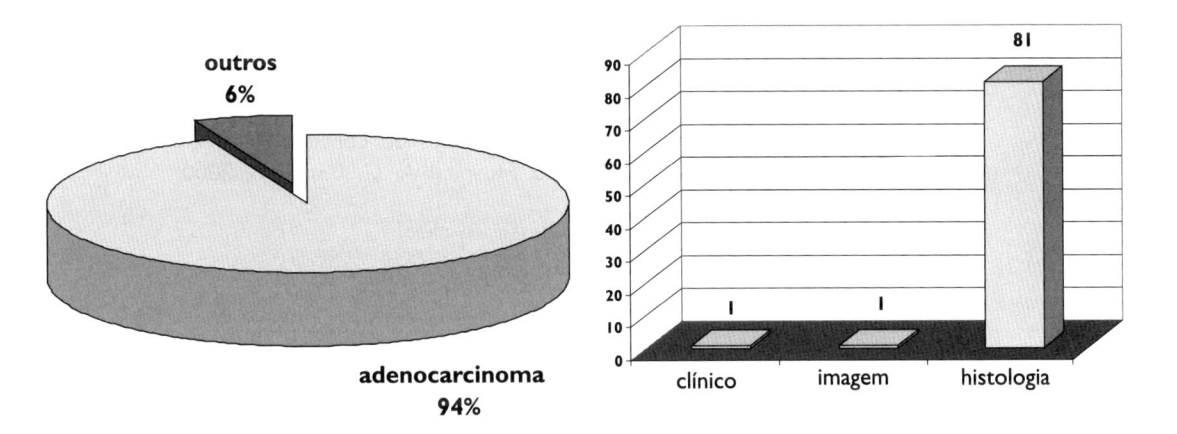

Figura 7 – Morfologia do tumor.

Figura 8 – Base do diagnóstico.

Fonte: Registro Hospitalar de Câncer-RHC/Hospital A. C. Camargo.

Já no ano de 2000, 63 casos de neoplasias malignas do corpo do útero foram registrados. A idade das pacientes variou de 26 a 87 anos (média = 64,5 ± 10,9 anos). A maioria das pacientes possuia convênio médico privado (73%), escolaridade equivalente ao ensino fundamental incompleto (42,9%) e era procedente do estado de São Paulo (96,8%). Trinta e seis casos (57,1%) foram diagnosticados e tratados anteriormente em outras instituições e todos os casos tiveram confirmação diagnóstica histológica. Entre os casos analíticos, 38,9% foram diagnosticados como estádio I. Na Tabela 6, é demonstrada a distribuição segundo o tipo histológico.

Tabela 6 – Número e porcentagem de casos de câncer do corpo do útero, segundo tipo histológico. Hospital A. C. Camargo, 2000.

Tipo histológico	CID-O 2	Número	%
Carcinoma, SOE	8010/3	1	1,6
Adenocarcinoma, SOE	8140/3	35	55,6
Adenocarcinoma papilar, SOE	8260/3	2	3,2
Adenocarcinoma de células claras, SOE	8310/3	1	1,6
Carcinoma endometrióide	8380/3	18	28,6
Leiomiossarcoma, SOE	8890/3	3	4,8
Sarcoma do estroma endometrial	8930/3	1	1,6
Tumor misto Mülleriano	8950/3	1	1,6
Carcinossarcoma, SOE	8980/3	1	1,6
Total		63	100,0

Fonte – Registro Hospitalar de Câncer-RHC/Hospital A. C. Camargo.

Seguem na Tabela 7 os estádios clínicos verificados no ano de 2000.

Tabela 7 – Número e porcentagem de neoplasias do corpo do útero, segundo estádio clínico e classe de caso. Hospital A. C. Camargo, 2000.

Estádio	Classe de caso	
	Analíticos	Não analíticos
Ia	5 (18,5)	0 (0,0)
Ib	8 (29,6)	8 (22,2)
Ic	2 (7,4)	6 (16,7)
IIa	1 (3,7)	1 (2,8)
IIb	1 (3,7)	2 (5,6)
IIc	0 (0,0)	1 (2,8)
IIIa	3 (11,1)	2 (5,6)
IIIb	1 (3,7)	0 (0,0)
IIIc	1 (3,7)	1 (2,8)
IVa	2 (7,4)	0 (0,0)
IVb	2 (7,4)	1 (2,8)
Ignorado	1 (3,7)	10 (27,8)
Não aplicável	0 (0,0)	4 (11,1)
Total	27 (100,0)	36 (100,0)

Fonte – Registro Hospitalar de Câncer-RHC/Hospital A. C. Camargo.

Tabela 8: Número e porcentagem de casos analíticos de câncer do corpo do útero, segundo tratamento realizado na instituição.

Tratamento	Número (%)
Cirurgia	10 (37,0)
Radioterapia	1 (3,7)
Cirurgia + Radioterapia	14 (51,9)
Cirurgia + Radioterapia + Quimioterapia	1 (3,7)
Cirurgia + Radioterapia + Hormonioterapia	1 (3,7)
Total	27 (100,0)

Fonte – Registro Hospitalar de Câncer-RHC/Hospital A. C. Camargo.

Entre os casos analíticos, a associação entre cirurgia e radioterapia foi a modalidade de tratamento mais empregada (51,9%). Segue na Tabela 8 a distribuição dos casos segundo o tratamento realizado.

Ovário

Foram registrados, no ano de 2000, 59 casos de neoplasias ovarianas, malignas ou de comportamento limítrofe. A idade das pacientes variou de 11 a 82 anos (média = 49,9).

A maioria das pacientes possuía convênio médico privado (67,8%), escolaridade equivalente ao ensino superior completo (39,0%) e era procedente do estado de São Paulo (93,2%). Trinta e cinco casos (59,3%) foram diagnosticados anteriormente em outras instituições e todos os casos tiveram confirmação diagnóstica histológica. Entre os casos analíticos, 58,3% foram diagnosticados em estádios avançados (EC III e IV). Na Figura 9, é ilustrada a distribuição dos casos segundo o diagnóstico e/ou tratamento prévio.

Figura 9 – Distribuição dos casos de tumores ovarianos, segundo realização de diagnóstico e/ou tratamento prévio à admissão na instituição. Hospital A. C. Camargo, 2000.

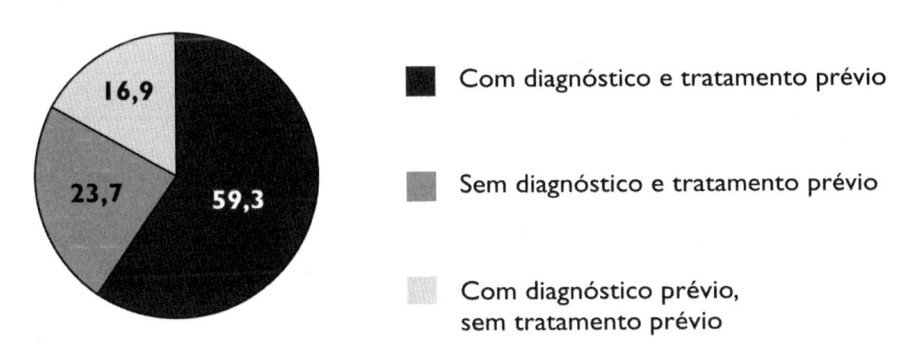

- 59,3 — Com diagnóstico e tratamento prévio
- 23,7 — Sem diagnóstico e tratamento prévio
- 16,9 — Com diagnóstico prévio, sem tratamento prévio

Fonte – Registro Hospitalar de Câncer-RHC/Hospital A. C. Camargo.

Os tipos histológicos verificados estão demonstrados na Tabela 9.

Tabela 9 – Número e porcentagem de casos de tumor do ovário, segundo tipo histológico. Hospital A. C. Camargo 2000.

Tipo histológico	CID-O 2	Número	%
Neoplasia maligna	8000/3	1	1,7
Carcinoma	8010/3	1	1,7
Carcinoma indiferenciado	8020/3	1	1,7
Carcinoma papilar	8050/3	1	1,7
Adenocarcinoma	8140/3	5	8,5
Carcinoma neuroendócrino	8246/3	1	1,7
Adenocarcinoma papilar	8260/3	4	6,8
Adenocarcinoma exofítico	8290/3	1	1,7
Adenocarcinoma de células claras	8310/3	4	6,8
Carcinoma endometrióide	8380/3	2	3,4
Cistadenocarcinoma seroso	8441/3	3	5,1
Cistadenoma seroso de malignidade limítrofe (*borderline*)	8442/3	3	5,1
Cistadenocarcinoma papilar	8450/3	1	1,7
Cistadenocarcinoma papilar seroso	8460/3	13	22,0
Cistadenoma seroso papilar de malignidade limítrofe	8462/3	1	1,7
Cistadenocarcinoma mucinoso	8470/3	5	8,5
Adenocarcinoma mucinoso	8480/3	2	3,4
Tumor de células da granulosa	8620/1	1	1,7
Fibrossarcoma	8810/3	1	1,7
Tumor misto mülleriano	8950/3	1	1,7
Disgerminoma	9060/3	4	6,8
Germinoma	9064/3	1	1,7
Teratoma	9080/1	1	1,7
Total		59	100,0

Fonte – Registro Hospitalar de Câncer-RHC/Hospital A. C. Camargo.

A distribuição segundo o estádio clínico é mostrada na Tabela 10.

Tabela 10 – Número e porcentagem de tumores ovarianos, segundo estádio clínico e classe de caso. Hospital A. C. Camargo, 2000.

Estádio	Classe de caso	
	Analíticos	Não analíticos
Ia	3 (12,5)	2 (5,7)
Ib	0 (0,0)	3 (8,6)
Ic	2 (8,3)	2 (5,7)
IIa	0 (0,0)	1 (2,9)
IIb	1 (4,2)	1 (2,9)
IIc	2 (8,3)	0 (0,0)
IIIa	2 (8,3)	1 (2,9)
IIIb	1 (4,2)	1 (2,9)
IIIc	7 (29,2)	10 (28,6)
IVa	4 (16,7)	2 (5,7)
IVb	2 (7,4)	1 (2,8)
Ignorado	0 (0,0)	11 (31,4)
Não aplicável	2 (8,3)	1 (2,9)
Total	24 (100,0)	35 (100,0)

Fonte – Registro Hospitalar de Câncer-RHC/Hospital A. C. Camargo.

Tabela 11 – Número e porcentagem de casos analíticos de tumores ovarianos, segundo tratamento realizado na instituição. Hospital A. C. Camargo, 2000.

Tratamento	Número (%)
Nenhum	1 (4,2)
Cirurgia	8 (33,3)
Radioterapia	1 (4,2)
Cirurgia + radioterapia	2 (8,3)
Cirurgia + quimioterapia	12 (50,0)
Total	24 (100,0)

Fonte – Registro Hospitalar de Câncer-RHC/Hospital A. C. Camargo.

Entre os casos analíticos (n=24), apenas uma paciente (4,2%) não foi submetida a nenhum tipo de tratamento oncológico na instituição. A associação entre cirurgia e quimioterapia foi a modalidade de tratamento mais empregada (50,0%) (Tabela 11).

Os índices de incidência e de mortalidade por câncer no Brasil, apesar de melhorarem a cada ano, são díspares. As causas apontadas são diversas: atestado de óbito preenchido de forma inadequada; metodologia utilizada que não considera a migração de doentes para a cidade e a avaliação correta da causa do óbito (busca ativa).

Devemos incentivar a prática da estatística e da análise epidemiológica entre os nossos residentes e estagiários, sem as quais não há conhecimento real da magnitude do problema do câncer, bem como as suas conseqüências mais profundas. Já à mudança no perfil de tumor (topografia) verificada nos hospitais é de causa múltipla, mas com raízes socioeconômicas/administrativas e em função do surgimento de novos centros de referência.

Dados mais detalhados e atualizados referente a incidência, tratamento, prognóstico e sobrevida serão discutidos em cada capítulo específico, por sítio primário: vulva, vagina, colo de útero, corpo de útero e ovário (26th Annual Report on the Results of Treatment in Gynecological Cancer – 2006).

3 CID-O e TNM em ginecologia oncológica

Karina de Cássia Braga Ribeiro

Classificação Internacional de Doenças para Oncologia (CID-O)

As classificações internacionais para codificação de mortalidade existem desde 1893. Quando a Organização Mundial da Saúde (OMS) foi fundada, ao término da 2ª Guerra Mundial, ela se tornou responsável pela publicação destas classificações. Em 1948 foi publicada a 6ª Revisão da Classificação Estatística Internacional de Doenças, Injúrias e Causas de Óbito (*International Statistical Classification of Diseases, Injuries, and Causes of Death* – ICD) e logo se começou a utilizá-la para codificar dados de mortalidade e também de morbidade.

Nas décadas de 1950 e 1960, o principal sistema para a classificação de doenças, incluindo a codificação de neoplasias, era a Classificação Internacional de Doenças (CID). Desde a publicação da 6ª revisão da CID, a classificação das neoplasias tem se baseado na localização anatômica (topografia) e no comportamento biológico das mesmas (malignas, benignas ou comportamento não especificado). Excetuando-se as neoplasias linfáticas e hematopoéticas, coriocarcinomas, melanomas e certas neoplasias benignas, não havia códigos para tipos histológicos.

O primeiro manual para a codificação da morfologia de neoplasias, o *Manual de codificação e nomenclatura de tumores* – MOTNAC, foi publicado pela American Cancer Society em 1951 e reeditado em 1968, sendo extensivamente usado pelos registros de câncer.

Em 1968, a OMS solicitou à International Agency for Research on Cancer (IARC) que fizesse recomendações sobre o conteúdo e a estrutura do capítulo de neoplasias da CID-9. Sugeriu-se então a criação de um suplemento de câncer, que também incluísse morfologia e, para tal finalidade, foi utilizada a 2ª edição do MOTNAC.

Posteriormente, os especialistas recomendaram a criação de uma adaptação especial da CID, denominada Classificação International de Doenças para Oncologia (CID-O), como sucessora do MOTNAC. Desta forma, em 1976, foi publicada a 1ª edição da CID-O, contendo uma seção de topografias, baseada nas rubricas de neoplasias malignas da CID, e outra, de morfologias, consistindo da adição de um dígito aos códigos do MOTNAC.

A segunda edição da CID-O, desenvolvida por um grupo de trabalho liderado pela OMS/IARC e publicada em 1990, foi extensivamente utilizada por registros de câncer e departamentos especializados em oncologia, e traduzida para diversos idiomas, incluindo chinês, francês, alemão, grego, italiano, russo, português e espanhol, entre outros. A terceira edição da CID-O foi publicada em 2000 e inclui uma extensa revisão dos códigos das morfologias, especialmente para leucemias e linfomas.

Estrutura da CID-O

Topografia

A seção de topografias foi derivada dos códigos de neoplasias malignas do capítulo II da CID-10. Os códigos de topografia têm quatro dígitos, que vão de C00.0 a C80.9. Uma casa decimal separa as subdivisões dos códigos de três dígitos (ver Quadro 1).

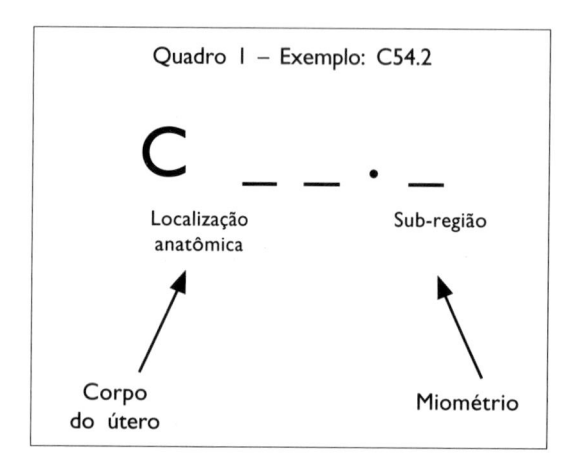

Quadro 1 – Exemplo: C54.2

C _ _ . _

Localização anatômica

Sub-região

Corpo do útero

Miométrio

Morfologia

Os códigos de morfologia têm cinco dígitos, variando de M-8000/0 a M-9989/3. Os quatro primeiros dígitos indicam o tipo histológico específico (Quadro 2). O quinto dígito, após a barra, é o código de comportamento biológico, o qual indica se um tumor é maligno, benigno, *in situ* ou de comportamento incerto. Pode ser ainda utilizado um sexto dígito, para indicar o grau histológico ou diferenciação. Para as leucemias e linfomas, este código é usado para identificar a origem em células T, B, Nula ou NK.

Códigos de comportamento (5º dígito)

/0 → Benigno
/1 → Comportamento incerto
   Borderline
   Baixo potencial de malignidade
   Potencial maligno incerto
/2 → Carcinoma *in situ*
   Intraepitelial
   Não-infiltrativo
   Não-invasivo
/3 → Maligno, localização primária
/6* → Maligno, localização metastática
   Maligno, localização secundária
/9* → Maligno, incerto se primário ou metastático

*códigos não usados por registros de câncer

Códigos para grau e diferenciação histológica

1 → Grau I → Bem diferenciado
   Diferenciado, SOE (sem outra especificação)
2 → Grau II → Moderadamente diferenciado
   Moderadamente bem diferenciado
   Diferenciação intermediária

Quadro 2 – Estrutura do código de morfologia

_ _ _ _ / _ _

Histologia

Comportamento grau

Exemplo: adenocarcinoma bem diferenciado

M-8140 / 3 1

Tipo celular [adeno-]

Comportamento [carcinoma]

Diferenciação [bem diferenciado]

3 → Grau III → Pobremente diferenciado
4 → Grau IV → Indiferenciado
           Anaplásico
9 → Grau ou diferenciação não determinado ou não aplicável.

Códigos da CID-O mais utilizados em Ginecologia Oncológica

Topografia

C51-C58 Órgãos genitais femininos

C51 Vulva

C51.0 Grandes lábios
  Grandes lábios, SOE
  Glândula de Bartholin
  Pele dos grandes lábios
C51.1 Pequenos lábios
C51.2 Clitóris
C51.8 Lesão sobreposta da vulva
C51.9 Vulva, SOE
  Genitália feminina externa
  Fúrcula
  Lábios, SOE
  Monte pubiano
  Monte de Vênus
  Pele da vulva

C52 Vagina

C52.9 Vagina, SOE
  Abóbada vaginal
  Ducto de Gärtner
  Fórnix da vagina
  Hímen

C53 Colo do útero

C53.0 Endocérvix
  Orifício interno
  Canal cervical
  Canal endocervical
  Glândula endocervical
  Glândula de Naboth
C53.1 Exocérvix
  Orifício externo
C53.8 Lesão sobreposta do colo do útero
  Coto cervical
  Junção escamocelular da cérvix
C53.9 Colo do útero
  Cérvix, SOE
  Cérvix uterina

C54 Corpo do útero

C54.0 Istmo do útero
  Segmento inferior do útero
C54.1 Endométrio
  Estroma endometrial
  Glândula endometrial
C54.2 Miométrio
C54.3 Fundo do útero
C54.8 Lesão sobreposta do corpo do útero
C54.9 Corpo do útero

C55 Útero, SOE

C55.9 Útero, SOE
  Uterino, SOE

C56 Ovário

C56.9 Ovário

C57 Outros órgãos genitais femininos e os não-especificados

C57.0 Trompa de Falópio

Tuba uterina

C57.1 *Ligamento largo*
　Mesovário
　Região paraovariana

C57.2 *Ligamento redondo*

C57.3 *Paramétrio*
　Ligamento uterino
　Ligamento uterosacral

C57.4 *Anexos uterinos*
　Anexos, SOE

C57.7 *Outras partes especificadas dos órgão genitais femininos*
　Corpo de Wollfian
　Ducto de Wollfian

C57.8 *Lesão sobreposta dos órgãos genitais femininos*

Nota: Neoplasias dos órgãos genitais femininos cujo local de origem não pode ser designado como nenhuma das categorias de C51 a C57.7 ou C58.
　Tuboovariano
　Útero-ovariano

C57.9 *Trato genital feminino, SOE*
　Órgãos genitais femininos, SOE
　Trato genitourinário feminino, SOE
　Septo uretrovaginal
　Tecido vesicocervical
　Septo vesicovaginal

C58 Placenta

C58.9 *Placenta*
　Membranas fetais

Morfologia

8010/2 – Carcinoma *in situ*, SOE
8010/3 – Carcinoma, SOE
8020/3 – Carcinoma indiferenciado, SOE
8041/3 – Carcinoma de células pequenas, SOE
8051/3 – Carcinoma verrucoso, SOE
8052/3 – Carcinoma de células escamosas, papilífero
8070/2 – Carcinoma de células escamosas *in situ*, SOE
8070/3 – Carcinoma de células escamosas, SOE
8071/3 – Carcinoma de células escamosas, ceratinizante, SOE
8072/3 – Carcinoma de células escamosas, grandes células, não ceratinizante, SOE
8073/3 – Carcinoma de células escamosas, pequenas células, não ceratinizante
8075/2 – Carcinoma de células escamosas, adenóide
8076/2 – Carcinoma de células escamosas *in situ* com questionável invasão do estroma
8077/2 – Neoplasia intraepitelial escamosa, grau III
8082/3 – Carcinoma linfoepitelial
8084/3 – Carcinoma de células escamosas, tipo células claras
8098/3 – Carcinoma basal adenóide
8140/2 – Adenocarcinoma *in situ*, SOE
8140/3 – Adenocarcinoma, SOE
8200/3 – Carcinoma adenóide cístico
8246/3 – Carcinoma neuroendócrino, SOE
8263/3 – Adenocarcinoma viloglandular
8310/3 – Adenocarcinoma de células claras, SOE
8323/3 – Tumor epitelial misto
8380/0 – Adenoma endometrióide, SOE
8380/1 – Adenoma endometrióide, malignidade *borderline*
8380/3 – Adenocarcinoma endometrióide, SOE
8381/1 – Adenofibroma endometrióide de malignidade limítrofe ou *borderline*

8381/3 – Adenofibroma endometrióide, maligno
8382/3 – Adenocarcinoma endometrióide, variante secretória
8383/3 – Adenocarcinoma endometrióide, variante células ciliadas
8384/3 – Adenocarcinoma, tipo endocervical
8440/0 – Cistoadenoma, SOE
8440/3 – Cistoadenocarcinoma, SOE
8441/0 – Cistoadenoma seroso, SOE
8441/3 – Cistoadenocarcinoma seroso, SOE (C56.9)
8442/1 – Cistoadenoma seroso, malignidade limítrofe ou *borderline* (C56.9)
8443/0 – Cistoadenoma de células claras (C56.9)
8444/1 – Tumor cístico de células claras de malignidade limítrofe ou *borderline* (C56.9)
8450/0 – Cistoadenoma papilífero, SOE (C56.9)
8450/3 – Cistoadenocarcinoma papilífero, SOE (C56.9)
8451/1 – Cistoadenoma papilífero de malignidade limítrofe ou *borderline* (C56.9)
8460/0 – Cistoadenoma papilífero seroso, SOE (C56.9)
8460/3 – Cistoadenocarcinoma papilífero seroso (C56.9)
8461/3 – Carcinoma papilífero de superfície serosa (C56.9)
8462/1 – Tumor cístico papilífero seroso de malignidade limítrofe ou *borderline* (C56.9)
8463/1 – Tumor papilífero de superfície serosa de malignidade limítrofe ou *borderline* (C56.9)
8470/0 – Cistoadenoma mucinoso, SOE (C56.9)
8470/3 – Cistoadenocarcinoma mucinoso, SOE (C56.9)
8471/0 – Cistoadenoma mucinoso papilífero, SOE (C56.9)
8471/3 – Cistoadenocarcinoma mucinoso papilífero (C56.9)
8472/1 – Tumor cístico mucinoso de malignidade limítrofe ou *borderline* (C56.9)
8480/0 – Adenoma mucinoso
8480/3 – Adenocarcinoma mucinoso
8481/3 – Adenocarcinoma produtor de mucina
8482/3 – Adenocarcinoma mucinoso, tipo endocervical
8490/3 – Carcinoma de células em anel de sinete
8542/3 – Doença de Paget extramamária
8560/3 – Carcinoma adenoescamoso
8562/3 – Carcinoma epitelial-mioepitelial
8570/3 – Adenocarcinoma com metaplasia escamosa
8572/3 – Adenocarcinoma com metaplasia de células fusiformes
8590/1 – Tumor estromal gonadal, SOE
8600/0 – Tecoma, SOE (C56.9)
8600/3 – Tecoma maligno (C56.9)
8601/0 – Tecoma luteinizado (C56.9)
8602/0 – Tumor estromal esclerosante (C56.9)
8610/0 – Luteoma, SOE (C56.9)
8620/1 – Tumor de células da granulosa, tipo adulto (C56.9)
8620/3 – Tumor de células da granulosa, maligno (C56.9)
8621/1 – Tumor de células da tecagranulosa (C56.9)
8622/1 – Tumor de células da granulosa, juvenil (C56.9)
8623/1 – Tumor de cordão sexual com túbulos anulares (C56.9)

8630/3 – Androblastoma, maligno
8631/3 – Tumor de células de Sertoli-Leydig, pobremente diferenciado
8634/3 – Tumor de células de Sertoli-Leydig, pobremente diferenciado, com elementos heterólogos
8640/3 – Carcinoma de células de Sertoli
8650/3 – Tumor de células de Leydig, maligno
8670/3 – Tumor de células esteróides, maligno
8800/3 – Sarcoma, SOE
8801/3 – Sarcoma de células fusiformes
8930/3 – Sarcoma do estroma endometrial, SOE
8931/3 – Sarcoma de estroma endometrial, baixo grau
8933/3 – Adenossarcoma
8935/3 – Sarcoma estromal, SOE
8950/3 – Tumor mülleriano misto
8951/3 – Tumor mesodérmico misto maligno
9000/0 – Tumor de Brenner, benigno
9000/3 – Tumor de Brenner, malignidade limítrofe ou *borderline*
9000/3 – Tumor de Brenner, maligno
9014/3 – Adenocarcinofibroma seroso
9015/3 – Adenocarcinofibroma mucinoso
9050/3 – Mesotelioma, maligno
9051/3 – Mesotelioma fibroso, maligno
9052/3 – Mesotelioma epitelióide, maligno
9053/3 – Mesotelioma, bifásico, maligno
9060/3 – Disgerminoma
9064/3 – Germinoma
9065/3 – Tumor de células germinativas, não-seminomatoso
9070/3 – Carcinoma embrionário, SOE
9071/3 – Tumor de seio endodérmico
9072/3 – Poliembrioma
9080/1 – Teratoma
9080/3 – Teratoma, maligno, SOE
9081/3 – Teratocarcinoma
9082/3 – Teratoma, maligno, indiferenciado
9083/3 – Teratoma, maligno, intermediário
9084/0 – Cisto dermóide, SOE
9084/3 – Teratoma com transformação maligna
9085/3 – Tumor misto de celulas germinativas
9090/0 – Estroma ovariano, SOE (C56.9)
9090/3 – Estroma ovariano, maligno (C56.9)
9100/0 – Mola hidatiforme, SOE
9100/1 – Mola hidatiforme, SOE
9100/3 – Coriocarcinoma, SOE
9101/3 – Coriocarcinoma combinado com outros elementos de células germinativas
9102/3 – Teratoma maligno trofoblástico
9103/0 – Mola hidatiforme parcial
9104/1 – Tumor trofoblástico do leito placentário (C58.9)
9105/3 – Tumor trofoblástico epitelióide
9110/3 – Mesonefroma maligno

Classificação TNM

O sistema TNM para a classificação de tumores malignos foi desenvolvido pelo francês Pierre Denoix, entre os anos de 1943 e 1952. Em 1954, a União Internacional Contra o Câncer (UICC) criou o Comitê de Classificação do Estádio Clínico e Estatística Aplicada para a realização de estudos na área e para estender a classificação TNM para todas as localizações anatômicas; em 1958, foi publicada a primeira recomendação para o estadiamento clínico para os cânceres da mama e laringe. No período de 1960 a 1967, o Comitê publicou nove brochuras descrevendo propostas para a classificação de 23 topografias e, em 1968, estas foram combinadas em um livreto, *Le livre de poche*, que foi posteriormente traduzido em 11 idiomas. As edições posteriores, ampliadas e revisadas, foram publicadas em 1974 (2ª edição), 1978 (3ª edição), 1987 (4ª edição), 1997 (5ª edição). A edição mais atual (6ª edição), publicada em 2002, contém regras de estadiamento exatamente iguais às descritas na 6ª edição do *AJCC Cancer Staging Manual*.

Princípios do sistema TNM

A divisão de casos de câncer em grupos, os chamados estádios, foi adotada a partir da constatação de que a taxa de sobrevida era maior para os casos com doença localizada do que para aqueles em que já havia extensão da doença além do sítio de origem.

Um bom sistema de estadiamento para câncer deve incluir as características do tumor que definem seu comportamento. À medida que um tumor primário (T), sem tratamento, cresce, o comprometimento linfonodal (N) e as metástases (M) tornam-se mais freqüentes.

O sistema TNM é a expressão da extensão anatômica da doença e é baseado na avaliação de três componentes:

T – extensão do tumor primário;
N – ausência ou presença, bem como extensão, das metástases para linfonodos regionais;
M – ausência ou presença de metástases à distância.

A classificação clínica ou cTNM é baseada nas evidências obtidas antes do tratamento, incluindo não só o exame físico, mas também exames de imagem, endoscopia, biópsia e exploração cirúrgica. O estádio clínico é definido antes da realização de qualquer tratamento oncológico e não é alterado com base nas informações obtidas subseqüentemente.

A classificação patológica ou pTNM usa as evidências obtidas antes do tratamento, suplementadas ou modificadas por dados adicionais oriundos do exame histopatológico.

As seguintes regras gerais são utilizadas para todas as localizações anatômicas de tumores:

T – Tumor primário
TX – O tumor primário não pode ser avaliado
T0 – Não há evidência do tumor primário
Tis – Carcinoma *in situ*
T1, T2, T3, T4 – Tamanho do tumor crescente e/ou extensão local do tumor primário

N – Linfonodos regionais
NX – Os linfonodos regionais não podem ser avaliados
N0 – Não há metástase em linfonodos regionais
N1, N2, N3 – Envolvimento crescente dos linfonodos regionais

Notas: A extensão direta do tumor primário para os linfonodos é classificada como metástase linfonodal. Metástase em qualquer linfonodo não-regional é classificada como metástase à distância.

M – Metástase à distância
MX – Metástase à distância não pode ser avaliada
M0 – Sem metástase à distância
M1 – Metástase à distância

A categoria M1 pode ser posteriormente especificada de acordo com a seguinte notação:
Pulmonar (PUL)
Medula óssea (MO)
Óssea (OSS)
Pleural (PLE)
Hepática (HEP)
Peritoneal (PER)
Cerebral (CER)
Adrenal (ADR)
Linfonodal (LIN)
Cutânea (CUT)
Outras (OUT)

Gradação histopatológica

GX – Grau de diferenciação não pode ser avaliado
G1 – Bem diferenciado
G2 – Moderadamente diferenciado
G3 – Pobremente diferenciado
G4 – Indiferenciado

Notas: Os graus 3 e 4 podem ser combinados em algumas circunstâncias como "G3-4, pobremente diferenciado ou indiferenciado".

Classificação do tumor residual (R)

A ausência ou presença de tumor residual após o tratamento é descrita pelo símbolo R. As classificações cTNM e pTNM descrevem a extensão anatômica do câncer sem considerar o tratamento. Elas podem ser suplementadas pela classificação R, que lida com o estado do tumor após o tratamento. Essa classificação reflete os efeitos do tratamento, influencia na realização de terapêuticas adicionais e é um forte preditor do prognóstico. As definições da categoria R são:

RX – A presença de tumor residual não pode ser avaliada
R0 – Sem tumor residual
R1 – Tumor residual microscópico
R2 – Tumor residual macroscópico

Vulva (exclui: melanoma maligno da mucosa da vulva) (C51.0-2; C51.8-9)

Regras para classificação

A classificação se aplica somente para carcinomas primários da vulva. Deve haver confirmação histológica da doença. Um carcinoma da vulva que se estendeu para a vagina é classificado como carcinoma da vulva. O estadiamento TNM para esses tumores inclui a realização dos seguintes procedimentos:

- Categoria T = exame físico, endoscopia e imagem
- Categoria N = exame físico e imagem
- Categoria M = exame físico e imagem

Linfonodos regionais (N)

Os linfonodos regionais são os inguinais e os femorais. Para a classificação pN, o exame histopatológico do espécime de uma linfonodectomia inguinal deverá incluir seis ou mais linfonodos. O exame histopatológico negativo de um menor número de linfonodos ainda implica em uma classificação pN0.

Tumor primário (T)

Categorias TNM	Estádios FIGO	
TX		Tumor primário não pode ser avaliado
T0		Sem evidência de tumor primário
Tis	0	Carcinoma *in situ* (carcinoma preinvasivo)
T1	I	Tumor confinado à vulva ou vulva e períneo, com 2 cm ou menos em sua maior dimensão
T1a	IA	Tumor confinado à vulva ou vulva e períneo, com 2 cm ou menos em sua maior dimensão e com invasão estromal = 1 mm*
T1b	IB	Tumor confinado à vulva ou vulva e períneo, com 2 cm ou menos em sua maior dimensão e com invasão estromal > 1 mm*
T2	II	Tumor confinado à vulva ou vulva e períneo, com mais que 2 cm em sua maior dimensão
T3	III	Tumor de qualquer tamanho com disseminação contígua para a uretra inferior e/ou vagina ou ânus
T4	IVA	Tumor invade qualquer um destes sítios: uretra superior, mucosa da bexiga, mucosa retal, ou está fixo ao osso púbico

A profundidade de invasão é definida como a medida do tumor desde a junção epitelial-estromal da papila dérmica adjacente mais superficial até o ponto mais profundo de invasão.

Linfonodos regionais (N)

Categorias TNM	Estádios FIGO	
NX		Linfonodos regionais não podem ser avaliados
N0		Sem metástase em linfonodos regionais
N1	III	Metástase em linfonodos regionais, unilateral
N2	IVA	Metástase em linfonodos regionais, bilateral

Deve ser determinado o local e a lateralidade das metástases linfonodais. No entanto, se o diagnóstico final for "metástases para linfonodos regionais, SOE", o paciente deve ser estudado como N1.

Metástase à distância (M)

Categorias TNM	Estádios FIGO	
MX		Metástases à distância não podem ser avaliadas
M0		Sem metástase à distância
M1	IVB	Metástase à distância (incluindo metástase em linfonodos pélvicos)

Agrupamento por estádios

Estádio 0	Tis	N0	M0
Estádio I	T1	N0	M0
Estádio IA	T1a	N0	M0
Estádio IB	T1b	N0	M0
Estádio II	T2	N0	M0
Estádio III	T1	N1	M0
	T2	N1	M0
	T3	N0	M0
	T3	N1	M0
Estádio IVA	T1	N2	M0
	T2	N2	M0
	T3	N2	M0
	T4	Qualquer N	M0
Estádio IVB	Qualquer T	Qualquer N	M1

Vagina (C52.9)

Regras para classificação

A classificação se aplica somente a carcinomas primários, sendo excluídos os tumores que se apresentam na vagina como crescimentos secundários de sítios genitais ou extragenitais. Um tumor que se estendeu da parte vaginal do colo do útero e alcançou o orifício externo é classificado como carcinoma do colo do útero. Um tumor comprometendo a vulva é classificado como carcinoma da vulva. Deve haver confirmação histológica da doença.

O estadiamento TNM para esses tumores inclui a realização dos seguintes procedimentos:

- Categoria T = exame físico, endoscopia e imagem

- Categoria N = exame físico e imagem

- Categoria M = exame físico e imagem

Linfonodos regionais (N)

Os linfonodos regionais são:

- ⅔ superiores da vagina: obturadores, ilíacos internos (hipogástricos) e externos, e pélvicos, SOE.

- ⅓ inferior da vagina: inguinais e femorais.

Tumor primário (T)

Categorias TNM	Estádios FIGO	
TX		Tumor primário não pode ser avaliado
T0		Sem evidência de tumor primário
Tis	0	Carcinoma *in situ*
T1	I	Tumor confinado à vagina
T2	II	Tumor invade os tecidos perivaginais, mas não invade a parede pélvica
T3	III	Tumor com extensão para a parede pélvica*
T4	IVA	Tumor invade a mucosa da bexiga ou reto e/ou se estende além da pélvis verdadeira (edema bolhoso não é suficiente para classificar um tumor como T4)

* A parede pélvica é definida como músculo, fáscia, estruturas neurovasculares ou porções do osso pélvico.

Linfonodos regionais (N)

Categorias TNM	Estádios FIGO	
NX		Linfonodos regionais não podem ser avaliados
N0		Sem metástase em linfonodos regionais
N1	IVB	Metástase em linfonodos pélvicos ou inguinais

Metástase à distância (M)

Categorias TNM	Estádios FIGO	
MX		Metástases à distância não podem ser avaliadas
M0		Sem metástase à distância
M1	IVB	Metástase à distância

Classificação patológica – pTNM

As categorias pT, pN e pM correspondem às categorias T, N e M. O exame histológico do espécime de uma linfonodectomia inguinal incluirá normalmente seis ou mais linfonodos; o espécime de uma linfonodectomia pélvica incluirá dez ou mais linfonodos. Se os linfonodos são negativos, mas este número não foi alcançado, classificar o caso como pN0.

Agrupamento por estádios

Estádio 0	Tis	N0	M0
Estádio I	T1	N0	M0
Estádio II	T2	N0	M0
Estádio III	T1-T3	N1	M0
	T3	N1	N0
Estádio IVA	T4	Qualquer N	M0
Estádio IVB	Qualquer T	Qualquer N	M1

Colo do útero (C53.0-1; C53.8-9)

Regras para classificação

A classificação se aplica somente a carcinomas. Deve haver confirmação histológica da doença.

O estadiamento TNM para estes tumores inclui a realização dos seguintes procedimentos:

- Categoria T = exame físico, cistoscopia* e imagem, incluindo urografia

- Categoria N = exame físico e imagem, incluindo urografia

- Categoria M = exame físico e imagem

* Nota: Para Tis, a cistoscopia não é necessária.

Linfonodos regionais (N)

Os linfonodos regionais são os parametriais, paracervicais, obturadores, ilíacos internos (hipogástricos), ilíacos externos, ilíacos comuns, sacrais laterais e pré-sacrais.

Tumor primário (T)

Categorias TNM	Estádios FIGO	
TX		Tumor primário não pode ser avaliado
T0		Sem evidência de tumor primário
Tis	0	Carcinoma *in situ* (carcinoma preinvasivo)
T1	I	Carcinoma cervical confinado ao útero (extensão ao corpo do útero deve ser descartada)
*T1a	IA	Carcinoma invasivo diagnosticado somente por microscopia. Invasão estromal com profundidade máxima de 5 mm (medida da base do epitélio) e extensão horizontal = 7 mm. O envolvimento dos espaços vasculares, venosos ou linfáticos não afeta a classificação.
T1a1	IA1	Invasão estromal com profundidade = 3 mm e extensão horizontal = 7 mm
T1a2	IA2	Invasão estromal com profundidade > 3 mm e = 5 mm, com extensão horizontal = 7 mm
T1b	IB	Lesão clinicamente visível confinada à cérvix ou lesão microscópica maior que T1a/IA2
T1b1	IB1	Lesão clinicamente visível com 4 cm ou menos em sua maior dimensão
T1b2	IB2	Lesão clinicamente visível com mais que 4 cm em sua maior dimensão
T2	II	Carcinoma cervical com invasão além do útero, mas não para a parede pélvica ou ⅓ inferior da vagina
T2a	IIA	Tumor sem invasão parametrial
T2b	IIB	Tumor com invasão parametrial
T3	III	Tumor se estende para a parede pélvica e/ou envolve o ⅓ inferior da vagina e/ou causa hidronefrose ou exclusão renal
T3a	IIIA	Tumor envolve o terço inferior da vagina, sem extensão para a parede pélvica
T3b	IIIB	Tumor se estende para a parede pélvica e/ou causa hidronefrose ou exclusão renal
T4	IVA	Tumor invade a mucosa da bexiga ou reto, e/ou se estende para além da pélvis verdadeira (edema bolhoso não é suficiente para classificar um tumor como T4).

* Todas as lesões macroscopicamente visíveis, mesmo com invasão superficial, são T1b/IB.

Linfonodos regionais (N)

Categorias TNM	Estádios FIGO	
NX		Linfonodos regionais não podem ser avaliados
N0		Sem metástase em linfonodos regionais
N1		Metástase em linfonodos regionais

Metástase à distância (M)

Categorias TNM	Estádios FIGO	
MX		Metástases à distância não podem ser avaliadas
M0		Sem metástase à distância
M1	IVB	Metástase à distância

Classificação Patológica — pTNM

As categorias pT, pN e pM correspondem às categorias T, N e M. O exame histológico do espécime de uma linfonodectomia pélvica incluirá dez ou mais linfonodos. Se os linfonodos são negativos, mas este número não foi alcançado, classificar o caso como pN0.

Agrupamento por estádios

Estádio 0	Tis	N0	M0
Estádio I	T1	N0	M0
Estádio IA	T1a	N0	M0
Estádio IA1	T1a1	N0	M0
Estádio IA2	T1a2	N0	M0
Estádio IB	T1b	N0	M0
Estádio IB1	T1b1	N0	M0
Estádio IB2	T1b2	N0	M0
Estádio II	T2	N0	M0
Estádio IIA	T2a	N0	M0
Estádio IIB	T2b	N0	M0
Estádio III	T3	N0	M0
Estádio IIIA	T3a	N0	M0
Estádio IIIB	T1	N1	M0
	T2	N1	M0
	T3a	N1	M0
	T3b	Qualquer N	M0
Estádio IVA	T4	Qualquer N	M0
Estádio IVB	Qualquer T	Qualquer N	M1

Corpo do útero (C54.0-3; C54.8-9; C55.9)

Regras para classificação

A classificação se aplica para carcinomas e tumores mesodérmicos malignos mistos. Deve haver confirmação histológica com subdivisão por tipo histológico e gradação dos carcinomas. O diagnóstico deve ser baseado no exame dos espécimes obtidos por biópsia endometrial.

O estadiamento TNM para esses tumores inclui a realização dos seguintes procedimentos:

- Categoria T = exame físico e imagem, incluindo urografia e cistoscopia

- Categoria N = exame físico e imagem, incluindo urografia

- Categoria M = exame físico e imagem

Tumor Primário (T)

Categorias TNM	Estádios FIGO	
TX		Tumor primário não pode ser avaliado
T0		Sem evidência de tumor primário
Tis	0	Carcinoma *in situ*
T1	I	Tumor confinado ao corpo do útero
T1a	IA	Tumor limitado ao endométrio
T1b	IB	Tumor invade menos que a metade do miométrio
T1c	IC	Tumor invade a metade ou mais que a metade do miométrio
T2	II	Tumor invade a cérvix, mas não se estende além do útero
T2a	IIA	Tumor limitado ao epitélio glandular da endocérvix. Não existe evidência de invasão do tecido conjuntivo estromal
T2b	IIB	Invasão do tecido conjuntivo estromal da cérvix
T3	III	Disseminação local e/ou regional, conforme definição a seguir
T3a	IIIA	Tumor compromete a serosa e/ou anexos (extensão direta ou metástase) e/ou células neoplásicas em líquido ascítico ou lava do peritoneal
T3b	IIIB	Comprometimento vaginal (extensão direta ou metástase)
T4	IVA	Tumor invade a mucosa da bexiga e/ou mucosa intestinal (edema bolhoso não é suficiente para classificar um tumor como T4).

Linfonodos regionais (N)

Os linfonodos regionais são os parametriais, obturadores, ilíacos internos (hipogástricos), ilíacos externos, ilíacos comuns, presacrais, paraaórticos e pélvicos, SOE.

Para uma avaliação adequada dos linfonodos regionais, deve haver documentação de uma amostra (*sampling*) dos linfonodos obturadores e paraaórticos, bilateralmente, e pelo menos um outro grupo de linfonodos regionais, nos relatos cirúrgicos e histopatológicos. Os linfonodos parametriais não são detectados, a menos que uma histerectomia radical tenha sido realizada.

Linfonodos regionais (N)

Categorias TNM	Estádios FIGO	
NX		Linfonodos regionais não podem ser avaliados
N0		Sem metástase em linfonodos regionais
N1	IIIC	Metástase em linfonodos regionais, pélvicos e/ou paraaórticos

Metástase à distância (M)

Categorias TNM	Estádios FIGO	
MX		Metástases à distância não podem ser avaliadas
M0		Sem metástase à distância
M1	IVB	Metástase à distância (inclui metástase para outros linfonodos abdominais que não os linfonodos paraaórticos e/ou inguinais; exclui metástase para a vagina, serosa pélvica ou anexos

Classificação Patológica – pTNM

As categorias pT, pN e pM correspondem às categorias T, N e M. O exame histológico do espécime de uma linfonodectomia pélvica incluirá dez ou mais linfonodos. Se os linfonodos são negativos, mas este número não foi alcançado, classificar o caso como pN0.

Agrupamento por estádios

Estádio 0	Tis	N0	M0
Estádio I	T1	N0	M0
Estádio IA	T1a	N0	M0
Estádio IB	T1b	N0	M0
Estádio II	T2	N0	M0
Estádio IIA	T2a	N0	M0
Estádio IIB	T2b	N0	M0
Estádio III	T3	N0	M0
Estádio IIIA	T3a	N0	M0
Estádio IIIB	T3b	N0	M0
Estádio IIIC	T1	N1	M0
	T2	N1	M0
	T3	N1	M0
Estádio IVA	T4	Qualquer N	M0
Estádio IVB	Qualquer T	Qualquer N	M1

Histopatologia – Grau de diferenciação

Os casos de carcinoma do corpo do útero devem ser agrupados segundo o grau de diferenciação do adenocarcinoma, apresentados a seguir:

G1 – 5% ou menos de um padrão de crescimento sólido não-escamoso ou não-morular
G2 – 6% a 50% de um padrão de crescimento sólido não-escamoso ou não-morular
G3 – > 50% de um padrão de crescimento sólido não-escamoso ou não-morular

Ovário (C56.9)

Regras para classificação

A classificação se aplica somente a tumores epiteliais ou estromais superficiais, incluindo aqueles de malignidade limítrofe (*borderline*) ou de baixo potencial de malignidade. Os cânceres ovarianos não-epiteliais podem também ser classificados a partir desse esquema. Deve haver confirmação histológica da doença e divisão dos casos por tipo histológico.

O estadiamento TNM para esses tumores inclui a realização dos seguintes procedimentos:

- Categoria T = exame físico, imagem, laparoscopia e/ou exploração cirúrgica

- Categoria N = exame físico, imagem, laparoscopia e/ou exploração cirúrgica

- Categoria M = exame físico, imagem, laparoscopia e/ou exploração cirúrgica

Tumor primário (T)

Categorias TNM	Estádios FIGO	
TX		Tumor primário não pode ser avaliado
T0		Sem evidência de tumor primário
T1	I	Tumor limitado aos ovários
T1a	IA	Tumor limitado a um ovário; cápsula intacta, sem tumor na superfície ovariana; sem células malignas em líquido ascítico ou lavado peritoneal
T1b	IB	Tumor limitado a ambos os ovários; cápsula intacta, sem tumor na superfície ovariana; sem células malignas em líquido ascítico ou lavado peritoneal
T1c	IC	Tumor limitado a um ou ambos os ovários, com qualquer um dos seguintes achados: cápsula rota, tumor na superfície ovariana, células malignas em líquido ascítico ou lavado peritoneal
T2	II	Tumor compromete um ou ambos os ovários com extensão pélvica
T2a	IIA	Extensão e/ou implantes no útero e/ou trompa(s); sem células malignas em líquido ascítico ou lavado peritoneal
T2b	IIB	Extensão para outros tecidos pélvicos; sem células malignas em líquido ascítico ou lavado peritoneal
T2c	IIC	Extensão pélvica (2a ou 2b) com células malignas em líquido ascítico ou lavado peritoneal
T3	III	Tumor compromete um ou ambos os ovários com metástase peritoneal fora da pélvis microscopicamente comprovada
T3a	IIIA	Metástase peritoneal microscópica além da pélvis com 2 cm ou menos em sua maior dimensão
T3b	IIIB	Metástase peritoneal macroscópica além da pélvis com mais de 2 cm em sua maior dimensão
T3c	IIIC	Metástase peritoneal além da pélvis com mais de 2 cm em sua maior dimensão e/ou metástase em linfonodos regionais

Notas:
* A presença de líquido ascítico sem células malignas não é classificada, isto é, a ascite não altera o estadiamento a menos que contenha células malignas.
* Metástase na cápsula hepática = T3/Estádio III.
* Metástase no parênquima hepático = M1/Estádio IV.
* Derrame pleural positivo para células neoplásicas = M1/Estádio IV.

Linfonodos regionais (N)

Os linfonodos regionais são os obturadores, ilíacos internos (hipogástricos), ilíacos externos, ilíacos comuns, sacrais, paraaórticos, inguinais, pélvicos, SOE e retroperitoneais, SOE.

Linfonodos regionais (N)

Categorias TNM	Estádios FIGO	
NX		Linfonodos regionais não podem ser avaliados
N0		Sem metástase em linfonodos regionais
N1	IIIC	Metástase em linfonodos regionais

Metástase à distância (M)

Categorias TNM	Estádios FIGO	
MX		Metástases à distância não podem ser avaliadas
M0		Sem metástases à distância
M1	IV	Metástase à distância (exclui metástase peritoneal)

Classificação Patológica – pTNM

As categorias pT, pN e pM correspondem às categorias T, N e M. O exame histológico do espécime de uma linfonodectomia pélvica incluirá dez ou mais linfonodos. Se os linfonodos são negativos, mas este número não foi alcançado, classificar o caso como pN0.

Agrupamento por estádios

Estádio I	T1	N0	M0	
Estádio IA	T1a	N0	M0	
Estádio IB	T1b	N0	M0	
Estádio IC	T1c	N0	M0	
Estádio II	T2	N0	M0	
Estádio IIA	T2a	N0	M0	
Estádio IIB	T2b	N0	M0	
Estádio IIC	T2c	N0	M0	
Estádio III	T3	N0	M0	
Estádio IIIA	T3a	N0	M0	
Estádio IIIB	T3b	N0	M0	
Estádio IIIC	T3c	N1	M0	
	Qualquer T	N0	M0	
Estádio IV	Qualquer T	Qualquer N	M1	

Trompa de Falópio (C57.0)

Regras para classificação

A classificação se aplica somente a carcinomas. Deve haver confirmação histológica da doença.

O estadiamento TNM para estes tumores inclui a realização dos seguintes procedimentos:

- Categoria T = exame físico, imagem, laparoscopia e/ou exploração cirúrgica

- Categoria N = exame físico, imagem, laparoscopia e/ou exploração cirúrgica

- Categoria M = exame físico, imagem, laparoscopia e/ou exploração cirúrgica

Linfonodos regionais (N)

Os linfonodos regionais são os hipogástricos (obturadores), ilíacos externos, ilíacos comuns, sacrais laterais, paraaórticos e inguinais.

Tumor Primário (T)

Categorias TNM	Estádios FIGO	
TX		Tumor primário não pode ser avaliado
T0		Sem evidência de tumor primário
Tis	0	Carcinoma *in situ* (carcinoma preinvasivo)
T1	I	Tumor confinado à trompa de Falópio
T1a	IA	Tumor limitado a uma tuba, sem penetração da superfície serosa
T1b	IB	Tumor limitado a ambas as tubas, sem penetração da superfície serosa
T1c	IC	Tumor limitado a uma ou ambas as tubas com extensão para ou através da serosa tubária, ou com células malignas no líquido ascítico ou lavado peritoneal
T2	II	Tumor compromete uma ou ambas as trompas sem extensão pélvica
T2a	IIA	Extensão e/ou metástase para o útero e/ou ovários
T2b	IIB	Extensão para outras estruturas pélvicas
T2c	IIC	Extensão pélvica (2a ou 2b) com células malignas em líquido ascítico ou lavado peritoneal
T3	III	Tumor compromete uma ou ambas as trompas com implantes peritoneais fora da pélvis
T3a	IIIa	Metástase peritoneal microscópica fora da pélvis
T3b	IIIB	Metástase peritoneal macroscópica fora da pélvis com 2 cm ou menos em sua maior dimensão
T3c	IIIC	Metástase peritoneal macroscópica fora da pélvis com mais de 2 cm em sua maior dimensão

Notas: Metástase na cápsula hepática = T3/Estádio III.
* Metástase no parênquima hepático = M1/Estádio IV.
* Derrame pleural positivo para células neoplásicas = M1/Estádio IV.

Linfonodos regionais (N)

Categorias TNM	Estádios FIGO	
NX		Linfonodos regionais não podem ser avaliados
N0		Sem metástase em linfonodos regionais
N1	IIIC	Metástase em linfonodos regionais

Metástase à distância (M)

Categorias TNM	Estádios FIGO	
MX		Metástases à distância não podem ser avaliadas
M0		Sem metástases à distância
M1	IV	Metástase à distância (exclui metástase peritoneal)

Classificação patológica – pTNM

As categorias pT, pN e pM correspondem às categorias T, N e M. O exame histológico do espécime de uma linfonodectomia pélvica incluirá dez ou mais linfonodos. Se os linfonodos são negativos, mas este número não foi alcançado, classificar o caso como pN0.

Agrupamento por estádios

Estádio 0	Tis	N0	M0
Estádio I	T1	N0	M0
Estádio IA	T1a	N0	M0
Estádio IB	T1b	N0	M0
Estádio IC	T1c	N0	M0
Estádio II	T2	N0	M0
Estádio IIA	T2a	N0	M0
Estádio IIB	T2b	N0	M0
Estádio IIC	T2c	N0	M0
Estádio III	T3	N0	M0
Estádio IIIA	T3a	N0	M0
Estádio IIIB	T3b	N0	M0
Estádio IIIC	T3c	N0	M0
	Qualquer T	N1	M0
Estádio IV	Qualquer T	Qualquer N	M1

Tumores trofoblásticos gestacionais (C58.9)

Regras para classificação

A classificação se aplica à coriocarcinoma (M9100/3), mola hidatiforme invasiva (M9100/1) e tumor trofoblástico placentário (M9104/1). Os tumores placentários devem ser descritos separadamente. Se o nível da gonadotropina coriônica humana (hCG) estiver anormalmente elevado, não é necessária a confirmação histológica. A história da quimioterapia prévia para esta neoplasia deve ser registrada.

O estadiamento TNM para esses tumores inclui a realização dos seguintes procedimentos:

- Categoria T = exame físico e imagem, incluindo urografia e cistoscopia.

- Categoria M = exame físico e imagem.

- Categorias de risco = idade, tipo de antecedente gestacional, intervalo da gravidez índice, hCG pretratamento, diâmetro do maior tumor, local da metástase e tratamento prévio são integrados para formar um escore prognóstico que divide os casos nas categorias de alto e baixo risco.

Nota: Metástase genital (vagina, trompa, ligamento largo) é classificada como T2.

Tumor primário

Categorias TNM	Estádios FIGO*	
TX		Tumor primário não pode ser avaliado
T0		Sem evidência de tumor primário
T1	I	Tumor confinado ao útero
T2	II	Tumor se estende a outras estruturas genitais (ovário, trompa, vagina, ligamento largo)

* Os estádios são subdivididos em A ou B, conforme o escore prognóstico.

Metástase à distância (M)

Categorias TNM	Estádios FIGO*	
MX		Metástases à distância não podem ser avaliadas
M0		Sem metástases à distância
M1a	III	Metástase à distância para pulmão (um ou ambos)
M1b	IV	Outra metástase à distância

* Os estádios são subdivididos em A ou B, conforme o escore prognóstico.

Qualquer envolvimento de estruturas não-genitais, seja por invasão direta ou metástase é descrita usando a classificação M.

Classificação patológica – pTNM

As categorias pT e pM correspondem às categorias T e M.

Escore Prognóstico

Fator Prognóstico	Escore de risco			
	0	1	2	4
Idade (anos)	< 40	≥ 40	-	-
Antecedente gestacional	Mola hidatiforme	Aborto	Gravidez a termo	-
Intervalo desde a gravidez índice (meses)	< 4	≥ 4 e < 7	7-12	> 12
hCG pré-tratamento (UI/ml)	< 1.000	≥ 1.000 e < 10.000	≥ 10.000 e < 100.000	≥ 100.000
Maior tamanho do tumor, incluindo o útero	< 3 cm	≥ 3 cm e < 5 cm	≥ 5 cm	-
Local da metástase	Pulmão	Baço, rim	Trato gastrointestinal	Cérebro, fígado
Número de metástases identificadas	-	1-4	5-8	> 8
Falha da quimioterapia prévia	-	-	Droga única	Duas drogas ou mais

Categorias de risco:
- Baixo risco = escore total ≤ 7
- Alto risco = escore total ≥ 8

Agrupamento por estádios

Estádio	T	M	Categoria de risco
Estádio I	T1	M0	Ignorado
Estádio IA	T1	M0	Baixo
Estádio IB	T1	M0	Alto
Estádio II	T2	M0	Ignorado
Estádio IIA	T2	M0	Baixo
Estádio IIB	T2	M0	Alto
Estádio III	Qualquer T	M1a	Ignorado
Estádio IIIA	Qualquer T	M1a	Baixo
Estádio IIIB	Qualquer T	M1a	Alto
Estádio IV	Qualquer T	M1b	Ignorado
Estádio IVA	Qualquer T	M1b	Baixo
Estádio IVB	Qualquer T	M1b	Alto

Leitura recomendada

AMERICAN JOINT COMMITTEE ON CANCER. *Cancer Staging Manual*, – 6th edition. Springer-Verlag, 2002.

FRITZ A., PERCY C., JACK A., ET AL. (eds). *International Classification of Diseases for Oncology*, 3rd edition. World Health Organization, Geneva, 2000.

SOBIN L.H., WITTEKIND C.H. TNM *Classification of Malignant Tumors*, 6th edition. Wiley-Liss, New York, 2002.

SEÇÃO 2
PREVENÇÃO E MANEJAMENTO DO CÂNCER GINECOLÓGICO

A vida intelectual seria extremamente monótona se houvesse apenas uma única maneira de fazer algo.

Robert Foley

4 Câncer da vulva

Francisco Ricardo Gualda Coelho
Ronaldo Lúcio Rangel Costa

Não existe, segundo a literatura mundial, uma predisposição racial para o câncer da vulva; contudo, em levantamento feito no Hospital A. C. Camargo da Fundação Antonio Prudente (FAP), há prevalência da lesão em mulheres de raça branca, conforme distribuição mostrada ao lado.

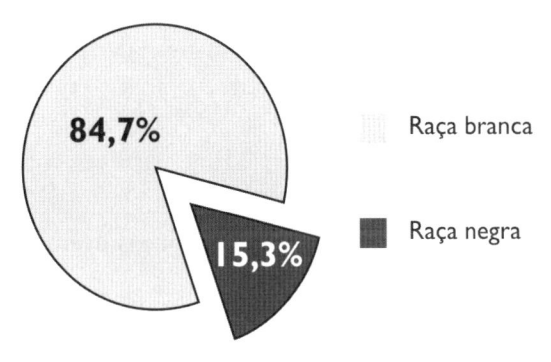

Fonte: SAME/Hospital A. C. Camargo.

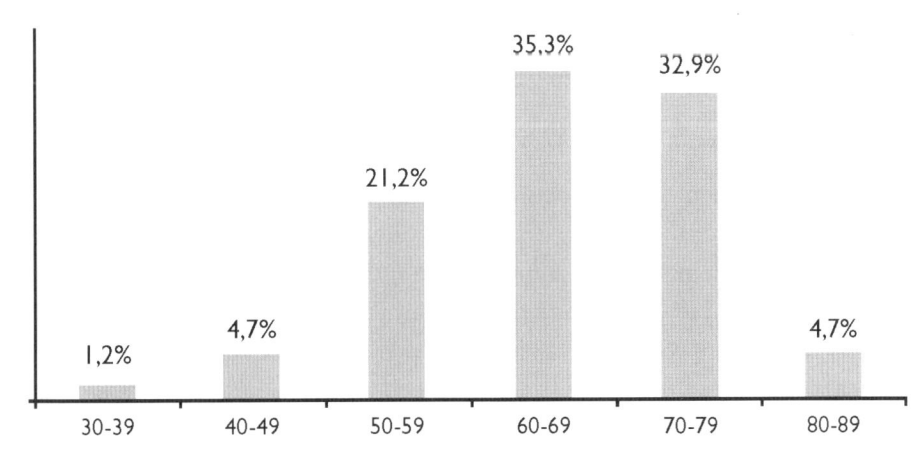

Figura 1 – Faixa etária de pacientes com carcinoma vulvar invasor – Hospital A. C. Camargo (1953-1989).
Fonte: SAME/Hospital A. C. Camargo.

As lesões da vulva classificadas como pré-invasivas ocorrem em cerca de 75% das pacientes na premenopausa, com uma média de idade em torno dos 40 anos. Já a lesão invasiva se distingue por incidir em mulheres a partir da sexta década de vida e felizmente é considerada rara. No Hospital A. C. Camargo, em levantamento feito até o ano de 1989, este tipo de tumor respondia por 4,65% de todos os casos de câncer ginecológico catalogados no Serviço de Arquivo Médico e Estatística (SAME). Na Figura 1, vemos a faixa etária de pacientes com doença invasiva estudadas em série histórica do hospital.

Etiologia

São considerados como possíveis agentes etiológicos:

- **Agentes químicos**: desodorantes vaginais, sabão não neutro e *spray* podem conter substâncias carcinogênicas.

- **Higiene**: a higiene local da vulva é muito importante para prevenir o prurido crônico. Roupas que não permitem a ventilação adequada do períneo, como as de *nylon*, podem iniciar irritação local.

- **Infecções**: classicamente, doenças como o granuloma venéreo e a sífilis foram implicadas na etiologia do carcinoma vulvar. Estas doenças são raramente diagnosticadas hoje em dia e a sua associação com o carcinoma da vulva ainda necessita de avaliações mais consistentes.

O papilomavírus humano (HPV) tem sido cada vez mais associado com lesões do chamado tracto genital inferior. Estima-se hoje que cerca de 40% dos carcinomas vulvares possuem HPV. Contudo, a maioria das infecções por este tipo de vírus envolve os chamados tipos 6 e 11, ou seja, considerados de baixo risco e que caracteristicamente produzem apenas condilomas, e não lesões malignas. Nas lesões de alto grau ou mesmo naquelas invasoras, os tipos de HPV encontrados são geralmente os de alto risco, tipos 16, 18 e 31, podendo mesmo existir a combinação de dois ou mais tipos de vírus na mesma lesão. Apesar das evidências, a associação definitiva entre o HPV e o câncer da vulva está por ser melhor definida.

Outros fatores como o tabagismo e situações que envolvem imunossupressão também podem contribuir de maneira potencial para o desenvolvimento do carcinoma vulvar.

Classificação: as doenças vulvares somente passaram a apresentar uma classificação menos confusa e mais atual a partir de 1970, com o surgimento da Sociedade Internacional para o Estudo das Doenças da Vulva (ISSVD) que, como primeira medida, preconizou abandonar as designações confusas até então utilizadas. Assim, abandonou-se uma sinonímia ampla e complexa e, principalmente, o conceito de que toda lesão "esbranquiçada" da vulva (leucoplasia) representava lesão pré-maligna; adotou-se, a partir de 1976, o termo distrofia para se referir àquelas lesões da pele e mucosa vulvares, de etiologia desconhecida, com evolução longa e classicamente brancas e pruriginosas. Esta classificação está esquematizada no Quadro 1.

Quadro 1

Distrofias vulvares – ISSVD, 1976:

1. Distrofia hiperplásica:
   a) sem atipia
   b) com atipia: leve
   moderada
   severa
2. Distrofia hipoplásica
   (ou líquen escleroso e atrófico)
3. Distrofia mista*:
   a) sem atipia
   b) com atipia: leve
   moderada
   severa

*Líquen escleroso e atrófico com área de hiperplasia epitelial

Quadro 2

Doenças vulvares – ISSVD, 1976/ISGP e OMS, 1989:

1. Desordens epiteliais não neoplásicas:
   a) Líquen escleroso (e atrófico)
   b) Hiperplasia (epitelial) escamosa sem outra especificação (SOE)
   c) Dematoses outras
2. Desordens epiteliais neoplásicas (neoplasia intraepitelial – NIE):
   a) Neoplasia intraepitelial vulvar
   b) Adenocarcinoma *in situ* (doença de Paget)
   c) Melanoma *in situ*
3. Desordens epiteliais mistas (não neoplásicas e neoplásicas)

Esta classificação serviu de base para a atual e tinha a vantagem de definir critérios morfológicos, apesar de múltiplos e não específicos. Além disso, a subclassificação da distrofia em "com ou sem atipia" agrupava lesões com potencial de malignização.

Como já mencionado, o avanço do conhecimento da patogenia do câncer do colo do útero e dos estudos relacionados ao HPV teve grande impacto no estudo das doenças da vulva e trouxe a necessidade de uma nova classificação, atualmente recomendada pela ISSVD, pela Sociedade Internacional dos Patologistas Ginecológicos (ISGP) e pela Organização Mundial da Saúde (OMS). No Quadro 2 sua esquematização.

A principal vantagem dessa nova classificação é a diferenciação das lesões em benignas e pré-malignas e a criação de uma terceira categoria para aqueles casos em que as alterações neoplásicas estão associadas.

O grande avanço observado no estudo do carcinoma do colo do útero estimulou o estudo comparativo desta lesão com outros segmentos do trato genital inferior, a vagina e a vulva, adotando-se para estes últimos os mesmos termos utilizados para a cérvice com relação às lesões epiteliais atípicas. Desta maneira, todas as lesões epiteliais vulvares que cursam com atipias são denominadas de neoplasia intraepitelial (NIE). O termo neoplasia intraepitelial vulvar (NIV) será utilizado para aquelas alterações do epitélio escamoso, conforme a espessura do epitélio envolvido, em NIV 1, 2 e 3, sendo as duas últimas de alto grau, substituindo as distrofias vulvares com atipias (leve, moderada e severa) e as displasias. Ver resumo abaixo:

Teminologias anteriores	(1976-1983)	Terminologia Atual (1985)
Atipia leve	Displasia leve (discreta)	NIV 1
Atipia moderada	Displasia moderada	NIV 2
Atipia severa	Displasia severa (acentuada)	NIV 3
Carcinoma *in situ*	Carcinoma	NIV 3

Nos últimos 29 anos, houve aumento da incidência das infecções da vulva pelo HPV, não pareada por aumento dos casos de carcinoma escamoso invasor. Da mesma forma, detectou-se aumento da ocorrência de NIV 3, postulando-se que o carcinoma epidermóide invasor da vulva seria doença diferente. Além disso, os estudos das alterações epiteliais adjacentes do carcinoma vulvar especulam que existem dois tipos diferentes desta neoplasia vulvar: aquele que ocorre em pacientes jovens (menores de 45 anos), freqüentemente associado a infecção pregressa ou concomitante pelo HPV, pessoal ou de parceiro sexual, e/ou com neoplasia intraepitelial cervical ou vaginal, fumante e que tem NIV 3 adjacente; e o outro tipo incidiria em pacientes idosas, não fumantes, raramente com infecção pelo HPV, de tipo histológico bem diferenciado, quase sempre sem NIV, mas que apresenta associada dermatose vulvar (líquen escleroso e atrófico e hiperplasia epitelial SOE) e ocorrendo, via de regra, em áreas diferentes da mesma vulva. Neste último tipo de carcinoma invasor vulvar, a associação de líquen escleroso e atrófico e hiperplasia epitelial SOE pode constituir risco aumentado para o seu desenvolvimento.

Tipo histológico: basicamente, a predominância histopatológica é do carcinoma epidermóide (escamoso), seguido de outros tipos bastante raros. Esta distribuição em estudo do Hospital A. C. Camargo pode ser vista na ilustração a seguir.

São ainda tipos histológicos a considerar:

- Adenocarcinoma não especificado.
- Carcinoma da glândula de Bartholin.

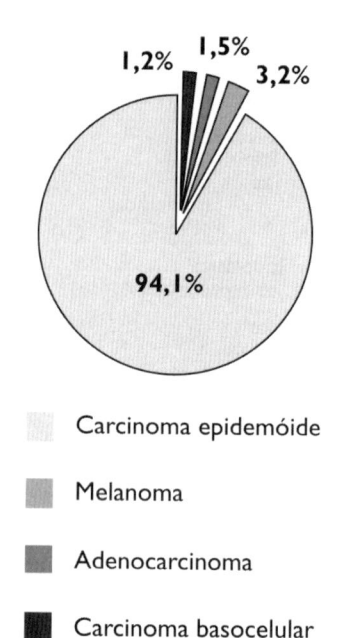

- Carcinoma epidermóide 94,1%
- Melanoma 1,2%
- Adenocarcinoma 1,5%
- Carcinoma basocelular 3,2%

Fonte: SAME/Hospital do Câncer.

- Carcinoma verrucoso.
- Doença de Paget da vulva.

Sinais e sintomas: quando se trata de lesões pré-invasoras, estas serão praticamente assintomáticas, sendo que em muitas vezes o seu diagnóstico somente poderá ser realizado através de vulvoscopia e biópsia. Nas lesões invasivas, o prurido vulvar costuma ser a regra. Como detalhe, cabe lembrar que trata-se de prurido crônico, invariavelmente relatado como presente durante anos ou mesmo décadas.

Linfáticos e vulva: a vulva é conhecida como uma "esponja linfática", propiciando assim uma não infreqüente disseminação linfática, via embolização, principalmente aos linfonodos regionais inguinais ou mesmo femorais. A disseminação hematogênica é considerada um fenômeno raro. Existe também a disseminação por continuidade para estruturas adjacentes, como uretra, bexiga, vagina e reto. Aproximadamente 60% dos carcinomas localizam-se no lábio maior da vulva, com 20% no lábio menor ou vestíbulo vulvar propriamente dito, 12% estão próximos do clitóris e 6% na região perineal. O conhecimento das vias de disseminação linfática da vulva é fundamental para o planejamento do seu tratamento cirúrgico, servindo de base para o uso racional das abordagens radicais e/ou aquelas modificadas (ressecções mais conservadoras).

Estadiamento: o estadiamento do câncer da vulva era previamente clínico e baseava-se no tamanho do tumor, sua localização e situação linfonodal. Como o índice de falha na avaliação da palpação dos linfonodos inguinais era muito considerável, o sistema de estadiamento foi alterado para cirúrgico, incorporando assim o *status* anatomopatológico dos linfonodos inguinais. A neoplasia maligna da vulva pode estar precedida de lesões precursoras, antigamente denominadas leucoplasia, moléstia de Bowen, eritoplasia de Queyrat, que hoje estão inclusas no grupo das neoplasias intraepiteliais vulvares (NIV), além da moléstia de Paget. Abaixo segue o estadiamento proposto pela Federação Internacional de Ginecologia e Obstetrícia (Estadiamento clínico-cirúrgico – FIGO, 1988):

Neoplasia intraepitelial da vulva (NIV)

- NIV 1 – displasia leve.

- NIV 2 – displasia moderada.

- NIV 3 – displasia acentuada ou carcinoma *in situ*.

- Salienta-se a classificação em dois tipos histológicos:
  - Tipo escamoso
  - Tipo não escamoso: doença de Paget

- Melanoma *in situ*.

Neoplasia invasiva da vulva

Na vulva, adota-se como estadiamento o tamanho do tumor, o comprometimento linfonodal e a metastatização à distância (TNM), da seguinte forma:

- T – tumor primário.

- TIS – carcinoma preinvasivo (carcinoma *in situ*).

- T1 – tumor confinado à vulva e/ou períneo com 2 cm ou menos na sua maior dimensão.

- T2 – tumor confinado à vulva e/ou períneo com mais de 2 cm na sua maior dimensão.

- T3 – tumor de qualquer tamanho com invasão da uretra e/ou ânus.

- T4 – tumor de qualquer tamanho infiltrando a mucosa vesical e/ou retal incluindo a porção superior da mucosa uretral e/ou fixação ao osso.

- N – linfonodos regionais.

- N0 – linfonodos não palpáveis.

- N1 – linfonodos regionais unilaterais metastáticos.

- N2 – linfonodos regionais bilaterais metastáticos.

- M – metástase à distância.

- M0 – ausência de metástase.

- M1 – metástase à distância (incluindo linfonodos pélvicos metastáticos).

Correlação "TNM"/estadiamento clínico do carcinoma da vulva

Estádio 0
Tis (carcinoma *in situ* ou intraepitelial).

Estádio I
(T1-N0-M0)
Tumor confinado à vulva e/ou períneo com 2 cm ou menos na sua maior dimensão, linfonodos não palpáveis:

Ia – Lesões com 2 cm ou menos confinadas à vulva ou ao períneo com invasão de estroma de 1 mm ou menos.
Ib – Lesões com 2 cm ou menores confinadas à vulva ou ao períneo com invasão do estroma maior que 1 mm.

Estádio II
(T2-N0-M0)
Tumor confinado à vulva e/ou períneo com mais de 2 cm na sua maior dimensão e linfonodos não palpáveis.

Estádio III
(T3-N0-M0/T1-N1-M0/T2-N1-MO/T3-N2-M0)
Tumor de qualquer tamanho com:
- invasão adjacente para a uretra inferior e/ou vagina, ou ânus e/ou
- linfonodos metastáticos regionais unilaterais.

Estádio IVa
(T1-N2-M0/T2-N2-M0/T4 com qualquer N e M0)
Tumor invadindo qualquer das estruturas que se seguem:

- uretra superior;
- mucosa vesical;
- mucosa retal;
- osso pélvico;
- linfonodos metastáticos regionais bilaterais.

Estádio IVb
(T/qualquer N/M1)
Qualquer metástase à distância, incluindo linfonodos pélvicos.

Obs.: A realização de tomografia computadorizada pélvica será fundamental para a avaliação da possibilidade da presença de doença metastática em linfonodos pélvicos, sejam eles ilíacos superficiais ou profundos (hipogástricos).

Rotina diagnóstica: de maneira geral, os exames necessários para o estadiamento do câncer vulvar seguem abaixo:

- Citologia: cervicovaginal.
- Colposcopia e vulvoscopia.
- Teste de Collins com biópsia dirigida.
- Histopatológico: biópsia dirigida (incisional com *punch* ou bisturi) ou excisional na lesão < 2cm.

Obs.: O princípio do teste de Richart-Collins está na alta afinidade do azul de toluidina com o DNA nuclear, de forma que núcleos atípicos possuidores de maior quantidade de DNA fixam mais intensamente este corante. A técnica consiste em aplicar na vulva o azul de toluidina a 1%. Os locais que permanecerem corados, após limpeza com ácido acético a 2%, depois de dois minutos, são as áreas indicadas para biópisa. Nós não mais o utilizamos como rotina no Hospital A. C. Camargo ou IBCC.

Exames para estadiamento (não são todos obrigatórios):

- Rx tórax.
- USG pélvico e abdominal.
- Urografia excretora/cistoscopia.
- Retossigmoidoscopia.
- Tomografia computadorizada.

Prevenção e tratamento

A padronização dos Departamentos de Ginecologia do Hospital A. C. Camargo e IBCC seguem abaixo:

Neoplasia intraepitelial vulvar

Prevenção: cuidados na higiene corporal e evitar peças íntimas de fios sintéticos, desodorantes, talcos e sabonetes irritantes. No caso de diabetes, hipovitaminose, processos alérgicos, vulvovaginites e outras, fazer tratamento dirigido para cada situação. Medidas preventivas de doenças sexualmente transmissíveis também fazem parte dos cuidados gerais.

Tratamento: o quadro clínico e potencial evolutivo de NIV 1 e 2 ainda estão pouco documentados. Dependendo das condições da paciente e do tamanho da lesão, o tratamento inicial pode ser com pomadas quimioterápicas de 5-fluorouracil ou vaporização com *laser* de CO_2 (ver mais detalhes na seção Laserterapia em patologia do trato genital Inferior). Nos demais casos, a terapêutica deve ser cirúrgica: ressecção da lesão, com margem de segurança em extensão e profundidade.

Estádio 0 (ca *in situ*, NIV 3, melanoma *in situ* e doença de Paget)

Dependendo de extensão, localização, número de lesões e idade da paciente, deve-se avaliar:

- ressecção ampla da(s) lesão(ões);
- vulvectomia simples;
- vulvectomia superficial (*skinning vulvectomy*) e
- vaporização a laser de CO_2.

O termo adenocarcinoma *in situ* se refere à doença de Paget da vulva, que ao contrário da homônima da mama, está associada à neoplasia invasora em apenas $1/3$ dos casos, esta última representada por carcinoma de anexo, da glândula de Bartholin, carcinoma de mama, do trato urinário, da área ano-retal ou até mesmo de outro local do organismo. O diagnóstico diferencial histopatológico da doença de Paget da vulva inclui NIV 3 e melanoma do tipo disseminação superficial; neste último caso, por vezes, será necessária a utilização de imunoistoquímica. Deve-se lembrar, no momento da avaliação da extensão da lesão e posterior análise das margens de ressecção cirúrgica, que o adenocarcinoma *in situ* é descontínuo e, freqüentemente, se estende além dos seus limites macroscópicos.

O grupo melanoma *in situ* é representado pelos melanomas do tipo disseminação superficial e lentiginoso mucoso, que representam 75% a 80% dessas lesões. O termo genérico de melanoma *in situ* foi aceito apesar das considerações pertinentes de alguns autores de que essas lesões envolvem as porções superficiais da derme papilar em sua quase totalidade, como células isoladas ou grupos menores. Dentre as lesões melanocíticas vulvares, é importante comentar o chamado nevo melanocítico atípico, que ocorre na adolescência e na perimenopausa, e corresponde ao nevo melanocítico composto displásico, termo que deve ser preferencialmente empregado. Na doença de Paget pode-se utilizar a laserterapia, podendo ser repetido o tratamento após três meses. O seguimento deve ser rigoroso a cada três meses durante um ano e a partir de então a cada seis meses (mais detalhes na seção Laserterapia em patologia do trato genital inferior).

Carcinoma Invasor

O tratamento de eleição é o cirúrgico, sendo que a quimioterapia e a radioterapia constituem métodos complementares. Deve-se considerar, para a indicação cirúrgica, o estado geral do paciente e o estadiamento clínico. Um bom preparo local e intestinal da paciente deverá ser feito. Tipos de cirurgia:

Ressecção ampla da lesão: consiste de exérese do tumor, com boa margem de segurança, tanto em termos de lateralidade como de profundidade. Consideramos que, em nível de lateralidade, deve-se manter um limite de um a dois centímetros a partir das bordas do tumor. No que tange à profundidade, o limite é o tecido gorduroso. A peça cirúrgica deve ser submetida a cortes semi-seriados para comprovação do diagnóstico. Caso haja indicação, completa-se a cirurgia em segundo tempo, procedendo-se à vulvectomia radical.

Vulvectomia simples: compreende a ressecção dos grandes e pequenos lábios, região clitoridiana e ressecção interna da região vestibular, com retirada do coxim gorduroso até o nível da aponeurose subjacente.

Vulvectomia radical ("clássica"): inclui a ressecção da vulva, desde a região púbica, sulcos genitofemorais e posteriormente o períneo, contornando o ânus sob forma da letra W. Medialmente, envolve o vestíbulo vaginal, preservando-se o meato urinário se este não estiver comprometido. A linfonodectomia inguinal superficial e eventualmente profunda, bilateral, faz parte deste procedimento cirúrgico. Deve-se dar ênfase às margens profundas do tumor e não às margens laterais. Na seção Técnicas de reconstrução plástica, há mais detalhes da técnica cirúrgica "clássica".

Vulvectomia supra-radical: compreende a vulvectomia radical, associada ao esvaziamento linfonodal pélvico bilateral. Essa linfonodectomia é realizada através de secção da musculatura e aponeurose do músculo oblíquo externo, com exposição dos vasos ilíacos sem a abertura da cavidade peritoneal. O limite superior dessa dissecção é o cruzamento do ureter sobre os vasos ilíacos interno e externo seguindo com a fossa obturadora e o seu esvaziamento linfonodal. A peça operatória é dividida em setores: ilíaco primitivo, ilíaco externo e interno e fossa obturadora. Sua indicação é motivo de controvérsia.

Estádios I e II
Lesões unilaterais:

- Ressecção ampla com margem > 2 cm;
- Hemivulvectomia.

Linfonodos:

- Linfonodectomia inguinal superficial/profunda homolateral + "congelação";
- Nos casos ECIa, idosas, poderá não ser realizada.

Estádios III e IVa

- Vulvectomia radical (incisões separadas) + linfonodectomia inguinal bilateral.
- Vulvectomia radical em monobloco com linfonodectomia e reconstrução.

Estádio IVb

- Vulvectomia higiênica, se possível.

Melanoma de vulva

Lesões iniciais: (< 0,75 mm de espessura):

- Excisão ampla + linfonodectomia inguinal homolateral.

Lesões avançadas:

- Vulvectomia radical + linfonodectomia inguinal bilateral e linfonodectomia pélvica.

Obs.: Sua indicação é controversa.

Sarcoma da vulva

Lesões iniciais:

- Excisão ampla.

Lesões avançadas:

- Vulvectomia radical e reconstrução.

Obs: mais detalhes na seção Técnicas de reconstrução plástica.

Linfonodo sentinela: o fator prognóstico mais importante para o câncer de vulva é a situação dos linfonodos regionais no momento do diagnóstico. A disseminação linfática para a região inguinal é comum e costuma acontecer precocemente. Estima-se que cerca de 10% a 26% dos tumores confinados à vulva apresentam linfonodos positivos. Porém, a exploração clínica e por imagem não detecta o envolvimento linfonodal, quando há presença de micrometástases. Assim, a clássica linfonodectomia inguinofemoral bilateral tem sido realizada em conjunto com a vulvectomia.

Tendo em vista que este tipo de tratamento é considerado excessivo e desnecessário, principalmente nos ECIb, diversos estudos têm priorizado a busca por novas técnicas que possam, de maneira acurada, determinar a situação linfonodal das pacientes e eventualmente diminuir a morbidade da cirurgia.

O conceito do linfonodo sentinela como sendo o primeiro nódulo da região (locorregional) a ser "invadido" pelo tumor maligno, e assim podendo determinar a necessidade ou não da dissecção inguinofemoral, tem sido validado em estudos com melanoma, mama e mesmo nos casos de tumores de vulva. Duas técnicas têm sido sugeridas para a identificação do linfonodo sentinela na vulva: o uso do chamado *isosulfan blue* e a linfocintilografia com radiotraçador. A segurança do método, principalmente no que se refere ao chamado linfonodo falso-negativo, tem sido reproduzida em vários estudos publicados nos últimos anos, auxiliando na diminuição da radicalidade cirúrgica, em um grande número de pacientes. No IBCC, nossa experiência com linfonodo sentinela e câncer de vulva já alcança o número de 70 casos. Em casuística publicada com 18 pacientes, o linfonodo sentinela estava envolvido em 20% das pacientes com positividade comprovada em 67% dos casos ressecados. Mais recentemente, em avaliação conjunta do Hospital A. C. Camargo e IBCC, com 54 pacientes tratadas no período entre 1999 e 2004 e protegidas por protocolo, novamente ficou clara a tendência de consolidação do uso da técnica de pesquisa do linfonodo sentinela no tratamento cirúrgico do câncer da vulva. Abaixo, demonstramos o resumo dos resultados.

Linfonodo sentinela em câncer da vulva (LS) – 54 pacientes

- Dissecção inguinal – 84 casos.
  LS identificado – 126 (média de 1,5 LS/bacia).
- LS identificado por exame de congelação (linfonodos > 6 mm) – 19 dissecções (13 pacientes operadas).
- Lindonodectomia complementar – 7 linfonodos com doença residual (13 pacientes operadas).
- Falso negativo – zero.
- Especificidade 71% – linfocintilografia
  54% – *blue dye*
  42% – *probe*
  * combinação – 100% sensibilidade

Fonte: Costa RLR, Fukazawa EM, Coelho FRG et al. "Sentinel lymph node identification in cancer of the vulva, a Brazilian experience". *Int J Gynecol Cancer* 2004; 14 (supplement 1) 21.

Tratamento neoadjuvante: a quimioterapia neoadjuvante está indicada nos casos de tumores avançados, como procedimento pré-operatório. Tem como finalidade a redução da massa tumoral e eventual liberação de linfonodos fixos e semifixos. A droga de eleição neste caso é a bleomicina, permanecendo como alternativas cisplatina, carboplatina, metotrexato, 5-FU, vincristina e mitomicina C (mais detalhes na seção Quimioterapia em tumores ginecológicos). Quando as condições clínicas não permitem a cirurgia radical ou quando existem dificuldades técnicas, estará indicada a radioterapia. A sensibilidade da região impede o uso rotineiro da radioterapia no tratamento do tumor primário. Seguem abaixo as situações padronizadas para o uso de radioterapia adjuvante no câncer de vulva (Hospital A. C. Camargo/IBCC):

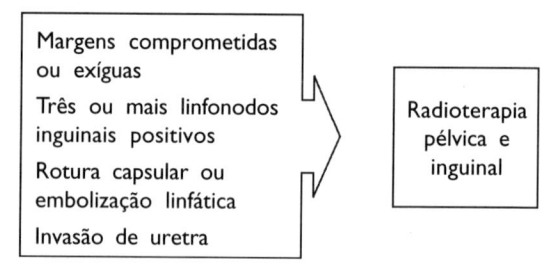

| Margens comprometidas ou exíguas
Três ou mais linfonodos inguinais positivos
Rotura capsular ou embolização linfática
Invasão de uretra | ⇨ | Radioterapia pélvica e inguinal |

Obs.: mais detalhes na seção Radioterapia em tumores ginecológicos.

A seguir, os resultados de estudo realizado no Hospital A. C. Camargo, onde foram analisados fatores clinicopatológicos envolvidos em metástases para linfonodos inguinais e ilíacos no câncer de vulva (56 pacientes portadoras de carcinoma epidermóide e submetidas à vulvectomia radical).

Tabela 1 – Relação entre achados clínicos e o comprometimento anatomopatológico dos linfonodos inguinais e ilíacos.

Achados clínicos	Linfonodos							
	Inguinais				Ilíacos			
	Total de casos	Casos positivos	(%)	p*	Total de casos	Casos positivos	(%)	P
Tamanho da lesão (diametro-cm)								
≤ 2,0	5	1	20,0	0,1550	5	0	0	0,0880
2,1 – 5,0	55	24	43,6		34	0	0	
> 5,0	25	15	60,0		17	*2	11,8	
Clitóris envolvido								
Sim	39	22	56,4	0,1309	29	*2	6,9	0,4916
Não	46	18	39,1		27	0	0	

*Os dois casos com linfonodos ilíacos positivos apresentaram, simultaneamente, tumor maior do que cinco centímetros e clitóris comprometido.

Fonte: Abrão FS. *Carcinoma de vulva: influência de fatores clínicos e histopatológicos na propagação de linfonodos inguinais e ilíacos.* São Paulo, 1988. [Tese de Doutorado – Escola Paulista de Medicina].

Tabela 2 – Relação entre os tumores localizados exclusivamente na hemivulva esquerda e o comprometimento anatomopatológico dos linfonodos inguinais homo e contralaterais.

Localização (terço)	Casos (nº)	Linfonodos			
		Positivos		Negativos	
		Esquerdo (exclusivo)	Direito (exclusivo)	Bilaterais	Bilaterais
Anterior (A)	6	2	0	1	3
Médio (M)	4	1	0	0	3
Posterior (P)	4	1	0	1	2
A + M	4	0	0	1	3
M + P	3	2	0	0	1
A + M + P	1	0	0	0	1
Total lado esquerdo*	22	6	0	3	13

*Dos 22 tumores localizados na hemivulva esquerda, nenhum apresentou metástase contralateral sem ter comprometido o lado homolateral. Seis pacientes (27,3%) tiveram metástases exclusivamente homolaterais e apenas três (13,6%) bilaterais. Em 13 casos (59,1%) não se comprovou metástase nos linfonodos.

Fonte: Abrão FS. *Carcinoma de vulva: influência de fatores clínicos e histopatológicos na propagação de linfonodos inguinais e ilíacos.* São Paulo, 1988. [Tese de Doutorado – Escola Paulista de Medicina].

Tabela 3 – Relação entre os tumores localizados exclusivamente na hemivulva direita e o comprometimento anatomopatológico dos linfonodos inguinais homo e contralaterais.

Localização (terço)	Casos (nº)	Linfonodos			
		Positivos		Negativos	
		Esquerdo (exclusivo)	Direito (exclusivo)	Bilaterais	Bilaterais
Anterior (A)	6	0	2	1	3
Médio (M)	9	0	4	1	4
Posterior (P)	3	0	1	0	2
A + M	4	0	0	2	2
M + P	5	0	2	0	3
A + M + P	3	0	1	0	2
Total lado direito*	30	0	10	4	16

*Dos 30 casos localizados na hemivulva direita, nenhum apresentou metástase linfonodal contralateral sem ter comprometido o lado homolateral. Dez casos (33,3%) tiveram metástases homolaterais e apenas quatro outros (13,3%) metástases bilaterais. Em 16 casos (53,4%), não se comprovou metástase linfonodal.

Fonte: Abrão FS. *Carcinoma de vulva: influência de fatores clínicos e histopatológicos na propagação de linfonodos inguinais e ilíacos.* São Paulo, 1988. [Tese de Doutorado – Escola Paulista de Medicina].

Tabela 4 – Relação entre a localização dos tumores e o comprometimento anatomopatológico dos linfonodos ilíacos.

Localização (terço)	Casos (nº)	Linfonodos Positivos		
		Esquerdo	Direito	Bilaterais
Anterior (A)	16	0	0	0
Médio (M)	7	0	0	0
Posterior (P)	7	0	0	0
A + M	14	0	0	0
M + P	7	0	0	0
A + M + P	5	0	2*	0
Total lado direito*	56	0	2	0

*Os dois casos com metástase linfonodal ilíaca eram de tumor homolateral.

Fonte: Abrão FS. *Carcinoma de vulva: influência de fatores clínicos e histopatológicos na propagação de linfonodos inguinais e ilíacos.* São Paulo, 1988. [Tese de Doutorado – Escola Paulista de Medicina].

Tabela 5 – Comprometimento linfonodal das 56 pacientes submetidas a vulvectomia supra-radical.

Comprometimento linfonodal ilíaco	Comprometimento linfonodal inguinal				
	Presente (nº casos)	%	Ausente (n° casos)	(%)	Total
Presente	2	(7,7)	0	-	2
Ausente	24	(92,3)	30	(100)	54
Total	26	(100)	30	(100)	56

Fonte: Abrão FS. *Carcinoma de vulva: influência de fatores clínicos e histopatológicos na propagação de linfonodos inguinais e ilíacos.* São Paulo, 1988. [Tese de Doutorado – Escola Paulista de Medicina].

Fatores prognósticos e sobrevida: o principal fator prognóstico em câncer da vulva é a situação linfonodal. A sobrevida de cinco anos das pacientes, cerca de 70%, quando a positividade é unilateral, diminui para 25% na eventualidade de comprometimento bilateral. Na ausência de linfonodos comprometidos, a sobrevida de cinco é de 90% das pacientes.

Segue na Tabela 6 a média de sobrevida a cinco anos do câncer vulvar em relação ao estádio da doença.

Abaixo é mostrada a última revisão da FIGO (International Federation of Gynecology and Obstetrics) – 26th Annual Report on the Results of Treatment in Gynecological Cancer (1999 – 2001), uma contribuição de 108 países, incluindo o Brasil.

Tabela 6 – Sobrevida a 5 anos/estadiamento.

Estádio I	95%
Estádio II	75% – 85%
Estádio III	5%
Estádio IV	5%

Fonte: Bevers MW, Bevers DCB, Wolf JK. Gynecologic cancers in The M.D. *Anderson Surgical Oncology Handbook*. 3rd ed. Philadelphia: Lippincott Willians & Wilkins; 2003. p.445-490.

Carcinoma of the vulva: patients treated in 1999-2001. Distribution of patients by center and stage.

		All	Not available	Stage 0	Stage I	Stage II	Stage III	Stage IV
Brazil	Porto Alegre (G Py Gomez da Silveira)	1	–	–	–	1	–	–
	São Paulo (RL Rangel Costa), (A. C. Camargo)	15	14	–	1	–	–	–
	São Paulo (RL Rangel Costa), (IBCC)	19	–	–	5	4	9	1

International Journal of Gynecology & Obstetrics, vol 95, suppl 1, p. S9, 2006.

Carcinoma of the vulva: patients treated in 1999-2001. Survival by FIGO stage
(epidermoid invasive cancer only), n= 839

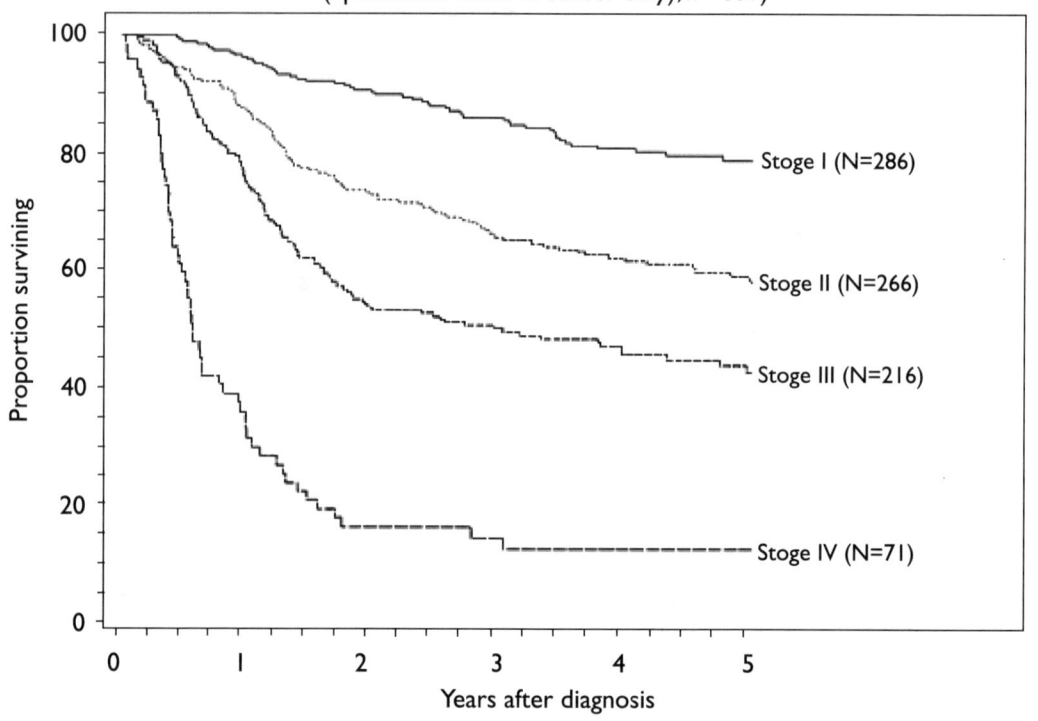

Stoge I (N=286)
Stoge II (N=266)
Stoge III (N=216)
Stoge IV (N=71)

Carcinoma of the vulva: patients treated in 1999-2001. Multivariate analysis.

Strata	Hazards ratios (95% CI)[a]			
	Stage I	Stage II	Stage III	Stage IV
Age				
Age <65	Reference	Reference	Reference	Reference
Aged 65	2.20(1.23-3.93)	1.85(1.15-3.00)	1.73(1.14-2.61)	1.15(054-2.47)
Lymphnodal Status				
Negative	Reference	Reference	Reference	Reference
Positive	3.01(1.23-7.38)	6.14(3.18-11.8)	1.65(0.77-3.55)	–
Unknown	1.46(0.78-2.70)	3.06(1.75-5.37)	1.88(0.82-4.13)	–
Treatment				
Surgery alone	Reference	Reference	Reference	Reference
Radiotherapy alone	–	1.50(0.60–3.75)	0.94(0.41-2.14)	0.67(0.18-2.45)
Surgery + adjuvant RT	1.63(0.79-3.37)	1.04(0.64-1.69)	1.07(0.62-184)	0.68(0.24-1.90)
Other treatment	4.45(1.09-18.1)	3.45(1.84-6.48)	2.23(1.23-4.04)	0.45(0.15-1.37)

[a] From Cox proportional hazard regression model, also adjusted for country.

Leitura recomendada

ABRÃO F.S., MARZIONA F., COELHO F.R.G., CHAZAN R., ABRÃO M., *Câncer da vulva*: tratamento cirúrgico e complicações. *Femina* 1991; 19:964-966.

ABRÃO F.S., GIANOTTI FILHO O., BREITBARG R.C., MARZIONA F., COELHO F.R.C., TORLONI H. "Doença de Paget da vulva: relato de três casos". *J Bras Ginecol* 1992; 102:265.

ABRÃO F.S., et al. "Carcinoma of the vulva. Clinicopathologic factors involved in inguinal and pelvic lymph node metastasis". *J Reprod Med* 1990; 35:1113-1116.

ANSINK A.C., et al. "Human papillomavirus, lichen sclerosus, and squamous cell carcinoma of the vulva: detection and prognostic ignificance". *Gynecol Oncol* 1994; 52:180-184.

ANNUAL REPORT ON THE RESULTS OF TREATMENT IN GYNECOLOGIC CANCER. *J Epidemiol Biostatistics* 2001; 6:155.

CAGLAR H., TAMER S., HRESHCHYSHYN M.M. "Vulvar intraepithelial neoplasia". *Obstet Gynecol* 1982; 60:346-349.

HACKER N.F., BEREK J.S., LAGASSE L.D., LEUCHTER R.S., MOORE J.G. "Management of regional lymph nodes and their prognostic influence in vulvar cancer". *Obstet Gynecol* 1983; 61: 408-412.

HOMESLEY H.D., BUNDY B.N., SEDLIS A., ADCOCK L. "Radiation therapy versus pelvic node resection for carcinoma of the vulva with positive groin nodes". *Obstet Gynecol* 1986; 68:733-740.

KEYS H. "Gynecologic Oncology Group randomized trials of combined technique therapy for vulvar cancer". *Cancer* 1993; 71:1691-1696.

LEITE B.M. "Classificação Internacional das Doenças Vulvares: estado atual". *Femina* 1998;26: 301-305.

MALFETANO J.H., PIVER M.S., TSUKADA Y., REESE P. "Univariate and multivariate analyses of 5-year survival, recurrence, and inguinal node metastases in stage I and II vulvar carcinoma". *J Surg Oncol* 1985; 30:124-131.

PRUDENTE A. Pré-câncer vulvar. *Rev Gynecol D'Obstetr* 1933; 27:3-19.

RHODES C.A., CUMMINS C., SHAFI M.I. "The management of squamous cell vulval cancer: a population based retrospective study of 411 cases". *Br J Obstet Gynaecol* 1998; 105: 200-205.

SENGUPTA B.S. Carcinoma of the vulva in Jamaican women. *Acta Obstet Gynecol Scand* 1981; 60: 537-544.

TAVARES M.G.M., SAPIENZA M.T., GALEB N.A. et al. "The use of ^{99m}Tc-phytate for sentinel node mapping in melanoma, breast cancer and vulvar cancer: a study of 100 cases". *Eur J Nucl Med* 2001; 28: 1597-1604.

WILKINSON E.J. "Premalignant and malignant tumors of the vulva. In: Kurman RJ, editor. *Blaustein's pathology of the female genital tract*, 4th ed. New York: Springer-Verlag; 1994. pp. 87-129.

5 Câncer da vagina

Francisco Ricardo Gualda Coelho
Ronaldo Lúcio Rangel Costa

A origem primária do câncer da vagina é muito rara, representando cerca de 1-2% de todos os tumores ginecológicos. Segundo informações do Serviço de Arquivo Médico e Estatística do Hospital A. C. Camargo, no período compreendido entre os anos de 1957 e 1990 apenas 56 casos de câncer da vagina foram catalogados nos arquivos, representando 0,38% de todos os casos de tumores ginecológicos daquela época. Mais recentemente, agregamos nos últimos dez anos 10 novos casos. Este tipo de neoplasia maligna incide mais freqüentemente em mulheres com idade entre 50 e 60 anos e representa um dos maiores desafios relacionados à ginecologia oncológica. Mesmo existindo a oportunidade para o seu diagnóstico precoce, muitas das pacientes apresentarão a forma avançada da doença no momento do diagnóstico.

A maioria dos casos de tumores malignos na vagina é de origem metastática. Tais lesões podem ser a primeira manifestação de uma neoplasia, originária do endométrio, colo uterino ou vulva. Como exemplo, cerca de 12% a 14% dos carcinomas do endométrio podem metastatizar para a vagina, provavelmente por disseminação retrógada, através da rede linfática existente no tecido submucoso da vagina. Menos freqüentes, podem ainda ser verificadas lesões metastáticas oriundas do ovário, reto e rim. Embora o câncer primário da vagina possa apresentar um comportamento biológico semelhante àquele do câncer do colo do útero, a doença, que desde 1935 era considerada incurável, vem apresentando melhores taxas de cura e de sobrevida, embora consideradas, em geral, ainda muito baixas, com elevada morbidade após o tratamento.

No Hospital A. C. Camargo, em levantamento realizado entre os anos de 1990 e 2000, 302 casos de metástase em vagina foram verificados. A idade das pacientes variou entre 2 a 89 anos. No quadro estão a origem primária das metástases e o número de casos acometidos.

Câncer metastático na vagina – 302 pacientes

Colo do útero – 191	Reto – 3
Endométrio – 62	Canal anal – 2
Ovário – 17	Uretra – 1
Vulva – 11	Rim – 1
Corpo do útero – 5	Vesícula biliar – 1
Cólon/Sigmóide – 4	Glândula de Bartholin – 1
Bexiga urinária – 3	

Fonte: Vespa N, Campos Amoury RR, Ricci Correia MA, et al. "Vagina secondary metastatic lesion origin – a retrospective study from 1990 at 2000 at Hospital AC Camargo – Brazil". *Int J Gynecol Cancer* 2004; 14(suppl. 1): 232.

Etiologia: recentes informações da literatura têm associado a presença de papilomavírus humano em até 70% de carcinomas primários da vagina. Radioterapia prévia utilizada para o tratamento de outras alterações regionais poderia também, a longo prazo, predispor às lesões. Histerectomia prévia, apesar de mencionada por alguns autores, necessita de melhor avaliação. De fato, a freqüência com que este tipo de cirurgia tem sido indicada nas últimas décadas a torna associada muitas vezes ao interrogatório clínico das pacientes, surgindo como um antecedente comum e provavelmente circunstancial, e não predisponente de câncer. O maior problema na avaliação dos fatores etiológicos para o câncer primário da vagina é a não disponibilidade de séries suficientemente grandes para gerar uma análise estatística adequada.

Entre os demais fatores predisponentes, destacam-se tratamento imunosupressor, quimioterapia prévia, deficiência imunitária ou primária e exposição na gravidez a dietilestilbestrol (hoje não mais utilizado).

Obs.: a grande maioria das adenoses vaginais é diagnosticada em mulheres expostas, intra-útero, ao dietilestilbestrol, porém raramente em recém-nascidas não expostas. É rara em mulheres adultas. Evidências apontam a adenose como lesão precursora do adenocarcinoma de células claras da vagina. Associa-se também à adenose, ao uso crônico de pessário e ao 5-fluorouracil. Isso ocorre porque, após a agressão local, o estroma subepitelial e as células de reserva podem se diferenciar em epitélio glandular.

Histologia: o tipo celular mais freqüentemente encontrado é o carcinoma epidermóide, embora outras lesões primárias possam ocorrer notadamente (adenocarcinoma, melanoma, sarcoma e tumor de seio endodérmico). Contudo, como já comentado anteriormente, os tumores metastáticos são identificados como mais freqüentes na vagina do que os tumores primários propriamente ditos.

Sinais e sintomas: em geral a queixa principal é a de sangramento vaginal ocorrendo no período da posmenopausa. Leucorréia incaracterística também pode estar presente. Outros sintomas são menos comuns e podem significar a presença de doença avançada.

O exame de colpocitologia oncótica deve ser realizado com atenção, observando-se atentamente as pregas vaginais e áreas ocultas pela presença do espéculo. O exame deve ser estimulado também entre as pacientes já histerectomizadas, grupo em que freqüentemente observamos uma tendência de se negligenciar a colheita do exame.

Diagnóstico: em pacientes assintomáticas, o diagnóstico em geral é feito através da colheita da colpocitologia oncótica complementada pela colposcopia e pela biópsia. Nos casos sintomáticos, á inspecção da vagina invariavelmente demonstra lesão macroscópica que deve ser prontamente biopsiada. A cuidadosa identificação do local da lesão deverá ser sempre feita. Cuidado especial deve ser tomado em função da possibilidade de existência de várias lesões. De qualquer maneira, como curiosidade, a maioria dos casos reportados de câncer vaginal ocorre na parede posterior do terço superior da vagina. As lesões são em geral invasivas, atingindo facilmente a drenagem linfática e sanguínea da região; tendo em vista que a mucosa vaginal não possui tecido subjacente gorduroso suficiente, muitas vezes, de maneira rápida, invade estruturas circunvizinhas.

Os tumores invasores são precedidos por lesões intraepiteliais (NIVA), tal como ocorre no colo do útero; como já mencionado, são lesões, em geral, multifocais.

A associação de NIVA com NIC e NIV é significante, estando presente em 60% das mulheres com NIVA 3 e em 30% das com NIVA 2. O achado de NIVA isolado é raro.

Estadiamento clínico: tendo em vista que a maioria das lesões da vagina ocorre no seu terço superior, as vias de disseminação metastática da lesão são consideradas semelhantes àquelas que ocorrem nos tumores do colo do útero. Assim, os exames para o seu estadiamento são semelhantes, incluindo a avaliação dos ureteres proximais e do sistema linfático retroperitoneal. O seu estadiamento é determinado pela Federação Internacional de Ginecologia e Obstetrícia – FIGO (1971) e segue abaixo:

Estádio 0   Carcinoma *in situ*.
Estádio I   Tumor limitado à mucosa vaginal.
Estádio II   Tumor já envolvendo os tecidos circunjacentes sem contudo invadir a parede pélvica.
Estádio III Tumor fixo à parede pélvica.
Estádio IV   Tumor envolvendo a mucosa da bexiga ou reto, ou doença extrapélvica.
Estádio IVa Extensão do tumor aos órgãos adjacentes.
Estádio IVb Extensão do tumor aos órgãos distantes.

Exames complementares: de uma maneira geral, os exames para um estadiamento completo seguem abaixo:

- Colpocitologia oncótica.
- Colposcopia.
- Biópsia.
- Ultrassonografia abdominal e pélvica.
- Tomografia computadorizada.
- Urografia excretora.
- Cistoscopia.
- Retosigmoidoscopia.

Tratamento

Lesões precursoras: as lesões precursoras em geral são assintomáticas. A citologia oncológica alternada serve de alerta. Como as lesões são, em geral, multifocais, deve-se avaliar com o colposcópio toda a vagina, em especial o terço superior. A NIVA da porção baixa é rara. O aspecto colposcópico é variado. Na pós-menopausa, aparece usualmente como epitélio branco tênue, às vezes associado a petéquias. No menacme, aparecem dois padrões, o de queratose (com placas esbranquiçadas sob uma base avermelhada) e o de placas (com epitélio branco, pontilhado ou com mosaico).

A NIVA pode ser tratada por fulguração com laser de CO_2, por aplicação de 5-fluoruracil a 5% ou por exérese das lesões propriamente ditas. O carcinoma *in situ* é preferencialmente tratado por colpectomia parcial. Na seção Laserterapia em patologia do trato genital inferior, há mais detalhes.

Lesões invasoras: o tratamento do câncer da vagina é feito pela realização de cirurgia, radioterapia ou a combinação de ambos. O tratamento preferencial é o cirúrgico, mas como no momento do diagnóstico, muitas vezes, o tumor será avançado, a cirurgia fica racionalmente prejudicada e a radioterapia poderá apresentar um melhor resultado. Assim, uma miscelânea de combinações, individualizada em função de cada paciente, é muitas vezes observada. Até mesmo uma agressiva exenteração pélvica poderá ser indicada. Na Tabela 1, temos a distribuição da sobrevida de cinco anos de 32 pacientes tratados no Hospital A. C. Camargo em função do seu estádio clínico e modalidade terapêutica, no período compreendido entre 1957 e 1990.

Diante da escolha de abordagem terapêutica, seja ela cirúrgica ou radioterápica, a drenagem linfática dos diversos seguimentos da vagina deve ser considerada. A Figura 1 descreve a drenagem dos chamados $2/3$ superiores da vagina e do $1/3$ distal.

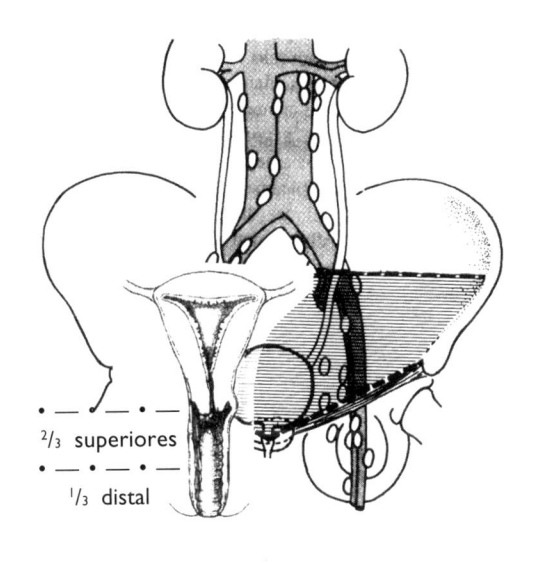

Figura 1 – Drenagem linfática dos ²/₃ superiores da vagina e do ¹/₃ distal.

trados, com complicações terapêuticas aceitáveis. No período compreendido entre 1993 e 2003, dez pacientes foram tratadas com BATD no Hospital A. C. Camargo, com um tempo de seguimento variando entre 9 e 101 meses (mediana de 43 meses). Nove pacientes encontram-se vivas, sendo que destas, apenas 3 com doença em atividade. Na Tabela 2, temos o resumo das pacientes tratadas.

Após o explanado, fica claro que os tumores localizados no ⅓ distal deverão ser tratados à semelhança do câncer vulvar. Aqueles localizados nos ⅔ superiores poderão ser planejados à semelhança dos tumores localizados no colo do útero. Quanto ao seguimento das pacientes, será o mesmo do colo do útero invasivo.

Com o advento da braquiterapia de alta taxa de dose-BATD como parte integrante da radioterapia do câncer de vagina, a partir de 1993 melhores resultados têm sido demons-

Fatores prognósticos e sobrevida: os dois mais significantes fatores prognósticos em pacientes com carcinoma epidermóide da vagina são a profundidade de invasão do

Tabela 1 – Distribuição da sobrevida a 5 anos das pacientes em função do estádio clínico da doença e modalidade terapêutica, entre 1957 e 1990 (32 pacientes).

Tratamento	Estádio clínico						Total
	Zero	I	II	III	IV	Ignorado	
Radioterapia exclusiva		1/1	4/4	0/2	0/4	1/0	6/11
Cirurgia exclusiva	2/0				0/1		2/1
Quimioterapia exclusiva					0/1		0/1
Radioterapia pré-operatória			1/1		0/1		1/2
Radioterapia pós-operatória	0/1		0/2	1/0			1/3
Radioterapia e quimioterapia					0/2		0/2
Cirurgia e quimioterapia					0/2	1/0	1/1
Sobrevida	2/3 (67%)	1/2 (50%)	5/12 (41%)	1/3 (33%)	0/8 (0%)	2/4 (50%)	11/21 (52%)

Fonte: Coelho FRG, Nakagawa WT, Novaes PERS, et al. "Câncer primário da vagina – Hospital A. C. Camargo (1957 a 1990)". *Acta Oncol Bras* 1995; 15:227-231.

Tabela 2 – Braquiterapia de alta taxa de dose no tratamento das neoplasias da vagina entre 1993 e 2003 (10 pacientes).

Idade	AP	Estádio	Finalidade	Topografia	RT ext. (Gy)	BATD (Gy xfr)	BATD Tipo	Controle local	Metástase	Status	Seguimento (meses)
77	CEC	I	Exclusiva	Superior	30	6 x 5	Cavitária	Sim		VSD	101
78	CEC	I	Adjuvante	Médio	45	6 x 4	Cavitária	Sim		VSD	82
68	CEC	I	Exclusiva	Sup/médio	45	6 x 4	Cavitária	Sim	Pulmão	MoCa	65
76	CEC	I	Exclusiva	Sup/médio	30	3,5 x 7	Intersticial	Sim		VSD	71
62	Cels. claras	I	Adjuvante	Médio	45	6 x 5	Cavitária	Sim		VSD	43
61	CEC	III	Adjuvante	Médio	-	6 x 6	Cavitária	Não		VSD	29
47	CEC	II	Adjuvante	Sup/médio	-	6 x 5	Cavitária	Sim		VSD	16
55	CEC	I	Exclusiva	Inferior	45	3 x 6	Intersticial	Não		VSD	9
61	AdenoCa	IV	Paliativa	Inferior	45	6 x 2	Cavitária	Sim	Pulmão	VCD	32
49	LeiomioSa	I	Adjuvante	Superior	-	6 x 4	Cavitátia	Não	Pulmão	VCD	44

Fonte: Coelho FRG, Nakamura RA, Novaes PERS et al. "High dose rate brachytherapy in the treatment of vaginal cancer: experience of 10 years". *Int J Gynecol Cancer* 2004; 14(Suppl. I): 50.

Legenda:
CEC – Carcinoma epidermóide
AdenoCa – Adenocarcinoma
LeiomioSa – Leiomiossarcoma
VSD – Viva sem doença
VCD – Viva com doença

tumor e o volume da doença. Segundo seis autores revisados, as médias de sobrevida irão variar de EC I, 75 a 100%; EC II, 49 a 75%; EC III, 0 a 100%; EC IV, 0 a 30%. É conveniente lembrar que, entre os seis autores avaliados, a maior série descrita compreendia uma casuística de 75 pacientes.

Abaixo é mostrada a última revisão da FIGO (International Federation of Gynecology and Obstetricts) – 26th Annual Report on the Results of Treatment in Gynecological Cancer (1999 – 2001), uma contribuição de 108 países, incluindo o Brasil.

Carcinoma of the vagina: patients treated in 1999-2001. Distribution of patients by center and stage.

		All	Not available	Stage 0	Stage I	Stage II	Stage III	Stage IV
Brazil	São Paulo (RL Rangel Costa) (A. C. Camargo)	5	–	–	2	2	–	1
	São Paulo (RL Rangel Costa) (IBCC)	4	–	–	–	2	1	1

International Journal of Gynecology & Obstetrics, vol 95, suppl 1, p. S30, 2006.

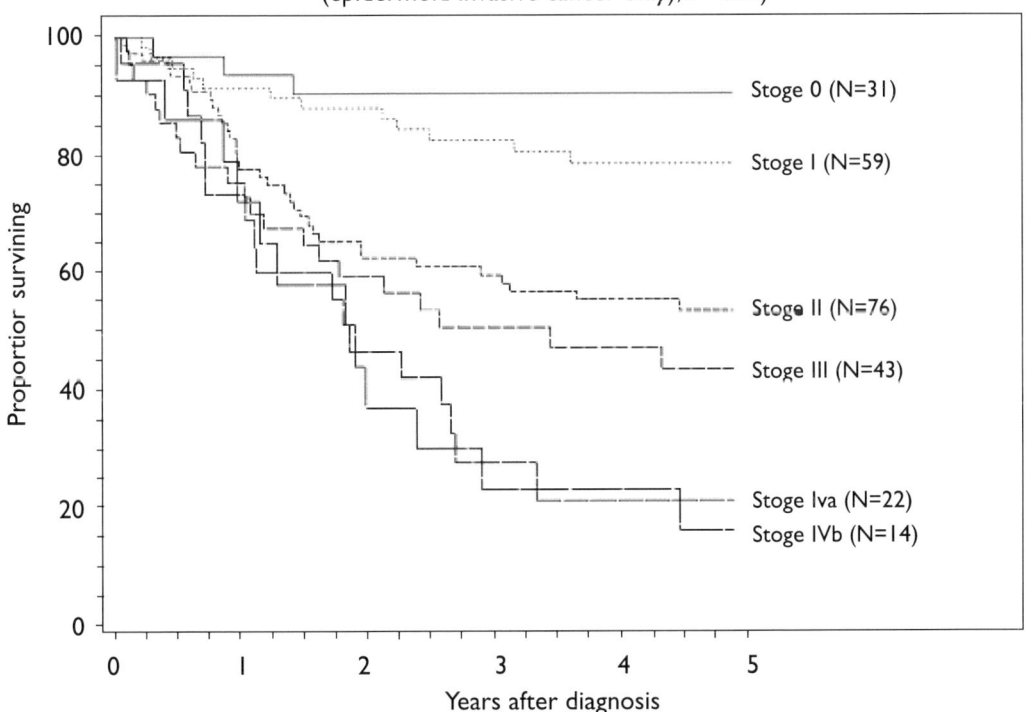

Carcinoma of the vagina: patients treated in 1999-2001. Survival by FIGO stage (epidermoid invasive cancer only), n= 839)

Stoge 0 (N=31)
Stoge I (N=59)
Stoge II (N=76)
Stoge III (N=43)
Stoge Iva (N=22)
Stoge IVb (N=14)

International Journal of Gynecology &Obstetrics, vol 95, suppl 1, p. S37, 2006.

Carcinoma of the vagina: patients treated in 1999-2001. Multivariate analysis.

Strata	Hazards ratios (95% CI)[a]	
	Stage I-II	Stage III-IV
Age		
Age <60	Reference	Reference
Aged 60+	6.13(2.22-16.9)	1.05(0.44-2.46)
FIGO (stage)		
I	Reference	–
II	2.53(1.16-5.53)	–
III	–	Reference
IV	–	1.04(0.44-2.46)
Lymphovascular space involvement		
Absent	Reference	Reference
Present	1.84(0.34-9.91)	4.85(0.78-29.7)
Unknown	1.40(0.44-4.43)	1.14(0.22-5.82)
Treatment		
None	44.8(6.65-302)	64.3(2.80–∞)
Sugery alone or surgery + RT	Reference	Reference
Radiotherapy alone	3.20(0.86-11.8)	0.66(0.79-2.25)
Other	8.98(1.97-40.8)	0.61(0.23-1.59)

[a] From Cox proportional hazard regression model, also adjusted for country.

International Journal of Gynecology & Obstetrics, vol 95, suppl 1, p. S42, 2006.

Leitura recomendada

ANNUAL REPORT ON THE RESULTS OF TREATMENT IN GYNECOLOGIC CANCER. Int J Gynecol Obstetr 1991; 38:302-308.

BENEDET J.L., MURPHY K.J., FAIREY R.N., BOYES D.A. "Primary invasive carcinoma of the vagina". Obstet Gynecol 1983; 62:715-719.

DIXIT S., SINGHAL S., BABOO H.A. "Squamous cell carcinoma of the vagina: a review of 70 cases". Gynecol Oncol 1993; 48:80-87.

GALLUP D.G., TALLEDO O.E., SHAH K.J., HAYES C. "Invasive squamous cell carcinoma of the vagina: a 14-year study". Obstet Gynecol 1987; 69:782-785.

MARCUS R.B. JR., MILLION R.R., DALY J.W. "Carcinoma of the vagina". Cancer 1978; 42:2507-2512.

PEREZ C.A., et al. "Definitive irradiation in carcinoma of the vagina: long-term evaluation of results. Int J Radiat Oncol Biol Phys 1988; 15: 1283-1290.

PUTHAWALA A., SYED A.M., NALICK R., MCNAMARA C., DISAIA P.J. "Integrated external and interstitial radiation therapy for primary carcinoma of the vagina". Obstet Gynecol 1983; 62: 367-372.

6 Câncer do colo do útero

Francisco Ricardo Gualda Coelho
Ronaldo Lúcio Rangel Costa
Gabriel Lowndes de Souza Pinto
Edgar Rocha Britto
Eid Gonçalves Coêlho

Com a disseminação dos programas de rastreamento do câncer do colo do útero ao redor do mundo, realizados através da colheita do conhecido exame de papanicolau (colpocitologia oncótica) e atingindo a cobertura necessária à população de risco, foi verificado um declínio em cerca de 70% da mortalidade por este tipo de tumor. Considerado como um indicador indireto de pobreza, de fato, incide nas suas formas invasoras mais freqüentemente nas camadas sociais menos favorecidas, ou seja, entre mulheres sem acesso satisfatório à saúde.

Nos países pobres e nas regiões menos desenvolvidas do Brasil, o câncer do colo do útero ainda é provavelmente o principal causador de morte entre as mulheres. Segundo previsões do Instituto Nacional do Câncer (INCA), responsável por determinação do Ministério da Saúde pela estatística do câncer no país, no ano de 2002 são esperados cerca de 17.000 casos novos de câncer do colo do útero, com uma mortalidade, neste mesmo ano, de cerca de 4.000 mulheres. Provavelmente, estes dados são subestimados e a gravidade da situação é muito maior.

Etiologia, prevenção e rastreamento

O fator mais importante para o desenvolvimento de lesões pré-neoplásicas e de carcinoma invasor do colo do útero é a infecção pelo Papiloma Vírus Humano (HPV) e, secundariamente, alta paridade, grande número de parceiros sexuais, idade no primeiro coito, baixo nível socioeconômico, tabagismo, pílula anticoncepcional e imunossupressão adquirida (AIDS) ou induzida (drogas imunossupressoras).

A detecção precoce do câncer do colo permite evitar ou retardar a progressão para câncer invasor com o uso de intervenções como colposcopia e biópsia, excisão local, conização e eventualmente a histerectomia. Estudos do tipo caso-controle mostraram forte associação negativa entre o rastreamento e a incidência de doença invasora, o que indica que o rastreamento é protetor. As mulheres com risco mais alto para câncer cervical são, no entanto, as que têm menos oportunidade de acesso ao rastreamento, especialmente as mulheres de classes sociais mais baixas. De fato, não existe combinação mais devastadora do que câncer e pobreza. Estima-se que o rastreamento em mulheres entre 20 a 64 anos reduz a incidência cumulativa de câncer do colo do útero em 91% e são requeridos, em média, cerca de 15 esfregaços por mulher ao longo do programa. A coleta de citologia pode ser interrompida aos 65 anos, se há exames anteriores normais. Pacientes idosas aparentemente não se beneficiam do rastreamento.

Intervalos entre as coletas de citologia: há poucas evidências de que mulheres submetidas a rastreamento anual tenham risco significativamente menor do que as que são examinadas a cada três anos. Estas conclusões foram confirmadas em um estudo que inclui oito programas de rastreamento na Europa e no Canadá envolvendo cerca de 1,8 milhão de mulheres. Contudo, a eficácia do rastreamento aumenta quando o intervalo entre as coletas de citologia diminui. Se o intervalo é menor, torna-se menos provável que lesões mais agressivas escapem da detecção. De acordo com este estudo, a incidência cumulativa de câncer invasor foi reduzida de 64,1% quando o intervalo entre as coletas de citologia foi de dez anos, 83,6% com intervalo de cinco anos, 90,8% com três anos e 93,5% com um ano. Estas conclusões se referem às mulheres entre 35 e 64 anos que haviam realizado ao menos um exame antes dos 35 anos, e são baseados em uma taxa de comparecimento (adesão) de 100%. Dessa forma, o intervalo entre as coletas de citologia deve variar entre um e três anos. Quando há presença de fatores de risco, o intervalo poderá ser diminuído a critério médico.

É importante ressaltar que, segundo a OMS, a cobertura ideal da chamada população de risco é de 85% em programas de rastreamento. Infelizmente, no Brasil, não temos dados precisos sobre essa cobertura. Contudo, deve ser inferior ao desejado.

Coleta de citologia e triagem das pacientes: a avaliação sistemática de novas tecnologias para obtenção de amostras e sua manipulação (*thin-layer citology*, reanálise por computação) mostra que a implantação das novas tecnologias melhora a sensibilidade do rastreamento, mas com um aumento substancial dos custos. Assim, não se justifica o uso de rotina destes métodos.

A porcentagem de falsos-negativos da citologia cervial varia de 1,5% a 55%. Esta variação pode ser devida, em parte, às diferenças na coleta, especialmente quanto à obtenção de células endocervicais que determinam a adequação da amostra. Uma das combinações mais eficientes é o uso da escova para coleta endocervical e uma espátula tipo ponta longa (Ayre).

A ausência de células endocervicais no esfregaço indica que a junção escamo-colunar não foi amostrada. O patologista deve classificar essa amostra como inadequada e avisar o clínico de que deve efetuar nova coleta.

As pacientes com diagnóstico de lesões intraepiteliais de baixo e alto graus devem ser avaliadas por colposcopia e eventualmente biópsia (ver adiante). Numa porcentagem variável de casos, observa-se a presença de células escamosas atípicas com significado incerto (ASCUS). O citopatologista deve indicar se estas células estão mais provavelmente associadas a alterações reativas (ASCUS reativo, inflamatório) ou a processo displásico. Na primeira situação, as pacientes devem ser tratadas (exemplo: infecção) e submetidas a nova coleta dentro de um período de três a seis meses. Na segunda situação (ASCUS displásico), as mulheres devem ser encaminhadas para colposcopia.

Um grupo pequeno de mulheres pode apresentar células glandulares de significado incerto (AGUS). A presença destas células no menacme, fora do período menstrual e nas menopausa, pode estar associada à patologia endocervical, endometrial ou anexial em uma porcentagem variável de casos. Essa porcentagem pode chegar a 45% nas menopausadas com células glandulares atípicas. Estas pacientes devem ser submetidas à investigação para determinar a origem destas células, o que inclui exame ginecológico completo e ultrassonografia pélvica.

A tipagem viral pelas técnicas de biologia molecular (hibridização *in situ* e captura híbrida) não modifica a conduta clínica para os casos com diagnóstico citológico de lesão intraepitelial até a presente data e, por isso, não deve ser indicada rotineiramente no momento. Apesar do impedimento econômico, quando possível, a identificação da presença ou não do HPV é muito importante. Alguns países, como o Reino Unido, já propõem um novo modelo para o rastreamento das pacientes, em que o fluxograma teria início com exames que possam identificar a presença de HPV. De uma maneira geral, há alguns fatores relacionados ao HPV:

- Acredita-se que mais de 50% dos indivíduos sexualmente ativos poderão ser infectados durante sua vida.
- Os diversos tipos de HPVs que infectam a região genital (atualmente mais de 30 tipos) são divididos em duas categorias:
  - Alto risco: Associados a câncer (protótipos HPV 16 e 18).
  - Baixo risco: associados a displasias e verrugas genitais, não associados ao câncer (protótipos HPV 6 e 11).

Obs.: HPVs 16 e 18 causam aproximadamente 70% dos cânceres do colo do útero e anal. Os HPVs 6 e 11 causam mais de 90% das verrugas ditas genitais (condilomas).

Clínica e epidemiologicamente, a doença induzida por HPV em mulheres corresponde a:
- NIC 1: 1,3 milhões de casos/ano nos EUA;
- NIC 2-3: 400.000 casos/ano nos EUA (sem tratamento, apresentam altas taxas de progressão para câncer);
- Verrugas genitais: responsável por 1,4 milhões de consultas ao ginecologista nos EUA (com desconforto local e aspectos psicológicos importantes).

Segue abaixo quadro sinóptico com a história natural proposta para a doença HPV induzida, no tempo e espaço.

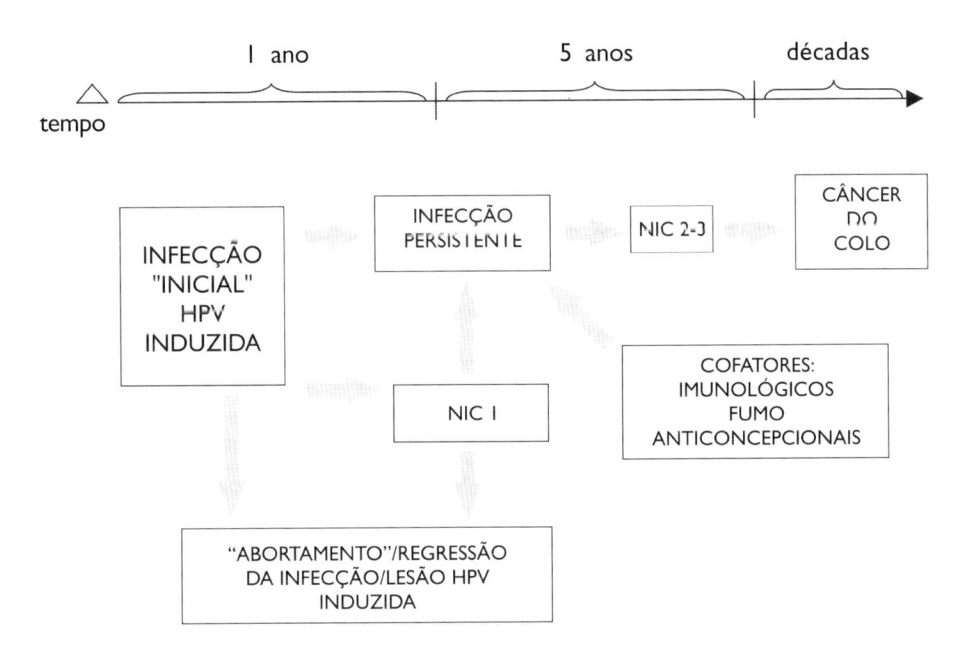

Quadro I – História natural da doença HPV induzida.

Segue abaixo a conduta para seguimento das pacientes de acordo com o resultado do exame citopatológico.

Triagem de papanicolau anormal para colposcopia

Resultado do teste papanicolau	Conduta
Negativo para lesão intraepitelial ou malignidade (incluindo reativo, reparativo, inflamatório etc.)	Intervalo de visita de rotina conforme especificado pelo protocolo
Células escamosas atípicas de significado indeterminado (ASC-US)	Repetir testes de papanicolau 6 meses mais tarde
Células escamosas atípicas, não se pode excluir HSIL (ASC-H)	Encaminhar para colposcopia
Lesões intraepiteliais escamosas de baixo grau (LSIL)	Repetir teste de papanicolau 6 meses mais tarde
Lesões intraepiteliais escamosas de alto grau (HSIL)	Encaminhar para colposcopia
Células glandulares atípicas (incluindo atípicas endocervical, endometrial, adenocarcinoma *in situ*, adenocarcinoma)	Encaminhar para colposcopia
Espécime inadequado/amostra insastifatória	Repetir o teste de papanicolau o mais rápido possível

Obs.: Nas pacientes sem células anormais/alterações celulares benignas, a orientação é a de repetir o exame entre um e três anos depois. Caso seja detectado algum processo infeccioso, pelo exame clínico ou pela citologia, este deve ser tratado de acordo com a etiologia e segundo o *Manual de controle das doenças sexualmente transmissíveis* do Ministério da Saúde.

Diagnóstico e tratamento de lesões pré-neoplásicas

As lesões pré-neoplásicas e as microinvasoras são assintomáticas. Eventualmente, cursam com corrimento e/ou sangramento espontâneo ou pós-coital (sinussorragia). O diagnóstico é sugerido pela citologia tríplice e deve ser confirmado por colposcopia e biópsia dirigida. Como método para diagnóstico, a conização é indicada nos casos em que a colposcopia não for satisfatória ou houve discordância entre o resultado da citologia e o da biópsia dirigida. Além dos casos diagnosticados pela citologia, as pacientes com lesões visíveis do colo devem também ser encaminhadas para colposcopia.

Classificação e tratamento das lesões pré-neoplásicas do colo

Há várias classificações em uso. A da Organização Mundial da Saúde (OMS) divide estas lesões em displasia leve, moderada e acentuada. Outra classificação as divide em neoplasias intraepiteliais cervicais 1, 2 e 3 (NIC 1, 2 e 3). Já a classificação de Bethesda divide estas lesões em apenas duas categorias: lesões de baixo grau (NIC 1) e lesões de alto grau (NIC 2 e 3). Segue abaixo uma compilação que procura organizar o diagnóstico destas lesões e correlacioná-las entre si:

Papanicolau "classe"	Papanicolau "classificação da doença"	NIC	Sistema Bethesda
I – Benigno	Benigno	Nenhuma	Células atípicas de significado indeterminado
II – Atípica benigna	Células atípicas porém sem displasia	Nenhuma	Nenhuma
III – Suspeito	Células com displasia: 1. leve 2. moderada	NIC I	Lesão intraepitelial de baixo grau "low SIL"
IV – Fortemente suspeito	Células anormais: 1. displasia severa 2. ca *in situ*	NIC 2 e NIC 3	Lesão intraepitelial de alto grau "high SIL"
V – Maligno	Provável tumor invasivo	Nenhuma	Carcinoma espinocelular

Efeito citopático compatível com papilomavírus humano (HPV)

A citologia deve ser repetida seis meses depois. Caso haja persistência do diagnóstico de HPV no novo exame, a paciente deve ser encaminhada para a colposcopia e, caso a segunda citologia seja negativa, um novo exame deve ser realizado um ano depois.

Neoplasia intraepitelial cervical (NIC I) – displasia leve

A paciente com NIC 1 deve repetir a citologia após seis meses. Os processos infecciosos associados devem ser tratados. Caso haja persistência da NIC, a paciente deve ser encaminhada para a realização de colposcopia. No caso de resultado negativo para neoplasia, a paciente deve ter novo exame realizado um ano depois.

Obs.: Os casos diagnosticados como ASCUS, AGUS, HPV e NIC 1 não persistente devem ser encaminhados para colposcopia, evitando-se qualquer conduta mais agressiva, pois estudos têm mostrado regressão destas alterações em percentual que varia de 70% a 90% apenas com observação e tratamento das infecções preexistentes (Viva Mulher/INCa/MS).

NIC 2, NIC 3/ASCUS, AGUS, HPV E NIC 1 persistentes

As pacientes descritas acima devem ser submetidas a colposcopia com exérese da lesão pela cirurgia de alta freqüência (CAF).

Resumidamente, a conduta em cada uma destas situações pode ser exposta da seguinte forma:

- NIC 1: conduta expectante ou destrutiva;

- NIC 2: conduta destrutiva ou ablativa; e

- NIC 3: ablação (conização) ou histerectomia, nos casos para os quais tecnicamente não há como indicar CAF.

Segue abaixo sinopse das condutas clínicas de acordo com o resultado do exame colposcópico:

Obs.: Antes de qualquer tratamento (destruição ou ablação), é preciso estabelecer uma correlação entre a citologia e a biópsia dirigida pela colposcopia, com a finalidade de excluir com segurança a presença de carcinoma invasor.

A literatura tem mostrado que o número de esfregaços cervicais anormais (papanicolau) é maior que o número de NIC confirmadas no exame histológico e é muito alto se comparado à incidência de carcinoma invasivo. Um trabalho recente, analisando a associação entre o diagnóstico citológico de rastreamento e o diagnóstico neoplásico final, envolvendo 121 mulheres, mostrou que mui-

Condutas clínicas de acordo com o resultado do exame colposcópico

```
                    COLPOSCOPIA
            ┌───────────┼───────────┐
        NEGATIVA   INSATISFATÓRIA  INSATISFATÓRIA
                    SEM LESÃO     COM LESÃO
                                   POSITIVA
            ↓           ↓              ↓
        Repetir citologia endocervical   Realizar biópsia ou
                                          exérese da lesão
```

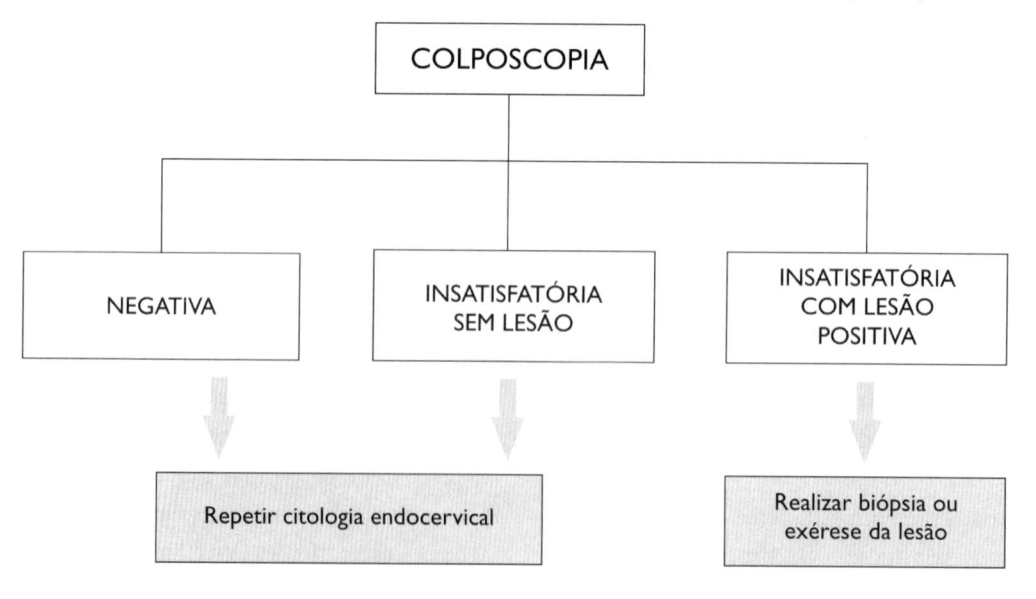

Condutas clínicas de acordo com o resultado do exame histopatológico

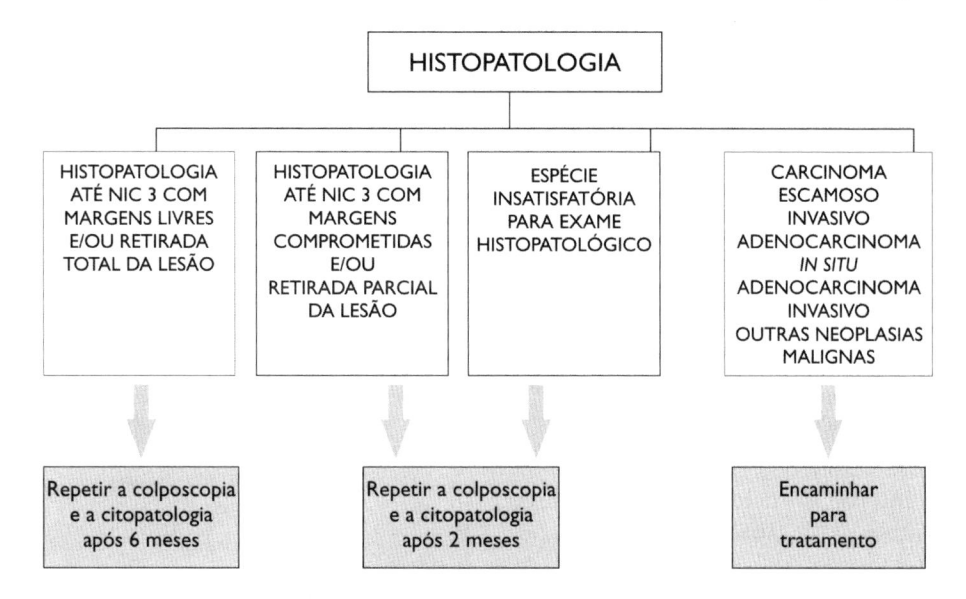

```
                          HISTOPATOLOGIA
         ┌──────────────┬──────────────┬──────────────┐
   HISTOPATOLOGIA   HISTOPATOLOGIA   ESPÉCIE        CARCINOMA
   ATÉ NIC 3 COM    ATÉ NIC 3 COM    INSATISFATÓRIA ESCAMOSO
   MARGENS LIVRES   MARGENS          PARA EXAME     INVASIVO
   E/OU RETIRADA    COMPROMETIDAS    HISTOPATOLÓGICO ADENOCARCINOMA
   TOTAL DA LESÃO   E/OU                            IN SITU
                    RETIRADA PARCIAL                ADENOCARCINOMA
                    DA LESÃO                        INVASIVO
                                                    OUTRAS NEOPLASIAS
                                                    MALIGNAS
        ▼                ▼               ▼                ▼
   Repetir a        Repetir a                        Encaminhar
   colposcopia      colposcopia                      para
   e a citopatologia e a citopatologia               tratamento
   após 6 meses     após 2 meses
```

tas pacientes com diagnóstico citológico alterado nunca iriam apresentar um carcinoma invasivo e são submetidas a exames complementares, aumentando assim a morbidade conseqüente à realização de procedimentos adicionais e também elevando os custos dos programas de rastreamento. Abaixo, são mostrados na Tabela 1 os resultados desse estudo.

Tabela 1 – Associação do diagnóstico colposcópico com o diagnóstico neoplásico final de acordo com o diagnóstico citológico de rastreamento.

Diagnóstico citológico	Diagnóstico colposcópico	Diagnóstico neoplásico final			
		Negativo n (%)	NIC 1 n (%)	NIC 2 ou 3 n (%)	Invasivo n (%)
LSIL (n=60)	Normal	23 (38)	-	-	-
	Anormal	17 (28)	10 (17)	10 (17)	-
HSIL (n=61)	Normal	2 (3)	-	2 (3)	-
	Anormal	17 (28)	11 (18)	28 (46)	1 (2)

Associação entre o diagnóstico citológico de rastreamento e o diagnóstico colposcópico (normal e anormal): OR (IC 95%): 8,9 (2, 6-33, 1); Teste Exato de Fisher: p < 0,0001.

Fonte: Zeferino LC, Dufloth R, Cotta A, Martinez EZ, Silva SMM, Bartolotti JG. "Lesão intraepitelial escamosa de alto grau no rastreamento do câncer do colo uterino está associada com o diagnóstico histológico menos grave em mulheres jovens". Acta Oncol Bras 2004; 24:681-5.

Técnicas para cirurgia de alta freqüência (CAF)

A terapêutica adequada para as lesões de alto grau depende de vários fatores, entre os quais idade, desejo de manter fertilidade e condição clínica. Estas lesões devem preferencialmente ser tratadas pela conização. A técnica de conização, assim como o volume de tecido removido, dependem da extensão da lesão. Quando a paciente é jovem, a junção escamocolunar geralmente é ectocervical e o cone pode ter menor altura, preservando assim o orifício interno do colo e evitando o risco de incompetência istmocervical. A remoção de toda a extensão do canal endocervical é inevitável quando não se localizou a lesão para biópsia.

Tipos de conização e eventual histerectomia para "lesões iniciais"

Conização "clássica" com bisturi: a cirurgia deve ser feita em centro cirúrgico, sob anestesia (geral ou de condução). Com o uso de bisturi, faz-se incisão circular no ectocérvice, distante dos limites da zona de transformação. A espessura de estroma deve ser de no mínimo 0,5 cm, de forma a permitir a avaliação correta da invasão.

Conização com alça diatérmica: esta técnica apresenta a vantagem de reduzir sangramento, utilizar apenas anestesia local e não necessitar de internação (ambulatorial). A freqüência de doença residual é mais alta entre as pacientes tratadas com esta técnica do que com o cone a bisturi. Em casos selecionados pode ser feita sob anestesia geral.

Conização a *laser*: tem eficiência semelhante à conização tradicional, principalmente em casos de lesões pequenas e identificáveis pelo exame colposcópico, e aquelas em que suspeita-se de acometimento endocervical. Contudo, nos casos de *laser*, as margens ficam destruídas e de difícil avaliação histopatológica. Ver mais detalhes na seção Laserterapia em patologia do trato genital inferior.

Histerectomia: a histerectomia abdominal ou vaginal pode ser aceita como tratamento para as pacientes com prole constituída ou quando não há condições técnicas para a realização de CAF (exemplo: colo do útero hipotrófico).

Reconização: alternativa nas situações em que as margens do cone estiverem comprometidas e houver condições locais para se efetuar nova conização.

Carcinoma escamoso invasivo e adenocarcinoma *in situ* ou invasivo/ outras neoplasias malignas

As pacientes com este diagnóstico devem ser encaminhadas para colposcopia e biópsia para confirmação diagnóstica pela histopatologia, sendo posteriormente encaminhadas para tratamento adequado.

Tipo histológico: o tipo mais freqüentemente encontrado é o carcinoma espinocelular, correspondendo a praticamente 80% das lesões. Recentes estudos têm descrito um aumento da média de incidência do adenocarcinoma do colo do útero, correspondendo a 10-20% do total das lesões. Os adenocarcinomas são subdivididos em:

- adenocarcinoma endocervical;
- adenocarcinoma endometrióide;
- carcinoma de células claras;
- carcinoma adenocístico;
- carcinoma adenoescamoso.

A idade média de incidência do carcinoma espinocelular (CEC) e do adenocarcinoma são similares.

Sinais e sintomas: com um pico de incidência da lesão invasora entre 45 e 50 anos de idade, a queixa mais comum entre as pacientes é o sangramento vaginal, associado ou não ao coito. Mulheres com doença avançada podem queixar-se de dor.

Estadiamento clínico (Federação Internacional de Ginecologia e Obstetrícia, 1971-1985, referendada em 1995)

O estadiamento é feito pelo exame clínico complementado por exames subsidiários para os casos que aparentemente estão no estádio IIa em diante. Os exames indicados pela FIGO são cistoscopia e retosigmoidoscopia, ambos seguidos de biópsia de lesões vesicais e retais quando consideradas suspeitas. A urografia excretora, quando indicada, tem a finalidade de diagnosticar exclusão renal (estádio IIIb) e serve como exame pré-operatório. Outros exames, como a radiografia de tórax, a ressonância nuclear magnética e a tomografia computadorizada, são solicitados se houver indicação clínica, mas não devem ser empregados para alteração no estadiamento estabelecido clinicamente. O exame clínico ginecológico deve ser completo, com ênfase no exame do colo uterino (dimensão, ulceração, sangramento), dos fórnices e paredes vaginais e dos paramétrios pelo toque retal (dor, espessamento, nodulação e encurtamento).

O estadiamento cirúrgico pretratamento é o método mais preciso para avaliação da extensão da doença. No entanto, não há evidências de que esta modalidade de estadiamento leve à melhora da sobrevida, e por isso deve ser reservado apenas para os casos incluídos em ensaios clínicos.

A linfangiografia, a tomografia computadorizada e a ressonância magnética têm acurácia semelhante para a detecção de metástases de câncer de colo para gânglios pélvicos e paraaórticos. Tendo em vista que a TC e a RM são menos invasivas, devem ser os exames preferidos na avaliação das pacientes.

Estádio 0
Carcinoma *in situ*.

Estádio I
Ia – O câncer invasor é identificado somente microscopicamente. Todas as lesões macroscópicas, ainda que com invasão superficial, são do estádio Ib.
Ia1 – A invasão do estroma em profundidade não excede 3 mm e não tem mais que 7 mm de extensão.
Ia2 – A invasão do estroma mede entre 3 e 5 mm de profundidade e não excede os 7 mm de extensão.
Ib – Lesões clínicas limitadas ao colo do útero ou lesões pré-clínicas maiores que o estádio clínico Ia.
Ib1 – Lesões clínicas com até 4 cm de extensão.

Ib2 – Lesões clínicas com mais de 4 cm de extensão.

Estádio II
Carcinoma estende-se além da cérvice, mas não atinge a parede pélvica. O carcinoma pode envolver a vagina, mas não até o seu ⅓ inferior.

IIa – Envolvimento não evidente do paramétrio.

IIb – Envolvimento do paramétrio evidente, porém não atingindo a parede pélvica.

Estádio III
Carcinoma estende-se à parede pélvica. Ao toque retal não há espaço livre entre o tumor e a parede pélvica. O tumor pode envolver o ⅓ inferior da vagina. Todos os carcinomas com uronefrose ou exclusão renal se incluem nesse estádio.

IIIa – Não há extensão à parede pélvica, porém envolve o ⅓ inferior da vagina.

IIIb – Extensão à parede pélvica e/ou uronefrose ou exclusão renal.

Estádio IV
O carcinoma estende-se além da pelve verdadeira ou clinicamente, envolve a mucosa da bexiga ou reto. O edema bolhoso (mucosa vesical) não permite classificar o caso de Estádio IV.

IVa – O tumor estende-se aos órgãos adjacentes (bexiga ou reto).

IVb – Metástases à distância.

Exames complementares

Carcinoma microinvasivo do colo do útero: os mesmos realizados para a neoplasia intraepitelial cervical tipo 3.

Carcinoma invasivo do colo do útero: os mesmos realizados para a neoplasia intra-epitelial tipo 3 acrescidos de:

- Urografia excretora;
- Cistoscopia;
- Retossigmoidoscopia;
- Ultrassonografia pélvica e abdominal.

Obs.: Procedimento ocasional: conização diagnóstica.

Nota: Nos estadiamento iniciais até Ib2 são dispensadas a cistoscopia e a retossigmoidoscopia.

Tratamento: Dependerá da característica da lesão:

1. **NIC 3 (carcinoma *in situ*)**: amputação cônica do colo do útero (lâmina fria, cirurgia de alta freqüência ou *laser* de grande potência). Ultimamente, tem sido dada preferência para a cirurgia com bisturi de alta freqüência – CAF (conforme detalhada anteriormente).

2. **Carcinoma microinvasor:**
a) **EC Ia1:** lesões de 3 mm ou menos são descritas pela literatura com 0,5% de metástases em linfonodos pélvicos. Segundo alguns, a amputação cônica poderá ser procedida nesse grupo de pacientes. Caso prevalecer a indicação de histerectomia, uma simples classe I de Piver & Rutledge é suficiente para o controle local da lesão. Quando existir prolapso genital, a opção será de histerectomia vaginal.

b) **EC Ia2:** lesões entre 3,1 a 5,0 mm são descritas com possibilidade de 6,8% de metástases para linfonodos pélvicos. Nesses casos, não há indicação de cirurgia conservadora, porém a radicalidade parametrial pode ser reduzida e considerada uma histerectomia classe II como suficiente para garantir o princípio oncológico da cirurgia curativa. Obviamente, a linfonodectomia é necessária, tendo em vista a incidência de linfadenopatia citada acima. Na eventualidade do conhecimento prévio de outros fatores de piora prognóstica, a cirurgia de Wertheim-Meigs (histerectomia classe III) poderá ser considerada.

Obs.: Ver maiores detalhes da radicalidade cirúrgica na seção Técnicas cirúrgicas/resumo histórico.

A conservação de ambos os ovários deverá ser sempre a regra nas pacientes com idade inferior a 48 anos.

A radioterapia exclusiva estará indicada nos casos inoperáveis. Entre os critérios de inoperabilidade, salientamos fatores como obesidade importante, insuficiência renal crônica, doenças cardiovasculares e pulmonares graves, hepatopatia, idade avançada ou outras situações que impossibilitem o ato operatório.

3. Carcinoma Invasor: estadiamento clínico Ib1, Ib2 e IIa – a cirurgia de escolha é a histerectomia radical classe III de Piver & Rutledge, mais conhecida como cirurgia de Wertheim-Meigs. Trabalhos já demonstraram há 2 décadas que também pode ser utilizada radioterapia exclusiva no tratamento deste estádio clínico da doença, com resultados praticamente semelhantes aos da cirurgia (83% para a cirurgia e 74% para radioterapia). A cirurgia continua a ser a modalidade terapêutica mais indicada principalmente em mulheres pré-menopausadas, em que existe a possibilidade da preservação dos ovários. No tratamento radioterápico exclusivo, os ovários são afetados pela radiação ionizante, esterilizando muitas pacientes e determinando uma menopausa precoce. A radioterapia pélvica adjuvante estará condicionada ao comprometimento linfonodal, bem como a outros fatores prognósticos.

Obs.: Para os casos Ib2, maiores do que 4 cm, segue-se o protocolo abaixo. Para mais detalhes, consultar a seção Quimioterapia em tumores ginecológicos.

Ib2	> 4,0cm – Pacientes com condições de acompanhamento < 65 anos, sem comprometimento cardio-respiratório:
	QT – "PB" (cisplatina e bleomicina) c/ intervalos de 21 dias – 3 ciclos
	Wertheim-Meigs 3 a 4 semanas após o 3º ciclo de QT

Estádio IIa: O tratamento com radioterapia exlusiva ou histerectomia radical resulta em taxas de cura de 75% a 80% quando realizada por profissional experiente. A escolha do melhor método depende da extensão da lesão, tanto no colo quanto na parede vaginal. A cirurgia após radiação deve ser realizada nos casos de resposta parcial à radioterapia ou naqueles casos em que a radioterapia (braquiterapia) não pode ser completada por problemas anatômicos vaginais.

As alternativas de tratamento para lesões no estádio IIa que podem ser empregadas após a avaliação dos fatores locais e clínicos da paciente são as seguintes:

- Cirurgia radical (classe III) com linfonodectomia pélvica;
- Radioterapia (externa e braquiterapia) como tratamento exclusivo;
- Combinações de rádio e quimioterapia seguidas ou não da cirurgia;
- Cirurgia radical (classe III) e linfonodectomia, seguida de radioterapia se houver margens cirúrgicas comprometidas, acometimento ganglionar ou parametrial.

Radioterapia paraórtica

A avaliação de gânglios paraórticos permite selecionar pacientes para serem submetidas à irradiação paraórtica, com algumas evidências de que isto leve a aumento da sobrevida livre de doença (Ver Radioterapia em tumores ginecológicos).

Pet scan/linfonodectomia/radioterapia

Recentemente, baseado nos achados de literatura que demonstram a possibilidade de um comprometimento linfonodal entre 25-50% em pacientes EC Ib2, IIa, IIb, IIIa, IIIb e IVa, tem sido proposta a avaliação pré-operatória com Pet scan neste grupo de pacientes. Nos casos com imagens positivas paraórticas, é preconizada laparotomia explorada, associada à linfonodectomia paraórtica quando há linfonodos macroscopicamente tumorais presentes (confirmar com exame de congelação intraoperatório). Segundo autores, a remoção dos gânglios ou blocos comprometidos melhoraria os resultados da radioterapia paraórtica nestes casos (melhor adequação do campo a ser irradiado). No Hospital A. C. Camargo e IBCC este procedimento não é realizado rotineiramente.

Câncer do colo do útero localmente avançado

Este grupo de neoplasias inclui as classificadas nos estádios IIb, IIIa, IIIb e IVa. Pode também incluir casos que se apresentam no estádio Ib2 *bulky/barrel shaped*. Nestes últimos, devem ser selecionados para tratamento com radioterapia ou tratamento combinado os casos para os quais se prevê que o tratamento cirúrgico será incompleto. Também podem ser selecionados os casos em que o tratamento cirúrgico estaria contraindicado.

No Hospital A. C. Camargo e no IBCC, para os estadiamentos clínicos IIb, IIIa, IIIb e IVa, o tratamento de escolha é a radioterapia exclusiva. Em casos selecionados de EC IIb, poderá ser indicado o tratamento a seguir:

IIb	Paciente jovem, comprometimento parametrial = ⅓
	– Quimioterapia neoadjuvante
	Conduta após QT:
	Boa resposta: Wertheim-Meigs e após radioterapia
	Sem resposta: radioterapia exclusiva

Obs.: maiores detalhes na seção Quimioterapia em tumores ginecológicos.

O melhor esquema de tratamento para este grupo de pacientes não está definido. Até uma década, estes casos, considerados inoperáveis, eram tratados com radioterapia exclusiva. Atualmente, várias alternativas para tratamento podem ser empregadas. A que foi mais extensivamente estudada e que apresentou os resultados mais consistentes são as que empregaram esquemas de quimiossensibilização. Assim sendo, as alternativas para tratamento das pacientes com tumores avançados são:

- Quimiossensibilização;

- Radioterapia exclusiva;

- Quimioterapia neoadjuvante seguida de radioterapia e cirurgia;

- Exenteração pélvica.

Quimiossensibilização: as drogas que se mostraram mais efetivas nos esquemas de quimiossensibilização foram cisplatina e fluoracil com radioterapia concomitante. Mais detalhes na seção Quimioterapia em tumores ginecológicos.

Radioterapia exclusiva: composta pela radioterapia externa e a braquiterapia de baixa ou alta taxa de dose. É o esquema tradicional para tratamento dos tumores de colo localmente avançados. Mais detalhes na seção Radioterapia em tumores ginecológicos.

Quimioterapia neoadjuvante seguida de cirurgia e radioterapia: nesta forma de tratamento, podem ser empregados vários esquemas tendo como droga base os derivados de platina. A esta podem ser associados antracíclicos, taxanes e outros com menor freqüência. A importância da cirurgia, quando realizada após o tratamento neoadjuvante, seria fornecer parâmetros reais de eliminação da doença local nos paramétrios e nos gânglios. Além disso, pode eliminar focos residuais de neoplasia resistentes a quimio e radioterapia. Mais detalhes na seção Radioterapia em tumores ginecológicos.

Como exemplo, no IBCC, entre 1993 e 2001, um total de 109 pacientes foram submetidas à quimioterapia neoadjuvante para câncer de colo do útero. Os estadiamentos tratados foram Ib2 (70%), IIa (17%) e IIb (12%). As drogas empregadas foram cisplatina e bleomicina a cada 28 dias e durante 3 ciclos consecutivos. Em seguida, as pacientes foram encaminhadas para cirurgia e radioterapia adjuvante. Foi observada uma resposta completa em 4,20% dos casos. Resposta parcial foi verificada em 52,90% (maior que 50%). A ausência de resposta aferida foi de 25,90% das pacientes. Progressão da doença ocorreu em 4,20%. A sobrevida do grupo em dois anos de seguimento está em 70% dos casos.

Exenteração pélvica: indicada especificamente para pacientes com tumores no estádio IVa sem envolvimento parametrial e vaginal e que apresentem condições clínicas para a intervenção. De uma maneira geral, somente é indicada após tentativa de controle da doença com radioterapia exclusiva. É mais utilizada nas situações de resgate das pacientes.

Doença sistêmica

Estadiamento clínico IVb: doença considerada como sistêmica com cada caso analisado de acordo com as características locais e da disseminação à distância.

Carcinoma do colo do útero e gravidez

a) Carcinoma *in situ*:

Aguardar o parto, podendo ser efetuado por via baixa.

Indica-se 40 a 60 dias após o parto a amputação cônica do colo uterino.

b) Carcinoma invasor

Em primeiro lugar, deve-se sempre ser respeitada a vontade da paciente em relação ao concepto. Quanto ao direcionamento terapêutico relacionado ao trimestre da gestação, indicamos:

1º Trimestre: tratamento adequado conforme o estadiamento clínico, semelhante ao mesmo fora da gravidez.

2º Trimestre: cada caso será avaliado em particular. Na primeira metade desse trimestre, a conduta é semelhante à do primeiro trimestre e na segunda metade, semelhante à do terceiro.

3º Trimestre: aguarda-se a viabilidade fetal e o tratamento adequado será feito imediatamente após o parto conforme estadiamento clínico, semelhante ao câncer do colo do útero sem gravidez. A via obstétrica de escolha é a cesárea segmento corporal.

Ligadura das artérias hipogástricas

A ligadura das artérias hipogástricas é indicada na presença de hemorragia uterina por tumor que coloque em risco a vida da paciente e quando os meios clínicos e radioterápicos forem insuficientes para o controle da hemorragia. Alternativas a esse procedimento são a ligadura dos vasos útero-ováricos ao nível dos cornos uterinos junto aos ligamentos correspondentes, ou a embolização das artérias hipogástricas.

Carcinoma do "coto uterino"

Ocorre quando há o tumor em colo do útero residual, pós-histerectomia subtotal. Por convenção do Departamento de Ginecologia do Hospital A. C. Camargo e IBCC, consideramos:

- *Tumor do "coto coincidente"*: quando a histerectomia subtotal foi realizada há menos de 1 ano do momento diagnóstico;

- *Tumor do "coto verdadeiro"*: quando a histerectomia subtotal foi realizada há mais de 1 ano do momento diagnóstico.

Obs.: a conduta cirúrgica será de acordo com o estadiamento em questão.

Linfonodo sentinela

A utilização da técnica do linfonodo sentinela em câncer invasivo do colo do útero tem sido defendida por alguns autores em função do conhecimento de que as pacientes com tumores em estádios iniciais (Ib1 e Ib2 – FIGO) são tratadas com radioterapia ou histerectomia radical e, entretanto, somente 12% a 26% das pacientes submetidas à linfonodectomia apresentarão linfonodos comprometidos ao exame histopatológico. Tendo em vista que a linfonodectomia pélvica implica em tempo cirúrgico e morbidade aumentados, procura-se, através da técnica do linfonodo sentinela, evitar a dissecção linfonodal pélvica. Os estudos atuais ainda procuram determinar a fisiabilidade do método para estes casos, sendo necessários estudos prospectivos com número significativo de pacientes para conclusões definitivas do seu real valor. Entretanto, o principal fator que torna a identificação do linfonodo sentinela importante neste tipo de neoplasia é o fato que a positividade do mesmo evitaria a cirurgia radical, selecionando os pacientes para tratamento exclusivo com rádio e quimioterapia.

Na mesma linha, inúmeros trabalhos têm buscado viabilizar o método e avaliar o seu real benefício.

De maneira global, os autores tem selecionado pacientes com estádios Ia2, Ib1, Ib2 e II da FIGO para realização da técnica. A utilização de metodologia mista com corante e radiofármaco é a mais preconizada e a injeção é feita às 3, 6, 9 e 12 horas na mucosa e estroma próximo ao tumor. Sempre que possível evita-se a injeção transtumoral.

Sabas et al., estudando 51 pacientes apresentou uma taxa de identificação do linfonodo sentinela em 63 % dos casos, com média de 2,1 linfonodos por paciente . A especificidade, sensibilidade, valor preditivo positivo e negativo foram respectivamente de 39,6%, 100%, 9,4% e 100% para o exame de congelação. No exame histopatológico de parafina, a especificidade foi de 38,6%, a sensibilidade 42,8%, o valor preditivo positivo de 10% e o valor preditivo negativo de 80,9%.

Na literatura a identificação do linfonodo sentinela em câncer do colo do útero tem variado de 15% a 100%, sendo justificada esta variação pelas técnicas utilizadas, volume do corante injetado e número de pacientes estudados. O tamanho do tumor também tem sido citado por alguns autores como fator limitante na identificação do linfonodo.

Di Stefano et al., identificou como principais sítios de drenagem linfática os linfonodos da ilíaca externa e da fossa obturatória (55% e 38% respectivamente). Encontrou taxas de falso negativo e valor preditivo negativo de 10% e 97,2%, respectivamente, por paciente e de 8,3% e 98,4% por lado de dissecção.

A utilização de laparoscopia para identificação do linfonodo sentinela tem tornado a técnica ainda menos invasiva e com morbidade ainda menor.

De maneira geral muito ainda precisa ser determinado sobre o real impacto da técnica do linfonodo sentinela no tratamento do câncer do colo do útero. A padronização da técnica associada a publicações com casuísticas maiores pode definir a metodologia como padrão-ouro no tratamento linfonodal desta neoplasia, assim como é em mama e melanoma.

No IBCC, neste instante, iniciamos estudo a fim de avaliarmos a importância do método, contando ainda com poucos casos. Segue quadro explicativo dos resultados.

	Estadio	Sentinela/probe			Sentinela/azul			Linfonodos	
		Localização	Congelação	Parafina	Localização	Congelação	Parafina	Positivos	Totais
Caso 1	Ib_1	FO Direita (1)	Negativo	Negativo	FO Direita (1)	Negativo	Negativo	0	12
Caso 2	Ib_1	FO Direita (1)	Negativo	Negativo	FO Direita (3)	Negativo	Negativo	0	9
					FO Esq. (1)				
Caso 3	Ib_1	FO Direita (3)	Negativo	Negativo	FO Direita (3)	Negativo	Negativo	0	14
Caso 4	Ib_1	FO Direita (1)	Negativo	Negativo	FO Direita (1)	Negativo	Negativo	0	31
		FO Esq. (3)			FO Esq. (3)				
Caso 5	Ib_1	FO Direita (2)	Negativo	Negativo	FO Direita (1)	Negativo	Negativo	0	19
		FO Esq. (2)			FO Esq. (2)				
Caso 6	Ib_1	IL. Com D (2)	Negativo	Negativo		Não realizado		0	24
Caso 7	Ib_1	FO Esq. (2)	Suspeito	Negativo	FO Esq. (1)	Suspeito	Negativo	0	15
Caso 8	Ib_1	IL. Ext. Esq. (1)	Negativo	Negativo	IL. Ext. Esq. (1)	Negtivo	Negativo	0	15

IBCC – São Paulo.

Traquelectomia radical

Originalmente proposta pela escola francesa em 1987, tem se disseminado ao redor do mundo. Pode ser realizada por via vaginal (com tempo laparoscópico para linfonodectomia pélvica) ou via abdominal. Tem sido indicada em tumores Ib com até 2,0 cm de diâmetro. Apresentando taxas de recidivas semelhantes à cirugia radical convencional obtém casos de gravidez a termo em uma média de 47% entre as pacientes que desejaram engravidar. No Brasil há relatos de quatro casos operados com sucesso por G. Py Gomes da Silveira no Rio Grande do Sul, desde o ano de 2000. No Hospital A. C. Camargo e IBCC este procedimento ainda não é realizado. Ver mais detalhes na seção Técnicas cirúrgicas/resumo histórico.

Seguimento pós-tratamento

O seguimento adequado é importante, principalmente nos dois anos seguintes ao tratamento, visto que 50% das recidivas ocorrerão no primeiro ano de seguimento e 85% com dois anos. Em cinco anos de seguimento, 95% das recidivas terão sido detectadas.

Recomenda-se reavaliações clínicas e colpocitológicas a cada três ou quatro meses nos primeiros dois anos de seguimento, ampliando para intervalos de seis meses do terceiro ao quinto ano de seguimento. A partir de então, o seguimento pode ser realizado anualmente.

Tratamento das recidivas/doença metastática

A taxa de sobrevida de 1 ano após o diagnóstico de doença recidivante é de cerca de

15% e de cinco anos menor que 5%. Nos casos de recidiva, não existe tratamento padrão, seja cirúrgico, radioterápico ou quimioterápico. As opções dependem do local de recorrência, das condições clínicas da paciente e do tratamento prévio realizado. A recidiva pélvica freqüentemente está associada a metástases à distância. Para paciente em condições clínicas precárias, a abordagem estritamente paliativa é indicada. Se a recidiva foi detectada precocemente, tem localização central e há condições cirúrgicas adequadas, a paciente poderá ser submetida a exenteração pélvica que pode levar a uma taxa de sobrevida geral de cinco anos de 32% a 62%. A mortalidade cirúrgica varia de 4% a 25%. Em pacientes submetidas previamente à radioterapia e/ou à cirurgia, há dificuldade em se avaliar o envolvimento dos tecidos vizinhos, e uma exploração cirúrgica pode ser necessária para uma avaliação mais precisa da extensão da lesão. Pacientes tratadas previamente com radioterapia e sem cirurgia podem ser submetidas à histerectomia radical. Para pacientes tratadas previamente apenas com cirurgia, a radioterapia é uma opção terapêutica. A associação de radioterapia e quimioterapia ou a quimioterapia isolada também podem ser empregadas com finalidade paliativa.

Micrometástases e metástases linfonodais ocultas

Pesquisadores há 50 anos se utilizam do termos metástases obscuras a fim de designar aquelas metástases linfonodais não diagnosticadas pelo método histológico convencional. Os primeiros estudos se restringiam a casos de câncer da mama e acredita-se que com a introdução da técnica de cortes seriados e a utilização de imunoistoquímica, o "rendimento" diagnóstico possa aumentar em mais de 14% a 17% das análises. Huvos et al., em 1971, foram os primeiros a empregar o termo micrometástases para linfonodos axilares. Desde então outras neoplasias foram estudadas e hoje o conceito de micrometástases é divulgado pela União Internacional Contra o Câncer – UICC, utilizando-se da descrição de Hermanek et al., em 1999: "micrometástase compreende o foco de células neoplásicas com até 2 mm de diâmetro e com sinais de atividade tumoral (proliferação celular, reação estromal e invasão da parede de vasos ou seios linfáticos) em um órgão." No nosso meio, Fregnani, em tese de doutorado, avaliou o quadro da presença de micrometástase nos linfonodos pélvicos do carcinoma do colo do útero. Neste estudo, realizado no Hospital A.C. Camargo, foram estudadas 289 pacientes, ECIb e IIa. Os cortes histológicos foram revistos de forma "sistematizada" e os linfonodos analisados por imunohistoquímica: onze pacientes (3,8%) foram classificadas como doença micrometastática linfonodal e 37 (12,8%) como doença macrometastática linfonodal. Como conclusão do próprio autor, neste estudo, "a freqüência de doença micrometastática nos linfonodos foi baixa, mas determinou risco aumentado de recorrência."

Fatores prognósticos e sobrevida

Controvérsias ainda permanecem em considerar o adenocarcinoma do colo do útero como de pior prognóstico se comparado ao câncer espinocelular. O que realmente parece afetar o prognóstico é a volumetria tumoral dos adenocarcinomas, ou seja, quando comparados adenocarcinoma versus câncer espinocelular, ambos com tamanho de até 3 cm de diâmetro, a sobrevida observada nos dois tipos histológicos é a mesma. No adenocarcinoma com volumetria desfavorável (lesões maiores que 4 cm) a metastatização à distância tende a ser mais freqüente do que nos casos de carcinoma espinocelular.

Tabela 2 – Sobrevida global correlacionada com o estádio clínico das pacientes.

Variável	Categoria	Sobrevida global (%)*		
	Número de pacientes %	5 anos	10 anos	P**
Estadiamento clínico	EC I 186 (29,5)	85,2	80,3	
	EC II 322 (51)	68,7	62,7	
	EC III 107 (17)	62,4	55,0	0,00055
	Ignorados 14 (2,2)	68,5	68,5	

Legenda: *Pela técnica de Kaplan e Meier (1958)
**Significância estatística pelo método de Mantel-Cox (Mantel, 1996, Cox, 1972).

Fonte: Coelho FR. *Carcinoma espinocelular do colo uterino submetido a cirurgia radical isolada ou em combinação com radioterapia: análise multivariada*. São Paulo, 1995. [Dissertação de Mestrado – Universidade de São Paulo – USP].

Tabela 3 – Resultados da sobrevida global em função do número de linfonodos comprometidos.

Variável	Categoria	Sobrevida global (%)*		
	Número de pacientes %	5 anos	10 anos	P**
Número de linfonodos comprometidos	0 485 (77,1)	76,0	70,4	
	1 46 (7,3)	53,9	51,1	
	2-3 22 (3,4)	48,1	43,3	0,00058
	4-9 76 (12)	64,1	56,7	

Legenda: *Pela técnica de Kaplan e Meier (1958)
**Significância estatística pelo método de Mantel-Cox (Mantel, 1996, Cox, 1972).

Fonte: Coelho FR. *Carcinoma espinocelular do colo uterino submetido a cirurgia radical isolada ou em combinação com radioterapia: análise multivariada*. São Paulo, 1995. [Dissertação de Mestrado – Universidade de São Paulo – USP].

As médias de sobrevida geral para pacientes com câncer do colo do útero são estádio-dependentes. Apresentam decréscimo da sobrevida de maneira proporcional ao estadiamento: Ia, 98-100%; Ib, 85-90%; II, 65%; III, 35% e IV, 15%. Obviamente, nos casos mais avançados, aumenta a probabilidade de disseminação metastática para linfonodos pélvicos (doença locorregional) e paraorticos (doença sistêmica). Na Tabela 2 estão os resultados da sobrevida global correlacionada com o estádio clínico das pacientes, em análise realizada no Hospital A. C. Camargo, em que 629 pacientes com carcinoma espinocelular do colo do útero foram estudadas; como na literatura em geral, a sobrevida se mostrou

Tabela 4 – Fatores de maior valor prognóstico na determinação do risco de óbito pela análise multivariada. Resultados pelo método de regressão de Cox.

Variável	Categoria	Risco relativo de óbito	[a] INF IC(a)	[b] SUP 95%	p(b)
Década de admissão	50	1,0	(Ref.)	(Ref.)	0,0001
	60	1,0	0,8	1,4	
	70/80	0,5	0,3	0,7	
Tratamento	Cirurgia	1,0	(Ref.)	(Ref.)	0,0005
	Braquiterapia + Cirurgia	1,0	0,5	2,1	
	Braquiterapia + Radioterapia + Externa + cirurgia	1,3	0,6	2,7	
	Cirurgia + Braquiterapia	0,8	0,2	3,8	
	Braquiterapia + Cirurgia + Radioterapia Externa	1,8	0,8	4,0	
	Miscelânea	2,8	1,3	6,1	
Anátomo patológico da peça operatória	Ausência de tumor	1,0	(Ref.)	(Ref.)	0,0055
	Carc. espinocelular	1,7	1,3	2,4	
	Carc. indiferenciado	1,7	1,0	2,8	
	Ignorados	1,2	0,2	8,8	
Estádio clínico	EC I	1,0	(Ref.)	(Ref.)	0,0575
	EC II	1,6	1,1	2,4	
	EC III	1,9	1,1	3,0	
	Ignorados	1,1	0,4	3,3	

Legenda: [a] intervalo de confiança.
[b] pelo teste de razão de verossimilhança entre o presente modelo e um reduzido excluindo a variável.
Fonte: Coelho FRG, Franco EL, Kowalski LP, Abrão FS. "Preoperative irradiation therapy and radical hysterectomy: prognostic value of tumor regression after initial irradiation of squamous cell carcinoma of the cervix". *Rev Paul Med* 1998; 116:1700-9.

Tabela 5 – Complicações pós-operatórias em pacientes submetidas à histerectomia radical classe III.

	1980 – 1988 (152 casos)		1989 – 1994 (150 casos)		Total (302 casos)
	número	(%)	número	(%)	(%)
Infecção urinária	35	23,0	28	18,4	20,8
Disfunção urinária	17	11,3	11	7,3	9,2
Fístula ureterovaginal	7	4,6	2	1,32	2,9
Fístula vesicovaginal	1	0,66	1	0,66	0,6
Hérnia incisional	3	2,0	5	3,65	2,6
Linfocistos	2	1,3	4	2,6	1,9

Fonte: Abrão FS, Breitbarg RC, Oliveira AT, Vasconcelos FA. Complications of surgical treatment of cervical carcinoma. *Braz J Med Biol Res* 1997; 30:29-33.

estádio-dependente. Neste mesmo estudo, avaliando pacientes entre 1953 e 1982, a sobrevida global de cinco anos das mulheres vivas também diminuiu de maneira significativa em relação ao número de linfonodos comprometidos (Tabela 3).

A análise multivariada dos fatores prognósticos, procedida nestas primeiras três décadas de existência do Hospital A. C. Camargo, é demonstrada na Tabela 4. Como fator prognóstico principal, foi nítida a década de admissão das pacientes estudadas, demonstrando a importância do desenvolvimento diagnóstico, terapêutico e suporte de uma maneira geral, superando a chamada curva de aprendizagem com resultados a partir da década de 1970 iguais aos dos melhores centros de tratamento especializado em câncer ginecológico do mundo.

Para finalizar, seguem na Tabela 5 os resultados da análise de complicações ocorridas no tratamento cirúrgico do câncer do colo do útero em 302 pacientes (período de 1980 a 1994).

Abaixo é mostrada a última revisão da FIGO (International Federation of Gynecology and Obstetrics) - 26th Annual Report on the Results of Treatment in Gynecological Cancer (1999 – 2001), uma contribuição de 108 países, incluindo o Brasil.

Carcinoma of the vagina: patients treated in 1999-2001. Distribution of patients by center and stage.

		All	Not available	Stage I	Stage II	Stage III	Stage IV
Brazil	Belo Horizonte (A Moraes de Souza)	219	1	45	113	58	2
	Porto Alegre (G Py Gomez da Silveira)	7	–	5	2	–	–
	São Paulo (RL Rangel Costa), (A. C. Camargo)	71	–	30	22	15	4
	São Paulo (RL Rangel Costa), (IBCC)	382	–	201	100	74	7

International Journal of Gynecology & Obstetrics, vol 95, suppl 1, p. S47, 2006.

Carcinoma of the cervix uteri: patients treated in 1999-2001. Multivariate analysis.

Strata	Hazards ratios (95% CI)[a]			
	Stage I	Stage II	Stage III	Stage IV
Age				
Age < 50	Reference	Reference	Reference	Reference
Age ≥ 50	1.45(1.22-1.71)	1.01(0.89-1.14)	1.01(0.89-1.15)	1.05(0.87-1.27)
Histological type				
No/biopsy negative	2.00(1.15-3.50)	1.24(0.72-2.13)	1.36(0.78-2.39)	0.40(0.17-0.90)
Epidemoid	Reference	Reference	Reference	Reference
Adenocarcinoma	1.94(1.56-2.41)	1.39(1.14-1.69)	1.51(1.22-1.88)	1.46(1.06-1.99)
Adenosquamous carcinoma	1.20(0.87-1.67)	1.16(0.84-1.61)	1.24(0.92-1.65)	1.76(1.19-2.60)
Clear cell carcinoma	2.55(1.33-4.89)	0.81(0.26-2.57)	3.32(1.20-8.73)	1.31(0.47-3.65)
Other	2.09(1.38-3.14)	1.37(093-2.02)	1.60(1.13-2.27)	2.41(1.62-3.58)
Grade				
Grade 1	Reference	Reference	Reference	Reference
Grade 2	1.82(1.32-2.49)	1.00(0.78-1.29)	0.97(0.77-1.23)	0.85(0.52-1.37)
Grade 3	2.52(1.82-3.48)	1.20(0.92-1.56)	1.15(0.90-1.46)	0.99(0.61-1.61)
Grade unknown	1.41(1.02-1.97)	1.02(0.79-1.32)	1.06(0.84-1.35)	1.09(0.67-1.76)
Lynphovascular space involvement				
Absent	Reference	Reference	Reference	Reference
Present	2.17(1.56-3.03)	1.61(1.12-2.31)	1.27(0.90-1.78)	1.41(0.82-2.44)
Unknown	1.78(1.32-2.41)	1.38(1.02-1.86)	0.92(0.69-1.23)	1.48(0.90-2.42)
Tumor size				
> 4 cm	2.03(1.49-2.76)	1.58(1.36-1.85)	1.39(1.16-167)	1.18(0.87-1.60)
≤ 4 cm	Reference	Reference	Reference	Reference
Tumor size unknown	1.00(0.75-1.34)	1.29(1.02-1.62)	1.41(1.41-1.76)	1.09(0.77-1.54)
Lynphonodal status				
Negative	Reference	Reference	Reference	Reference
Positive	3.83(3.01-4.86)	2.37(1.75-3.22)	1.52(0.85-2.72)	1.36(0.53-3.50)
Unknown	3.13(2.52-3.88)	2.12(1.63-2.75)	1.87(1.16-3.03)	1.82(0.78-4.27)

[a] From Cox proportional hazard regression model, also adjusted for country.

International Journal of Gynecology & Obstetrics, vol 95, suppl 1, p. S103, 2006.

Leitura recomendada

ANDREONI G.I., VENEZIANO D.B., MARIGO C. "Câncer, informações básicas sobre registros." *Oncol Atual*, 1993; 3:126-135.

BENEDET J.L., BENDER H., JONES H., NGAN H.Y., PECORELLI S. "FIGO staging classifications and clinical paractice guidelines in the management of gynecologic cancers: FIGO Committee on Gynecologic Oncology". *Int J Gynaecol Obstet* 2000; 70:209-262.

BENEDETTI-PANICI P., GREGGI S., SCAMBIA G., et al. "Long-term survival following neoadjuvant chemotherapy and radical surgery in locally advanced cervical cancer". *Eur J Cancer* 1998; 34:341-346.

BRISSON J., et al. "Risk factors for cervical intraepithelial neoplasia: differences between low and high-grade lesions". *Am J Epidemiol* 1994; 140:700-710.

COELHO F.R.G. "A prevenção do câncer". *Acta Oncol Bras*. 1994; 14:105-718.

COELHO F.R.G., et al. "Estrogen and progesterone receptors in human papilloma virus-related cervical neoplasia". *Braz J Med Biol Res* 2004; 37:83-88. Epub 2003 Dec 18.

COSTA R.L.R. *Análise do conteúdo de DNA por citometria de fluxo em carcinomas invasivos do colo uterino.* São Paulo; 1996. Dissertação de Mestrado – Faculdade de Medicina da Universidade de São Paulo.

CUZICK J., et al. "A systematic review of the role of human papilloma virus (HPV) testing within a cervical screening programme: summary and conclusions. *Br J Cancer* 2000; 83:561-565.

DI STEFANO A.B., ACQUAVIVA G, GAROZZO G et al. *"Lymph node mapping and sentinel node detection in patients with cervical carcinoma: A 2-year experience". Gynecol Oncol* 2005; 99:671-679

FERRIGNO R., et al. "Radioterapia pré-operatória com braquiterapia de alta taxa de dose no tratamento do câncer do colo do útero E.C. IIb: análise histológica". *Acta Oncol Bras* 1996; 16:220-223.

FREGNANI JHTG. *Micrometástase nos linfonodos pélvicos no carcinoma do colo do útero: diagnóstico e risco de recorrência.* São Paulo, 2005. Tese de doutorado – Fundação Antônio Prudente – FAP.

HAYWARD R.A., SHAPIRO M.F., FREEMAN H.E., COREY C.R. "Who gets screened for cervical and breast cancer? Results from a new national survey". *Arch Intern Med* 1988; 148:1177-1181.

HERMANEK K.P., HUTTER RV, SABIN LH, WITTEKIND C. "International Union Against Cancer. Classification of isolated tumor cells and micrometastasis". *Cancer* 1999; 86:2668-2673.

HUANG L.W., HWANG J.L. "A comparison between loop electrosurgical excision procedure and cold knife conization for treatment of cervical dysplasia:residual disease in a subsequent hysterectomy specimen". *Gynecol Oncol* 1999; 73:12-15.

HUVOS AG, HUTTER RV, BERG JW. "Significance of axillary macrometastases and micrometastases in mammary cancer". Ann Surg. 1971; 173:44-46.

JONES W.B., MERCER G.O., LEWIS J.L. JR., RUBIN S.C., HOSKINS W.J. "Early invasive carcinoma of the cervix". *Gynecol Oncol* 1993; 51:26 32.

KEYS H.M., et al. "Cisplatin, radiation, and adjuvant hysterectomy compared with radiation and adjuvant hysterectomy for bulky stage IB cervical carcinoma". *N Engl J Med* 1999; 340: 1154-1161. Erratum in: *N Engl J Med* 1999; 341:708.

LANDONI F., et al. "Randomised study of radical surgery versus radiotherapy for stage Ib-IIa cervical cancer". *Lancet* 1997; 350:535-540.

MOOS S.M., DAY N. E. "Screening intervals and identification of high risk groups for cervical uteri-working". Geneve, World Health Organization, 1985.

MORRIS M., MITCHELL M.F., SILVA E.G., COPELAND L.J., GERSHENSON D.M. "Cervical conization as definitive therapy for early invasive squamous carcinoma of the cervix". *Gynecol Oncol* 1993; 51:193-196.

MORRIS M., et al. "Pelvic radiation with concurrent chemotherapy compared with pelvic and paraaortic radiation for high-risk cervical cancer". *N Engl J Med* 1999; 340:1137-1143.

PY GOMES DA SILVEIRA G., PESSINI S.A. "Results of the conservative surgery for treatment of cervical cancer stage I. *Int J Gynecol Cancer.* 2004; 14 (Suppl. 1): 215.

PARK R.C., THIGPEN J.T. "Chemotherapy in advanced and recurrent cervical cancer: a review". *Cancer* 1993; 71:1446-1450.

PEREZ C.A., CAMEL H.M., KUSKE R.R., KAO M.S., GALAKATOS A., HEDERMAN M.A., POWERS W.E. "Radiation therapy alone in the treatment of carcinoma of the uterine cervix: a 20-year experience. *Gynecol Oncol* 1986; 23:127-140.

PETERS W.A., et al. "Concurrent chemotherapy and pelvic radiation therapy compared with pelvic radiation therapy alone as adjuvant therapy after radical surgery in high-risk early-stage cancer of the cervix". *J Clin Oncol* 2000; 18:1606-1613.

PIVER M.S, RUTLEDGE F., SMITH J.P. "Five classes of extended hysterectomy for women with cervical cancer". *Obstet Gynecol* 1974; 44:265-272.

PIVER M.S., HEMPLING R.E., CRAIG K.A. "Neoplasms of the cervix". In: Holland JF, Frei E, Bast RC, eds. *Cancer medicine,* 3rd ed. Philadelphia: Lea & Febiger; 1993. p. 1631-1646.

ROSE P.G., et al. "Concurrent cisplatin-based radiotherapy and chemotherapy for locally advanced cervical cancer". *N Engl J Med* 1999; 340:1144-1153. Erratum in: *N Engl J Med* 1999; 341:708.

RUBIN S.C., HOSKINS W.J., LEWIS J.L. JR. "Radical hysterectomy for recurrent cervical cancer following radiation therapy". *Gynecol Oncol* 1987; 27:316-324.

SARDI J.E., et al. "Long term follow-up of the first randomized trial using neoadjuvant chemotherapy in stage Ib squamous carcinoma of the cervix: the final results". *Gynecol Oncol* 1997; 67:61-69.

SAWAYA G.F., GRIMES D.A. "New technologies in cervical cytology screening: a word of caution". *Obstet Gynecol* 1999; 94:307-310.

SCHIFFMAN M.H., BAUER H.M., HOOVER R.N., et al. "Epidemiologic evidence showing that human papillomavirus infection causes most cervical intraepithelial neoplasia". *J Natl Cancer Inst* 1993; 85:958-964.

SEDLIS A., BUNDY B.N., ROTMAN M.Z., LENTZ S.S., MUDERSPACH L.I., ZAINO R.J. "A randomized trial of pelvic radiation therapy versus no further therapy in selected patients with stage Ib carcinoma of the cervix after radical hysterectomy and pelvic lymphadenectomy: a gynecologic oncology group study". *Gynecol Oncol* 1999; 73:177-183.

STITT J.A. "High-dose-rate intracavitary brachytherapy for gynecologic malignancies". *Oncology (Huntingt)* 1992; 6:59-82.

"The Bethesda System for reporting cervical/vaginal cytologic diagnoses: revised after the second National Cancer Institute Workshop, April 29-30, 1991". *Acta Cytol* 1993; 37:115-124.

TOSELLO C., LALONI M.T., MAURA SILVA F., COSTA R.L.R, FUZAKAWA, MEDINA F., GÓES J.C.G.S. "Neoadjuvant chemotherapy in cervical cancer stage Ib2, IIa and IIb: an analysis of 109 patients". Annual Meeting Proceedings – ASCO, 2004, p. 469.

VAN DAM P.A., et al. "Intraoperative sentinel node identification with Technetium-99m-labeled nanocolloid in patients with cancer of the uterine cervix: a feasibility study". *Int J Gynecol Cancer* 2003; 13:182-6.

VIEIRA SC, ZEFERINO LC, BORGES DA SILVA B, et al. "Estudo do linfonodo sentinela no câncer do colo uterino com azul patente". Rev. Assoc. Med. Bras. 2004; 50:302-304.

VLAHOS N.P., DRAGISIC K.G., WALLACH E.E., BURROUGHS F.H., FLUCK S., ROSENTHAL D.L. "Clinical significance of the qualification of atypical squamous cells of undetermined significance: An analysis on the basis of histologic diagnoses". *Am J Obstet Gynecol* 2000; 182:885-890.

VIGLIOTTI A.P., et al. "Extended field irradiation for carcinoma of the uterine cervix with positive periaortic nodes. *Int J Radiat Oncol Biol Phys* 1992; 23:501-509.

VOKES E.E., WEICHSELBAUM R.R. "Concomitant chemoradiotherapy: rationale and clinical experience in patients with solid tumors". *J Clin Oncol* 1990; 8:911-34. Erratum in: *J Clin Oncol* 1990; 8:1447.

WHITNEY C.W., et al. "Randomized comparison of fluorouracil plus cisplatin versus hydroxyurea as an adjunct to radiation therapy in stage IIB-IVA carcinoma of the cervix with negative para-aortic lymph nodes: a Gynecologic Oncology Group and Southwest Oncology Group study". *J Clin Oncol* 1999; 17:1339-1348.

WIDRICH T., KENNEDY A.W., MYERS T.M., HART W.R., WIRTH S. "Adenocarcinoma in situ of the uterine cervix: management and outcome". *Gynecol Oncol* 1996; 61:304-308.

ZEFERINO L.C. "Organização da assistência oncológica terciária no estado de São Paulo: oncorede". *Rev Bras Cancerol.* 1994; 40: 219-221.

ZEFERINO L.C., COELHO F.R.G. "Registro hospitalar de câncer". *Acta Oncol Bras.* 1992; 12: 68-272. blastic disease.: results of methotrexate alone versus methotrexate-folinic acid. *Am J Obstet Gynecol* 1982, 144:88-92.

SOPER J.T. "Surgical Therapy for Gestational Trophoblastic Disease". *J Reprod Med* 1994, 39(3): 168-174.

SOTO-WRIGHT V., GOLDSTEIN P., BERNSTEIN M.R., BERKOWITZ R.S. "The management of gestational trophoblastic tumors with etoposide, methotrexate, and actinomycin". D. *Gynecol Oncol* 1997, 64:156-159.

TIDY J.A., GILLESPIE A.M., BRIGHT N., RADSTONE C.R., COLEMAN R.E., HANCOCK B.W. "Gestational Trophoblastic Disease: a study of mode of evacuation and subsequent need for treatment with chemotherapy". *Gynecol Oncol* 2000, 78: 309-312.

THEODORE C., AZAB M., DROZ J.P., ASSOULINE A., GEORGE M., PIOT G., BELLET D., MICHEL G., AMIEL J.L. "Treatment of high-risk gestational trophoblastic disease with chemotherapy combinations containing cisplatin and etoposide". *Cancer.* 1989 Nov 1;64(9): 1824-1828.

World Health Organization Scientific Group: *Gestacional trofoblastic diseases*. Geneva: World Health Organization, 1983.

WONG L.C., CHOO Y.C., MA H.K. "Primary oral etoposide teraphy in gestacional trophoblastic disease: an update". *Cancer* 1986, 58 (1): 14-17.

7 Câncer do endométrio

Francisco Ricardo Gualda Coelho
Ronaldo Lúcio Rangel Costa

O adenocarcinoma do endométrio é considerado nos países desenvolvidos o câncer ginecológico mais comum. A relativa baixa mortalidade atribuída ao câncer do endométrio é parcialmente relacionada ao fato de que aproximadamente 80% dos adenocarcinomas do endométrio estão confinados ao útero no momento do seu diagnóstico. Contudo, este tipo de tumor considerado "bonzinho" por muitos ginecologistas não deve ser subestimado. A média de idade das paciente portadoras desse tipo de tumor é ao redor dos 60 anos, com cerca de 75% dos casos ocorrendo em mulheres na menopausa. Raramente este tipo de tumor irá ocorrer antes dos 40 anos de idade. A chamada hiperplasia atípica, também classificada como simples ou complexa, pode ser considerada, quando complexa, um adenocarcinoma *in situ* do endométrio, apesar de este termo não ser recomendado. Essa apresentação inicial da doença é de particular importância, pois pode incidir em pacientes na premenopausa, com sinais e sintomas que se assemelham aos daquelas pacientes na perimenopausa, podendo assim mascarar o seu diagnóstico. Sendo geralmente focais, estas alterações podem também ser confundidas com pólipos endometriais. A diferença é que pólipos benignos são raramente associados com adenocarcinoma, podendo ocorrer em apenas 0,5% dos pólipos.

Etiologia

Os fatores de risco para o desenvolvimento do carcinoma do endométrio são listados a seguir:

Fator	Risco relativo
Obesidade	2x a 10x dependendo do peso
Uso de estrógeno na menopausa	4,5 a 13,9
Uso de pílula anticoncepcional	0,5
Diabetes mellitus	2,0
Uso de tamoxifeno	7,5
Menopausa tardia	1,6 a 2,4
Tabagismo	0,7 a 0,9

Obesidade: a fonte primária de estrogênio na posmenopausa é a estrona. A androstenediona produzida pela adrenal é convertida em estrona via aromatização em tecido adiposo, ou seja, convertida perifericamente pelos adipócitos da mulher obesa. Dessa estimulação estrogênica, sem contraposição da progesterona, poderá resultar a hiperplasia endometrial e posterior carcinoma do endométrio. Igualmente, obesidade em mulheres pré-menopausadas costuma ser correlacionada com ciclos anovulatórios, amenorréia, infertilidade, podendo também elevar o risco da ocorrência desse tipo de câncer antes dos 40 anos de idade.

Terapia de reposição homonal/TRH: com o aumento da indicação de reposição hormonal a partir da década de 1970, foi também observado um aumento na média de incidência do câncer do endométrio. A adição de progesterona ao esquema de reposição tem sido indicada, visando, segundo autores, a uma redução na incidência deste tipo de tumor supostamente hormônio-induzido. Sabe-se que essas hiperplasias e o carcinoma de endométrio estão relacionados à prolongada atividade estrogênica (proliferação) sem a pausa antiproliferativa (secreção) da progesterona.

No menacme, acomete mulheres que têm anovulação crônica, como na síndrome dos ovários policísticos (SOP), em obesas e na hiperprolactinemia. Na posmenopausa, está ligada à obesidade e à reposição hormonal (TRH).

Segue abaixo na Figura 1 a suposta ação dos hormônios esteróides sexuais no endométrio.

Diabetes mellitus: estudos que tentam associar esse distúrbio metabólico ao câncer do endométrio são conflitantes. Ao que parece, esta situação seria mais coincidente do que causa-efeito, podendo também ser um subproduto da obesidade freqüente.

Menarca e menopausa: estudos indicam um aumento no risco para mulheres com menarca antes dos 12 anos de idade e menopausa após os 52 anos. A explicação é que haveria uma exposição mais prolongada ao estrogênio, por parte do endométrio, ao longo da vida das pacientes.

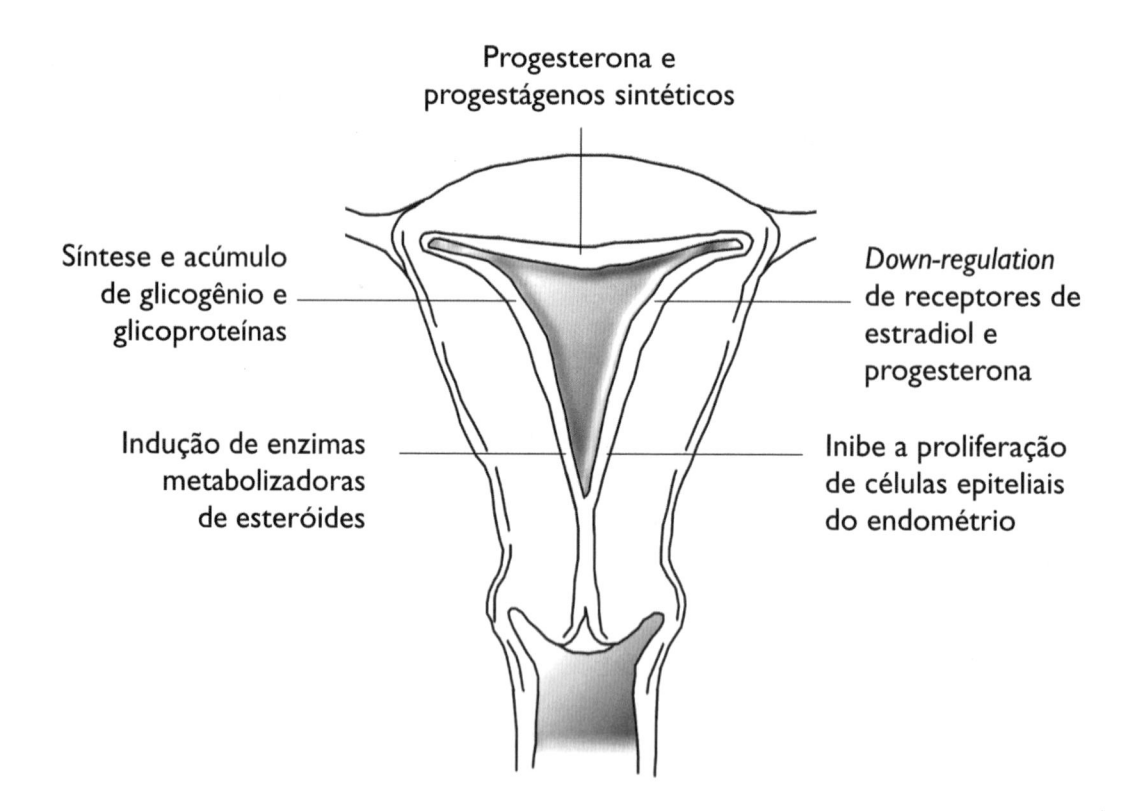

Figura 1 – Suposta ação dos progestágenos no endométrio.

Tamoxifeno (TMX): é um modulador seletivo do receptor de estrogênio (SERM), não esteróide. Possui uma potente atividade antiestrogênica nas mamas enquanto estimula francamente o tecido endometrial. É certamente o agente mais utilizado na terapêutica hormonal do câncer da mama. Desde 1998, sua administração profilática também foi aprovada pelo FDA dos Estados Unidos da América a fim de tentar prevenir o câncer de mama, receptor de estrógeno positivo, em mulheres de alto risco. Assim sendo a sua aprovação como agente preventivo também deverá aumentar o número de mulheres expostas aos seus efeitos colaterais. O efeito do TMX, com seu potencial neoplásico sobre o endométrio, é assunto de grande debate e ainda pouco explorado sob o ponto de vista molecular. Estudos prospectivos randomizados têm mostrado um risco relativo aumentado para o câncer do endométrio, quando do seu uso prolongado, variando de 2.53 para 7.5. Tendo em vista que o câncer de mama e endométrio compartilham eventualmente de mutações em comum, a análise molecular de possíveis genes envolvidos nestes mecanismos assume importância ainda maior. Prévios estudos têm sugerido um papel importante das mutações verificadas em TP53 no desenvolvimento dos tumores do endométrio associados ao uso de TMX. Este estudo, que representa a maior análise de mutações neste grupo de pacientes, demonstrou que PTEN é o gene supressor de tumor mais comumente mutado neste tipo histológico. Relativo à baixa freqüência de mutações verificadas, neste estudo, no gene da betacatenina (6,5% quando comparado a 13-22% de incidência nos casos exporádicos de carcinoma endometrióide) torna-se difícil obter qualquer especulação. Os resultados deste trabalho sugerem que a exposição ao TMX e seus efeitos sobre o endométrio utiliza os mesmos mecanismos patogenéticos verificados nos tumores esporádicos. Ver mais detalhes no capítulo 8.

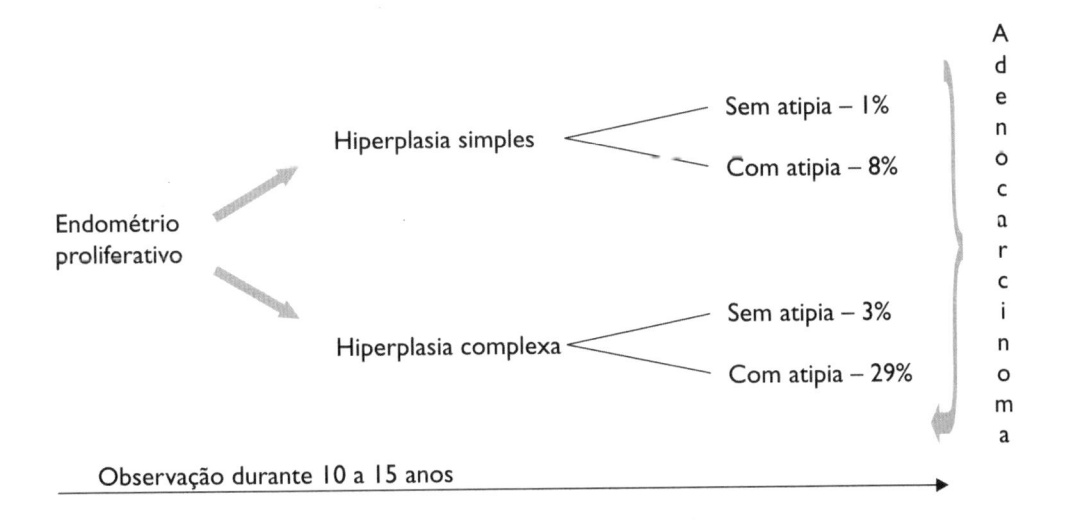

```
                                              Sem atipia – 1%
                    Hiperplasia simples  <
                                              Com atipia – 8%
Endométrio
proliferativo
                                              Sem atipia – 3%
                    Hiperplasia complexa <
                                              Com atipia – 29%
```
Adenocarcinoma

Observação durante 10 a 15 anos →

Fonte: Kurman RJ & Norris HJ – "Endometrial Hyperplasia and related cellular changes". In: Blaustein's. *Pathology of the Female Genital Tract*, Kurman RJ ed., 4ª ed., New York, Springer-Verlag, 1995, 411-437.

Hipertensão arterial: mais correlacionada com idade e obesidade, esse antigo fator de risco não mais tem sido valorizado à luz dos novos estudos epidemiológicos ajustados. Provavelmente da mesma forma seria um subproduto da obesidade associada ao envelhecimento.

Hiperplasia do endométrio: é chamado de endométrio proliferativo aquele encontrado na primeira fase do ciclo menstrual. O termo hiperplasia implica em proliferação (mais intensa do que na primeira fase do ciclo), com alterações glandulares, arquiteturais e citológicas que variam desde endométrio proliferativo desordenado até aspectos complexos que lembram o ade-nocarcinoma. Quanto mais complexa e atípica for a hiperplasia, maior a possibilidade de transformação em adenocarcinoma.

Segue abaixo ilustração da correlação clínico-patológica das hiperplasias e sua possibilidade de malignização.

Sinais e sintomas

A queixa de sangramento na pós-menopausa costuma ser a regra. Nas pacientes em premenopausa, alterações do ciclo menstrual, em geral relacionadas ao aumento e/ou freqüência da menstruação, devem ser valorizadas e distintas dos sinais e sintomas próprios da chamada perimenopausa.

Diagnóstico

A avaliação do sangramento anormal pode ser realizada muitas vezes no próprio consultório médico, através da biópsia do endométrio, podendo confirmar câncer em alguns casos.

Naquelas pacientes portadoras de estenose do canal endocervical ou que apresentam muito desconforto durante o procedimento da biópsia endometrial, a dilatação do colo e curetagem uterina, "de prova", sob anestesia, estará indicada. Da mesma forma, pode também ser realizada, nestes casos, a histeroscopia diagnóstica. A suspeita de hiperplasia é clínica (metrorragia ou hipermenorragia) ou ultrassonográfica (espessamento endometrial). O eco não deve estar além de 5 mm na posmenopausa; quando acima, há suspeita de endométrio ativo (proliferado). São assim exames complementares:

- Colpocitologia oncótica;
- Colposcopia;
- Biópsia aspirativa;
- Ultrassonografia abdominal e pélvica;
- Tomografia computadorizada (como opção);
- Ressonância magnética (como opção);
- Curetagem uterina;
- Histeroscopia (como opção);
- Urografia excretora em estádios avançados;
- Radiografia do tórax (frente e perfil).

Tipo histológico

Segue abaixo classificação histológica para os carcinomas do endométrio (International Society of Gynecologic Pathologists):

I – Endometrióide:

- Adenocarcinoma ciliado
- Adenocarcinoma secretor
- Papilar ou viloglandular
- Adenocarcinoma com diferenciação escamosa:
- Adenoacantoma
- Adenoescamoso

II – Seroso

III – Mucinoso

IV – Células claras

V – Células escamosas

VI – Misto

VII – Indiferenciado

O tipo endometrióide é o mais comumente encontrado, sendo o grau de diferenciação histológico (G1, G2 e G3) o maior determinante de prognóstico.

A sobrevida a cinco anos costuma ser a mesma para os três subtipos endometrióides. Os demais tipos histológicos são considerados de pior prognóstico.

Classificação e estadiamento clínico-cirúrgico (Federação Internacional de Ginecologia e Obstetrícia, 1971, referendada em 1988):

Estádio 0
Carcinoma *in situ* ou hiperplasia adenomatosa atípica (achados histológicos suspeitos de malignidade).

Estádio I
O carcinoma está confinado ao corpo uterino.
Ia – Tumor limitado ao endométrio grau 1, 2 e 3 de diferenciação histológica (G1, G2 e G3 respectivamente).
Ib – Invasão menor que a metade da espessura do miométrio (G1, G2 e G3).
Ic – Invasão maior que a metade da espessura do miométrio (G1, G2 e G3).

Estádio II
O carcinoma acomete corpo e colo uterino.
IIa – Envolvimento endocervical somente glandular (G1, G2 e G3).
IIb – Invasão do estroma cervical (G1, G2 e G3).

Estádio III
IIIa – Tumor invadindo serosa e ou anexos e/ou citologia peritoneal positiva (G1, G2 e G3).
IIIb – Metástases vaginais (G1, G2 e G3).
IIIc – Metástase a pélvis e/ou linfonodos paraaórticos (G1, G2 e G3).

Estádio IV
IVa – Tumor invadindo bexiga e/ou mucosa intestinal (G1, G2 e G3).
IVb – Metástases à distância incluindo as intraabdominais e/ou linfonodos inguinais.

Tratamento

Hiperplasia sem atipias: nessa eventualidade o tratamento conservador deve ser a regra; contudo, a histerectomia poderá ser indicada somente nas recidivas e/ou doenças associadas. Quando há necessidade de conservar o útero, o melhor tratamento é feito com progestagênios por via sistêmica (intravascular), oral ou local (intrauterina). A maneira mais usual é por via oral, que pode ser realizada por meio do acetato de medroxiprogesterona, do acetato de megestrol, do acetato de noretisterona e do citratro de ciproterona. As dosagens utilizadas dependerão da droga: quando for acetato de medroxiprogesterona, 40-60 mg de megestrol, 50 mg de ciproterona e 30 mg de noretisterona. Após o fim do tratamento inicial, fazer biópsia do endométrio para certificar-se de que não mais há hiperplasia. Se houver, durante o tratamento, metrorragia intercorrente, administrar 0,625 mg de estrogênio conjugado, por 10 a 15 dias.

Hiperplasia com atipias: quando o diagnóstico confirmar hiperplasia atípica, em qualquer idade, o melhor tratamento é a histerectomia total (abdominal ou vaginal) com ou sem ooferectomia. Porém, sempre com salpingectomia. Nestes casos, pode-se fazer o mesmo tratamento com progestagênios, embora possa-se usar antiestrogênios parciais ou completos. Entre os parciais, o que realmente se aplica é o raloxifeno, pois o tamoxifeno e o toremifeno, embora inibam o epitélio de ductos mamários, acabam por estimular o endométrio; o raloxifeno pode ser administrado na dose de 60 ou 120 mg ao dia por três ou quatro meses e, depois, certifica-se do estado endometrial por biópsia. A nossa opção de tratamento conservador nestes casos é com medroxiprogesterona 500 mg, 2 vezes por semana durante 12 semanas, ou acetato de megestrol 160 mg, um comprimido diário por 12 semanas. Em seguida repetir curetagem ou histeroscopia. As taxas de recidiva são consideráveis após a interrupção do tratamento. A ablação de endométrio não é recomendada.

Tratamento cirúrgico: as pacientes em condições de operabilidade devem realizar a cirurgia padrão indicada para o estadiamento cirúrgico. A cirurgia consiste na retirada do útero (histerectomia total abdominal classe I de Piver & Rutledge), anexectomia bilateral, "manguito vaginal", linfonodectomia pélvica seletiva (*sampling*), epiplectomia e colheita do lavado peritoneal. Quando a lesão for do istmo uterino e/ou profunda suficiente, aproxima-se do paramétrio (aspecto macroscópico observado no transoperatório) uma ressecção classe II, mais correto sob o ponto de vista oncológico. A linfonodectomia seletiva paraórtica deverá ser indicada quando existirem linfonodos macroscopicamente suspeitos, sejam eles pélvicos ou mesmo paraaórticos. Também será realizada naquelas lesões extensas e/ou com profundidade de invasão miometrial macroscopicamente evidente. Para estas constatações e tomadas de decisão, é imperioso que o útero seja sempre aberto com cuidado, para não danificar a estrutura do órgão, logo após a sua retirada e obviamente durante o ato operatório. Diante de casos chamados de histologia desfavorável, a atenção deverá ser ainda maior.

Estádios I e II

Cirurgia padrão, conforme descrito acima.

Nos casos estadiados como Ib, Ic ou estádio II, recomenda-se radioterapia pélvica complementar e braquiterapia (ver detalhes na seção Radioterapia em tumores ginecológicos).

Nas pacientes em estádios iniciais sem condições clínicas para cirurgia, será realizada apenas radioterapia com finalidade exclusiva.

Estádio III

O procedimento básico inicial é o cirúrgico, pois, como no carcinoma do ovário, o estadiamento é clínico cirúrgico. Assim, no EC IIIa é feita a cirurgia básica como no EC I e II, complementada por radioterapia e eventual quimioterapia no paciente receptor negativo.

No EC IIIb, havendo condições parametriais, será feito o procedimento básico cirúrgico, após o qual o tratamento é complementado com radioterapia.

No EC IIIc a terapêutica cirúrgica é a mesma do EC I e II, complementada por radioterapia.

Nos casos com comprometimento linfonodal retroperitoneal, indica-se a retirada dos linfonodos e quimioterapia complementar, como será proposto para o estádio IV.

Estádio IV

No EC IVa estará incluída a radioterapia pélvica e paraórtica e/ou quimioterapia. Entre os agentes quimioterápicos utilizados, citam-se os derivados da platina, adriamicina e eventualmente ciclofosfamida.

Indica-se as exenterações pélvicas caso existam condições locorregionais e clínicas para efetuá-la. De uma maneira geral, é oferecida primeiramente radioterapia a este grupo de pacientes.

A ligadura das artérias hipogástricas deve ser feita nos casos de hemorragias incontroláveis.

Já no EC IVb, serão incluídas a hormonioterapia e a quimioterapia, em esquemas semelhantes aos utilizados para o estádio IVa.

Obs.: a hormonioterapia tem sido cada vez menos utilizada no tratamento do câncer endometrial.

Hormonioterapia para doenças metastáticas ou recidivantes: estudos antigos mostram uma média de resposta de aproximadamente 30% em pacientes com metástase de carcinoma endometrial tratados com progestágenos. Informações mais recentes, e devidamente ajustadas, têm revelado médias de respostas oscilando entre 10 a 20% apenas. De uma maneira geral, as melhores respostas são observadas em tumores bem diferenciados e naqueles que recidivaram após um longo período de sobrevida livre de doença. Da mesma forma, obtêm melhores respostas com o uso de progesterona aquelas pacientes com receptores de estrógeno e progesterona positivos. Tamoxifeno também tem sido avaliado em doença endometrial metastática ou recidivada com taxas de resposta variáveis. Contudo, os resultados não são superiores àqueles verificados com o uso de progesterona. Como os casos que melhor respondem à hormonioterapia são os com receptores positivos para estrogênio e progesterona, a dosagem dos mesmos deve ser efetuada sempre que possível. Recomenda-se a seguinte droga: Acetato de megestrol 160 mg – um comprimido/dia – durante um ano. Os efeitos colaterais são importantes.

Quimioterapia: os agentes antineoplásicos mais empregados no carcinoma do endométrio são a doxorubicina, a cisplatina e a carboplatina. As taxas de resposta são muito variáveis, podendo chegar a 40% em pacientes não tratadas previamente com quimioterapia. Contudo, a duração da resposta costuma ser curta, com média de sobrevida menor do que 1 ano. As combinações de quimioterapia e hormonioterapia, da mesma forma, não têm acrescentado vantagens à forma de terapia adjuvante isolada. Mais detalhes na seção Quimioterapia em tumores ginecológicos.

Linfonodo sentinela/"lavado peritoneal": a utilização do linfonodo sentinela em câncer do endométrio ainda encontra-se em fase experimental, sendo necessários estudos prospectivos a fim de determinar sua real utilidade nesse caso.

A significância do "lavado perioneal" quando positivo em pacientes estádio I ainda é controversa. O dilema é: apenas observar ou tratar as pacientes. Estudos recentes têm demonstrado que, em pacientes EC I lavado positivo, uma sobrevida de cinco anos é alcançada em até 88,6% das pacientes quando progesterona é empregada de forma adjuvante.

Seguimento: o seguimento será bimestral durante seis meses, trimestral por dois anos e a seguir, semestral. Deve-se realizar citologia da cúpula vaginal em cada revisão. Efetua-se ultrassonografia pélvica e abdominal a cada 6 meses e radiografia de tórax a cada ano.

Câncer de endométrio após radioterapia para câncer do colo do útero: tem sido verificado que o tecido endometrial viável (aquele que permanece sem ser destruído pela radioterapia durante o tratamento para carcinoma do colo do útero) pode permanecer e, ainda que em uma pequena quantidade de mulheres, pode desenvolver câncer de endométrio. O período de latência médio desde a radioterapia anterior até o desenvolvimento do câncer de endométrio foi de 14 anos. Como o câncer cervical em geral é doença de mulheres mais jovens, muitas apresentarão sintomas de menopausa depois da radioterapia, e haverá eventual indicação de terapêutica de reposição estrogênica (TRH). Estas mulheres devem receber estrogênio mais progesterona, pois o acréscimo de progesterona pode ajudar a prevenir o câncer de endométrio.

Fatores prognósticos/sobrevida: com a introdução do estadiamento cirúrgico, dois fatores prognósticos passaram a chamar atenção e determinar o planejamento terapêutico deste tipo de tumor: o grau de diferenciação histológica e a profundidade de invasão do miométrio. De fato, tomando-se como exemplo pacientes estádio I, quando o grau é G1 a sobrevida observada de cinco anos é de 80%, nos casos G2 a sobrevida cai para 73% e finalmente naquelas com G3, 58%. Quanto menos diferenciado for o tumor, maior a probabilidade de invasão profunda miometrial. Relativo à invasão miometrial, a sua profundidade, quantificada pelo exame anatomopatológico, tem se mostrado como um excelente fator preditivo da presença de metástases linfonodais. Cerca de ⅓ das pacientes com invasão profunda do miométrio apresentam envolvimento de linfonodos pélvicos. Tendência similar é verificada para o envolvimento de linfonodos paraaórticos. Também, linfonodos pélvicos e paraaórticos estão mais envolvidos quando a extensão do tumor endometrial passa a envolver a região do istmo e do colo do útero. Na Tabela 1 demonstramos a correlação entre metástases linfonodais e fatores prognósticos no câncer do endométrio ECI.

Já na Tabela 2 é demonstrada a correlação entre metástase para linfonodos paraaórticos e fatores prognósticos no câncer do endométrio ECI.

Tabela 1 – Metástases para linfonodos pélvicos.

Parâmetro	Número de pacientes	Metástase (%)
Grau de diferenciação		
G1	85	1,2
G2	74	5,4
G3	35	25,7
Total	194	
Invasão miometrial		
Endometrial	87	0,0
Superficial	73	5,5
Intermediária	13	23,1
Profunda	21	22,3
Total	194	

Fonte: Boronow RC, Morrow CP, Creasman WT, et al. "Surgical staging in endometrial cancer: clinical-pathologic findings of a prospective study". *Obstet Gynecol*, 1984; 63:825-32.

Tabela 2 – Metástases para linfonodos paraaórticos.

Parâmetro	Número de pacientes	Metástase (%)
Grau de diferenciação		
G1	64	0,0
G2	44	4,5
G3	27	25,9
Total	135	
Invasão miometrial		
Endometrial	63	0,0
Superficial	48	8,3
Intermediária	8	12,5
Profunda	16	25,0
Total	135	

Fonte: Boronow RC, Morrow CP, Creasman WT, et al. "Surgical staging in endometrial cancer: clinical-pathologic findings of a prospective study". *Obstet Gynecol*, 1984; 63:825-32.

Abaixo é mostrada a última revisão da FIGO (International Federation of Gynecology and Obstetrics) – 26th Annual Report on the Results of Treatment in Gynecological Cancer (1999 – 2001):

Carcinoma of the corpus uteri: patients treated in 1999-2001. Distribution of patients by center and stage.

		All	Not available	Stage I	Stage II	Stage III	Stage IV
Brazil	Porto Alegre (G Py Gomez da Silveira)	28	–	19	6	3	–
	São Paulo (RL Rangel Costa), (A. C. Camargo)	6	–	2	1	15	4
	São Paulo (RL Rangel Costa), (IBCC)	53	–	27	14	11	1

International Journal of Gynecology &Obstetrics, vol 95, suppl 1, p. S109, 2006.

Carcinoma of the corpus uteri: patients treated in 1999-2001. Survival by FIGO surgical stage, n = 7990.

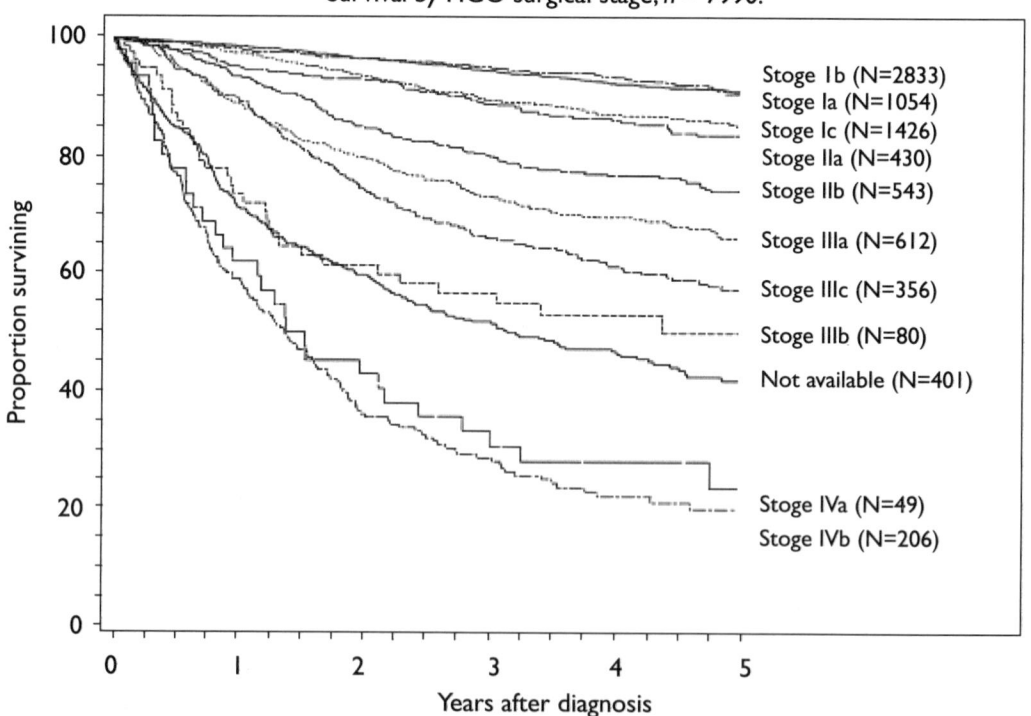

Stoge Ib (N=2833)
Stoge Ia (N=1054)
Stoge Ic (N=1426)
Stoge IIa (N=430)
Stoge IIb (N=543)
Stoge IIIa (N=612)
Stoge IIIc (N=356)
Stoge IIIb (N=80)
Not available (N=401)
Stoge IVa (N=49)
Stoge IVb (N=206)

International Journal of Gynecology &Obstetrics, vol 95, suppl 1, p. S117, 2006.

Carcinoma of the corpus uteri: patients treated in 1999-2001. Multivariate analysis.

Strata	Hazards ratios (95% CI)[a]			
	Stage I	Stage II	Stage III	Stage IV
Age				
Age ≤ 50	Reference	Reference	Reference	Reference
Age 50 +	1.84(1.17-2.89)	3.37(1.46-7.77)	1.88(1.18-2.99)	1.87(1.05-3.33)
Histological type				
Endometrioid	Reference	Reference	Reference	Reference
Adenosquamous	0.73(0.43-1.26)	0.82(0.35-1.91)	1.24(0.77-2.00)	0.92(0.44-1.91)
Mucinous	0.28(0.04-2.08)	0.53(0.07-3,93)	0.69(0.25-1.95)	0.49(0.10-2.49)
Papilary	1.41(0.92-2.15)	2.88(1.62-5.10)	1.75(1.24-2.48)	1.00(0.61-1.64)
Clear cell	0.83(0.44-1.58)	1.96(0.88-4.33)	1.50(0.84-2.65)	1.59(0.84-3.01)
Squamous	3.12(0.77-12.7)	–	0.74(0.10-5.38)	0.89(0.11-7.43)
Other	1.64(1.06-2.52)	1.25(0.62-2.51)	1.67(1.09-2.55)	1.17(0.58-2.36)
No histology	0.28(0.04-2.00)	–	2.10(1.04-4.24)	0.97(0.25-3.74)
Lymphovascular space involvement				
Absent	Reference	Reference	Reference	Reference
Present	2.01(1.46-2.77)	1.21(0.71-2.06)	2.07(1.44-2.98)	1.09(0.55-2.17)
Unknown	1.44(1.11-1.88)	1.61(1.04-2.48)	1.41(0.94-2.11)	0.94(0.46-1.96)
Grade				
Grade 1	Reference	Reference	Reference	Reference
Grade 2	1.32(1.05-1.65)	1.31(0.86-2.00)	1.62(1.10-2.39)	1.33(0.68-2.60)
Grade 3	2.45(1.89-3.17)	2.14(1.34-3.42)	2.44(1.65-3.60)	2.55(1.36-4.78)
Grade unknown	1.96(1.23-3.11)	1.87(0.90-3.88)	1.85(1.10-3.13)	1.96(0.82-4.65)
Myometrial invasion				
No myometrial invasion	Reference	Reference	Reference	Reference
Myometrial invasion ≤ 50%	1.26(0.89-1.77)	3.66(0.48-27.8)	1.26(0.57-2.80)	0.90(0.27-2.98)
Myometrial invasion > 50%	2.00(1.40-2.87)	6.14(0.81-46.5)	1.71(0.79-3.69)	1.31(0.43-4.01)
Unknown	1.95(1.27-2.97)	7.51(0.95-59.3)	3.10(1.37-702)	3.38(1.06-10.82)

[a] From Cox proportional hazard regression model, also adjusted for country.

International Journal of Gynecology & Obstetrics, vol 95, suppl 1, p. S143, 2006.

Leitura recomendada

"Annual Report on the Results of Treatment in Gynecologic Cancer". *Int J Gynecol Obstetr* 1991; 38:302-308.

AUSTIN H., AUSTIN J.M. JR., PARTRIDGE E.E., HATCH K.D., SHINGLETON H.M. "Endometrial cancer, obesity, and body fat distribution". *Cancer Res* 1991; 51: 568-572.

COELHO F.R.G., et al. "Estrogen and progesterone receptors in human papilloma virus-related cervical neoplasia". *Braz J Med Biol Res* 2004; 37:83-88.

CORNELISON T.L., TRIMBLE E.L., KOSARY C.L. "SEER data, corpus uteri cancer: treatment trends versus survival for FIGO stage II, 1988-1994". *Gynecol Oncol* 1999; 74:350-355.

CREASMAN W.T., et al. "Carcinoma of the corpus uteri". *J Epidemiol Biostat* 2001; 6:47-86.

CREASMAN W.T., MORROW C.P., BUNDY B.N., HOMESLEY H.D., GRAHAM J.E., HELLER P.B. "Surgical pathologic spread patterns of endometrial cancer: a gynecologic Oncology Group study". *Cancer* 1987; 60:2035-3541.

CREASMAN W.T. "Prognostic significance of hormone receptors in endometrial cancer". *Cancer* 1993; 71:1467-1470.

CREASMAN W.T., MORROW C.P., BUNDY B.N., HOMESLEY H.D., GRAHAM J.E., HELLER P.B. "Surgical pathologic spread patterns of endometrial cancer: a gynecologic Oncology Group study". *Cancer* 1987; 60:2035-2041.

CREUTZBERG C.L., et al. "Surgery and postoperative radiotherapy versus surgery alone for patients with stage-1 endometrial carcinoma: multicentre randomised trial. PORTEC study group. Post operative radiation therapy in endometrial carcinoma. *Lancet* 2000; 355:1404-1411.

DUNTON C.J., PFEIFER S.M., BRAITMAN L.E., MORGAN M.A., CARLSON J.A., MIKUTA J.J. "Treatment of advanced and recurrent endometrial cancer with cisplatin, doxorubicin, and cyclophosphamide". *Gynecol Oncol* 1991; 41: 113-116.

FISHER B., COSTANTINO J.P., REDMOND C.K., FISHER E.R., WICKERHAM D.L., CRONIN W.M. "Endometrial cancer in tamoxifen-treated breast cancer patients: findings from the National Surgical Adjuvant Breast and Bowel Project (NSABP) B-14". *J Natl Cancer Inst* 1994; 86:527-537.

KILLACKEY M.A., HAKES T.B., PIERCE V.K. "Endometrial adenocarcinoma in breast cancer patients receiving antiestrogens. *Cancer Treat Rep* 1985; 69:237-238.

KNOCKE T.H., KUCERA H., DORFLER D., POKRAJAC B., POTTER R. "Results of postoperative radiotherapy in the treatment of sarcoma of the corpus uteri". *Cancer* 1998; 83:1972-1979.

LUO M.L., SAKURAGI N., SHIMIZU M., SEINO K., OKAMOTO K., KANEUCHI M., EBINA Y., OKUYAMA K., FUJINO T., SAGAWA T., FUJIMOTO S. "Prognostic significance of combined conventional and immunocytochemical cytology for peritoneal washings in endometrial carcinoma". *Cancer* 2001; 93:115-123.

MADISON T., SCHOTTENFELD D., BAKER V. "Cancer of the corpus uteri in white and black women in Michigan, 1985-1994: an analysis of trends in incidence and mortality and their relation to histologic subtype and stage". *Cancer* 1998; 83:1546-1554.

MENCZER J. "Endometrial carcinoma": is routine intensive periodic follow-up of value?: *Eur J Gynaecol Oncol* 2000; 21:461-465.

MORROW C.P., BUNDY B.N., KURMAN R.J., CREASMAN W.T., HELLER P., HOMESLEY H. D., GRAHAM J.E. "Relationship between surgicalpatholo-gical risk factors and outcome in clinical stage I and II carcinoma of the endo-metrium: a Gynecologic Oncology Group study". *Gynecol Oncol* 1991; 40:55-65.

NAUMANN R.W., HIGGINS R.V., HALL J.B. "The use of adjuvant radiation therapy by members of the Society of Gynecologic Oncologists". *Gynecol Oncol* 1999; 75:4-9.

OHKAWARA S., JOBO T., SATO R., KURAMOTO H. "Comparison of endometrial carcinoma coexisting with and without endometrial hyperplasia". *Eur J Gynaecol Oncol* 2000; 21:573-577.

PEKIN T., YILDIZHAN B., EREN F., PEKIN O., YILDIZHAN R. "Adenocarcinoma, adenoacanthoma, and mixed adenosquamous carcinoma of the endometrium". *Eur J Gynaecol Oncol* 2001; 22:151-153.

PIVER M.S., RUTLEDGE F., SMITH J.P. "Five classes of extended hysterectomy for women with cervical cancer". *Obstet Gynecol* 1974; 44:265-272.

POTHURI B., et al. "Development of endometrial cancer after radiation treatment for cervical carcinoma". *Obstet Gynecol* 2003; 101:941-945.

ROSE P.G., et al. "Primary radiation therapy for endometrial carcinoma: a case controlled study". *Int J Radiat Oncol Biol Phys* 1993; 27: 585-590.

ROSSOUW J.E., et al. "Writing Group for the Women's Health Initiative Investigators: risks and benefits of estrogen plus progestin in healthy postmenopausal women: principal results from the Women's Health Initiative randomized controlled trial". *JAMA* 2002; 288:321-33.

RUBIN S.C., et al. "Management of endometrial adenocarcinoma with cervical involvement". *Gynecol Oncol* 1992; 45: 294-298.

TOUBOUL E., et al. "Adenocarcinoma of the endometrium treated with combined irradiation and surgery: study of 437 patients". *Int J Radiat Oncol Biol Phys* 2001; 50:81-97.

VIEIRA S.C., COELHO F.R.G., MOURÃO NETTO M. "Risco de câncer de mama e endométrio em vigência de reposição hormonal na posmenopausa: um problema para ginecologistas e cancerologistas". *Acta Oncol Bras* 2000; 20:32-37.

ZIEL H.K., FINKLE W.D. "Increased risk of endometrial carcinoma among users of conjugated estrogens". *N Engl J Med* 1975; 293:1167-1170.

8 Câncer de endométrio/câncer colorretal hereditário sem polipose – HNPCC/ instabilidade de microssatélites

Francisco Ricardo Gualdo Coelho
Ronaldo Lúcio Rangel Costa

Pacientes com HNPCC apresentam um risco aumentado para diversos tipos de tumor, dentre os quais se destaca o carcinoma do endométrio. Notado em 1993, o fenômeno chamado de instabilidade de microssatélite foi descrito em paciente com câncer colorretal (HNPCC) e câncer colorretal esporádico, levando assim à identificação de uma via alternativa de tumorigênese. Basicamente, é causada por uma mutação na linhagem germinativa, afetando genes de reparo.

A instabilidade de microssatélite-MSI é definida como qualquer mudança no tamanho da seqüência por inserções ou deleções. Isso ocorre por deficiência no sistema de reparo (MMR), que inclui as proteínas hMLH1, hMLH3, hMSH2, hMSH3, hMSH6, hPMS1 e hPMS2. Estas são responsáveis pela identificação e excisão de erros durante a replicação.

O National Cancer Institute (NCI) criou padrões para a detecção de MSI em tumores colorretais. Cerca de 90% dos tumores de pacientes com HNPCC e 15% dos tumores esporádicos apresentam MSI. Esses tumores apresentam características histológicas semelhantes, sendo que 90% são localizados à direita do cólon; são pouco diferenciados; são mucinosos e geralmente têm infiltração por linfócitos T citotóxicos e acúmulo de células B e T ao redor do tumor.

A instabilidade de microssatélite está associada a um melhor prognóstico independentemente da extensão do tumor.

No Hospital A. C. Camargo, até a presente data foram avaliadas cem amostras de tumores colorretais esporádicos. Foram observados 11 tumores com instabilidade no *BAT26*. Pelo pequeno tamanho da amostra neste instante, optou-se pelo seu aumento.

Relativo ao carcinoma de endométrio, até o momento, há relato de um caso identificado no Hospital A. C. Camargo em mulher com antecedente de adenocarcinoma de cólon aos 36 anos, submetida a colectomia direita e apresentando novo tumor aos 46 anos, desta vez um adenocarcinoma do endométrio. Analisando o seu quadro clínico e heredograma, foi concluído que a paciente pertence a uma família HNPCC, pois preenchia os critérios de Amsterdã. Foi submetida à histerectomia total e salpingooforectomia bilateral associada à radioterapia adjuvante. Em fevereiro de 2003, foi diagnosticada nova lesão em cólon transverso, confirmando adenocarcinoma. Foi indicada totalização da colectomia, mas a paciente desapareceu de seguimento. Na Tabela 1, temos o risco estimado de câncer em pacientes com mutação nos genes de reparo.

Tabela I – Risco de câncer em pacientes com mutação nos genes de reparo.

Tipo de câncer	Risco de câncer em pacientes com mutação identificada	Risco de câncer na população geral
Colorretal	70/82%	2%
Endométrio	42-60%	1,5%
Estômago	13%	<1%
Ovário	12%	1%
Rim/trato urinário	4%	<1%
Cérebro	3,7%	<1%
Via biliar	2%	<1%
Intestino delgado	1-4%	<1%

Fonte: Myriad, disponível em htt://www.myriadtests.com/provider/cancerh1.htm.

Recentemente o carcinoma do endométrio tem sido agrupado em tipo I, que é o tumor que se desenvolveria na situação de reposição hormonal na posmenopausa, sem contraposição à estimulação estrogênica (uso da progesterona associada) e tipicamente de bom prognóstico. O seu protótipo seria o carcinoma endometrióide. Já o chamado tipo II é o carcinoma seroso do útero, com origem a partir da atrofia do endométrio, tipicamente agressivo e de pior prognóstico.

Nos últimos anos, alterações genéticas associadas a ambos tipo I e tipo II têm sido verificadas, incluindo mutações em PTEN, K-RAS, TP53, betacatenina (CTNNB1), e a presença de instabilidade de microssatélite (MI).

PTEN: O *PTEN* (MMAC1) gene é um "candidato" o gene supressor de tumor associado com perda de heterozigosidade (LOH) sobre o cromossomo 10q23. Ele está implicado com adesão celular, inibição de migração e indução de angiogênese em tumor. Mutações da linhagem germinativa têm sido verificadas em doença de Cowden (hamartomas e aumento da suscetibilidade para câncer de mama e da tireóide). *PTEN* tem sido encontrado deletado ou mutado em vários tipos de tumor. O encontro de LOH no cromossomo 10q23 em cerca de 40% dos carcinomas endometriais sugere o seu envolvimento na doença. A subseqüente identificação de mutações de *PTEN* em 25-80% dos cânceres do endométrio torna suas alterações genéticas as mais comumente encontradas neste tipo de tumor. Como conseqüência o observado é a perda de expressão de *PTEN* (já observado em hiperplasias do endométrio), a hipermetilação do Gene, ou ambos.

KRAS: mutações neste oncogene tem sido verificada em carcinoma endometrióide do endométrio e também hiperplasias, sugerindo que a ativação de *KRAS* pode ser um evento precoce no desenvolvimento do câncer endometrióide.

TP53: este gene supressor de tumor cujo produto é uma proteína envolvida na regulação do ciclo celular G1 permite replicações das células que passam a acumular várias mutações. Estas mutações freqüentemente resultam em uma proteína com meia vida longa e acumulada na célula. Diferentemente, ao que parece, a sua superexpressão é um evento precoce no desenvolvimento do carcinoma seroso do útero e, ao contrário, no tipo endometrióide apresenta-se como um evento tardio inclusive neste último, como marcador de mau prognóstico. Também é verificada baixa expressão de mutações de TP53 em tumores endometrióides de baixo grau de diferenciação histológica. Trabalhos recentes confirmam a presença de TP53 em cerca de 17% dos carcinomas endometriais e praticamente exclusivo dos tumores GIII, já o carcinoma seroso do útero expressa mutações de TP53 em 90% dos casos. Da mesma forma o carcinoma intraepitelial do endométrio, considerada a lesão precursora do carcinoma seroso, expressa 78% destas mutações.

BETACATENINA (CTNNBI) – mutações neste gene estão associadas acúmulo anormal de betacatenina nuclear. O mecanismo identificado seria por inativação de sítios de fosforilação (GSK3β) levando a expressão descontrolada de genes como MMP7, ciclina D1, Connexin 43, ITF2, CMYC e PPAR-ð. A incidência de mutações de CTNNB verificada em carcinomas endometrióides do endométrio tem sido de 25%.

Instabilidade de microssatélite (MI): este tipo de alteração está associada com a inativação de DNA, sendo os mais comumente inativados o hMLH1 e hMSH2. Podem também ser encontrados, com menor extensão, os genes hPMS1, hPMS2, hMSH3 e hMSH6. Erros na replicação das seqüências de microssatélites, nestes genes, levam a alterações do crescimento celular, apoptose e supressão tumoral. A instabilidade de microssatélite, nestes genes, levam a alterações do crescimento celular, apoptose e supressão tumoral. A instabilidade de microssatélite tem sido reportada em 20-30% dos casos de carcinoma do endométrio esporádico. Em tumores hereditários (cólon, estômago e endométrio) a instabilidade ocorre como conseqüência de mutações em genes de reparo (mismatch-repair genes). Em contraste, este tipo de alteração é pouco encontrada na doença esporádica. Nos casos esporádicos, MI ocorre mais por conseqüência de hipermetilação do gene hMLH1.

Estudos têm demonstrado que 90% dos carcinomas de endométrio, MI positivos, apresentam hipermetilação do promotor de hMLH1. Nos casos de hiperplasias atípicas do endométrio, MI positivas, a hipermetilação chega a praticamente 100% dos casos. Este fato sugere que a hipermetilação de hMLH1 pode ser um marcador molecular precoce na patogênese do carcinoma endometrial.

Relativo ao câncer do endométrio associado à exposição do tamoxifeno existem poucos estudos avaliando alterações moleculares a fim de se determinar o espectro de mutações destes tumores, bem como também comparar este grupo de mulheres com aquelas portadoras das chamadas formas esporádicas da doença. Na maior casuística encontrada na literatura, avaliando 29 casos de câncer do endométrio e uso de TMX, dentre os 29 casos associados ao uso de TMX, 10 (34,5%) continham mutações do PTEN quando comparados com 13 (44,8%) do grupo não usuária de TMX (P=0,59). Todas as mutações de PTEN eram encontradas em tumores do tipo histológico endometrióide. Mutações do KRAS, TP53 e instabilidade de microssatélites foram encontrados em freqüências similares entre os dois grupos de pacientes com câncer de mama. As freqüências verificadas para todos os genes pesquisados foram semelhantes àquelas apresentadas nas formas esporádicas da doença (Tabela 2).

Tabela 2 – Freqüência de mutações em pacientes com câncer de endométrio usuárias e não usuárias de tamofinexo.

	PTEN	KRAS	TP53	Betacatenin	MI-positiva
TAM (n=29)	10	5	7	1	7
N0-TAM (n=29)	13	5	5	4	8

"All P > 0,05 for individual genetic mutational frequencies in TAM vs. NO-TAM calculated by two-tailed Fisher's Exact Test."

Leitura recomendada

CARVALHO F. "Instabilidade de microssatélites". *GBETH Newsletter* 2004; v.2, n. 4, 1-3.

CEDERQUIST K., GOLOVLEVA I., EMANUELSSON M., STENLING R., GRONBERG H. "A population based cohort study of patients with multiple colon and endometrial cancer: correlation of microsatellite instability (MSI) status, age at diagnosis and cancer risk". *Int J Cancer* 2001; 91:486-491.

DOLCETTI R., GUIDOBONI M., VIEL A., BOIOCCHI M. Correspondence re: Samowitz et al., "Microsatellite instability in sporadic colon cancer is associated with an improved prognosis at the population level". *Cancer Epidemiol Biomark Prev* 2001; 10: 917-23. *Cancer Epidemiol Biomarkers Prev* 2002; 11:499-500.

LAWES D.A., SENGUPTA S., BOULOS P.B. "The clinical importance and prognostic implications of microsatellite instability in sporadic cancer". *Eur J Surg Oncol* 2003; 29:201-212.

PLANCK M., RAMBECH E., MOSLEIN G., MÜLLER W., OLSSON H., NILBERT M. "High frequency of microsatellite instability and loss of mismatchrepair protein expression in patients with double primary tumors of the endometrium and colorectum". *Cancer* 2002; 94:2502-2510.

PRASAD M, WANG H, DOUGLAS W, et al. "Molecular genetic characterization of tamoxifen associated endometrial cancer". *Gynecol. Oncol.* 2005, 96:25-31.

SANTOS E.M.M. "Câncer de endométrio e HNPCC (câncer colorretal hereditário sem polipose)". *GBETH Newsletter* 2003; v.1, n. 22, 1-3.

"The ovary: a report of three cases discovered during life with discussion of the differential diagnosis of hepatoid tumors of the ovary". *Hum Pathol* 1992; 23:574-580.

YOUNG R.H., SCULLY R.E. "Metastatic tumors of the ovary". In: KURMAN R.J., editor *Blaustein's pathology of the female genital tract*. New York: Springer-Verlag, 1995.

YOUNG R.C., et al. "Adjuvant therapy in stage I and stage II epithelial ovarian cancer: results of two prospective randomized trials". *N Engl J Med* 1990; 322:1021-1027.

9 Câncer do ovário/trompa de Falópio/tumores metastáticos em ovário

Francisco Ricardo Gualdo Coelho
Ronaldo Lúcio Rangel Costa
Rogério Bagietto
Irapuan Teles de Araújo Filho
Eurico Cleto Ribeiro de Campos

Neste capítulo está incluído o tumor da tuba uterina, já que o seu tratamento é idêntico ao do carcinoma ovariano.

Incidência e idade

O câncer do ovário é considerado o mais agressivo de todos os tumores ginecológicos. Apesar dos esforços de países desenvolvidos em melhorar o seu rastreamento, a sua incidência tem aumentado nas últimas décadas. A sua prevenção praticamente não existe. Para piorar ainda mais o cenário, no momento do seu diagnóstico, invariavelmente, a maioria das pacientes irá apresentar um estádio avançado da doença (cerca de 67% delas). Como exemplo, somente no ano de 1993, nos Estados Unidos, 22.000 novos casos dessa doença foram diagnosticados, sendo que ela também é a causa mais comum de morte entre mulheres acometidas por todas as formas de câncer ginecológico (52% das mortes). Este tipo de tumor começa a incidir em mulheres com mais de 40 anos de idade, com um pico da doença ocorrendo entre os 75 e 79 anos, demonstrando que a sua incidência aumenta drasticamente com o envelhecimento. Abaixo, demonstramos a incidência e a faixa etária das pacientes segundo autores:

< 30 anos	3/100.000
30-50 anos	21/100.000
> 50 anos	37/100.000
> 60 anos	46/100.000
75-79 anos	54/100.000

Obs.: A idade média para o diagnóstico é de 61 anos.

Etiologia

Podem ser considerados como fatores de risco para o câncer do ovário:

- Mulheres de classe social diferenciada e residindo nos grandes centros urbanos.

- Nulíparas.

- Mulheres não usuárias de pílulas anticoncepcionais.

- Mulheres com dificuldade para engravidar.

- Câncer ovariano familiar e hereditário.

Na Tabela 1 são demonstrados os riscos relativos especulados para o câncer do ovário.

A obesidade é um fator de risco. O consumo excessivo de gordura animal (total e saturada), de álcool e de leite associa-se com maior risco, assim como a baixa concentração de L-fucosidade, uma enzima que participa do metabolismo intermediário do leite.

No que se refere à paridade, é consenso que essa neoplasia incide mais em nulíparas e oligóparas. Esse fato é explicado pela teoria

Tabela I – Riscos relativos especulados para o câncer do ovário.

Risco aumentado	Risco relativo	Risco baixo	Risco relativo
Talco	1,9	Gravidez	0,6
Dieta gordurosa	2,6	Pílula	0,6
Infertilidade	1,6	Laqueadura	0,33
Ovulatórios	2,8		
Hereditariedade:			
a) História familiar de câncer de mama	1,7		
b) Parente em primeiro grau com câncer do ovário	4,5		
c) Câncer de ovário familiar	39,1		

das ovulações ininterruptas ou pelo estímulo mitogênico das gonadotrofinas hipofisárias; ou seja, as mulheres que não engravidam e não utilizam anovulatórios têm maior número de ovulações, e nelas há maior estímulo do FSH/LH sobre os ovários. A ovulação propicia o aparecimento de cistos de inclusão pela invaginação do epitélio superficial do ovário, promovendo maior proximidade das células epiteliais com as unidades produtoras de estrogênios (folículos), levando, com isso, a seu maior estímulo. Essa teoria é confirmada pelo fato de as usuárias de anticoncepcional oral terem menor freqüência de câncer ovariano. De fato, a contracepção hormonal reduz o risco em média 36%.

Algumas doenças como síndrome de Peutz-Jeghers, síndrome do nevo de células basais, disgenesia gonodal, imunodepressão, além de tipo sanguíneo A, também são considerados de risco. Entre outros, salientam-se a irradiação pélvica e o uso de talco na região genital.

Finalizando, descrevem-se casos principalmente de adenocarcinoma endometrióide após longo tempo de reposição estrogênica na posmenopausa.

Câncer ovariano familiar

É o caso de mulheres de uma mesma geração ou de diferentes gerações que desenvolvem o câncer de ovário (vários casos na mesma família), quase sempre do mesmo tipo histológico, sendo, na maioria das vezes, seroso. O risco visto na população geral para desenvolver câncer de ovário até os 70 anos é de aproximadamente 1,5%. Quando houver três ou mais parentes de primeiro grau, trata-se da síndrome hereditária do câncer de ovário, em que o risco pode chegar a 40%.

Câncer ovariano hereditário

Esta síndrome divide-se em três tipos:

- Órgão-específico, ou seja, a mulher tem risco de desenvolver apenas câncer de ovário se parente muito próximo (mãe, irmãs) tiver este câncer (três ou mais casos).

- Síndrome do câncer de mama/ovário. O risco é maior em desenvolver o câncer de mama ou de ovário se naquela geração ou em outras houver parente muito próximo com um ou outro câncer (até 40%). Em geral, o câncer de mama acomete mulheres mais jovens. Existindo mutação no gene *BRCA1*, terá 40% de chance de ter a doença e, se for no *BCRA2*, a chance cai para 20%.

- Risco para desenvolver câncer de ovário se houver na família (para ambos os sexos) casos de câncer de cólon (proximal, e não a partir de pólipos), do estômago, da tireóide e de outros locais. O risco não é só para adquirir câncer de ovário, mas também de mama e de endométrio. Esta síndrome é conhecida como Lynch II e está relacionada ao gene HNPCC (*herediatary non polipoidal colon carcinoma*).

Sinais e sintomas

O câncer do ovário é de crescimento silencioso e rápido, com sinais e sintomas não ocorrendo até que o volume tumoral inicie compressão de estruturas intraabdominais. Considerado um tumor de cavidade celômica, irá crescer, comprimir, invadir e recidivar quase sempre dentro da cavidade abdominal. Tendo em vista a grande variedade de estruturas existentes dentro do abdome, sua apresentação costuma ser bastante inespecífica e associada a desconforto vago associado ou não à dispepsia gastrointestinal.

Diagnóstico

A massa tumoral ovariana é geralmente identificada através do exame de ultrassonografia, tomografia computadorizada ou ressonância magnética, sendo preferido o exame ultrassonográfico (menor exposição radiológica, ausência da necessidade do uso de contraste e baixo custo). Toda massa sólida com mais de 4 cm de diâmetro encontrada no ovário, até que se prove o contrário, deve ser considerada como câncer. Infelizmente, ambas as técnicas descritas acima são inadequadas para a detecção de massas com menos de 2 cm de diâmetro. O uso da técnica do ultrassom transvaginal com *doppler* colorido pode melhorar a acurácia do método, mas ainda deixando a desejar principalmente no que diz respeito ao diagnóstico diferencial entre massas malignas e benignas. O marcador CA125 costuma estar elevado de acordo com o estádio clínico do carcinoma ovariano (tumores epiteliais): estádio I, 50%; estádio II, 90%; estádio III, 92% e estádio IV, 94%. Apesar de alta sensibilidade e especificidade, este marcador tumoral não tem acurácia suficiente para a utilização em programas de prevenção secundária (rastreamento de tumores iniciais em grandes contingentes populacionais). O marcador CA125 também poderá ser encontrado elevado em outros tipos de tumor, como o carcinoma do endométrio, carcinoma da trompa de Falópio, carcinoma do endocérvix e pâncreas. A endometriose, doença considerada benigna, também pode apresentar valores elevados de CA-125. Contudo, em todos os outros exemplos citados, os níveis do marcador geralmente encontrados nunca serão tão elevados quanto aqueles verificados no carcinoma ovariano. Assim sendo, a melhor utilização do CA125 é no monitoramento das pacientes durante e após o seu tratamento cirúrgico e quimioterápico. Devemos, porém, levar sempre em consideração que um valor de CA125 normal não é altamente preditivo da presença ou ausência de doença ovariana maligna.

Tipo histológico

Os tumores serosos benignos e malignos são os mais comumente encontrados no ovário, e 90% do câncer ovariano é epitelial (adenocarcinoma). Entre eles, os carcinomas serosos respondem por 40-45%, o tipo mucinoso 10%, endometrióide 15%, indiferenciado 17% e adenocarcinoma de células claras 6%. Estima-se que 5% dos tumores endometrióides têm origem em focos de endometriose e cerca de ¼ destes estão associados com adenocarcinoma do endométrio. Dos tipos histológicos descritos acima, o de pior prognóstico é o adenocarcimona de células claras. São considerados ainda como tumores epiteliais raros o tumor de Brenner e o carcinoma de pequenas células. Pseudomixoma peritonei, ou seja, a presença de ascite mucinosa secundária a tumores mucinosos da cavidade abdominal, pode ser encontrada em tumores do ovário ou mesmo do apêndice cecal. Relativamente à sua histogênese, é aceito que os tumores do ovário, benignos ou malignos, tenham origem entre três componentes do ovário:

- Epitélio celômico de superfície: embriologicamente, tem o potencial de diferenciação em epitélio muito semelhante ao das tubas uterinas (células colunares, ciliadas e serosas), do revestimento endometrial (células altas, não-ciliadas e secretoras de muco). Cada uma dessas variedades epiteliais originará uma linhagem tumoral específica, serosa, endometrióide ou mucinosa.

- Células germinativas: migram para o ovário a partir do saco vitelino e são totipotentes.

- Estroma do ovário: inclui cordões sexuais.

Tumores metastáticos

Os acometimentos secundários (metastáticos) mais encontrados são a partir do primário gástrico e também das mamas. O clássico tumor de Krukemberg ocorre quando a metástase apresenta células "em anel de sinete", podendo ter origem em qualquer órgão, preferencialmente intraabdominal (exemplo: rins). Todas as demais metástases, sem células" em anel de sinete", serão designadas como tumor metastático em ovário. A Tabela 1 mostra um resumo do comprometimento ovariano habitual pelas diversas neoplasias.

Classificação histológica

Baseada nas linhagens já apresentadas, segue abaixo a classificação histopatológica (histogenética), proposta pela OMS em 1973 e conservada na 2ª edição de 1999:

- Tumores da superfície epitelial – estroma;

Tabela I – Comprometimento ovariano por câncer.

Origem	Freqüência das neoplasias benignas	Freqüência das neoplasias malignas	Grupos etários mais afetados	Tipos histopatológicos
Células epiteliais de superfície	5%	85 a 90%	> 20	Serosos Mucinosos Endometrióides Células claras Brenner Inclassificáveis
Células germinativas	95% são teratomas císticos benignos	3 a 5%	0 a 30	Teratomas Disgerminomas Seio endodérmico Coriocarcinomas
Células dos cordões sexuais-estroma		5 a 10%	Todas 20 a 70	Fibromas Tecagranulosa Sertoli-Leydig
Metástase para o ovário		Variável > 1%	Variável	Trato digestivo Mama

Obs.: Cerca de 80% dos tumores ovarianos são benignos e ocorrem entre os 20 e 45 anos de idade.

- Tumores dos cordões sexuais – estroma;
- Tumores das células germinativas;
- Gonadoblastoma;
- Tumores de células germinativas – cordões sexuais – estroma de tipo não-gonadoblastoma;
- Tumores de *rete ovarii*;
- Tumores mesoteliais;
- Tumores de origem incerta e miscelânea;
- Doença trofoblástica gestacional;
- Tumores de tecidos moles não-específicos do ovário;
- Linfomas malignos, leucemias e plasmocitoma;
- Tumores não-classificados;
- Tumores secundários (metastáticos);
- Lesões pseudotumorais.

Tumores de malignidade *borderline*

Aproximadamente 10-15% de todos os tumores epiteliais do ovário são classificados como de malignidade limítrofe. Como estes tumores são associados a uma alta taxa de cura, a Federação Internacional de Ginecologia e Obstetrícia (FIGO) propõe que esta entidade distinta seja designada como "carcinomas de baixo potencial de malignidade". O que deve ser ressaltado é que cerca de 25% dos tumores deste tipo, cada vez mais freqüente, irá ocorrer em mulheres com idade inferior aos 40 anos de idade e muitas delas com desejo futuro de constituir prole. Também é importante para aquelas pacientes jovens que desejam preservar sua fertilidade que entre 25% e 40% dos tumores *borderline* serosos serão bilaterais no momento do seu diagnóstico, em contraste com apenas 8% do tipo *borderline* mucinoso. Como detalhe importante, na maioria das vezes, diante da presença de implantes peritoneais do carcinoma *borderline*, invasivos ou não, não haverá progressão da doença.

Estadiamento cirúrgico

Abaixo é mostrado o estadiamento cirúrgico do carcinoma do ovário de acordo com a FIGO, de 1986. O estadiamento para o carcinoma primário do ovário se baseia nos achados do exame clínico e na exploração cirúrgica. A histologia deve ser considerada no estadiamento bem como a citologia do líquido peritoneal.

Estádio I
Tumor limitado aos ovários.

Ia – Tumor limitado a um ovário, sem ascite, cápsula intacta, sem tumor na superfície externa.

Ib – Tumor limitado aos dois ovários, sem ascite, cápsula intacta, sem tumor na superfície externa.

Ic – Tumor de ovário nos estádios Ia ou Ib mas com tumor na superfície ou cápsula rota de um ou ambos os ovários, ou com ascite ou com lavado cavitário contendo células malignas.

Estádio II
Tumor envolvendo um ou ambos os ovários, mas com extensão à pélvis.

IIa – Extensão e/ou metástases para o útero e/ou trompa.
IIb – Extensão para outros tecidos pélvicos.
IIc – Tumor no estádio IIa ou IIb, mas com tumor na superfície de um ou ambos os ovários ou com cápsula rota, ou com ascite ou lavado peritoneal, ambos com células malignas presentes.

Estádio III
Tumor envolvendo um ou ambos os ovários com implantes além da pélvis e/ou gânglios inguinais e/ou retroperitoneais positivos. A ocorrência de metástases na superfície hepática corresponde ao estádio III. Também considerar como tumor limitado à pélvis verdadeira, mas com extensão ao intestino delgado ou epíploon.

IIIa – Tumor macroscopicamente limitado à pélvis verdadeira com gânglios negativos, mas com disseminação peritoneal comprovada histologicamente.
IIIb – Tumor em um ou ambos os ovários com confirmação histológica de implante peritoneal e este não excedendo 2 cm de diâmetro. Linfonodos negativos
IIIc – Implantes peritoneais com mais de 2 cm de diâmetro e/ou linfonodos inguinais ou retroperitoneais positivos.

Estádio IV
Tumor envolvendo um ou ambos os ovários com metástases à distância. Havendo derrame pleural, deve ser pesquisada presença de células neoplásicas. Metástases parenquimatosas hepáticas correspondem ao estádio IV.

Obs.: Para permitir avaliação prognóstica dos diferentes critérios, nos estádios Ic e IIc, é importante saber se a ruptura da cápsula foi espontânea ou causada pelo cirurgião, ou se as células malignas detectadas foram através de lavado peritoneal ou líquido ascítico.

Categoria especial

Para casos inexplorados em que admite-se carcinoma do ovário, é recomendado que o estadiamento clínico do câncer do ovário seja auxiliado por exame clínico de curetagem, exames radiológicos dos pulmões, assim como achados de laparoscopia e laparotomia.

Diagnóstico

- Colpocitologia oncótica;
- Ultrassonografia abdominal e pélvica;
- Radiografia de tórax (frente e perfil);
- Tomografia computadorizada (como opção);
- Ressonância magnética (como opção);
- Urografia excretora;
- Cistoscopia;
- Endoscopia gástrica (como opção) e marcadores tumorais (como CA125, alfa-fetoproteína, antígeno carcinoembrionário – CEA – e hormônios com FSH, LH, DHEA, estradiol e subunidade beta do hCG, dependendo do tipo histológico do tumor).

Tratamento

O tratamento da maioria dos carcinomas ovarianos tem início no momento da primeira cirurgia (laparotomia exploradora para o estadiamento cirúrgico) em que, na medida do possível, deve ser realizada a cirurgia padrão e se necessário com citorredução associada, procurando-se atingir 100% de resultado, ou seja, a chamada citorredução ótima do tumor (quando não permanece na cavidade abdominal nenhuma evidência macroscópica de doença residual). A cirurgia considerada como padrão será a histerectomia total abdominal, classe I de Piver & Rutledge, com salpingooforectomia bilateral e linfonodectomia pélvica/lomboaórtica. A omentectomia bem como a colheita do lavado peritoneal também são necessárias, principalmente nos casos em que não exista evidência de doença macroscópica extraovariana. Nos casos de doença intraperitoneal extraovariana, a busca pela citorredução ótima deve ser a regra. Obviamente, a chamada citorredução agressiva será sempre condicionada às condições de operabilidade e ressecabilidade das pacientes, levando-se sempre em consideração o bom senso diante de cada caso. A cautela deve ser considerada diante de lesões *borderline*, onde a opção conservadora pode ser discutida com as pacientes, principalmente aquelas que desejam constituir prole, preservando assim a sua fertilidade.

Classe de citorredução

Existe atualmente uma tendência em classificar as cirurgias realizadas para o carcinoma ovariano em 3 classes, a saber:

- Classe I: onde é realizada a histerectomia total abdominal + salpingooforectomia bilateral (classe I de Piver & Rutledge) + apendicectomia + omentectomia.

- Classe II: idem acima + retossigmoidectomia.

- Classe III: idem acima + outros segmentos do intestino + esplenectomia.

Obs.: tendo em vista a tendência cada vez maior em se considerar o primeiro tratamento cirúrgico para o câncer do ovário como um dos mais importantes fatores prognósticos para o tratamento e/ou controle da doença, muitas vezes uma citorredução classe III poderá ser indicada na primeira laparotomia.

Tumores de malignidade limítrofe (borderline)

No Hospital A. C. Camargo e no IBCC, a conduta para as pacientes jovens será a realização de ooforectomia unilateral e biópsia em cunha do ovário contralateral. Em pacientes com prole constituída, indica-se histerectomia total abdominal com salpingooforectomia bilateral, linfonodectomia paraaórtica/pélvica e omentectomia.

Situações especiais

Em relação às várias formas de cirurgia para abordagem do câncer de ovário, pode-se dividi-las em:

- Laparotomia primária para diagnóstico, estadiamento cirúrgico e citorredução máxima *debulking*. A cirurgia citorredutora será considerada ótima quando o volume tumoral residual é < 2,0 cm e parcial ou subótima quando não se consegue uma citorredução completa, ou seja, de todos os focos macroscópicos da neoplasia. Na dependência das condições locais e do estado geral da paciente, a cirurgia citorredutora parcial poderá se limitar apenas à biópsia do tumor ou estender-se a grandes citorreduções, embora permanecendo como doença residual abdominal, com focos maiores que 2,0 cm de diâmetro.

- São consideradas laparotomias secundárias:

    Second-look: indicada para pacientes que após a quimioterapia mostrarem resposta clínica completa e todos os exames propedêuticos negativos (laboratoriais e de imagem). Não é obrigatória.
    Citorredução de intervalo: é realizada naquelas pacientes cuja doença foi inicialmente irressecável e que, após alguns ciclos de quimioterapia, apresentaram regressão parcial da doença
    Citorredução secundária (resgate): para aqueles casos em que a cirurgia primária, bem como o regime de quimioterapia e radioterapia, falharem em extirpar a neoplasia.
    exemplo em obstruções intestinais devido à evolução da doença.
    Disseminação metastática: o achado de grandes séries de autópsia mostram um comprometimento, nos casos crônicos, notadamente em peritôneo, linfonodos pélvicos e paraaórticos em 75%, 69%

e 67%, respectivamente. Associações de metástases para o intestino delgado, pâncreas, parênquima do fígado e pulmões também podem ser verificados. O comprometimento do fígado, segundo algumas revisões, estaria entre 10% a 15% das séries estudadas. Já a disseminação para o cérebro é ainda mais rara, contudo, com casos relatados e, de certa maneira, associada àqueles casos com intervalo de sobrevida longo, politratadas, e não livres de doença. Quanto à doença parenquimatosa hepática, a ressecção pode ser realizada com segurança baseada em critérios estritos de seleção das pacientes.

Tratamento quimioterápico

Baseado nas altas médias de sobrevida atingidas com o tratamento cirúrgico nos estadiamentos Ia e/ou Ib, G1, a quimioterapia adjuvante não costuma ser indicada nesses casos, salvo exceções. Nas pacientes com grau de diferenciação histológica G2 e G3, é aconselhável a utilização da quimioterapia. Nos casos Ic e demais estadiamentos cirúrgicos II, III e IV, de alguma maneira, todas as pacientes se beneficiam da quimioterapia adjuvante. A quimioterapia para o câncer do ovário é feita, na maioria dos casos, com regimes baseados na droga cisplatina. As drogas adriamicina e ciclofosfamida são freqüentemente associadas à cisplatina. Outras drogas também de sucesso para o tratamento do câncer ovariano já foram empregadas; entre elas se destacam a carboplatina, e mais recentemente o taxol. O uso do antiestrogênio tamoxifeno em um estudo isolado, também demonstrou alguma média de resposta completa e parcial, porém necessitando de avaliações futuras mais consistentes.

Nos casos de recidiva da doença, o tratamento de resgate a ser realizado poderá variar (uso de drogas) em função do intervalo de sobrevida livre da doença: recidiva após 6 meses do término do tratamento; após 6-12 meses e depois de 12 meses.

Obs.: Após cirurgia citorredutora, solicitar no 3º pós-operatório *Clearence* de creatinina e avaliação do Serviço de Oncologia Clínica para início da quimioterapia o mais breve possível, segundo protocolo. Em casos de cirurgia citorredutora sub-ótima, deverá ser avaliada cirurgia de intervalo após três ciclos de quimioterapia. As pacientes deverão ser acompanhadas mensalmente com dosagem de CA125 durante a quimioterapia. Ver maiores detalhes na seção Quimioterapia em tumores ginecológicos.

Esquemas alternativos

Quimioterapia intraperitoneal associada ou não a hipertermia no tratamento do câncer de ovário estádio III

Apesar da melhora na qualidade das técnicas de citorredução, seja ela associada ou não a uma citorredução máxima e o desenvolvimento de novas drogas e esquemas quimioterápicos, muitos pacientes portadores de neoplasia de ovário avançada irão apresentar recorrência e eventualmente morte pela doença. A sobrevida de 5 anos estimada desses pacientes é de 44%.

O principal sítio de recorrência e disseminação tumoral é o peritôneo necessitando de novas modalidades terapêuticas que sejam efetivas em tratar a doença peritoneal. Assim surge a quimioterapia intraperitoneal associada ou não a hipertermia como opção de tratamento para a doença peritoneal, baseada na maior distribuição e concentração do quimioterápico quando administrado dentro do abdome.

A quimioterapia intraperitoneal não é um tratamento recente no câncer de ovário em 1955 já se utilizava a mostarda nitrogenada no manejo da ascite neoplásica. O racional para seu uso está em que o quimioterápico em contato com o peritôneo é absorvido através dos capilares e permanece em maior contato com as células neoplásicas. A partir dos capilares a droga é transportada para o fígado mediante a circulação portal e após é distribuída para alguns órgãos e eventualmente excretada via renal. Uma pequena fração da droga é absorvida através dos linfáticos, sendo a circulação sistêmica a principal via de absorção. A eficiência e citotoxidade do tratamento são dependentes do tipo do quimioterápico utilizado assim como sua concentração local e tempo de permanência em contato com a doença neoplásica peritoneal. Há uma relação inversa entre o peso molecular do quimioterápico intraperitoneal e sua penetração no tumor, sendo necessário até dez vezes mais carboplatina que cisplatina para atingir uma penetração transtumoral semelhante. A quimioterapia intraperitoneal promove no peritôneo um processo inflamatório que estimula o sistema imune de maneira aguda por ação do quimioterápico ou cronicamente através do cateter de infusão. O resultado final é o aumento na expressão de citoquinas intraperitoneais estimulando a resposta imune celular e humoral antitumoral. A hipertermia age através de toxidade direta mediada pelo calor, aumenta a penetração dos agentes quimioterápicos nos tecidos e o mais importante é que atua de maneira sinérgica com o quimioterápico, aumentando sua eficácia.

A quimioteraia intraperitoneal pode ser realizada mediante a colocação do cateter de infusão durante a cirurgia ou no pós-operatório. No pós-operatório o cateter pode ser inserido na cavidade abdominal através de minilaparotomia ou laparoscopia. Há um protocolo definido pelo Ginecologic Oncology Group (GOG), *Peritoneal Dialysis Catheter Implantation Procedure*, que traz especificações quanto ao acesso intraperitoneal para perfusão quimioterápica pós-operatória.

Há duas técnicas para a perfusão quimioterápica intraperitoneal durante a cirurgia: a técnica fechada e do *Coliseu*. Em ambas as técnicas, a perfusão inicia após a citorredução com a colocação do dreno de infusão, que pode ser um cateter de Tenckhoff caso programe-se perfusão intraabdominal pós-operatória, e os drenos de sucção que são inseridos na cavidade peritoneal através da parede abdominal e fixados com suturas em bolsa para evitar o extravazamento e que são mantidos no pós-operatório. Três termômetros são inseridos à cavidade abdominal e distribuídos na parte superior, média e inferior do abdôme para monitorar a temperatura intraabdominal, que não deve ultrapassar a faixa de 41-42°C.

A combinação hipertermia e quimioterapia intraperitoneal tem sido utilizada com algum resultado no tratamento de tumores que causam carcinomatose peritoneal como: mesotelioma, carcinoma de apêndice e câncer colorretal.

Pacientes portadores de tumor de ovário EC III e sem evidência de doença residual após o tratamento sistêmico de primeira linha são considerados de alto risco para a recorrência, que ocorre em até 50% destes. Diferentes estudos têm demonstrado o benefício da quimioterapia intraperitoneal associada ou não a hipertermia no tratamento do câncer de ovário estádio III. É importante selecionar criteriosamente os pacientes que serão submetidos à quimioterapia intraperitoneal e que se beneficiem com este tratamento. Pacientes portadores de neuropatias ou insuficiência renal não devem receber cisplatina, seja intraperitoneal ou endovenosa. Na avaliação pré-clínica deve-se considerar a penetração limitada do quimioterápico no tecido tumoral ou normal e assim selecionar os pacientes portadores de doença tumoral microscópica ou menor que cinco mm que são os mais propensos a apresentar resposta biológica ao tratamento. É importante monitorar durante e após o tratamento os pacientes quanto ao aparecimento de complicações e tratá-las prontamente.

Há três grandes estudos randomizados que demonstraram benefícios da quimioterapia intraperitoneal com cisplatina na sobrevida livre de doença em pacientes portadoras de câncer de ovário estádio III com resposta patológica completa após tratamento sistêmico de primeira linha. Foi baseado nesses estudos que em 2006 o NCI National Cancer Institute) considerou que a quimioterapia intraperitoneal pode fazer parte do tratamento nas pacientes portadoras de câncer de ovário estádio III submetidas à citorredução ótima. O NCI também enfatiza que as pacientes submetidas a tratamento intraperitoneal são mais suscetíveis a apresentar febre, dor abdominal, náuseas e complicações infecciosas, embora a qualidade de vida após um ano seja semelhante às pacientes tratadas sistemicamente.

O primeiro estudo foi realizado na década de 1980 e conhecido como GOG (Gynecologic Oncology Group)-104, que randomizou 546 pacientes portadores de adenocarcinoma de ovário estádio III, e, sem evidência de doença mensurável, a receber quimioterapia intraperitoneal com cisplatina na dose de 100 mg/m^2 ou cisplatina endovenosa na mesma dose e com acréscimo de ciclofosfamida EV na dose de 600 mg/m^2. A sobrevida média dos pacientes submetidos a tratamento intraperitoneal foi de 49 meses comparado a 41 meses do grupo tratado endovenosamente. Os pacientes tratados intraperitonealmente apresentaram menos toxidade que o grupo tratado sistemicamente. Este estudo serviu de base para outros estudos uma vez que o tratamento sistêmico utilizado não foi o padrão e foi feito com carboplatina e paclitaxel ao invés de ciclofosfamida.

O segundo estudo, chamado de GOG-114, randomizou os pacientes em um grupo a receber tratamento sistêmico com cisplatina (75 mg/m^2) e paclitaxel (135 mg/m^2) e outro grupo "experimental" que recebeu dois ciclos de carboplatina endovenosa seguido de seis ciclos de cisplatina intraperitoneal (100 mg/m^2) e paclitaxel endovenoso (135 mg/m^2 por 24 horas). O objetivo de utilizar dois ciclos de quimioterapia endovenosa antecedendo a terapia intraperitoneal no grupo experimental foi de reduzir o volume de doença intraabdominal e melhorar a eficácia do tratamento intraperitoneal. No grupo experimental ocorreu maior mielossupressão, de modo que 19% dos pacientes receberam somente dois ciclos ou menos de tratamento intraperitoneal. Apesar da toxidade, os pacientes randomizados ao grupo experimental apresentaram um aumento estatisticamente significativo na sobrevida livre de doença e global. A sobrevida livre de doença foi de 28 meses versus 22 (p=0,02) e a global de 63 meses versus 52 meses (p=0,05). O principal resultado deste estudo foi em demonstrar os benefícios da utilização de cisplatina intraperitoneal ao substituir a ciclofosfamida por paclitaxel.

O GOG-172 foi o terceiro e outro grande estudo elaborado a partir de informações obtidas dos anteriores. Foram randomizados 415 pacientes em dois grupos a receber tratamento quimio-terápico sistêmico ou intraperitoneal. Os pacientes tratados sistemicamente receberam paclitaxel na dose de 135mg/m^2 por 24 horas no primeiro dia e cisplatina 75mg/m^2 no segundo dia e no outro grupo o tratamento constituiu-se em paclitaxel endovenoso na dose de 135mg/m^2 por 24 horas no primeiro dia e cispaltina intrape-ritoneal a 100mg/m^2 no segundo dia e 60mg/m^2 de paclitaxel intraperitoneal no oitavo dia. Nos pacientes randomizados para o tratamento intraperitoneal as complicações foram mais freqüentes e severas e relacio-nadas à maior dose de quimioterápico utilizado, de modo que somente 42% dos pacientes do grupo intraperitoneal completaram os seis ciclos propostos comparados a 83% do grupo tratado sistemicamente. A interrupção do tratamento esteve relacionada principalmente a complicações do cateter e a toxidade hematológica e metabólica. O grupo que recebeu tratamento intraperitoneal apresentou um aumento estatisticamente significativo na sobrevida livre de doença (23,8 versus 18,3 meses, p=0,005) e na sobrevida global (65,6 versus 49,7 meses, p=0,03). Houve uma redução de 25% no risco de morte associado à terapia intraperitoneal (p=0,03). No estudo GOG-172 houve 57% de pacientes sem evidências de doença neoplásica comparados a 47% que foi obtido no GOG-104. Este estudo confirma os benefícios do tratamento intraperitoneal na sobrevida de pacientes portadores de câncer de ovário avançado.

Alguns estudos ainda em condução têm utilizado esquemas quimioterápicos diferentes no tratamento intraperitoneal do câncer de ovário, como a combinação de cisplatina e topotecan ou gencitabina e docetaxel.

Topuz E et al. (2004), demonstrou em *second look*, que 30 pacientes com resposta patológica completa após tratamento sistêmico de primeira linha tiveram aumento na sobrevida livre de doença após quimioterapia intraperitoneal com cisplatina. As complicações foram freqüentes, sendo as mais importantes náuseas e dor abdominal, que ocorreram respectivamente em 19 e 7 pacientes.

Helm HC et al. (2006) revisaram retrospectivamente 18 pacientes portadores de câncer de ovário recorrente ou persistente após citorredução e tratamento sistêmico e que foram submetidos à citorredução e quimioterapia intraperitoneal com cisplatina ou mitomicina associada à hipertermia. As pacientes foram selecionadas no pré-operatório quanto à possibilidade de citorredução máxima ou doença residual inferior a 0,5 cm. A mortalidade pós-operatória foi de 5,5% e toxidade hematológica e metabólica graus três e quatro ocorreram em até 72% dos pacientes. Os fatores prognósticos relacionados a sobrevida foram a extensão de doença residual prévia a citorredução com quimioterapia intraperitoneal com perfusão hipertérmica (QIPH) e o intervalo entre o tratamento inicial e a utilização de QIPH, sendo melhor quando o intervalo foi superior a nove meses. O PCI (*peritoneal cancer index*), escore utilizado pelo cirurgiões oncológicos e baseado no tamanho e localização dos implantes tumorais também teve valor prognóstico. Assim quanto menor o PCI, maior a sobrevida. Neste estudo a sobrevida livre de doença foi de 10 meses. As taxas de complicações foram semelhantes a outros estudos e puderam ser tratadas adequadamente com o manejo clínico.

Quimioterapia intraperitoneal hipertérmica

Considerada ainda polêmica, a prática da cirurgia citorredutora associada à quimioterapia intraperitoneal hipertérmica ainda não está bem estabelecida para o câncer do ovário disseminado. A experiência do Departamento de Cirurgia Pélvica do Hospital A. C. Camargo entre 2001 e 2003 se resume a 13 casos; entre eles, apenas uma paciente com câncer do ovário. Assim, um maior número de casos e ensaios clínicos randomizados serão necessários para uma melhor avaliação dos benefícios desse tipo de procedimento.

Radioterapia

Raramente empregada no câncer do ovário, quando indicada é chamada radioterapia de abdome total. Tendo em vista as complicações freqüentes e sérias do seu emprego, mesmo quando feita em doses reduzidas, a sua utilização é de fato bastante restrita. (Para mais detalhes, consultar a seção Radioterapia em tumores ginecológicos).

Tumores não epiteliais

Por apresentarem comportamento e resposta terapêutica que diferem dos tumores epiteliais, algumas peculiaridades cercam o tratamento dos tumores de outros tipos histológicos. O estadiamento é feito de forma igual ao dos tumores de linhagem epitelial.

Quanto aos tumores derivados dos *cordões sexuais*, a anexectomia unilateral em geral constitui terapêutica efetiva, eminentemente nos casos de baixo potencial de malignidade em pacientes jovens. Contudo, em determinadas ocasiões, faz-se necessária maior radicalidade cirúrgica, principalmente nos casos de tumores das *células granulosas* com indiferenciação histológica. A quimioterapia, quando realizada, segue os protocolos dos *disgerminomas*.

Quanto aos tumores derivados do *mesênquima gonádico inespecífico*, sua raridade impossibilita o estabelecimento de consenso no que diz respeito à complementação quimioterápica. Preconiza-se procedimento cirúrgico radical, como citado para os tumores epiteliais. A quimioterapia não apresenta bons resultados e dependerá de cada caso.

Tumores das células germinativas (TCG)

Nos casos de tumores derivados das células germinativas, o tratamento inicial é sempre cirúrgico e, na confirmação da malignidade do processo, se assemelha ao realizado para os tumores epiteliais. A radioterapia complementar estará indicada principalmente nos casos radiossensíveis, como nos disgerminomas "puros". A quimioterapia varia para cada caso. Ainda com relação aos tumores das células germinativas (TCG): representam de 15% a

20% de todos os tumores ovarianos, sendo 95% constituídos por *teratomas císticos* benignos. Os 5% restantes, com incidência mais alta em crianças e adultos jovens, têm comportamento maligno e apresentam problemas para o diagnóstico histológico e na decisão da terapêutica a ser usada, porque têm malignidade variável.

Os TCG são neoplasias malignas ou benignas, originárias das células germinativas do embrião, e podem ocorrer tanto em sítios gonadais como extragonadais. Quando gonócitos migrarem de forma anômala para outras regiões, sempre próximas à linha média, ou fizerem-no de forma incompleta, poderão dar origem a tumores em áreas extragonadais, como retroperitoniais, sacrococcígeos, mediastinais, cervicais ou cerebrais.

A distribuição anatômica dos TCG em crianças mostra que a maioria ocorre na região sacrococcígea (42%), seguida de ovário (29%), testículo (9%), mediastino (7%), sistema nervoso central (6%), cabeça e pescoço (5%), retroperitônio (4%) e outros locais menos freqüentes, como vulva, vagina, estômago e retrofaringe (3%).

Segue abaixo proposta para a concepção dos diferentes tipos histológicos do TCG (malignos):

Seguem ainda algumas especificidades no tratamento do TCG:

- **Disgerminomas:** são mais comuns nas crianças e adolescentes. Os critérios abaixo indicam maior agressividade terapêutica posterior à cirurgia.
  - Tumores com diâmetro superior a 2 cm;
  - Estadiamento clínico avançado;
  - Rotura tumoral ou eventração de cápsula;
  - Atipia celular (malignidade histológica); e
  - Menacme com prognóstico clínico pior após início desta.

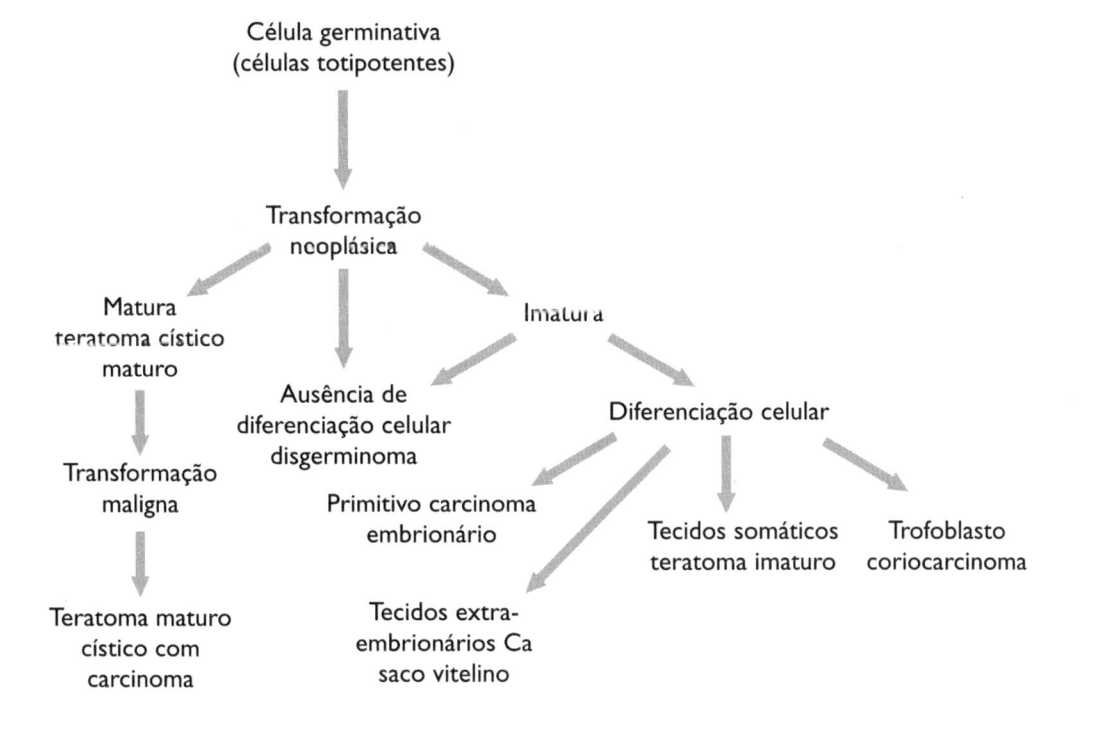

```
                    Célula germinativa
                    (células totipotentes)
                            │
                            ▼
                    Transformação
                      neoplásica
              ┌─────────────┼─────────────┐
              ▼             ▼             ▼
           Matura                       Imatura
        teratoma cístico
           maturo
              │         Ausência de      Diferenciação celular
              ▼       diferenciação celular    ┌────┴────┐
        Transformação   disgerminoma          ▼         ▼
          maligna                        Tecidos somáticos  Trofoblasto
              │      Primitivo carcinoma  teratoma imaturo  coriocarcinoma
              ▼         embrionário
        Teratoma maturo
         cístico com      Tecidos extra-
          carcinoma     embrionários Ca
                         saco vitelino
```

Obs: Deve-se atentar para o fato de serem puros ou mistos, pois o índice é usado para indicação quimioterápica. Costumam apresentar boa resposta e a radioterapia deve ser evitada ao máximo, pois afeta o futuro gestacional das pacientes.

- **Teratomas malignos:** quimioterapia nos esquemas VAC (vincristina, adriamicina e ciclofosfamida) ou como em testículo, PEB.

- **Tumores do seio endodérmico (tumor do saco vitelino):** a alfafetoproteína e a gonadotrofina coriônica têm valor na monitorização terapêutica. Indicam-se inclusive para os EC I esquemas VAC.

- **Coriocarcinoma primário do ovário (primitivo ou não gestacional):** tem alta agressividade, necessitando de poliquimioterapia PEB.

Tumores dos cordões sexuais

- **Tumores da granulosa:** são menos agressivos, tendo os indicadores prognósticos e terapêuticos semelhantes aos dos tumores da linhagem germinativa. A radioterapia deve ser evitada, pois, como já comentado, compromete o futuro gestacional das pacientes. A quimioterapia, quando realizada, segue os protocolos dos disgerminomas.

- **Tecomas:** manuseio semelhante.

- **Sarcomas do ovário:** extremamente raros, têm indicada poliquimioterapia em esquemas que possuam adriamicina associada à cisplatina.

Obs.: Muito importante para o tratamento dos tumores de linhagem não epitelial é a atitude cirúrgica o mais conservadora possível, visto que esses tumores incidem principalmente em crianças e adolescentes, possibilitando, desta maneira, uma chance ao futuro reprodutor destas jovens pacientes.

Tumores metastáticos em ovário

É difícil estabelecer através da literatura a verdadeira freqüência dos tumores que metastatizam para o ovário. Estudos baseiam-se em achados de autópsia e outros em produtos de cirurgias diversas. De uma forma ou outra, fica difícil a avaliação, pois os estudos não são homogêneos, eventualmente incluindo ou não metástases silenciosas e nem sempre fazendo distinção exata entre carcinomas ovarianos associados ao câncer do corpo uterino e o tipo histológico similar. A freqüência de metástases para o ovário também varia amplamente de país para país, pois existe diferença na prevalência de diferentes tumores primários que podem metastatizar para o ovário.

A média de idade observada das pacientes com metástase em ovário tem sido baixa, podendo indicar que a rica vascularização dos ovários em uma mulher jovem é mais receptiva para a metástase do que nas pacientes mais velhas.

Os quatro possíveis mecanismos de disseminação metastática para o ovário são: a direta extensão a partir de órgãos contíguos; a disseminação hematogênica; a disseminação linfática e aquela chamada de transperitoneal. Comumente, as metástases para o ovário são mais freqüentes a partir do trato genital feminino, seguido pela mama e finalmente o trato gastrointestinal.

No total, cerca de 5 a 22% dos tumores diagnosticados no ovário são metastáticos e o seu reconhecimento dependerá de fatores como o conhecimento da história natural das diversas neoplasias existentes, uma história clínica detalhada, informações a partir do exame clínico ou mesmo após a realização de uma laparotomia exploradora e o resultado anatomopatológico fornecido por um patologista experiente.

Metástases a partir do trato genital

Geralmente metastatizam para o ovário por extensão direta. O carcinoma tubário costuma envolver os ovários secundariamente em 33% dos casos. Em alguns, torna-se difícil definir se o tumor teve a sua origem na tuba ou no ovário.

O câncer do colo uterino raramente metastatiza para o ovário, perfazendo menos de 1% do total de casos; está associado ao estádio clínico avançado com tipo histológico de adenocarcinoma.

Quanto ao adenocarcinoma primário do endométrio, pode disseminar via tubária e implantar diretamente na superfície ovariana em aproximadamente 5 a 15% dos casos. É bom lembrar nessa eventualidade a presença de tumores primários sincrônicos entre o ovário e o endométrio: são freqüentes e devem ser bem caracterizados, sob pena de um planejamento terapêutico super ou subótimo. Da mesma forma, é muito rara a presença de metástases no ovário a partir da vulva e da vagina.

Já os sarcomas do estroma endometrial são os tumores de origem mesenquimal uterino que mais metastatizam para o ovário.

A disseminação do coriocarcinoma para o ovário tem variado muito, com uma média verificada de 6 a 22%. Nesta situação, a distinção da origem germinativa do tumor é fundamental.

Tumor de Krukenberg

Em 1896, Krukenberg descreveu um interessante grupo de tumores ovarianos, os quais ele chamou naquela época de *fibrosarcoma ovarii mucocellulare*. Apesar de hoje este tumor ser bem conhecido e caracterizado como composto exclusivamente por células em anel de sinete produtoras de mucina, o termo *tumor de Krukenberg* é abusadamente aplicado por muitos médicos para designar todos os tumores metastáticos no ovário. O verdadeiro tumor de Krukenberg é aquele composto por células em anel de sinete e produtoras de muco, correspondendo a aproximadamente 3 a 5% de todos os tumores ovarianos. O carcinoma gástrico é o sítio primário mais comum de origem deste tipo de tumor metastático, sendo seguido por intestino grosso, mama e vesícula biliar. Raramente, os rins e a bexiga urinária enviam este tipo de metástase ao ovário. Usualmente bilateral, o tumor de Krukenberg somente é descoberto quando o seu sítio primário já é um tumor avançado.

Metástases do trato gastrointestinal

Quando as características anatomopatológicas das metástases oriundas do trato gastrointestinal para o ovário não são do tumor de Krukenberg, em geral estas metástases vêm a partir do intestino grosso e menos comumente são originárias do intestino delgado, do pâncreas, da vesícula biliar e do fígado.

Rins, bexiga urinária, ureter, uretra e adrenais

Os carcinomas dos rins também estão raramente envolvidos com metástase ovariana. Em alguns casos, o carcinoma de células transicionais da bexiga urinária é de difícil distinção entre uma metástase no ovário ou um tumor de Brenner *borderline* e/ou maligno, ou mesmo do independente e primário carcinoma de células transicionais do ovário.

Neuroblastomas da adrenal podem metastatizar para o ovário havendo evidências de que, entre os tumores da infância, o neuroblastoma é o que mais metastatiza para o ovário.

Melanoma maligno

Em achados de autópsia de portadoras de melanoma maligno, o envolvimento secundário do ovário pode chegar a até 18% dos casos.

Pulmão

Nesta situação, também a partir de autópsias, apenas 5% das pacientes portadoras de câncer pulmonar têm metástase confirmada no ovário. Excepcionalmente, a metástase ovariana precede o diagnóstico do tumor primário ou é sincrônica a ele. O carcinoma de pequenas células do pulmão é o tipo histológico que mais se dissemina para o ovário.

Sarcomas extragenitais

Este raro grupo de tumores, sejam originários de vísceras ou de partes moles, raramente metastatizam para o ovário e quando o fazem estão associados ao estádio clínico avançado da doença.

Linfoma e leucemia

Quando envolvem o ovário em geral, o comprometimento é bilateral. Cerca de 5% das pacientes portadoras de linfoma de Hodgkin poderão apresentar lesão no ovário. Já no linfoma de Burkitt, o envolvimento ovariano é mais comum.

Profilaxia em geral

Quanto à profilaxia, podem-se adotar algumas medidas, principalmente em pacientes de risco, como a prescrição de anticoncepcionais hormonais para evitar as ovulações, restrição de ingestão de gordura animal (carne vermelha), estimulo ao consumo de fibras e de vitamina A. O adequado tratamento das neoplasias benignas é imperioso, assim como o sistemático seguimento das pacientes de risco. Ainda deve ser lembrada a ooforectomia profilática.

Seguimento

As pacientes são classificadas em baixo risco de recidiva (tumores epiteliais no limite da malignidade e EC Ia, e alguns tumores de linhagens não epiteliais) e alto risco de recidiva (demais casos).

- **Baixo risco de recidiva (fatores prognósticos positivos):** é acompanhada de exame ginecológico trimestral. No primeiro ano de seguimento, a dosagem dos marcadores tumorais é avaliada a cada três meses; os exames ultrassonográficos e radiológicos são semestrais.

- **Alto risco de recidiva (fatores prognósticos negativos):** no primeiro ano de seguimento, poderão ser seguidas de forma individualizada e com exames mais específicos, de acordo com a gravidade do caso.

Fatores prognósticos/sobrevida

O prognóstico e a sobrevida das pacientes portadoras do carcinoma do ovário são considerados desfavoráveis nas condições abaixo:

- Idade avançada (> 70 anos);
- Estadiamento avançado (III e IV versus I e II);
- Grau histológico (G1 versus G2 e G3);
- Tipo histológico mucinoso e tumores de células claras;
- Doença residual intraabdominal após a citorredução cirúrgica maior do que 1 cm;
- Amplificação do HER – 2/neu proto-oncogene;
- Superexpressão de receptores para fatores de crescimento epidermal;
- Ploidia tumoral (aneuplóide versus diplóide);
- *Performance status* ruim; e
- Resistência, nova ou adquirida, à quimioterapia antineoplásica.

Nos casos de estadiamento cirúrgico I há sugestão de que o predictor de recidiva mais poderoso (fator prognóstico) é o grau de diferenciação histológica (G1 versus G2 e G3). De fato, uma sobrevida superior a 90%, a cinco anos de seguimento, é observada em pacientes com estadiamento I e G1 de diferenciação. Nas pacientes EC II uma sobrevida a cinco anos de 75% tem sido reportada. Para aquelas pacientes portadoras dos estádios III e IV o impacto da citorredução tumoral no momento da cirurgia inicial será de fundamental importância para a sua sobrevida. Nestes casos avançados, de uma maneira geral, ⅓ das pacientes serão resgatadas quando forem submetidas à cirurgia padrão considerada como ótima e seguida de quimioterapia adjuvante padrão. Para finalizar, há uma tendência em considerar o carcinoma do ovário uma doença crônica.

Abaixo é mostrada a última revisão da FIGO (International Federation of Gynecology and Obstetrics) – *26th Annual Report on the Results of Treatment in Gynecological Cancer (1999 – 2001)*.

Carcinoma of the ovary: patients treated in 1999-2001. Distribution of patients by center and stage.

		All	Not available	Stage I	Stage II	Stage III	Stage IV
Brazil	Porto Alegre (G Py Gomez da Silveira)	2	–	–	–	2	–
	São Paulo (RL Rangel Costa), (A. C. Camargo)	12	–	3	–	9	–
	São Paulo (RL Rangel Costa), (IBCC)	45	–	14	4	22	5

International Journal of Gynecology & Obstetrics, vol 95, suppl 1, p. S165, 2006.

Papel da cirurgia profilática (Histerectomia/Ooforectomia) em pacientes de alto risco para câncer hereditário

Na população em geral o risco de uma mulher desenvolver câncer do ovário, ao longo de sua vida, é de 1 a 2%. Para aquelas mulheres que possuem história familiar de câncer do ovário, o risco aumenta de 4 a 5% quando é um parente de primeiro grau afetado e de 7% se existirem dois parentes de primeiro grau acometidos pela doença. Já o risco de desenvolvimento do câncer ovariano na família de mulheres afetadas pela chamada HBOC (síndrome do câncer hereditário de mama-ovário) varia de 40 a 60%.

Dentre as soluções utilizadas na tentativa de controlar esta situação são oferecidos para estas pacientes exames pélvicos periódicos, ultrassom pélvico com Doppler Colorido acompanhamento através do marcador tumoral CA125, utilização de anticoncepcionais orais e salpingooforectomia profilática. Estas recomendações também devem conter a informação de que apesar da salpingooforectomia profilática garantir 100% de proteção contra o câncer do ovário, ainda permanece o risco do desenvolvimento de carcinoma peritoneal primário. Relativo ao útero, controvérsias ainda permanecem em relação à vantagem da sua retirada profilática junto com a salpingooforectomia. Os que defendem a histerectomia alegam vantagens como: redução de cirurgias ginecológicas futuras, redução da incidência de risco do carcinoma do endométrio e simplificação da administração de terapia de reposição hormonal na ausência uterina (TRH).

Um dos desafios na tentativa de melhor controlar as mulheres com risco aumentado para câncer de mama ou ovário é a identificação de soluções que possam ser usadas para a redução do risco ou morbidade da situação. Dentre múltiplas opções incluem a quimio-prevenção e a cirurgia profilática. A medicina baseada em evidências, contempla estas opções de forma retrospectiva. Tendo em vista o alto risco para o desenvolvimento de câncer apresentado pelas pacientes portadoras de mutações na sua linhagem germinativa (*BRCA1* ou *BRCA2*), elas podem optar pela ooforectomia profilática para reduzir o seu risco de desenvolver carcinomas do ovário ou mama. A extensão da cirurgia é que permanece em debate.

Parece também existir uma relação entre o carcinoma da tuba uterina e mutações *BRCA1 / BRCA2*. Contudo, mais uma vez, a necessidade de histerectomia para prevenir carcinoma da tuba uterina ainda permanece controversa. Relativo ao risco futuro, de desenvolvimento do carcinoma sero-papilífero do endométrio, as informações atuais sugerem que talvez mulheres judias Ashkenazi apresentando mutações BRCA, poderiam ser de risco para este tipo de carcinoma endometrial e assim se beneficiariam com uma histerectomia profilática, concomitante à ooforectomia para as mesmas finalidades. Enquanto mulheres não requerem histerectomia para a profilaxia de câncer do ovário ou tuba uterina elas podem ser rastreadas para a identificação de indicações ginecológicas benignas de histerectomia.

Cuidadosa distinção deve ser feita da indicação amplamente aceita de histerectomia profilática quando mulheres com história familiar de HNPCC (câncer de colo hereditário não-polipóide), desde que entre 42% e 60% de câncer do endométrio se desenvolve neste grupo de pacientes com alto risco.

Carcinoma of the ovary: patients treated in 1999-2001.
Survival by histology, n = 5799.

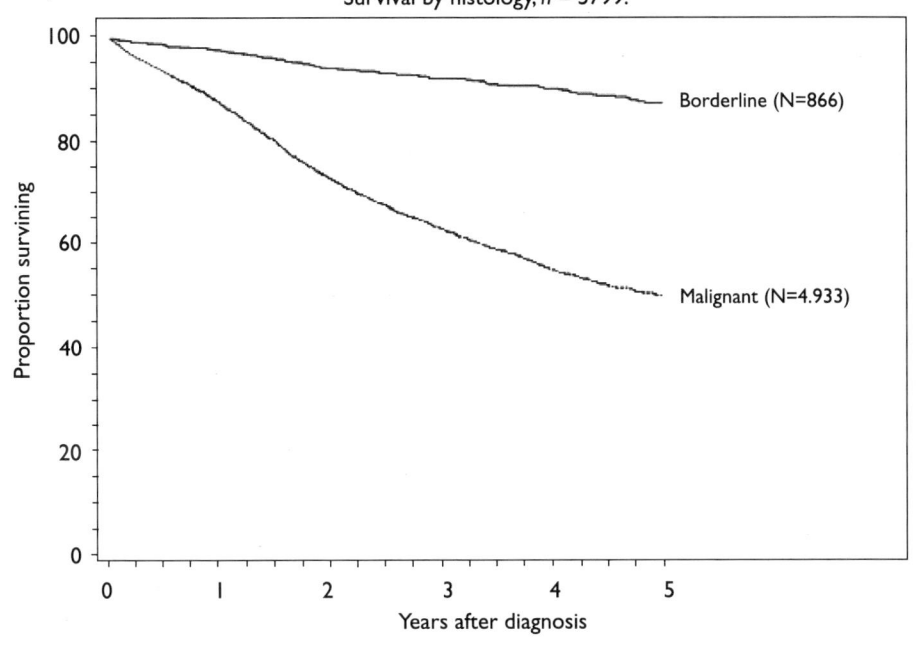

Borderline (N=866)

Malignant (N=4.933)

Years after diagnosis

International Journal of Gynecology &Obstetrics, vol 95, suppl 1, p. S175, 2006.

Carcinoma of the ovary: patients treated in 1999-2001.
Survival by FIGO stage, obviously malignant, n = 4.825.

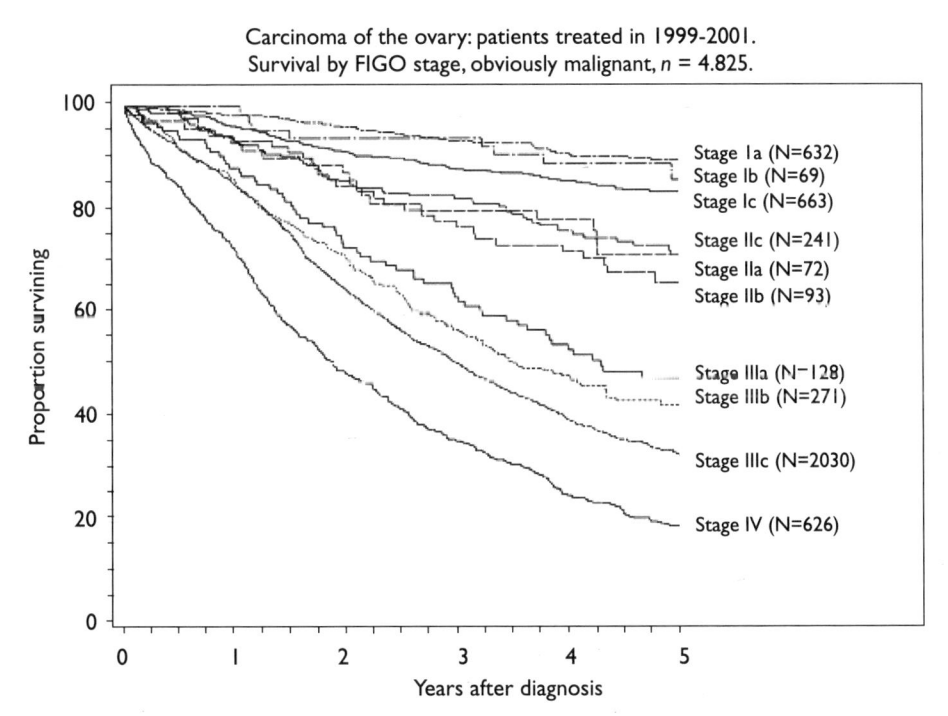

Stage Ia (N=632)
Stage Ib (N=69)
Stage Ic (N=663)
Stage IIc (N=241)
Stage IIa (N=72)
Stage IIb (N=93)

Stage IIIa (N=128)
Stage IIIb (N=271)

Stage IIIc (N=2030)

Stage IV (N=626)

Years after diagnosis

International Journal of Gynecology & Obstetrics, vol 95, suppl 1, p. S176, 2006.

Carcinoma of the ovary: patients treated in 1999-2001. Multivariate analysis.

Strata	Hazards ratios (95% CI)[a]			
	Stage I	Stage II	Stage III	Stage IV
Age				
Age < 50	Reference	Reference	Reference	Reference
Age 50 +	1.48(1.09-2.00)	1.85(1.14-3.00)	1.50(1.31-1.72)	1.01(0.79-1.28)
Histological type				
Serous	Reference	Reference	Reference	Reference
Mucinous	1.00(0.66-1.50)	0.97(0.49-1.93)	1.43(1.15-1.78)	1.42(0.93-2.16)
Endometrioid	0.88(0.57-1.36)	0.68(0.40-1.17)	0.94(0.79-1.12)	0.89(0.62-1.28)
Clear cell	1.59(1.04-2.44)	0.70(0.33-1.46)	1.55(1.22-1.97)	1.91(1.25-2.93)
Undiffrentiated	1.69(0.69-4.13)	1.94(0.81-4.64)	1.29(1.02-1.63)	1.23(0.87-1.75)
Mixed epithelial	1.45(0.78-2.72)	1.70(0.82-3.53)	1.03(0.79-1.35)	1.70(1.06-2.72)
No histology	1.27(0.56-2.85)	0.55(0.19-1.61)	1.36(1.05-1.76)	1.22(0.87-1.72)
Grade				
Grade 1	Reference	Reference	Reference	Reference
Grade 2	1.90(1.20-3.00)	2.98(1.46-6.11)	1.82(1.36-2.44)	1.86(1.05-3.28)
Grade 3	2.35(1.46-3.78)	1.76(0.87-3.55)	1.87(1.41-2.47)	1.91(1.10-3.32)
Grade unknown	0.99(0.63-1.56)	1.65(0.77-3.54)	1.69(1.26-2.28)	2.06(1.16-3.67)
Sub-stage				
Ia	Reference	–	–	–
Ib	1.71(0.95-3.09)	–	–	–
Ic	2.07(1.48-2.88)	–	–	–
IIa	–	Reference	–	–
IIb	–	1.17(0.62-2.21)	–	–
IIc	–	1.02(0.57-1.82)	–	–
Residual disease				
No micro or macro residuals	Reference	Reference	Reference	Reference
≤ -2 cm	1.95(0.72-5.24)	1.59(0.86-2.94)	2.30(1.90-2.78)	2.56(1.64-3.97)
> 2 cm	2.16(0.60-7.71)	2.59(1.28-5.27)	2.95(2.45-3.56)	2.67(1.79-3.97)
Residual disease unknown	0.78(0.53-1.13)	0.82(0.48-1.38)	2.79(2.30-3.38)	2.88(1.90-4.37)
Adjuvant therapy				
Surgery alone	Reference	Reference	Reference	Reference
Adjuvant therapy	0.85(0.57-1.25)	0.57(0.28-1.14)	0.50(0.40-0.62)	0.31(0.22-0.44)
Other	1.15(0.38-3.52)	2.25(0.80-6.37)	0.70(0.54-0.90)	0.52(0.36-0.74)

[a] From Cox proportional hazard regression model, also adjusted for country.

International Journal of Gynecology & Obstetrics, vol 95, suppl 1, p. S192, 2006.

Leitura recomendada

ABRAMS H.L., SPIRO R., GOLDSTEIN N. "Metastases in carcinoma: analysis of 1.000 autopsied cases". Cancer 1950; 3:74-85.

ABRÃO F.S., COELHO F.R.G., MARZIONA F., ANDRÉA FILHO A., GIANNOTTI FILHO O. "Struma ovarii benigno". Acta Oncol Bras 1987; 7:129-134.

ABRÃO F.S., COELHO F.R., BREITBARG R.C. "Primary carcinoma of the fallopian tube: a report of 3 clinical cases". Rev Chil Obstet Ginecol 1992; 57:95-98.

ABRÃO F.S., COELHO F.R.G. "Princípios e cuidados gerais em cirurgia oncológica ginecológica". In: Abrão FS, editor. Tratado de oncologia genital e mamária. São Paulo: Roca, 1995.

AHLGREN J.D., et al. "Hormonal palliation of chemoresistant ovarian cancer: three consecutive phase II trials of the Mid-Atlantic Oncology Program". J Clin Onco 1993; 11:1957-1968.

ALBERTS D.S., et al. "Improved therapeutic index of carboplatin plus cyclophosphamide versus cisplatin plus cyclophosphamide: final report by the Southwest Oncology Group of a phase III randomized trial in stages III and IV ovarian cancer". J Clin Oncol 1992; 10:706-717. Erratum in: J Clin Oncol 1992; 10:1505.

ALBERTS DS, LIU PY, HANNIGAN EV, O TOOLE, WILLIANS SD. YOUNG JA, et al. "Intraperitoneal cisplatin plus intra-venous cyclophoshamide versus intravenous cisplatin plus intravenous cyclophosphamide for stage III ovarian cancer". N Engl J Med 1996; 335:1950-1955.

ALBERTS DS, MARKMAN M, MUGGIA F, OZOLS RF, et al. "Proceedings of a GOG workshop on intraperitoneal therapy for ovarian cancer". Gynecologic oncology 2006; 103:783-92.

ALHAYKI M, HOPKINS L, LÊ T. "Intraperitoneal chemotherapy for epithelial ovarian cancer". Obstetrical and Gynecological Survey 2006; 61(8):529-534.

ARMSTRONG DK, BUNDY B, WENZEL L, HUANG HQ, et al. "Intraperitoneal cisplatin and paclitaxel in ovarian cancer". N Engl J Med 2006; 354(l):34-43.

BAKER T.R., PIVER M.S., HEMPLING R.E. "Long term survival by cytoreductive surgery to less than 1 cm, induction weekly cisplatin and monthly cisplatin, doxorubicin, and cyclophosphamide therapy in advanced ovarian adenocarcinoma". Cancer 1994; 74:656-663.

BARAKAT R.R. "Metastatic tumors to the ovary". In: Markman M, Hoskins WJ, editors. Cancer of the ovary. New York: Raven Press, 1993.

BELL D.A., WEINSTOCK M.A., SCULLY R.E. "Peritoneal implants of ovarian serous borderline tumors: histologic features and prognosis". Cancer 1988; 62:2212-2222.

BIRNKRANT A., SAMPSON J., SUGARBAKER P.H. "Ovarian metastasis from colorectal cancer". Dis Colon Rectum 1986; 29:767-71.

BREE E, THEODOROPOULOS PA, ROSING H, MICHALAKIS J, et al. "Treatment of ovarian cancer using intraperitoneal chemotherapy with taxanes: from laboratory bench to bedside". Câncer Treatment Reviews 2006; 32:471-482.

BUCHSBAUM H.J., BRADY M.F., DELGADO G., et al. "Surgical staging of carcinoma of the ovaries". Surg Gynecol Obstet 1989; 169:226-232.

COELHO F.R.G., ABRÃO F.S., ZEFERINO L.C. "Quimioterapia intraperitoneal no tratamento do câncer do ovário: revisão da literatura". *J Bras Ginecol* 1989; 99:373-381.

COELHO F.R.G., et al. Prevenção e detecção precoce do câncer: onco-check-up. *Acta Oncol Bras* 1996; 16:25-9.

COELHO F.R.G., ABRÃO F.S.A. "Tumores metastáticos em ovário". In: ABRÃO F.S.A., ABRÃO M.S., editores. *Câncer de ovário*. São Paulo: Roca; 1997. p. 181-191.

CUTAIT R., LESSER M.L., ENKER W.E. "Prophylactic oophorectomy in surgery for large-bowel cancer". *Dis Colon Rectum* 1983; 26:6-11.

DEMBO A.J. "Abdominopelvic radiotherapy in ovarian cancer: a 10-year experience". *Cancer* 1985; 55:2285-2290.

DEMBO A.J., DAVY M., STENWIG A.E., BERLE E. J., BUSH R.S., KJORSTAD K. "Prognostic factors in patients with stage I epithelial ovarian cancer". *Obstet Gynecol* 1990; 75:263-273.

FITZGIBBONS P.L., MARTIN S.E., SIMMONS T.J. "Malignant melanoma metastatic to the ovary". *Am J Surg Pathol* 1987; 11:959-964.

FREEMAN C., BERG J.W., CUTLER S.J. "Occurrence and prognosis of extranodal lymphomas". *Cancer* 1972; 29:252-260.

FUJIWARA K, SUZUKI S, ISHIKAWA H, ODA T, et al. "Preliminary toxity analysis of intraperitoneal carboplatin in combination with intravenous paclitaxel chemotherapy for patients with carcinoma of the ovary, peritoneum, or fallopian tube". *Int J Gynecol Cancer* 2005; 15:426-431.

HELM CW, RANDALL LW, MARTIN RS, METZINGER DS, et al. "Hypertermic intraperitoneal chemotherapy in conjuction with surgery for the treatment of recurrent ovarian carcinoma". *Gynecologic Oncology* 2006; 1-7.

HOULSTON R.S., et al. "Genetic epidemiology of ovarian cancer: segregation analysis". *Ann Hum Genet* 1991; 55:291-299.

JACOBS I., BAST R.C. JR. "The CA 125 tumour associated antigen: a review of the literature". *Hum Reprod* 1989; 4:1-12.

LASHGARI M., BEHMARAM B., HOFFMAN J.S., GARCIA J. "Primary biliary carcinoma with metastasis to the ovary". *Gynecol Oncol* 1992; 47:272-274.

LEAKE J.F., CURRIE J.L., ROSENSHEIN N.B., WOODRUFF J.D. "Long-term follow-up of serous ovarian tumors of low malignant potential". *Gynecol Oncol* 1992; 47:150-158.

LEE Y.N., et al. "Radical hysterectomy with pelvic lymph node dissection for treatment of cervical cancer: a clinical review of 954 cases". *Gynecol Oncol* 1989; 32: 135-142.

LOPES A., et al. "Cirurgia citorredutora e quimioterapia hipertérmica no tratamento da disseminação peritoneal das neoplasias: quando, como e por quê?" *Prática Hospitalar*, 2003; 5:62-69.

LIMA G.R., FREITAS V., GUIDULI NETTO J., ABRÃO F.S., SOUZA A.Z. "Tumor carcinóide do ovário: apresentaçao de um caso". *J Bras Ginecol* 1980; 89:267-271.

LUISI A. "Metastatic ovarian tumors". In: GENTIL F., JUNQUEIRA A.C., editors. *Ovarian cancer*. New York: Springer-Verlag, 1968. UICC Monograph Series, v.11.

MARKMAN M. "Intraperitoneal antineoplastic durg delivery: rationale and results". *Lancet Oncology* 2004; 4:277-283.

MAZUR M.T., HSUEH S., GERSELL D.J. "Metastases to the female genital tract: analysis of 325 cases". *Cancer* 1984; 53:1978-1984.

MCQUELLON RP, DANHAUER SC, RUSSELL G, PERRY S, et al. "Monitoring health outcomes following cytoreductive surgery plus intraperitoneal hypertermic chemotherapy for peritoneal carcinomatosis". *Annals of Surgical Oncology.*

NELSON B.E., CARCANGIU M.L., CHAMBERS J.T. "Intraabdominal hemorrhage with pulmonary large cell carcinoma metastatic to the ovary". *Gynecol Oncol* 1992; 47:377-381.

OZOLS R.F. *Ovarian cancer.* London: B C Decker, 2003.

OZOLS RF, BUNDY BN, GREER BE, et al. "Phase III trial of carboplatin and paclitaxel compared with cisplatin and paclitaxel in patients with optimally resected stage III ovarian câncer: a Gynecologic Oncology Group study". *J Clin Oncol* 2003; 21:3194-3200.

PIVER M.S., et al. "Familial ovarian cancer: a report of 658 families from the Gilda Radner Familial Ovarian Cancer Registry 1981-1991". *Cancer* 1993; 71:582-588.

PIVER M.S., RUTLEDGE F., SMITH J.P. "Five classes of extended hysterectomy for women with cervical cancer". *Obstet Gynecol* 1974; 44:265-272.

ROBBOY S.J., HERBST A.L., SCULLY R.E. "Clear-cell adenocarcinoma of the vagina and cervix in young females: analysis of 37 tumors that persisted or recurred after primary therapy". *Cancer* 1974; 34:606-614.

SMIT V.T., FLEUREN G.J., VAN HOUWELINGEN J.C., ZEGVELD S.T., KUIPERS-DIJKSHOORN N.J., CORNELISSE C.J. "Flow cytometric DNA-ploidy analysis of synchronously occurring multiple malignant tumors of the female genital tract". *Cancer* 1990; 66:1843-1849.

SVENES K.B., EIDE J. "Proliferative Brenner tumor or ovarian metastases? A case report". *Cancer* 1984; 53:2692-2697.

TABATA M., ICHINOE K., SAKURAGI N., SHIINA Y., YAMAGUCHI T., MABUCHI Y. "Incidence of ovarian metastasis in patients with cancer of the uterine cervix". *Gynecol Oncol* 1987; 28:255-261.

TOPUZ E, ERALP Y, SAGLAM A, SAIP P, et al. "Efficacy of intraperitoneal cisplatin as consolidation therapy in patients with pathologic complete remission following front-line therapy for epithelial ovarian cancer". *Gynecologic oncology* 2004; 92:147-151.

TOURNIGAND C, LOUVET C, MOLITOR JL, FRITEI X, et al. "Long term survival with concolidation intraperitoneal chemotherapy for patients with advanced ovarian cancer with pathological complete remission. *Gynecologic Oncology* 2003; 91:341-345.

TRIMBLE EL, ALVAREZ RD. "Intraperitoneal chemotherapy and the NCI clinicai announcement". *Gynecologic oncology* 2006; 103:818-819.

ULBRIGHT T.M., ROTH L.M., STEHMAN F.B. "Secondary ovarian neoplasia: a clinicopathologic study of 35 cases". *Cancer* 1984; 53:1164-1174.

ULBRIGHT T.M., CLARK S.A., EINHORN I H "Angiosarcoma associated with germ cell tumors". *Hum Pathol* 1985; 16:268-272.

WALKER JL, ARMSTRONG DK, HUANG HQ, FOWLER J, et al. "Intraperitoneal catheter outcomes in a phase III trail of intravenous versus intraperitoneal chemotherapy in optimal stage III ovarian and primary peritoneal cancer: a Gynecologic Oncology Group study". *Gynecologic Oncology* 2006; 100:27.

YAZIGI R., SANDSTAD J. "Ovarian involvement in extragenital cancer". *Gynecol Oncol* 1989; 34: 84-87.

YOUNG R.H., SCULLY R.E. "Ovarian metastases from cancer of the lung: problems in interpretation: a report of seven cases". *Gynecol Oncol* 1985; 21:337-350.

YOUNG R.H., HART W.R. "Metastases from carcinomas of the pancreas imulating primary mucinous tumors of the ovary: a report of seven cases". *Am J Surg Pathol* 1989; 13:748-756.

YOUNG R.H., SCULLY R.E. "Alveolar rhabdomyosarcoma metastatic to the ovary: a report of two cases and a discussion of the differential diagnosis of small cell malignant tumors of the ovary". *Cancer* 1989; 64:899-904.

YOUNG R.H., SCULLY R.E. "Sarcomas metastatic to the ovary: a report of 21 cases". *Int J Gynecol Pathol* 1990; 9:231-252.

YOUNG R.H., SCULLY R.E. "Malignant melanoma metastatic to the ovary: a clinicopathologic analysis of 20 cases". *Am J Surg Pathol* 1991; 15:849-860.

YOUNG R.H., GERSELL D.J., CLEMENT P.B., SCULLY R.E. "Hepatocellular carcinoma metastatic to the ovary: a report of three cases discovered during life with discussion of the differential diagnosis of hepatoid tumors of the ovary". *Hum Pathol* 1992; 23:574-580.

YOUNG R.H., SCULLY R.E. "Metastatic tumors of the ovary". In: KURMAN R.J., ed. *Blaustein's pathology of the female genital tract*. New York: Springer-Verlag, 1995.

YOUNG R.C., et al. "Adjuvant therapy in stage I and stage II epithelial ovarian cancer: results of two prospective randomized trials". *N Engl J Med* 1990; 322:1021-1027.

10 Síndrome de câncer mama/ovário

Francisco Ricardo Gualda Coelho
Ronaldo Lúcio Rangel Costa
Renata Sampaio Góes

Nos anos 1990, pesquisadores em busca de genes defeituosos em famílias com alta incidência de câncer de mama e de ovário descobriram dois genes responsáveis pelas alterações, chamados de *BRCA1* e *BRCA2*. Todos os seres humanos possuem esses dois genes, que somente causam problemas quando alterados, dando origem ao câncer de mama (inclusive no homem) e nos ovários. Estima-se em apenas 5% os casos de câncer de mama relacionados a mutações no gene *BRCA1* e 3% no *BRCA2*. Contudo, se considerarmos que os tumores de mama e ovários são muito comuns, em todo o mundo, o problema torna-se bastante representativo.

O gene *BRCA1* atua como supressor de tumor, envolvido no processo de proliferação celular, em resposta à estimulação hormonal, na apoptose e na recombinação. O gene *BRCA2* está relacionado à ativação de transcrição e ao processo de reparo.

Entre as centenas de mutações detectadas nesses genes, algumas delas são chamadas de mutações fundadoras, encontradas em determinadas populações. Entre os judeus Ashkenazi, as mutações são encontradas em $\frac{1}{4}$ de todos os tumores da mama em idade precoce. Para o diagnóstico clínico da síndrome, é necessária a determinação da história familiar, que deve incluir pelo menos três gerações. Na coleta da história familiar, deve-se determinar a idade de todos os indivíduos, a idade de diagnóstico dos tumores de mama e a existência de outros tumores.

A seguir, estão apresentados os critérios para diagnóstico da síndrome de câncer de mama/ovário.

Quadro I – Critérios para diagnóstico clínico da síndrome de câncer de mama/ovário*.

Membro de uma família com mutação de BRCA-1/BRCA-2

História pessoal de câncer de mama com um ou mais dos critérios abaixo:

Diagnóstico de câncer de mama até os 40 anos, com ou sem história familiar

Diagnóstico de câncer de mama até os 50 anos ou tumores bilaterais, com um familiar** com câncer de mama ou câncer de ovário.

Diagnóstico de câncer de mama em qualquer idade, com dois familiares** com câncer de ovário em qualquer idade, ou câncer de mama, especialmente se uma mulher for diagnosticada antes dos 50 anos ou com doença bilateral.

Familiar** do sexo masculino com câncer de mama.

História pessoal de câncer de ovário.

Se for judia Ashkenazi com diagnóstico realizado até os 50 anos, não é necessária história familiar; com diagnóstico após os 50 anos, é necessária história de câncer de mama ou ovário em familiar**.

História pessoal de câncer de ovário com um ou mais dos critérios abaixo:

Um familiar** com câncer de ovário.

Continua

Um familiar** do sexo feminino com câncer de mama diagnosticado até 50 anos ou câncer de mama bilateral.

Dois familiares** com câncer de mama.

Um familiar** do sexo masculino com câncer de mama.

Se for judia Ashkenazi, não é necessária história familiar.

História pessoal de câncer de mama em sexo masculino com um ou mais dos critérios abaixo:

Um familiar** do sexo masculino com câncer de mama.

Um familiar** do sexo feminino com câncer de mama ou ovário.

Se for judeu Ashkenazi não é necessária história familiar.

Indivíduo sem câncer, mas com familiar** com qualquer um dos critérios acima.

Legenda: *Critério para síndrome mama/ovário que necessita de avaliação aprofundada.

**Ao investigar a história familiar de câncer de mama/ovário, incluir todos os familiares do mesmo lado da família. Considerar parentes de primeiro, segundo e terceiro graus.

Fonte: National Comprehensive Cancer Network. "Genetic/Familial High-Risk Assessment: Breast and Ovarian". [Clinical Practice Guidelines in Oncology]. Available at: www.nccn.org/physian_gls/f_guideline.html. Accessed July 24, 2003.

Probabilidade de detecção de mutação

Existem modelos matemáticos que podem determinar a probabilidade de detecção de mutações no gene *BRCA1* considerando características pessoais e história familiar. Entre estes modelos, estão o BRCAPRO e o modelo da empresa *Myriad*, que está apresentado na Tabela 1.

Seguimento

Na Tabela 2 estão apresentadas as recomendações de seguimento das pacientes com síndrome mama/ovário.

Tabela 1 – Prevalência de detecção de mutação deletéria em *BRCA1* e *BRCA2* (exclui-se indivíduos de ascendência Ashkenazi).

História pessoal	História Familiar (inclui pelo menos um parente de primeiro ou segundo grau)					
	Sem história familiar	Ca de mama antes dos 50 anos em um familiar sem história de ca de ovário	Ca de mama antes dos 50 anos em mais de um familiar, sem história de ca de ovário	Ca de ovário em um familiar sem história de ca de mama antes dos 50 anos	Ca de ovário em mais de um familiar, sem história de ca de mama antes dos 50 anos	Ca de mama antes dos 50 anos e ca de ovário em qualquer idade
Sem ca de mama ou ovário	2,9%	4,2%	9,8%	5,8%	8,7%	8,7%
Ca de mama após 50 anos	3,2%	8,3%	11,4%	7,4%	9,8%	19,8%
Ca de mama antes dos 50 anos	7,8%	17,8%	31,6%	16,7%	31,2%	44,5%
Ca de mama sexo masculino	20,4%	23,8%	50%	0%	Não testado	100%
Ca de ovário sem ca de mama	11,9%	29,3%	38,8%	24,7%	32,2%	51,4%
Ca de mama após os 50 anos e ca de ovário	17,6%	21,1%	43,8%	18,2%	44,4%	50%
Ca de mama antes dos 50 anos e ca de ovário	32%	56,7%	72,2%	58,8%	62,5%	81,3%

Fonte: Myriad Genetic Laboratories Mutation Prevalence Tables. Avaliable at: www.myriadtests.com/provider/dor/mulprev.pdf. Accessed: Julh 24, 2003.

Tabela 2 – Sugestão de seguimento de pacientes com mutação no *BRCA1* ou *BRCA2*.

Intervenção	Início/Periodicidade
Orientar sobre genética, teste de predisposição, seguimento e tratamento	Adolescência
Aconselhamento genético	18 anos
Orientar auto-exame das mamas*	18 anos
Exame físico das mamas*	20 anos/bianual
Mamografia	25 ano/bianual ou anual
USG de ovário transvaginal, CA-125, exame pélvico	30 anos/anual

*Dar ênfase ao auto-exame e ao exame físico em pacientes do sexo masculino.
Fonte: Lynch HT, Snyder CL, Lynch JF, Riley BD, Rubinstein WS. "Hereditary breast-ovarian cancer at the bedside: role of the medical oncologyst". *J Clin Oncol* 2003; 21:740-53.

Leitura recomendada

GRANN V.R., JACOBSON J.S., THOMASON D., HERSHMAN D., HEITJAN D.F., NEUGUT A.I. "Effect of prevention strategies on survival and quality-adjusted survival of women with BRCA1/2 mutations: an updated decision analysis". *J Clin Oncol* 2002; 20:2520-2529.

SILVA S.N. "Síndrome de câncer mama/ovário". *GBETH Newletter* 2003; 1:1-4.

VILLELLA JA, Parmar M, Donohue K et al. "Role of prophylactic hysterectomy in patients at high risk for hereditary cancers". *Gynecol. Oncol.* 2006.

11 Sarcomas do aparelho genital feminino

Francisco Ricardo Gualda Coelho
Ronaldo Lúcio Rangel Costa

O sarcoma primário do trato genital da mulher é um raro e agressivo grupo de tumores. Em virtude da sua grande variedade histológica, associada a múltiplas e conflitantes classificações, tem sido difícil a obtenção de conclusões definitivas, resultando, dessa maneira, em um grande número de formas de tratamento, com resultados de sobrevida diversos. De uma maneira geral, para pacientes com doença localizada, alguns critérios prognósticos ainda serão fundamentais na decisão terapêutica. Pacientes com doença residual, recidivada ou metastática, têm prognóstico sombrio, não tendo sido demonstrado o benefício da radioterapia e/ou da quimioterapia até a presente data, para o controle da doença à distância.

Vulva

A origem endodérmica da vulva talvez explique porque é tão rara a ocorrência de neoplasia maligna mesenquimal nessa topografia. A sua história natural, bem como a epidemiologia, é praticamente desconhecida.

Leiomiossarcoma

É o mais comum sarcoma diagnosticado na vulva; o seu tratamento inicial é realizado através de excisão local extensa, preferencialmente com a retirada total do tumor. Tendo em vista as poucas informações da literatura, vulvectomias radicais ou supra-radicais devem ser evitadas.

Rabdomiossarcoma embrionário (Sarcoma botrióide)

É um tumor cujo crescimento apresenta uma característica bastante peculiar: a formação de pólipos muitas vezes violáceos e distintos, agrupados à semelhança de um cacho de uvas. Tipicamente, esse tipo de tumor ocorre mais freqüentemente em crianças, raramente ultrapassando os dez anos de idade, embora já tenham sido descritos casos em mulheres jovens. Nos casos em que o tumor envolve a vagina e o lábio menor, a sua origem deve ser considerada como vaginal.

Nos casos considerados como iniciais, a combinação de quimioterapia, incluindo vincristina, actinomicina e ciclofosfamida (VAC), seguida de escisão local ou radioterapia, tem provido médias razoáveis de cura e preservado a fertilidade das pacientes com uma sobrevida geral em 5 anos referida, variando entre 25% a 50% dos casos.

Dermatofibrossarcoma protuberante

É um tumor agressivo de origem histiocítica. Ele ocorre, mais freqüentemente, em mulheres na posmenopausa, podendo ser clinicamente confundido com grandes nevos. Raramente apresenta metástases; contudo, há índices de recidiva local não-desprezíveis. Assim sendo, a exérese total do tumor, com margens amplas, é o tratamento de eleição.

Fibroistiocitoma maligno

Com origem a partir de histiócitos, apresentam diferenciação fibroblástica, é raro na vulva. Mais encontrado em mulheres de meia idade, costuma apresentar-se como uma massa sólida e solitária, com eventuais áreas de necrose e hemorragia. Ao contrário da forma protuberante, é normalmente profundo.

O seu tratamento é realizado através da exérese ampla da lesão ou mesmo da vulvectomia radical.

Sarcoma epitelióide

Sua histogênese é desconhecida. Clinicamente, incide em pacientes jovens; cartilagem e osso podem ser encontrados nesse tipo de tumor, sendo que as células desse sarcoma contêm queratina.

A terapêutica preconizada nesses casos é a exérese local, com margens amplas, associada à linfonodectomia femoral superficial e/ou profunda, complementando com radioterapia local.

Tumor rabdóide maligno

Também de origem incerta, é muito raro, apresentando-se como um tumor da glândula de Bartholin em mulher jovem. É localmente muito agressivo, podendo metastatizar à distância. Vulvectomia total ou exérese ampla da lesão, associada à linfonodectomia femoral superficial e/ou profunda, tem sido preconizada.

Angiossarcoma e linfangiossarcoma

Angiossarcoma primário da vulva tem sido referido como um tumor perianal, associado à radioterapia pélvica. Da mesma forma, linfangiossarcoma tem sido relatado após radioterapia para o tratamento do carcinoma da vulva.

Hemangiopericitoma

Ocasionalmente primário em vulva e com potencial metastático para o osso. O seu tratamento é feito apenas através de exérese ampla local.

Sarcoma de Kaposi

Entre os tumores de origem endotelial, os quais podem envolver a vulva, este é importante, tendo em vista a sua associação à síndrome de imunodeficiência adquirida (AIDS). De qualquer maneira, a sua ocorrência é rara, com uma apresentação clínica variando entre a formação de placas e até mesmo nódulos.

Sarcoma alveolar

Comumente encontrado em extremidade de adultos jovens, tem sido referido em mulheres na sexta década de vida. Apresenta crescimento lento, podendo, eventualmente, metastatizar. O seu tratamento recomendado é a exérese ampla, com ressecção dos linfonodos regionais, eventualmente homolaterais apenas. A cirurgia radical aparentemente não melhora a sobrevida das pacientes nesses casos.

Schwanoma maligno

Ocorrendo durante a fase reprodutiva da mulher, é mais freqüente em pessoas que possuem neurofibromatose. Em função dos poucos casos descritos, o prognóstico desse tipo de tumor é pouco conhecido. Recidiva local e metástases a distância podem ocorrer, e o tratamento proposto é apenas a exérese ampla local.

Lipossarcoma

Sua localização na vulva é rara, havendo poucos casos descritos, prejudicando observações clínicas e prognósticos a seu respeito.

Vagina

Rabdomiossarcoma embrionário

É o tipo de neoplasia maligna vaginal mais comumente localizada em crianças. Aproximadamente 90% dos casos são diagnosticados antes dos cinco anos de idade. A média de idade ao diagnóstico é de dois anos e sua apresentação clínica assemelha-se ao rabdomiossarcoma embrionário da vulva, ou seja, massa tumoral ou sangramento freqüente. As características também são de lesões violáceas, com pólipos distintos e agrupados, formando "cachos de uvas". Eventualmente, grandes massas podem prolapsar-se através do intróito vaginal.

Seu prognóstico estará associado ao tipo histológico e, obviamente, ao estádio clínico da doença. Mesmo quando tratado com cirurgia radical, a média de sobrevida não ultrapassa os 20%. A introdução de tratamento quimioterápico combinado (vincristina, actinomicina e ciclofosfamida), associado à cirurgia, tem melhorado a probabilidade de sobrevida.

Leiomiossarcoma

Sua freqüência e comportamento têm sido difíceis de ser estabelecidos. Nesse caso, especial dificuldade reside no fato de que a distinção entre lesões benignas e malignas não é fácil, com ampla variedade de critérios. Atualmente, recomenda-se que aqueles tumores, que apresentarem lesão com mais de 3 cm de diâmetro, com cinco ou mais mitoses por HPF (*high power fields*) – índice mitótico – associada a moderada ou marcada presença de atipias, bem como infiltração de margens, devem ser considerados como leiomiossarcoma. A forma principal de terapêutica é a cirurgia, até mesmo a exenteração pélvica, desde que esta possa resultar em margens cirúrgicas livres de neoplasia.

Colo do útero

Os tumores de origem mesenquimal localizados no colo do útero são muito raros e incluem o leiomiossarcoma, sarcoma do estroma endocervical, rabdomiossarcoma embrionário (tipo botrióide, sarcoma alveolar e osteossarcomas).

Apesar de pouco freqüente, alguns relatos têm enfatizado que o rabdomiossarcoma embrionário do colo do útero difere, clínica e patologicamente, do tipo originário na vagina. Enquanto a variante vaginal ocorre em crianças, com a famosa configuração de "cacho de uva", no colo do útero aparece em adolescentes ou mesmo em adultos jovens, durante sua segunda década de vida. Há também registro de casos comprovados em pacientes menopausadas.

Corpo do útero

Os sarcomas do útero propriamente dito consistem em um grupo heterogêneo de lesões as quais compreendem de 2 a 5% de todas as neoplasias malignas do órgão.

Numerosos esquemas têm sido propostos para a classificação desses tumores. Tumores com origem puramente mesenquimal, derivados da musculatura lisa do órgão e também do estroma endometrial, são encontrados. Também existem outros tipos em que há mistura de elementos epiteliais e do tecido conjuntivo.

A capacidade desses tumores, que crescem no útero, tornarem-se elementos mesenquimais chamados de heterólogos, nada mais é do que um reflexo da potencialidade das células aí existentes e oriundas do útero primitivo; assim sendo, não é possível uma distinção entre os precursores do endométrio e do miométrio. Desta maneira, as neoplasias que crescem no útero podem expressar a bipotencialidade de suas células ancestrais e formar uma mistura de componentes epiteliais e mesenquimais.

Problemas também são relatados no que concerne ao seu diagnóstico: muitos leiomiossarcomas do útero são obviamente malignos através do exame histológico, com alto índice mitótico (usualmente 15 figuras por 10 HPF) associado a pleomorfismo nuclear acentuado. Em contraste, um critério mínimo histológico que justifique lesão maligna, às vezes pode ser problemático, e o diagnóstico diferencial de uma lesão benigna irá gerar o diagnóstico de tumores de potencial de malignidade incerta (*smooth muscle tumors of uncertain malignant potencial* – STUMP).

Classificação corpo uterino

A heterogeneidade dos tumores mesenquimais do corpo uterino, associada à sua relativa raridade, tem produzido diversos esquemas de classificação, todos passíveis de críticas. Um novo sistema de classificação foi adotado pela Sociedade Internacional de Patologistas Ginecologistas para os chamados sarcomas uterinos puros não epiteliais e aqueles denominados tumores mistos, epiteliais e não-epiteliais.

Clinicamente, os tumores mais freqüentemente diagnosticados, em ordem decrescente de incidência, são: carcinossarcoma, leiomiossarcoma, sarcoma do estroma endometrial e adenossarcoma mülleriano. Cada um desses tumores apresenta características únicas referentes à epidemiologia clínica e aos achados anatomopatológicos. Nos Quadros 1 e 2 a classificação adotada é mostrada:

1. Tumor do estroma endometrial:
   a) nódulo estromal
   b) sarcoma estromal de baixo grau
   c) tumores estromal de alto risco
2. Tumores da musculatura lisa:
 	
   A) Leiomioma
      a) Celular
      b) Epitelióide
      c) Bizarro
      d) Lipoleiomioma
 	
   B) Tumores de potencial de malignidade incerta – STUMP
	C) Leiomiossarcoma
	   a) Epitelióide
	   b) Mixóide
	
	D) Outros tumores da musculatura lisa:
	   a) Leiomioma metastatizante
	   b) Leiomiomatose difusa
	
	3. Tumores da musculatura lisa e do estroma endometrial/misto
	
	4. Tumor adenomatóide
	
	5. Outros tumores das partes moles (benigno e maligno)
	
	   A) Homólogo
	   B) Heterólogo

Quadro I – Tumores não-epiteliais puros.

Fonte: Adaptado de Hannigan E, Curtin J, Silverberg S, et al: "Corpus: Mesenchymal tumors", in Hoskins WJ, Perez C, Young RC, editors: *Principles and practice of Gynecologic oncology*. Philadelphia, JB Lippincott; 1992. p. 695-714.

1. Benignos:
    A) Adenofibroma
    B) Adenomioma
        a) Adenomioma polipóide atípico
2. Maligno:
    A) Adenossarcoma
        a) Homólogo
        b) Heterólogo
    B) Carcinossarcoma (tumor mesodérmico misto maligno; tumor mülleriano misto maligno)
        a) Homólogo
        b) Heterólogo
    C) Carcinofibroma

Quadro 2 – Tumores mistos epiteliais/não epiteliais

Fonte: Adaptado de Hannigan E, Curtin J, Silverberg S, et al: "Corpus: Mesenchymal tumors", in Hoskins WJ, Perez C, Young RC, editors: *Principles and practice of Gynecologic oncology*. Philadelphia, JB Lippincott; 1992. p. 695-714.

Epidemiologia

Fortes evidências correlacionam a exposição à radiação ionizante e o desenvolvimento de sarcomas em muitas localizações topográficas, inclusive a pélvis. Os sarcomas são observados a partir de dois até 20 anos após a irradiação pélvica. Ainda referente à sua mal esclarecida epidemiologia, autores têm encontrado um possível efeito protetor naquele grupo de mulheres multíparas, quando comparado ao daquelas sem filhos.

De uma maneira geral, esses tumores caracterizam-se por um crescimento rápido e agressivo, apresentando metástases linfáticas e/ou hematogênicas freqüentes.

A sobrevida geral observada é muito ruim, com a morte freqüentemente ocorrendo entre um e dois anos a partir do seu diagnóstico.

Tumores de baixo grau de malignidade podem apresentar taxas de cura, embora a sua recidiva local, quando presente, seja de crescimento lento, produzindo sobrevidas não livres de doença por prolongados períodos de tempo.

Diagnóstico

O sangramento vaginal é o sintoma mais comumente referido em todos os tipos histológicos de sarcoma uterino, ocorrendo entre 77% e 95% das pacientes. A quantidade de sangue pode variar desde pequenos escapes até hemorragia profunda. Uma importante característica a ser lembrada é a eventual eliminação de material necrótico abundante no momento da realização de curetagem uterina de prova.

Estadiamento

Em virtude de sua raridade, não existe um estadiamento clínico e/ou cirúrgico específico para os sarcomas do corpo uterino. Foi convencionado, pela Federação Internacional de Ginecologia e Obstetrícia, um critério, o qual é comumente usado (Quadro 3).

Estádio	Localização
I	Sarcoma confinado ao corpo uterino
II	Sarcoma confinado ao corpo uterino e ao colo do útero
III	Sarcoma confinado a pélvis
IV	Sarcoma extrapélvico

Quadro 3 – Estadiamento proposto pela Federação Internacional de Ginecologia e Obstetrícia – FIGO – para sarcomas do útero.

Fonte: Adaptado de Hannigan E, Curtin J, Silverberg S, et al: "Corpus: Mesenchymal tumors", in Hoskins WJ, Perez C, Young RC, editors: *Principles and practice of Gynecologic oncology*. Philadelphia, JB Lippincott; 1992. p. 695-714.

Carcinossarcoma

Assim como os adenossarcomas, o carcinossarcoma pertence ao grupo dos tumores mistos, no qual componentes epiteliais e estromais contribuem para a arquitetura do tumor. Na atual classificação, carcinossarcoma é sinônimo de tumor mesodérmico misto maligno e tumor mülleriano misto maligno.

O termo carcinossarcoma pode ser usado tanto para aqueles tumores com elementos homólogos como para aqueles heterólogos, devendo-se apenas realizar a devida especificação. É a neoplasia mais comum entre os tumores uterinos mistos, com uma incidência predominante entre mulheres na posmenopausa, mas casos bem documentados têm sido publicados em pacientes jovens.

Leiomiossarcoma

Embora a coexistência de leiomioma e leiomiossarcoma no mesmo útero possa ocorrer, existem apenas raras evidências demonstrando que o último poderia ter tido origem a partir do tumor benigno. Uma das principais diferenças no diagnóstico diferencial é que, usualmente, os leiomiossarcomas são solitários, enquanto os leiomiomas são múltiplos.

Sarcomas do estroma endometrial

Este tipo de tumor pode apresentar variante de alto grau de malignidade, assim como de baixo. Aqui, também, muitas vezes a distinção entre as diversas variantes histológicas poderá ser um grande problema para o patologista. Uma importante característica dos sarcomas estromais de baixo grau é que eles são ricos em receptores de estrógeno e progesterona, podendo responder, assim, ao uso de progestágenos.

Adenossarcoma

É definido como constituído de um componente epitelial benigno e um não-epitelial maligno, sendo mais comum entre mulheres jovens e também já registrado entre crianças. Geralmente está limitado apenas ao endométrio e a invasão do miométrio será uma exceção à regra.

Tumores da musculatura lisa com partes de crescimento pouco usuais

A designação *leiomioma com invasão vascular* refere-se a um leiomioma típico, que apresenta crescimento intramuscular microscópico e confinado ao tumor. Esses tumores são clinicamente benignos, sendo importante distingui-los de outra entidade, chamada de *leiomiomatose intravenosa*, na qual a característica da lesão intravenosa é macroscópica, proliferando-se fora do leiomioma ou mesmo na ausência dele. Uma das consequências mais graves dessa variante pouco comum é a embolização desses nódulos tumorais para a câmara direita do coração, com eventual consequência fatal. A chamada *leiomiomatose difusa* é também uma rara lesão benigna, caracterizada pelo crescimento simétrico do útero em função de incontáveis e confluentes nódulos leiomiomatosos no miométrio das pacientes. Conhecida como *leiomioma metastático benigno*, esta rara desordem caracteriza-se pela proliferação extrauterina de nódulos aparentemente benignos, de musculatura lisa, em mulheres com história da presença de típicos leiomiomas uterinos.

Leiomiomatose peritoneal difusa, também conhecida como leiomiomatose disseminada, é caracterizada pela presença de múltiplos nódulos na superfície peritoneal, composta de forma exclusiva ou predominante por células musculares lisas. Aproximadamente 60 casos têm sido relatados pela literatura, sendo a idade média das pacientes de 37 anos e 40% delas pertencentes à raça negra. Eventualmente, essa rara entidade pode ser confundida com carcinomatose peritoneal. Focos de endometriose têm sido identificados em até 10% dos casos. Mais detalhes na seção Massas pélvicas: miomatose/endometriose.

Sarcoma homólogo e heterólogo

Raros sarcomas homólogos crescem no endométrio das pacientes, mas diferem do sarcoma do estroma endometrial. Rabdomiossarcoma é o sarcoma heterólogo puro mais comum do corpo uterino. Outros, tais como condrossarcoma, osteossarcoma, lipossarcoma e a mistura de todos podem também ocorrer. Histologicamente, osso heterotópico, cartilagem e gordura podem ocasionalmente ser encontrados no útero, devendo, nessa situação, ser estabelecido o diagnóstico diferencial das suas variantes malignas.

Tratamento

Cirurgia é o tratamento aceito para todos os sarcomas do útero. A sua extensão vai variar de acordo com os diversos subtipos da doença, embora o procedimento padrão seja a histerectomia total abdominal, classe I associada à salpingooforectomia bilateral. Durante a laparotomia, colheita de lavado peritoneal para citologia oncótica e também linfonodectomia seletiva (amostras) poderão ser realizadas. Se houver condições, a pesquisa dos receptores de estrógeno e progesterona deve ser feita.

Radioterapia

A eletividade do tratamento radioterápico como adjuvante à cirurgia deve ser recebida com cautela. Esses resultados irão depender de comparações entre pacientes tratadas com ou sem radioterapia complementar. Até a presente data, nenhuma revisão da literatura apresentou uma série de casos com desenho de estudo satisfatório. Os casos de recidiva da doença, depois de cirurgia associada à radioterapia complementar, variam muito com a técnica radioterápica utilizada. Entre as séries revisadas, as médias acumulativas de metástase à distância não diferem de maneira significativa quando comparadas às da cirurgia isolada e às da sua associação com radioterapia pós-operatória. O efeito da radioterapia sobre a sobrevida das pacientes não é claro, e a sua análise é muito complicada em virtude da alta incidência de metástase à distância. Contudo, a radioterapia apresenta um maior controle da doença locorregional.

Quimioterapia

A grande tendência do desenvolvimento de metástase à distância, por parte dos sarcomas do útero, indica a necessidade de um tratamento sistêmico efetivo.

O uso da quimioterapia antineoplásica no tratamento desse tipo de tumor passou a fornecer informações clínicas mais adequadas, a partir dos estudos multinstitucionais.

Desde que o carcinossarcoma e o leiomiossarcoma constituem 90% dos casos catalogados pela literatura, as informações concernentes aos resultados do tratamento quimioterápico são relativas a eles. Duas situações são aqui distintas: a primeira é relativa à doença em estádio clínico inicial e ao papel da quimioterapia adjuvante; a segunda refere-se ao manejamento da doença avançada local e/ou à distância. Atualmente, não há evidência clara do suporte ao uso de poliquimioterapia antineoplásica no tratamento dos sarcomas uterinos. Concorre, para essa indefinição, a relativa infreqüência da doença, mesmo quando avaliada sob o ponto de vista dos estudos multi-institucionais. Na forma localizada da doença, o papel da quimioterapia adjuvante também não tem sido bem definido. Quando utilizada, parece ser ciclo dependente e mais eficiente com esquemas, utilizando-se várias drogas, por exemplo o cyvadic.

Tuba uterina

Como parte do sistema mülleriano, alguns tipos de tumores encontrados no corpo do útero podem também ser verificados na tuba uterina. A única informação disponível, relativa ao prognóstico, refere-se àquelas lesões iniciais confinadas à túnica muscular da tuba, representando uma sobrevida melhor das pacientes.

Ovário

Os tumores de origem mesenquimal, discutidos neste tópico, são de localização não específica do ovário. Constituem raridade e freqüentemente, quanto presentes, ocasionam confusão quanto ao seu diagnóstico. Assim sendo, esses tumores mesenquimais do ovário devem ser diferenciados, primeiramente, de teratomas, que contêm grande quantidade de elementos mesenquimais maduros ou imaturos, e também dos tumores müllerianos mistos, compostos de diferentes elementos malignos do tecido conjuntivo. Os tumores mesenquimais não-específicos do ovário podem ser benignos e malignos, e sua classificação dependerá da origem do tecido tumoral.

Fibroma

É a neoplasia de origem conjuntiva mais comumente encontrada no ovário, perfazendo cerca de 3 a 5% de todas as neoplasias ovarianas. Com uma histogênese desconhecida, os fibromas costumam ser bilaterais em 4 a 8% das pacientes, e em 10% dos casos são múltiplos. São observados em todas as idades, sendo raros em crianças.

Fibrossarcoma

De ocorrência incomum, é mais diagnosticado em pacientes na menopausa ou posmenopausa, podendo ter origem a partir do estroma ovariano ou mesmo resultar da transformação maligna de um fibroma preexistente. O seu prognóstico é, em geral, sombrio, com metastatização pulmonar via hematogênica em muitas pacientes.

Leiomioma

Sua localização primária ovariana é rara ou então pouco referida pela literatura (muitas lesões são pequenas e descobertas de maneira incidental).

Leiomiossarcoma

Também é de ocorrência rara. Mais verificado em mulheres na posmenopausa. O seu principal diagnóstico diferencial é com o teratoma imaturo, que contém tecido leiomiomatoso em abundância.

Rabdomiossarcoma

Muito raro, deve ser distinto daqueles teratomas com muitos componentes rabdomioblásticos. A sua origem pode ser a partir do tecido conjuntivo ovariano, ou mesmo a partir da transformação maligna de um teratoma cístico maduro.

Leitura recomendada

AGAROSSI A., et al. "Vulvar Kaposi's sarcoma: a case report". *Ann Oncol* 1991; 2:609-610.

BALATON A., VAURY P., IMBERT M.C., MUSSY M.A. "Primary leiomyosarcoma of the ovary: a histological and immunocytoche-mical study". *Gynecol Oncol* 1987; 28:116-120.

BOCK J.E., ANDREASSON B., THORN A., HOLCK S. "Dermatofibrosarcoma protu-berans of the vulva". *Gynecol Oncol* 1985; 20:129-135.

BROOKS J.J., LIVOLSI V.A. "Liposarcoma presenting on the vulva". *Am J Obstet Gynecol* 1987; 156: 73-75.

CLEMENT P.B., YOUNG R.H. "Diffuse leiomyomatosis of the uterus: a report of four cases". *Int J Gynecol Pathol* 1987; 6:322-330.

CLEMENT P.B. "Intravenous leiomyomatosis of the uterus". *Pathol Annu* 1988; 23:153-83.

COELHO F.R.G. "Sarcomas da genitália feminina". In: Lopes A, editor. *Sarcomas de partes moles*. São Paulo: Medsi; 1999. p. 403-17.

COELHO F.R.G. "Tumores malignos e benignos da vagina". In: Abrão FS, editor. *Tratado de oncologia genital e mamária*. São Paulo: Roca, 1995. p. 529-540.

COPELAND L.J., GERSHENSON D.M., SAUL P.B., SNEIGE N., STRINGER C.A., EDWARDS C.L. "Sarcoma botryoides of the female genital tract". *Obstet Gynecol* 1985; 66:262-266.

DAVOS I., ABELL M.R. "Soft tissue sarcomas of vulva". *Gynecol Oncol* 1976; 4:70-86.

DAYA D.A., SCULLY R.E. "Sarcoma botryoides of the uterine cervix in young women: a clinico-pathological study of 13 cases". *Gynecol Oncol* 1988; 29:290-304.

DOSS L.L., LLORENS A.S., HENRIQUEZ E.M. "Carcinosarcoma of the uterus: a 40-year experience from the state of Missouri". *Gynecol Oncol* 1984; 18:43-53.

EVANS H.L., CHAWLA S.P., SIMPSON C., FINN K.P. "Smooth muscle neoplasms of the uterus other than ordinary leiomyoma: a study of 46 cases, with emphasis on diagnostic criteria and prognostic factors. *Cancer* 1988; 62:2239-2247.

GEORGE M., PEJOVIC M.H., KRAMAR A. "Uterine sarcomas: prognostic factors and treatment modalities: study on 209 patients". *Gynecol Oncol* 1986; 24:58-67.

GERSHENSON D.M., KAVANAGH J.J., COPELAND L.J., EDWARDS C.L., STRINGER C.A., WHARTON J.T. "Cisplatin therapy for disseminated mixed mesodermal sarcoma of the uterus". *J Clin Oncol* 1987; 5:618-621.

KEMPSON R.L., HENDRICKSON M.R. "Pure mesenchymal neoplasms of the uterine corpus: selected problems". *Semin Diagn Pathol* 1988; 5:172-198.

LAWRENCE W.D. "Advances in the pathology of the uterine cervix". *Hum Pathol* 1991; 22:792-806.

MEREDITH R.F., et al. "Carcinosarcomas and mixed Müllerian tumors of the fallopian tube". *Gynecol Oncol* 1989; 34: 109-115.

O'CONNOR D.M., NORRIS H.J. "Mitotically active leiomyomas of the uterus". *Hum Pathol* 1990; 21:223-227.

OMURA G.A., et al. "A randomized clinical trial of adjuvant adriamycin in uterine sarcomas: a Gynecologic Oncology Group study". *J Clin Oncol* 1985; 3:1240-1245.

PETERS W.A., KUMAR N.B., ANDERSEN W.A., MORLEY G.W. "Primary sarcoma of the adult vagina: a clinicopathologic study". *Obstet Gynecol* 1985; 65:699-704.

PODCZASKI E., et al. "Rhabdomyosarcoma of the uterus in a postmenopausal patient". *Gynecol Oncol* 1990; 37:439-442.

ROBBOY S.J., BERNHARDI P.F., PARMLEY T. "Embryology of the female genital tract and disordes of abnormal sexual development". In: Kurman R.J. editor. *Blaustein's pathology of the female genital tract.* New York: Springer-Verlag; 1994, p. 3-29.

RUTGERS J.L. "Advances in the pathology of intersex conditions". *Hum Pathol* 1991; 22:884-891.

SILVERBERG S.G., et al. "Carcinosarcoma (malignant mixed mesodermal tumor) of the uterus: a Gynecologic Oncology Group pathologic study of 203 cases". *Int J Gynecol Pathol* 1990; 9:1-19.

TALERMAN A. "Nonspecific tumors of the ovary incluining mesenchymal tumors and malignant lymphoma". In: Kurman RJ. editor. *Blaustein's pathology of the female genital tract.* New York: Springer-Verlag; 1994, pp. 915-937.

WILKINSON E.J. "Premalignant and malignant tumors of the vulva". In: Kurman R.J. editor. *Blaustein's pathology of the female genital tract.* New York: Springer-Verlag, 1994, pp. 87-129.

WRIGHT T.C., FERENEZY A., KURMAN R.J. "Carcinoma and other tumors of the cervix". In: Kurman RJ. editor. *Blaustein's pathology of the female genital tract.* New York: Springer-Verlag, 1994; pp. 279-326.

ZALOUDECK C., NORRIS H.J. "Mesenchymal tumors of the uterus". In: Kurman RJ. editor. *Blaustein's pathology of the female genital tract.* New York: Springer-Verlag, 1994; pp. 487-528.

12 Neoplasia trofoblástica gestacional

Francisco Ricardo Gualda Coelho
Ronaldo Lúcio Rangel Costa

A neoplasia trofoblástica é sempre derivada do tecido placentário, implicando gestação prévia. Originada do epitélio de revestimento das vilosidades coriais, apresenta-se nas seguintes formas anatomoclínicas: mola hidatiforme, mola invasora, coriocarcinoma e tumor trofoblástico sítio-placentário. Pode ter o seu curso benigno, como ocorre na maioria das vezes no caso da mola, ou comportar-se de maneira agressiva, representada pelas outras entidades mencionadas. A forma mais agressiva é o coriocarcinoma, que invariavelmente emite metástases locorregionais ou à distância.

A ocorrência da mola hidatiforme é de uma para cada 200 a 500 gestações. Já o coriocarcinoma incide de um para 60 mil a 80 mil gestações.

A mola hidatiforme pode ser completa ou parcial. A primeira tem na maioria das vezes cariótipo 46 XX e os cromossomos são de origem paterna. Em 90% dos casos são diplóides. Seu potencial de transformação maligna é de 10 a 20%.

A mola parcial apresenta tecido embrionário de cariótipo geralmente triplóide (90%; 69 XXY). O índice de transformação maligna é de 5 a 10%.

A mola invasora preserva a estrutura vilosa, porém invade o miométrio, podendo perfurá-lo e produzir metástases à distância. No tumor sítio-placentário, falta o padrão dimórfico do cito e sinciciotrofoblasto observados no coriocarcinoma; a produção de gonadotrofina coriônica-HCG é baixa e geralmente não ocorrem hemorragias e necroses extensas nos locais de invasão.

De maneira geral, é mais freqüente nos extremos da vida reprodutiva e a paridade parece não ser circunstância relevante; parece, isto sim, ser relacionada ao estado nutricional. Uma paciente com mola hidatiforme tem quatro vezes mais possibilidades de repeti-la.

Etiologia

Até hoje sua origem é discutida; se é doença primariamente degenerativa da placenta, transformando-se em neoplasia (teoria de Hertig e Mansell), ou se é já maligna de início. Possivelmente, ambas as formas são factíveis.

Estadiamento clínico

O estadiamento clínico utilizado no Hospital do Câncer e no IBCC é o proposto pela FIGO, referendado pela AJCC (1997). A Tabela 1 mostra a proposta.

Características histopatológicas e clínicas

A característica histopatológica da degeneração molar é tríplice: edema vilositário, hiperplasia (proliferação) trofoblástica e perda do suporte vascular. As molas completas apresentam essas alterações, ao passo que nas parciais são focais.

Os termos corioadenoma, *Chorioadenoma destruens* e mola hidatiforme maligna não são mais utilizados; referem-se às molas invasoras, em que penetram e podem até perfurar a parede uterina, sendo localmente destrutivas. As vilosidades podem embolizar, mas não são

Tabela I – Estadiamento clínico – FIGO/TNM conforme AJCC 1997.

EC 0	Mola hidatiforme	
EC I Ia Ib Ic	Tumor limitado ao útero: Ia – sem fator de risco Ib – com um fator de risco Ic – com dois fatores de risco	T1 M0 sem fator de risco T1 M0 1 fator de risco T1 M0 2 fatores de risco
EC II IIa IIb IIc	Estende-se para fora do útero, mas está limitado às estruturas genitais (ovário, tuba, vagina, ligamento largo): IIa – sem fator de risco IIb – com um fator de risco IIc – com dois fatores de risco	 T2 M0 sem fator de risco T2 M0 1 fator de risco T2 M0 2 fatores de risco
EC III IIIa IIIb IIIc	Metástases pulmonares com ou sem envolvimento conhecido do trato genital: IIIa – sem fator de risco IIIb – com um fator de risco IIIc – com dois fatores de risco	 qqT M1 sem fator de risco qqT M1 1 fator de risco qqT M1 2 fatores de risco
EC IV IVa IVb IVc	Todos os outros locais de metástases: IVa – sem fator de risco IVb – com um fator de risco IVc – com dois fatores de risco	 qqT M1b sem fator de risco qqT M1b 1 fator de risco qqT M1b 2 fatores de risco

consideradas metástases verdadeiras, pois não têm atividade proliferativa. Sempre exibem altos níveis de HCG, com graus variáveis de luteinização ovariana; respondem bem à quimioterapia; biologicamente são benignas, mas a ruptura uterina causa hemorragias potencialmente fatais.

O coriocarcinoma (antigamente chamado de corioepitelioma) é neoplasia puramente epitelial (cito e sinciotrofoblasto), sem vilosidades coriônicas e com crescimento em blocos e cordões epiteliais; tem anaplasia e mitoses anormais. O seu crescimento é muito rápido e, por isso, apresenta freqüentes necroses, isquemias e infiltrados inflamatórios.

Os tumores trofoblásticos de local placentário têm tecido trofoblástico proliferante com invasão profunda do miométrio, em grande parte constituído de trofoblastos intermediários (são células com citoplasma mais abundante que o citotrofoblasto comum, mononucleadas e não-sinciciais). A taxa de HCG é baixa. São localmente invasores, mas autolimitados e passíveis de cura pela curetagem uterina em 90% dos casos. Os restantes 10% são altamente malignos, com celularidade e necroses extensas, alta taxa de metastatização e morte.

Classificação de risco

A doença metastática é distribuída em:

Baixo risco – metástases limitadas aos pulmões e/ou à pelve, título de gonadotrofina coriônica inferior a 100.000 UI/24 horas e duração da doença antes da quimioterapia menor que quatro meses.

Médio risco – metástase limitada aos pulmões e/ou à pelve, título de gonadotrofina coriônica superior a 100.000 UI/24 horas e duração da doença maior que quatro meses.

Alto risco – metástases cerebrais e/ou hepáticas; nestes casos são irrelevantes tanto os títulos de gonadotrofina coriônica quanto a duração da doença, ou ainda a utilização quimioterápica anterior incorreta ou inexistente.

Diagnóstico e tratamento

Exames complementares

A avaliação das pacientes segue a seguinte orientação:

- Dosagem de HCG subunidade beta no sangue;

- Hemograma completo e contagem de plaquetas;

- Dosagem de bilirrubinas e transaminases;

- Dosagem de uréia, creatinina, T3 e T4;

- RX de tórax (frente e perfil);

- Planigrafia de tórax;

- Arteriografia pélvica (quando necessária);

- Ultrassonografia pélvica e abdominal;

- Tomografia computadorizada (quando necessária).

Obs.: lembrar sempre da possibilidade de metástase cerebral.

Terapêutica

As pacientes serão submetidas a cirurgia (histerectomia total com conservação anexial) nas seguintes circunstâncias: hemorragias incoercíveis, perfurações uterinas, moléstias não metastáticas com prole definida, intolerância ou refratariedade à quimioterapia, grandes massas pelvianas, infecção rebelde em cirurgias parciais (exéreses).

Quimioterapia

As principais drogas utilizadas são:

- Methotrexate;

- Actinomicina D;

- Vinblastina;

- Clorambucil (Leukeran).

Esquemas quimioterápicos

Na NTG não-metastática e metastática de baixo risco utilizam-se a monoquimioterapia com metotrexate, intramuscular no 1º, 3º, 5º e 7º dias alternados com o ácido folínico no 2º, 4º, 6º e 8º dias. Na NTG de médio risco, utilizamos esquemas com vinblastina, metotrexate e actinomicina D, alternando a 1ª droga com clorambucil a cada ciclo. Na NTG de alto risco, utiliza-se o esquema EMA-CO. Maiores detalhes são mostrados na seção Quimioterapia em tumores ginecológicos.

Seguimento

O seguimento da neoplasia trofoblástica gestacional maligna é feito com dosagem da sub-unidade beta do HCG no soro. Durante o primeiro ano de seguimento da moléstia, este parâmetro será dosado quinzenalmente nos dois primeiros meses e, a seguir, mensalmente por um ano. A partir do segundo ano, por dois anos, o HCG subunidade beta será dosado a cada três meses. Havendo metástases pulmonares, deverá ser realizada durante o tratamento uma radiografia de tórax (frente e perfil) antes de cada série de quimioterapia. O seguimento destes casos incluirá, além da dosagem sérica de HCG sub-unidade beta, a realização de uma radiografia de tórax (frente e perfil) a cada três meses durante o primeiro ano, e semestralmente até completar três anos. Em todos os casos, um exame clínico deverá ser realizado mensalmente no primeiro ano e trimestralmente nos dois anos seguintes, além de se evitar uma nova gravidez durante um período de três anos, com a utilização de anticoncepcionais hormonais orais. A ultrassonografia pélvica e abdominal é realizada a cada três meses nos três anos de seguimento.

Prognóstico

O alto risco de evolução da doença é dado pelos parâmetros:

- Volume tumoral superior a 5 cm^3;

- Aumento da idade gestacional;

- Idade da paciente superior a 40 anos;

- Dosagem sanguínea de beta-HCG superior a 40.000 UI/ml;

- Mola hidatiforme de repetição, e;

- Exame histopatológico mostrando célula trofoblástica em arranjo compacto, necroses, isquemias, infiltração linfoplasmocitária e ausência ou escasso depósito fibrinóide.

Seguem, nas Tabelas 2, 3 e 4, os resultados de estudos realizados no Hospital do Câncer, onde foram analisadas 38 pacientes portadoras de neoplasia trofoblástica gestacional:

Tabela 2 – Tipo de gestação que originou a NTG.

Tipo de gestação	Pacientes (N°)	(%)
Mola Hidatiforme	19	50,0
Abortamento	12	31,6
Gestação a termo	07	18,4
Total	38	100,0

Fonte: Abrão FS. *Neoplasia trofoblástica gestacional metastática: tratamento poliquimioterápico com alternância de drogas – 38 casos.* São Paulo; 1987. [Dissertação de Mestrado – Escola Paulista de Medicina].

Tabela 3 – Localização das metástases observadas ao exame de admissão.

Local	Pacientes (nº)
Pulmões	28
Vagina	18
Cérebro	06
Parâmetros	02
Ovário	01
Coxa	01

Fonte: Abrão FS. *Neoplasia trofoblástica gestacional metastática: tratamento poliquimioterápico com alternância de drogas – 38 casos*. São Paulo; 1987. [Dissertação de Mestrado – Escola Paulista de Medicina].

Tabela 4 – Número de pacientes em remissão completa aos três anos segundo risco prognóstico.

Risco Prognóstico	Vivas com remissão completa aos três anos		
	Sobrevida	Óbitos	Total
Baixo	08	00	08
Médio	19	05	24
Alto	00	06	06
Total	27	11	38

Fonte: Abrão FS. *Neoplasia trofoblástica gestacional metastática: tratamento poliquimioterápico com alternância de drogas – 38 casos*. São Paulo; 1987. [Dissertação de Mestrado – Escola Paulista de Medicina].

Leitura recomendada

ABRÃO F.S., COELHO F.R.G., ANDREA FILHO A., MARZIONA F., MARQUES A.F. "Tratamento poliquimioterápico com alternância de drogas da neoplasia trofobástica gestacional metastática". *Acta Oncol Bras* 1989; 9:21-30.

BAGSHAWE K.D. "High-risk metastatic trophoblastic disease". *Obstet Gynecol Clin North Am* 1988; 15:531-543.

BAGSHAWE K.D. "Risk and prognostic factors in trophoblastic neoplasia". *Cancer* 1976; 38:1373-1385.

BERKOWITZ R.S., GOLDSTEIN D.P., BERNSTEIN M.R. "Management of nonmetastatic trophoblastic tumors". *J Reprod Med* 1981; 26:219-222.

Berkowitz R.S., Goldstein D.P., Bernstein M.R. "Modified triple chemotherapy in the management of high-risk metastatic gestational trophoblastic tumors". *Gynecol Oncol* 1984; 19:173-181.

Bolis G., Bonazzi C., Landoni F., Mangili G., Vergadoro F., Zanaboni F., Mangioni C. "EMA/CO regimen in high-risk gestational trophoblastic tumor (GTT)". *Gynecol Oncol* 1988; 31:439-444.

Mostoufi-Zadeh M., Berkowitz R.S., Driscoll S.G. "Persistence of partial mole". *Am J Clin Pathol* 1987; 87:377-3880.

Morrow C.P., Kletzky O.A., Disaia P.J., Townsend D.E., Mishell D.R., Nakamura R.M. "Clinical and laboratory correlates of molar pregnancy and trophoblastic disease". *Am J Obstet Gynecol* 1977; 128:424-430.

OLIVEIRA H.C., LEMGRUBER I., COSTA O.T. *Tratado de ginecologia da FREBRASGO*. 2ª ed. Rio de Janeiro: Revister, 2000.

SURWIT E.A. "Management of high-risk gestational trophoblastic disease". *J Reprod Med* 1987; 32: 657-662.

TIDY J.A., et al. "Presentation and management of choriocarcinoma after nonmolar pregnancy". *Br J Obstet Gynaecol* 1995; 102:715-719.

13 Radioterapia em tumores ginecológicos

Paulo Eduardo R. S. Novaes
Silvia Radwansk Stuart

A radioterapia participa do tratamento multidisciplinar da maioria dos tumores genitais como procedimento curativo, paliativo ou adjuvante à cirurgia e à quimioterapia. Duas modalidades de radioterapia podem ser empregadas: a irradiação externa de megavoltagem e a braquiterapia de baixa ou alta taxa de dose. Atualmente iniciamos também a modalidade transoperatória em alguns grupos seletos de pacientes.

Câncer do colo do útero

Carcinomas do colo uterino representaram 77% dos casos submetidos à braquiterapia ginecológica de alta taxa de dose por neoplasias ginecológicas no ano de 1997 e é o quarto tumor em freqüência encaminhado para tratamento radioterápico.

Carcinoma in situ e microinvasivo

A cirurgia é o tratamento preferencial. O emprego de radioterapia nessa situação é excepcional, podendo ser útil em mulheres na posmenopausa com grave contra-indicação clínica para cirurgia, quando há extensão da lesão para a parede vaginal ou no carcinoma in situ multifocal no colo e na vagina. Nesses casos, apenas a braquiterapia de alta taxa de dose é empregada, utilizando-se seis inserções de 600cGy, duas vezes por semana. O cálculo de dose é feito no ponto A, usando-se sonda uterina e colpostatos vaginais. Se o comprometimento vaginal por carcinoma in situ for maior do que a área habitualmente coberta pela irradiação com colpostatos, o emprego de cilindros é recomendado. Cabe destacar, mais uma vez, que o emprego de radioterapia nessa situação é excepcional.

Carcinoma invasivo

Estágios Ib e IIa

Podem ser tratados por cirurgia ou radioterapia com alto grau de sucesso e resultados similares. Cirurgia é preferível na paciente jovem pela possibilidade de preservação dos ovários e manutenção da função hormonal.

Radioterapia pós-operatória está indicada na presença de lesões com mais de 4 cm de diâmetro, histologia graus 2 e 3, invasão estromal profunda, infiltração linfovascular, linfonodos comprometidos e margens cirúrgicas exíguas. Recomenda-se a irradiação pélvica com megavoltagem na dose de 4500cGy em 25 frações diárias de 180cGy, seguida de braquiterapia.

A braquiterapia de alta taxa de dose do fundo vaginal é realizada sistematicamente com a utilização de ovóides, durante o curso de radioterapia externa. Quatro inserções de 600cGy calculados na superfície dos ovóides (mucosa vaginal), com intervalos semanais, são recomendadas. No dia da braquiterapia não se realiza a aplicação de teleterapia.

Quando a indicação de radioterapia pós-operatória se fizer em razão do grau histológico, do volume tumoral ou por infiltração estromal e apenas um destes fatores de risco for identificado, a radioterapia pélvica é dispensável. Utiliza-se a braquiterapia vaginal com cinco inserções de 600cGy, duas vezes por semana, calculadas a 5 mm do aplicador.

A radioterapia exclusiva dos estágios iniciais emprega a irradiação da pelve com 4500cGy em cinco semanas, associada a braquiterapia com sonda e colpostatos. A prescrição da dose de braquiterapia é feita nos clássicos pontos A e B de Manchester. Quatro inserções semanais de 600cGy são utilizadas, em concomitância à irradiação pélvica. As doses no reto e na bexiga não devem exceder 70% da dose liberada no ponto A. Doses acima desse valor são acompanhadas de aumento no índice de complicações.

Estágio IIb

Embora a radioterapia se constitua no tratamento padrão para esse estágio, no Hospital A. C. Camargo emprega-se em casos selecionados a radioterapia pré-operatória.

A cirurgia é desejável nas lesões com morfologia em barril (*barrel-shaped*), nos casos com resposta pobre à radioterapia externa, na impossibilidade de realização de braquiterapia ou quando os aplicadores apresentarem geometria inadequada para boa distribuição de dose.

A radioterapia pélvica é realizada na dose de 4500cGy em 25 frações. A braquiterapia utiliza sonda intrauterina e colpostatos do tipo Fletcher com duas inserções de 600cGy no ponto A com intervalos semanais. A cirurgia (histerectomia total + salpingooforectomia bilateral – classe II de Piver) é realizada cerca de quatro a seis semanas após o término da radioterapia. Nos tratamentos exclusivos, são realizadas quatro inserções de 600cGy no ponto A com intervalos semanais e a complementação de dose no paramétrio comprometido (ponto B) se faz com 900cGy de irradiação externa.

Estágio IIIa e IIIb

Tumores do estágio III constituem enfermidade avançada e não são passíveis de cirurgia. São tratados por radioterapia exclusiva com resultados pobres. O tratamento utiliza a radioterapia pélvica de megavoltagem na dose de 4500cGy em 25 frações seguida de braquiterapia.

Toda a extensão vaginal deve ser incluída na braquiterapia do estágio IIIa, pela utilização de cilindros vaginais. Quatro inserções de 600cGy no ponto A, com intervalos semanais, são recomendadas. A seleção das paradas da fonte radiotiva deve permitir que as doses liberadas no ponto A e no $\frac{1}{3}$ superior da vagina a 5 mm de profundidade sejam iguais. Não se complementa dose no paramétrio.

No estágio IIIb, a braquiterapia é realizada com sonda e colpostatos por meio de cinco inserções de 600cGy (ponto A) com intervalos semanais. Alguns autores preconizam doses maiores, utilizando 750cGy/inserção, em quatro inserções. A complementação de dose nos paramétrios é feita com 900cGy de radioterapia externa.

Os resultados do tratamento radioterápico exclusivo no estágio III em geral são insatisfatórios, com taxas de 40% de controle local e sobrevida. Outras modalidades de tratamento podem ser empregadas na tentativa de melhorar essa realidade e incluem o uso de quimioterapia, alterações do fracionamento e a braquiterapia intersticial dos paramétrios. Os resultados reportados ainda são controversos e não permitem incluir e recomendar nenhuma dessas opções na rotina assistencial.

Estágio IV

É tratado por radioterapia exclusiva. A cirurgia pode ser empregada em casos selecionados, mas consiste na exenteração pélvica.

Utiliza-se a radioterapia externa da pelve na dose de 5040cGy em 28 frações. Em função da redução tumoral, o volume residual é tratado com campo adicional de radioterapia externa, utilizando técnica rotatória até a dose de 7000cGy. Em casos que permitam a utilização de braquiterapia, esta é preferível à irradiação rotatória, devendo ser realizada nos mesmos moldes descritos para o estágio III.

Radioterapia paraaórtica

O comprometimento de linfonodos paraaórticos aumenta com a progressão da doença pélvica. Na presença de doença paraaórtica, os campos de radioterapia devem ser estendidos para a sua inclusão no volume de irradiação.

Dose de 4500cGy em 25 frações é recomendada a toda a cadeia, reservando-se dose adicional de 1000cGy à área comprometida ou demarcada pelo cirurgião. A ressecção de linfonodos volumosos facilita o controle da doença linfonodal por radioterapia e tem influência na sobrevida.

Carcinoma do endométrio

A importância da radioterapia na abordagem terapêutica do carcinoma do endométrio é há muito reconhecida. É mais freqüentemente utilizada no pós-operatório da paciente de risco, mas também pode ser empregada no pré-operatório e como modalidade exclusiva na paciente sem condições clínicas para a abordagem cirúrgica ou com enfermidade em estágio avançado. Também constitui opção útil como procedimento paliativo na doença metastática e no resgate de recidivas vaginais e pélvicas.

Radioterapia pós-operatória

A partir da aceitação do estadiamento cirúrgico da Federação Internacional de Ginecologia e Obstetrícia (FIGO), radioterapia pós-operatória tornou-se a opção preferencial, pois leva em conta os fatores de risco para recidiva.

Pacientes com tumores bem diferenciados (grau 1) e invasão do miométrio superficial são consideradas de baixo risco e não requerem radioterapia complementar.

Pacientes com tumores grau 2 e invasão miometrial superficial beneficiam-se com braquiterapia do fundo vaginal. Braquiterapia de alta taxa de dose é realizada por meio de ovóides, com cinco inserções de 600cGy calculadas a 5 mm da superfície do aplicador, duas vezes por semana. O emprego de radioterapia pélvica e braquiterapia está indicado a partir do estágio Ic (envolvimento de mais da metade do miométrio), nos tumores grau 3 ou de histologia desfavorável (carcinoma de células claras), na invasão do colo (estágios IIa e IIb) e no estágio III. A invasão do espaço linfovascular também é indicativa de radioterapia pélvica.

A irradiação da pelve utiliza megavoltagem, com arranjo de quatro campos na dose de 4500cGy em 25 sessões. Os campos de irradiação têm o mesmo desenho dos descritos para o colo uterino. Na presença de metástases linfonodais ou reconhecida área de risco, dose adicional de 1000cGy de radioterapia externa deve ser liberada à área envolvida em campos localizados.

Braquiterapia do fundo vaginal é feita com ovóides por meio de quatro inserções de 600cGy calculadas na superfície do aplicador com intervalos semanais. Cilindros também podem ser utilizados, porém em nossa experiência os resultados são equivalentes. O emprego de cilindros só está justificado no estágio IIIb operado.

Da mesma forma, o comprometimento metastático da cadeia lomboaórtica obriga à irradiação dessa área com dose de 4500cGy seguida de complemento localizado de 500cGy a 1000cGy.

Radioterapia pré-operatória

Este procedimento vem perdendo espaço no tratamento do carcinoma do endométrio, pois impede o estadiamento cirúrgico e a determinação dos fatores de risco pelas alterações celulares induzidas pela radiação. Vários autores, entretanto, ainda preferem o seu uso.

Embora não existam estudos randomizados, os resultados de sobrevida global e sobrevida livre de doença parecem não mostrar diferenças significativas entre a radioterapia pós-operatória e pré-operatória Pode ser considerada nos casos de úteros grandes, friáveis, nos quais a irradiação prévia poderia facilitar o ato cirúrgico pela redução do volume uterino.

Sarcomas uterinos

Os sarcomas do útero são tratados por cirurgia. Os resultados do tratamento com radioterapia exclusiva são pobres. O emprego da radioterapia adjuvante no pós-operatório é controverso, porém a irradiação da pelve com megavoltagem na dose de 5040cGy, em frações de 180cGy, reduz o índice da recidiva local na paciente operada.

Também é discutido o valor da braquiterapia vaginal complementar, porém deve ser realizada nos mesmos moldes descritos anteriormente para o carcinoma de endométrio. O fundo vaginal é tratado com braquiterapia de alta taxa de dose em quatro inserções de 600cGy na superfície do aplicador, com intervalos semanais.

A associação com agentes citotóxicos de efeito radiossinérgico, como o 5 fluorouracil e a doxorrubicina, ainda requer maiores estudos para que tenha sua eficácia comprovada.

Carcinoma da vagina

A radioterapia deve ser o tratamento preferencial para a maioria dos carcinomas da vagina, embora alguns autores advoguem a abordagem cirúrgica. A cirurgia é útil apenas nas lesões *in situ* e neoplasias invasivas pequenas, notadamente as localizadas no ⅓ superior da vagina. Em função do excelente controle tumoral e dos bons resultados funcionais obtidos com técnicas adequadas de radioterapia, o tratamento cirúrgico deve ser desencorajado. A radioterapia do carcinoma vaginal é similar à usada para o carcinoma do colo e utiliza a associação de radioterapia externa e braquiterapia, mesmo nas lesões do estágio I. Os campos de megavoltagem devem envolver toda a vagina e os linfonodos pélvicos até a porção superior da cadeia ilíaca comum (L4/L5). Nos tumores do ⅓ inferior, os linfonodos inguinais devem ser eletivamente tratados, o que obriga a uma modificação do campo anterior de irradiação.

Dose de 4500cGy deve ser liberada em campos opostos. Se necessário, campos reduzidos são usados para liberar dose adicional aos linfonodos inguinais.

Os implantes intersticiais com fios de irídio 192, usando *templates* perineais, constituem a modalidade preferencial de braquiterapia para o carcinoma invasivo da vagina. Nesse caso, o aplicador é suturado na região perineal para que sejam passadas agulhas-guias através de seus orifícios, de forma a englobar toda a lesão e os tecidos perivaginais. Utiliza-se para esse procedimento o templante de Syed-Neblet. O estudo tomográfico prévio permite a seleção do número de agulhas e a definição do seu grau de penetração na pelve. Uma vez inseridas, nova tomografia de controle e radiografia de simulação são realizadas para a determinação da isodose de tratamento por meio de cálculo computadorizado. Implantes intersticiais de alta taxa de dose utilizam seis inserções de 300cGy duas vezes ao dia nos tratamentos combinados, e oito inserções de 400cGy duas vezes ao dia na braquiterapia exclusiva. O cálculo segue a técnica de Paris com prescrição da dose na curva de 85% (dose basal).

A braquiterapia com cilindros vaginais só está indicada se a espessura da lesão vaginal for menor do que 5 mm. Nesse caso, procede-se à braquiterapia, ativando-se o segmento correspondente à lesão com margens proximal e distal de 2 cm. A dose é prescrita a 5 mm da superfície do aplicador, sendo recomendadas quatro inserções de 600cGy com intervalos semanais, em concomitância à irradiação pélvica.

Carcinoma da vulva

O emprego da radioterapia nos carcinomas de vulva tem historicamente se restringido aos tratamentos com intenção paliativa e nas pacientes sem condições clínicas para a abordagem cirúrgica. Essa situação hoje em dia é objeto de reavaliação.

O tratamento cirúrgico é o preferencial para lesões em estágio inicial, mas o emprego da braquiterapia pode constituir alternativa útil nos casos em que as condições clínicas tornam o procedimento cirúrgico de risco. Implantes intersticiais usando-se *templates* perineais são empregados nessa situação.

Na paciente submetida a vulvectomia em que o exame anatomopatológico revelar invasão estromal maior que 8 mm ou permeação linfovascular, a radioterapia do leito operatório reduz o índice de recidiva.

A irradiação profilática das cadeias inguinais pós-vulvectomia não está indicada. Estudo conduzido pelo GOG (Gynecology Oncology Group) comparou radioterapia eletiva com 5000cGy em 25 frações *versus* linfonodectomia inguinal para linfonodos N0/N1, encerrando o estudo prematuramente, pois a monitorização do protocolo revelou número excessivo de recaídas inguinais no grupo irradiado. Ficou demonstrado que a irradiação das cadeias inguinais tem resultado significativamente inferior à linfonodectomia em pacientes N0/N1.

A radioterapia pós-operatória das cadeias linfáticas está indicada nos casos em que o estudo histopatológico revelar comprometimento linfonodal. A dose a ser administrada é de 4500cGy em 25 frações de 180cGy, seguida de complemento de 500 a 1000cGy em campo localizado à área de linfonodos positivos ou demarcada pelo cirurgião.

Relatos recentes demonstram grande interesse na associação radioquimioterápica no tratamento da enfermidade localmente avançada. Estudos utilizando o fluorouracil, a cisplatina e o taxol de forma neoadjuvante ou concomitante à irradiação apresentam elevadas taxas de resposta local, permitindo a realização de cirurgias radicais em casos selecionados. Dados de literatura suportam o uso combinado de esquemas radioquimioterápicos como opção a ser mais bem estudada no tratamento do carcinoma vulvar avançado. Tumores irressecáveis são tratados com radioterapia pré-operatória na dose de 4500cGy associada a quimioterapia com cisplatina e taxol.

Carcinoma do ovário

Este tipo de câncer tem um padrão único de disseminação se comparado aos outros tumores sólidos. A experiência clínica demonstra que a disseminação peritoneal é a rota mais comum e em 85% das pacientes a neoplasia está confinada à cavidade abdominal. Então, para a radiação ser de benefício, técnicas que englobam toda a cavidade abdominal e não apenas a pelve ou o abdome inferior devem ser utilizadas.

Alguns estudos demonstram o valor da radioterapia abdominopélvica em carcinoma do ovário quando o resíduo tumoral após a cirurgia é microscópico ou menor do que 2 cm. Radioterapia não é adequada para pacientes com doença macroscópica no abdome (resíduo > 2 cm), sendo essas pacientes mais bem abordadas com quimioterapia.

Todo o conteúdo abdominal é incluído em um único campo de irradiação que se estende das cúpulas diafragmáticas ao assoalho pélvico.

A dose ao abdômen superior é da ordem de 2280cGy em frações diárias de 120cGy. Campo adicional deve ser utilizado para totalizar a dose na pelve até 4500cGy, em frações de 180cGy. Proteção ao fígado não deve ser utilizada, assegurando dose adequada ao hemidiafragma direito. Blocos de proteção devem ser utilizados para limitar a dose de 1800cGy aos rins.

Apesar da irradiação abdominal ser factível após quimioterapia com morbidades aguda e tardia aceitáveis, seu papel como terapia de consolidação após cirurgia de *second-look* é incerto. Se múltiplas explorações abdominais prévias foram realizadas, as complicações são aumentadas, particularmente quando doses mais altas são usadas (dose na pelve > 45Gy ou dose abdominal > 22,5Gy). Na paciente com tumor residual após quimioterapia, o emprego de radioterapia de resgate não é alternativa válida. Tumor persistente após terapia com cisplatina é radiorresistente.

A instilação intraperitoneal de colóides radioativos também tem sido usada no tratamento do carcinoma do ovário, mas não é utilizada em nosso meio. Resultados preliminares encorajam o seu uso após quimioterapia e cirurgia de *second-look* negativa com 75% de sobrevida em cinco anos e índices de complicações intestinais de grau 3 ou 4 da ordem de 11%. O emprego do fósforo-32 no pós-operatório imediato resultou em significante redução no índice de complicações. Até a conclusão dos estudos em curso, a terapêutica intraperitoneal com fósforo-32 deve ser considerada investigacional.

No Hospital A. C. Camargo e IBCC, o tratamento adjuvante do carcinoma do ovário não inclui rotineiramente radioterapia.

Radioterapia paliativa

Persistência ou recidivas de carcinoma de ovário após quimioterapia com regimes contendo cisplatina são incuráveis com terapias de segunda linha. O tratamento local com radioterapia é alternativa razoável para a paliação sintomática.

O emprego de radioterapia externa de megavoltagem em campos localizados na dose de 4000cGy em 20 frações oferece excelentes resultados na remissão sintomática de massas residuais ou recidivas, após quimioterapia. Embora não exerça influência na sobrevida, atua para a melhora da qualidade de vida.

Radioterapia nos tumores germinativos

A evolução do tratamento dos tumores de células germinativas tem constituído uma história de sucesso na oncologia. A sistematização da classificação histopatológica, a incorporação dos marcadores tumorais na prática clínica e o desenvolvimento de quimioterapia tornaram possíveis taxas de cura superiores a 95%.

Embora o disgerminoma seja um tumor extremamente sensível à radiação ionizante, a combinação de agentes quimioterápicos tem substituído a radioterapia como tratamento de escolha.

A evolução da experiência favorável com quimioterapia faz com que hoje a radioterapia seja substituída como tratamento pós-operatório de escolha, sendo reservada apenas como terapia de resgate. Há pouca informação, entretanto, na literatura acerca do seu papel como tratamento de resgate em pacientes com tumor persistente, progressivo ou recorrente após quimioterapia inicial. Embora outros regimes quimioterápicos sejam freqüentemente propostos, a utilidade da radioterapia não deve ser esquecida nessa situação.

A irradiação de áreas de risco na paciente submetida a cirurgia de *second-look* após quimioterapia inicial é prática justificada e requer maior investigação clínica. Experiência pessoal envolvendo pequeno número de pacientes pediátricos demonstra que casos não-irradiados desenvolveram recidivas e má evolução clínica. Dose de 4000cGy é recomendada nessa situação em frações diárias de 150-200cGy em função da extensão dos campos de tratamento. No Hospital A. C. Camargo e IBCC, o emprego de radioterapia se faz nos casos de massas residuais ressecáveis ou não, após cirurgia de *second-look* com persistência de níveis elevados de marcadores.

A seguir, nas Figuras 1, 2, 3 e 4, mostramos a distribuição das neoplasias ginecológicas tratadas no Departamento de Radioterapia do IBCC, entre os anos de 1994 e 2003. Também há a distribuição das complicações radioterápicas no tratamento do câncer do colo do útero, principal topografia registrada naquele instituto. Há ênfase na melhora do tratamento em geral, mais verificado com a introdução da braquiterapia de alta taxa de dose – HDR, na última década.

Figura 1 – Distribuição das neoplasias ginecológicas tratadas no Departamento de Radioterapia do IBCC.

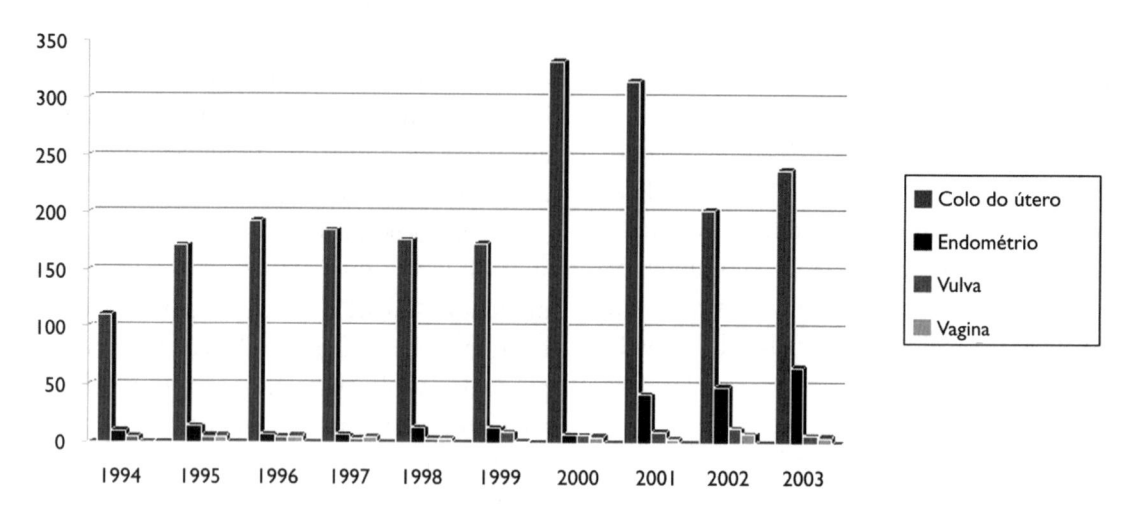

- Colo do útero
- Endométrio
- Vulva
- Vagina

Fonte: Departamento de Radioterapia – IBCC

Figura 2 – Tumores do colo do útero – Grau de complicações.

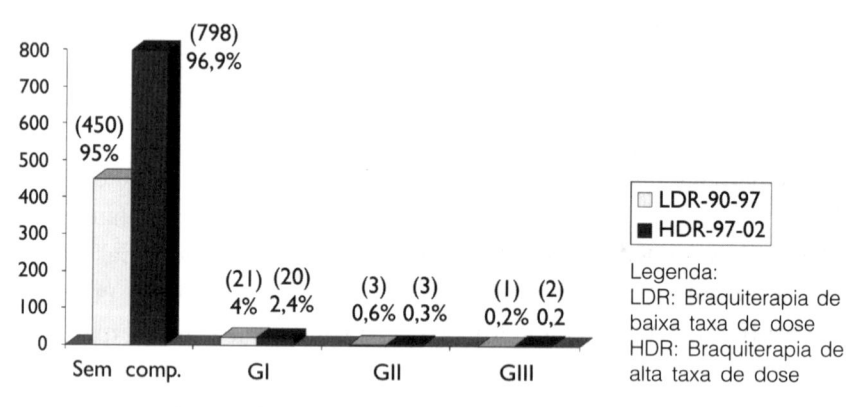

- LDR-90-97
- HDR-97-02

Legenda:
LDR: Braquiterapia de baixa taxa de dose
HDR: Braquiterapia de alta taxa de dose

Sem comp.: (450) 95% / (798) 96,9%
GI: (21) 4% / (20) 2,4%
GII: (3) 0,6% / (3) 0,3%
GIII: (1) 0,2% / (2) 0,2

Fonte: Departamento de Radioterapia – IBCC

Figura 3 – Tumores do colo do útero/complicações – LDR.

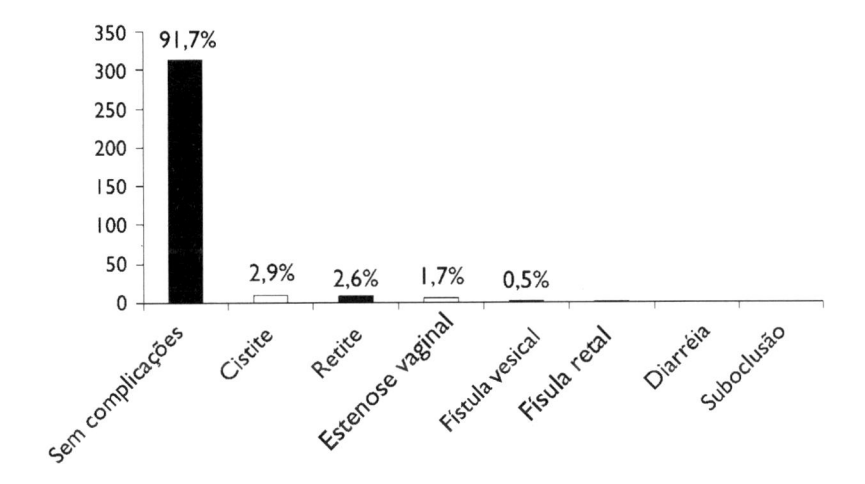

	Sem complicações	Cistite	Retite	Estenose vaginal	Fístula vesical	Fístula retal	Diarréia	Suboclusão
%	91,7%	2,9%	2,6%	1,7%	0,5%			

Fonte: Departamento de Radioterapia – IBCC

Figura 4 – Tumores do colo do útero/complicações – HDR.

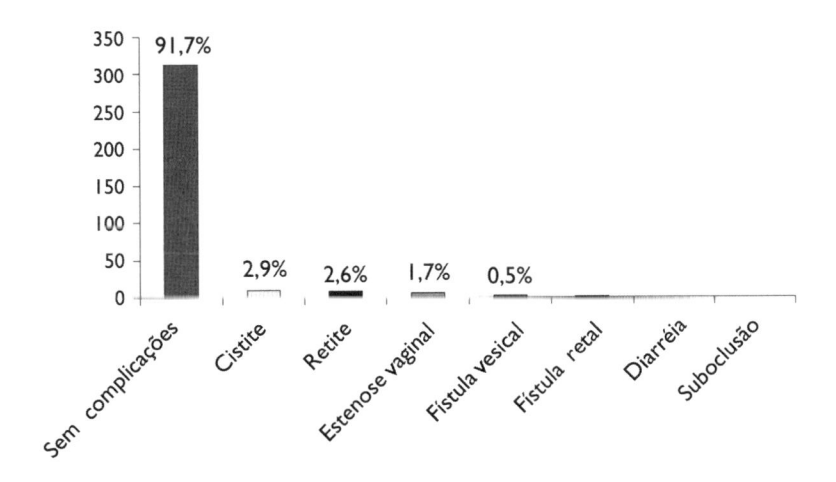

	Sem complicações	Cistite	Retite	Estenose vaginal	Fístula vesical	Fístula retal	Diarréia	Suboclusão
%	91,7%	2,9%	2,6%	1,7%	0,5%			

Fonte: Departamento de Radioterapia – IBCC

Leitura recomendada

DELGADO G., BUNDY B., ZAINO R., SEVIN B.U., CREASMAN W.T., MAJOR F. "Pros-pective surgical-pathological study of disease-free interval in patients with stage IB squamous cell carcinoma of the cervix: a Gynecologic Oncology Group study". *Gynecol Oncol* 1990; 38:352-357.

DEMBO A.J. "Abdominopelvic radiotherapy in ovarian cancer: a 10-year experience". *Cancer* 1985; 55(9 Suppl):2285-2290.

DEMBO A.J., BALOGH J.M. "Advances in radiotherapy in the gynecologic malignancies". *Semin Surg Oncol* 1990; 6:323-327.

DELMORE J.E., WHARTON J.T., HAMBERGER A.D., et al. "Preoperative radiotherapy for early endometrial carcinoma". *Gynecol Oncol* 1987; 28:34-40.

FYLES A.W., et al. "Analysis of complications in patients treated with abdomino-pelvic radiation therapy for ovarian carcinoma". *Int J Radiat Oncol Biol Phys* 1992; 22: 847-851.

GOLDBERG N., PESCHEL R.E. "Postoperative abdominopelvic radiation therapy for ovarian cancer". *Int J Radiat Oncol Biol Phys* 1988; 14:425-429.

HAIE C., et al. "Is prophylactic para-aortic irradiation worthwhile in the treatment of advanced cervical carcinoma? Results of a controlled clinical trial of the EORTC radiotherapy group". *Radiother Oncol* 1988; 11:101-12.

HOMESLEY H.D., BUNDY B.N., SEDLIS A., ADCOCK L. "Radiation therapy versus pelvic node resection for carcinoma of the vulva with positive groin nodes". *Obstet Gynecol* 1986; 68:733-740.

KEYS H. "Gynecologic Oncology Group randomized trials of combined technique therapy for vulvar cancer". *Cancer* 1993; 71(4 Suppl):1691-696.

KOH W.J., et al. "Combined radiotherapy and chemotherapy in the management of local regionally advanced vulvar cancer". *Int J Radiat Oncol Biol Phys* 1993; 26:809-816.

MORTON G., THOMAS G.M. "Role of radiotherapy in the treatment of cancer of the ovary. *Semin Surg Oncol* 1994; 10:305-312.

NOVAES PERS. "Radioterapia no cancer de ovário". In: Abrão FS, Abrão MS, editores. *Câncer do ovário*. São Paulo: Roca; 1997; p. 117-123.

NOVAES PERS. "Radioterapia". In: Coelho FRG, editor. *Curso básico de oncologia do Hospital A.C. Camargo*. Rio de Janeiro: Medsi, 1996; pp. 111-115.

PEREZ C.A., ARNESON A.N., DEHNER L.P., GALAKATOS A. "Radiation therapy in carcinoma of the vagina". *Obstet Gynecol* 1974; 44:862-872.

PEREZ C.A., CAMEL H.M., KAO M.S., HEDERMAN M.A. "Randomized study of preoperative radiation and surgery or irradiation alone in the treatment of stage IB and IIA carcinoma of the uterine cervix: final report". *Gynecol Oncol* 1987; 27: 129-140.

REDDY S., LEE M.S., YORDAN E., GRAHAM J., SARIN P., HENDRICKSON F.R. "Salvage whole abdomen radiation thera-py: its role in ovarian cancer". *Int J Radiat Oncol Biol Phys* 1993; 27: 879-84.

ROTMAN M., et al. "Prophylactic extendedfield irradiation of paraaortic lymph nodes in stages IIB and bulky IB and IIA cervical carcinomas: ten-year treatment results of RTOG 79-203. *JAMA* 1995; 274:387-393.

UNDERWOOD P.B., TAYLOR P.T. "Endometrial carcinoma: the role of irradiation". *Clin Obstet Gynaecol* 1986; 13:767-787.

WILLIAMS S.D., BLESSING J.A., HATCH K.D., HOMESLEY H.D. "Chemotherapy of advanced dysgerminoma: trials of the Gynecologic Oncology Group". *J Clin Oncol* 1991; 9:1950-195.

14 Quimioterapia em tumores ginecológicos

Câncer epitelial do ovário

Andréa Paiva Gadêlha Guimarães
Tatiane Cardoso Motta
Celso Abdon Lopes de Mello

O câncer do ovário corresponde à segunda causa de neoplasia do trato genital feminino nos EUA, e para 2004 a expectativa americana é de 25.580 casos novos com 16.090 óbitos. Aproximadamente 75% das pacientes com carcinoma ovariano são diagnosticadas em estádios avançados, já com doença disseminada intraabdominal (FIGO III). Nesta situação, a cirurgia citorredutora ou *debulking* seguida de quimioterapia é o tratamento padrão.

A cirurgia tem papel fundamental no tratamento do câncer ovariano avançado e a citorredução tumoral máxima é seu objetivo. Apesar de não haver consenso sobre o montante de doença residual, a maioria dos centros consideram como cirurgia citorredutora ótima aquela na qual a massa tumoral residual é menor que 2 cm, mas outros consideram como menor que 1 cm. O fato é que quanto mais eficaz for o tratamento cirúrgico, melhor deverá ser o efeito quimioterápico sobre o tumor residual. Assim, um baixo volume tumoral residual é considerado fator prognóstico favorável. Outros importantes fatores prognósticos são pacientes jovens, tumor de baixo grau e resposta tumoral rápida ao tratamento, volume tumoral inicial e o envolvimento de linfonodos paraaórticos.

Atualmente a recomendação para tratamento inicial mais aceita é a combinação de Paclitaxel/platina (geralmente, carboplatina com AUC entre 5 e 7 e paclitaxel 175 mg/m^2) podendo ser utilizado também docetaxel 75 mg/m^2 associado a derivado de platina como terapia primária ou adjuvante para pacientes com estádios patológicos Ia e Ib grau 3, Ic e II a IV de câncer de ovário.

Os quimioterápicos mais ativos, conhecidos até o momento para tratamento dos tumores de ovário de origem epitelial, são os derivados da platina, cuja combinação com outras drogas pode oferecer resposta em 70% a 80% dos casos. Em pacientes submetidos a *debulking* primário de menos de 1 cm, 80% irão atingir uma resposta objetiva completa e aqueles com cirurgia subótima, ou seja, doença residual maior que 1 cm, têm a chance de resposta patológica completa em torno de 20% a 25%.

Já está comprovado no tratamento inicial que a poliquimioterapia é preferível à monoquimioterapia. As drogas mais freqüentemente utilizadas são: cisplatina, ciclofosfamida, carboplatina e taxol.

Quimioterapia na doença limitada

Pacientes com doença limitada (estádio I e II) devem ser classificadas em alto e baixo risco para recorrência baseada em fatores anatomopatológicos.

Baixo risco são pacientes que apresentam todas estas características: grau 1 ou 2, sem doença além da superfície do ovário (doença intracística), sem ascite, citologia peritoneal negativa e sem disseminação extraovariana.

Alto risco são pacientes com alguns destes parâmetros: grau 3, tumor além da superfície ovariana (doença extracística), ascite, citologia peritoneal positiva ou disseminação extraovariana, histologia desfavorável (carcinoma de células claras).

Em pacientes de baixo risco, a cirurgia isolada é o tratamento de escolha (histerectomia abdominal e salpingooforectomia bilateral, e exploração da cavidade abdominal cuidadosa), com taxa de sobrevida de cinco anos de 90%. Em pacientes selecionadas, sem prole definida e com tumores grau 1 e estádios I e II, a salpingooforectomia unilateral pode ser uma opção sem risco elevado de recorrência.

Já pacientes de alto risco com a cirurgia isolada, a taxa de sobrevida em cinco anos é de não mais que 60%; nestes casos o tratamento adjuvante é indicado. Resultados preliminares do estudo do GOG 157 (Gynecologic Oncology Group), que randomizou pacientes em estádios Ia, Ib grau 3, Ic e II completamente ressecado, a receber quimioterapia com carboplatina e paclitaxel por três ou seis ciclos, evidenciaram que a probabilidade estimada de recorrência em cinco anos foi de 27% e 19%, respectivamente. Apesar de nenhuma diferença estatística significativa ter sido notada nestes resultados iniciais na taxa de recorrência, e a maior mielo e neurotoxicidade nas pacientes que receberam seis ciclos, quimioterapia com platina e taxane por três ciclos é considerado o tratamento de escolha para pacientes de alto risco com estádio precoce, conforme a Society of Gynecologic Oncologists. Sugerimos no momento avaliar complementação com 6 ciclos na paciente com doença de maior risco ou submetida a cirurgia não ótima, até que resultados mais claros sejam conhecidos.

Quimioterapia na doença avançada

Como após citorredução cirúrgica 75% das pacientes apresentam doença em estádio avançado (III ou IV) e só 40% destas apresentam doença residual de volume < 2 cm, a quimioterapia apresenta papel de destaque. Entre as drogas mais ativas e mais importantes estão os derivados de platina (cisplatina e carboplatina). Estes dois agentes são terapeuticamente equivalentes nesta patologia, contudo com perfil de toxicidade diferente, sendo a carboplatina mais mielotóxica e com menor neurotoxicidade e nefrotoxicidade que a cisplatina e com aparente vantagem em índice terapêutico.

Os taxanes são o segundo mais importante grupo de drogas: tanto paclitaxel quanto docetaxel são usados em estudos clínicos, sendo o docetaxel mais mielossupressor e o paclitaxel com maior neurotoxicidade periférica, ambos ativos e sem resistência cruzada.

Dentre outros agentes ativos estão: antracíclicos (doxorrubicina e doxorrubicina lipossomal), gencitabina, hexametilamine, topotecan, vinorelbine, etoposide, 5-fluorouracil, metotrexate, mitomicina C, progestágenos, tamoxifeno, interferons, além de alquilantes como melphalan, ciclofosfamida e ifosfamida.

Hoje a associação platina e taxane tem demonstrado maior taxa de resposta, sobrevida global e livre de progressão, sendo considerado o regime de escolha na doença avançada, sendo a carboplatina preferida pelo menor potencial de toxicidade, mais fácil administração e por ser semelhante à cisplatina em taxa de resposta e sobrevida.

Os estudos que levaram a este padrão de conduta foram:
- GOG 111 (Gynecologic Oncology Group) e OV10 (do European Canadian Intergroup Trial): estudos fase III randomizados que evidenciaram benefício na sobrevida livre de progressão e global em pacientes que receberam cisplatina

(75 mg/m^2) e paclitaxel (135 mg/m^2 infusão de 24h) sobre aqueles que receberam cisplatina (75 mg/m^2) e ciclofosfamida (750 mg/m^2).

- ICON 3 (International Collaborative Ovarian Neoplasm 3): comparou carboplatina isolada (AUC 5 ou 6), com carboplatina e paclitaxel e PAC [cisplatina (50 mg/m^2), doxorrubicina (50 mg/m^2) e ciclofosfamida (500 mg/m^2)]. Este estudo, apesar de não ter evidenciado benefício na sobrevida para pacientes tratados com carboplatina (AUC 6) e paclitaxel (175 mg/m^2 3h) e ter considerado que carboplatina isolada e CAP são tão efetivos quanto carboplatina e paclitaxel na primeira linha, é criticável pelo critério de elegibilidade amplo, população heterogênea, não devendo ser considerado como base para descartar o taxane.

O GOG está atualmente conduzindo um estudo fase II comparando a associação de carboplatina e paclitaxel a carboplatina e paclitaxel associada a topotecan, gencitabina ou doxorrubicina lipossomal.

Até estes resultados, a associação platina e taxane continua sendo considerada regime de escolha na doença avançada. Sendo sugerida pela Society of Gynecologic Oncologists o Paclitaxel 175 mg/m^2 em 3 horas associado a carboplatina AUC de 6 a 7,5 repetido a cada três semanas por seis a oito ciclos. Na paciente que não pode receber carboplatina, a cisplatina pode ser administrada na dose de 75 mg/m^2 (1 mg/min) associada a paclitaxel 135 mg/m^2 em infusão de 24h. docetaxel pode substituir o paclitaxel nos casos em que a neuropatia é um limitante. Na doença de grande volume, a taxa de resposta é de 77%, 54% de resposta completa, sobrevida livre de progressão de 18 meses e sobrevida global mediana maior que 36 meses. Sobrevida de longa data deve exceder 20%. Já na doença de menor volume, os resultados são proporcionalmente melhores.

Quimioterapia de consolidação

É controversa. Os estudos do SWOG (Southwest Oncology Group) e do GOG (Gynecologic Oncology Group) compararam 12 e 3 meses de paclitaxel como monoterapia para pacientes com resposta completa, evidenciando benefício em sobrevida livre de progressão nas pacientes randomizadas para paclitaxel 12 meses; porém, dados de sobrevida global foram dificultados por descontinuação do estudo.

Dessa forma, paclitaxel mensal de manutenção pode ser uma opção, mas ainda não é considerado padrão, devendo ser discutido individualmente com cada paciente. Outras drogas também vêm sendo testadas como terapia de manutenção, como topotecan e oregovomab.

Quimioterapia neoadjuvante

É a citorredução primária seguida de regimes de quimioterapia, baseada em platina e atualmente aceita como padrão para tumores epiteliais ovarianos avançados. A citorredução não ideal ou subótima é um dos fatores adversos mais importantes em pacientes com tumor avançado. É uma alternativa para pacientes selecionadas e com alto risco cirúrgico, em que não se consegue uma citorredução adequada.

Quimioterapia para doença recidivada

A recorrência tumoral após a terapia inicial é, sem dúvida, o pior fator prognóstico adverso, com poucas chances de cura e baixa taxa de resposta. Por esta razão, a escolha do esquema de quimioterapia deve ser individualizada para diminuir a incidência de efeitos colaterais que possam diminuir a qualidade de vida e aumentar as chances de resposta.

A resposta à quimioterapia de resgate é dependente da resposta inicial à platina, do intervalo livre de doença (quanto maior o intervalo livre de doença, maior a resposta à terapia de resgate), dos agentes utilizados previamente, existência de toxicidade cumulativa e o *performance status* do paciente.

Sensibilidade à platina

São considerados sensíveis à platina pacientes que recorreram após 12 meses do término da quimioterapia inicial. Pacientes que recorreram entre 6 e 12 meses são intermediários, sendo considerados sensíveis por alguns autores e resistentes por outros. Pacientes sensíveis à platina são candidatos a receber novamente esquemas

Tabela I – Resultados de alguns dos esquemas quimioterápicos mais utilizados em pacientes platino-sensíveis.

Autor	Esquema	Dose	Resposta global
Groulund	Paclitaxel Carboplatina	175 mg/m² 3h/ cada 21 d. AUC 5 / 3 sem.	84%
Rose	Paclitaxel Carboplatina	135 mg/m² 3h/ cada 21 d. AUC 5 a 6 / 3 sem	89%
ICON 4/ AGO-OVAR-2.2	Qt convencional baseada em platina	De acordo esquema utilizado se só carboplatina AUC entre 5 e 6	54%
	Paclitaxel + carboplatina	175 mg/m2 3h / AUC 5 ou 6	66%
Zanotti	Paclitaxel	135-175 mg/m² 3h/ cada 21 d.	53%
McGuire	Topotecan	1,5mg/m2 por 30 min. x 5d. cada 21 d.	33%
Gore	Topotecan	0,4 mg/m2 / dia infusão por 21 d., cada 28 d.	8,6%
Du Bois	Carboplatina Gencitabina	Dose escalonada. (Dose máxima tolerada gen-A 1.000 mg/ m² D1-D8 cada 3 sem. Carbo - AUC 4 D1.)	62%
Gordon	Topotecan x Doxil	1,5 mg/m² x 5d. cada 21 d. 50mg/m² 1h cada 4 sem.	28,8% 28,4%

baseados em platina com taxas de resposta de até 70% com intervalo livre de doença de até 24 meses.

Até a divulgação dos resultados do International Colaborattive Ovarian Neoplasm 4 (ICON 4) e do Arbeitsgemeinschaft Gynaekologische Onkologie (AGO) OVAR-2.2 bem como dos resultados do Grupo Español de Investigación en Cáncer de Ovario, a utilização de monoterapia com carboplatina era o esquema recomendado para a maioria dos pacientes com tumores recidivados sensíveis à platina. Após estes, a associação de carboplatina e paclitaxel tornou-se preferencial, já que demostrou benefícios na sobrevida global e na sobrevida livre de progressão.

Tabela 2 – Resultados de alguns dos esquemas quimioterápicos mais utilizados em pacientes platino-resistentes.

Autor	Esquema	Dose	Resposta global
Zanotti	Paclitaxel	135-175 mg/m^2 3h/ cada 21 d.	33%
Ishikawa	Paclitaxel	175 mg/m^2 3h/ cada 21 d.	35%
Kaern	Paclitaxel	80 mg/m^2 semanal	47%
Rodriguez	Topotecan	1mg/m^2 x 5d. cada 21 d.	22%
Clark-Person	Topotecan	2,3 mg/m^2 x 5d. cada 21 d.	21,6%
Gordon	Topotecan x Doxil	1,5 mg/m^2 x 5d. cada 21 d.	6,5%
		50mg/m^2 1h cada 4 sem	12,3%
Muggia	Doxil	50mg/m^2 cada 3 sem. (redução de toxicidade G 3/4)	25,7%
Campos	Doxil	40mg/m^2 cada 28 d.	38%
Rose	Doxil	40mg/m^2 cada 4 sem ou	13,3%
		50mg/m^2 cada 4 sem	7,7%
Serensen	Vinorelbine	30 mg/m^2 D1 e D8 cada 3 sem	21%
Sugiyama	Irinotecan	100 mg/m2 semanal	29,1%
	Irinotecan +	150 mg/m2 cada 2 sem	16%
	Cisplatina	50 a 60 mg/m2 D1, 5 e 15 50 a 60 mg/m2 D11	40%
Ray-Coquard	Epirrubicina Paclitaxel	75mg/m^2/dia cada 3 sem 175mg/m^2 3h.	44%

Quimioterapia em pacientes com neoplasia de ovário recidivada resistentes à platina

Os pacientes considerados platino-resistentes são aqueles que apresentam recorrência tumoral entre três e seis meses após o término do tratamento primário e os platino-refratários são aqueles que progridem na vigência do tratamento ou recidivam em menos de três meses do término do tratamento inicial. Esses pacientes são reconhecidamente aqueles que apresentam pior prognóstico e piores taxas de resposta.

Quimioterapia em alta dose

Múltiplos estudos têm investigado os efeitos da quimioterapia de alta dose com transplante autólogo de medula óssea ou células progenitoras do sangue periférico em pacientes com câncer de ovário recorrente; entretanto, esta modalidade é considerada experimental e só deve ser realizada em protocolos de pesquisas. Dois dos maiores estudos avaliando esta modalidade apenas servem de suporte para o seu uso em pacientes sensíveis a platina, demonstrando sobrevida em cinco anos de 40%.

Quimioterapia intraperitoneal

As potenciais candidatas a este tratamento são apenas as pacientes dotadas de pequeno volume tumoral (doença microscópica ou nódulos de diâmetro igual ou inferior a 0,5 cm). Apesar da vasta experiência em estudos de fase II com quimioterapia baseada em platina intraperitoneal em câncer de ovário e dos bons resultados apresentados por alguns autores, ainda não está claro se estes resultados são devidos ao tratamento ou à história natural da doença em um grupo com características favoráveis.

Há dois grandes estudos, sendo um GOG 104 em pacientes com estádio III (cirurgia ótima) randomizadas a receber ciclofosfamida e cisplatina intravenosa ou a ciclofosfamida intravenosa e cisplatina intraperitoneal. O braço da platina intraperitoneal evidenciou maior resposta patológica completa (25% *versus* 20%) e maior sobrevida mediana (49% *versus* 41%). O outro estudo GOG 172 também analisou pacientes com estádio III pós-cirurgia ótima randomizadas, a receber paclitaxel intravenoso seguida por paclitaxel e cisplatina intraperitoneal ou a paclitaxel e cisplatina intravenosa. O braço da quimio-terapia intraperitoneal apresentou menor risco de recidiva, porém maior toxicidade hematológica, gastrointestinal, renal, neurológica, infecciosa, metabólica e dor. Dessa forma, quando proposta, a quimioterapia intraperitoneal deve ser discutida com a paciente, avaliando benefício e toxicidade.

Leitura recomendada

ALBERTS D.S., LIU P.Y., HANNIGAN E.V., et al. "Intraperitoneal cisplatin plus intravenous cyclophosphamide versus intravenous cisplatin plus intravenous cyclophos-phamide for stage III ovarian cancer". *N Engl J Med*. 1996 Dec 26; 335(26):1950-1955.

ANSQUER Y., LEBLANC E., CLOUGH K., et al. "Neoadjuvant chemotherapy for unresectable ovarian carcinoma: a French multicenter study". Cancer. 2001 Jun 15;91(12):2329-2334.

ARMSTRONG D.K. "Relapsed ovarian cancer: challenges and management strategies for a chronic disease". *Oncologist*. 2002; 7 Suppl 5:20-28.

ARMSTRONG D.K., BUNDY B.N., BAERGEN R., et al. "Randomized phase III study of intravenous paclitaxel and cisplatin versus intravenous paclitaxel, intraperitoneal cisplatin and intraperitoneal paclitaxel in optimal stage II epithelial ovarian cancer: *a Gynecologic Oncology Group trial* (GOG 172) (abstract)". Proc ASCO 2002, 21: 201a (803).

BEREK J.S., TAYLOR P.T., GORDON A., CUNNINGHAM M.J., FINKLER N., ORR J. JR., RIVKIN S., SCHULTES B.C., WHITESIDE T.L., NICODEMUS C.F. "Randomized, placebo-controlled study of oregovomab for consolidation of clinical remission in patients with advanced ovarian cancer". *J Clin Oncol.* 2004 Sep 1; 22 (17):3507-3516.

BRISTOW R.E., MONTZ F.J., LAGASSE L.D., LEUCHTER R.S., KARLAN B.Y. "Survival impact of surgical cytoreduction in stage IV epithelial ovarian cancer". *Gynecol Oncol.* 1999 Mar; 72 (3): 278-287.

CAMPOS S.M., PENSON R.T., MAYS A.R., et al. "The clinical utility of liposomal doxorubicin in recurrent ovarian cancer". *Gynecol Oncol.* 2001 May; 81(2):206-212.

CANNISTRA S.A. "Is there a "best" choice of secondline agent in the treatment of recurrent, potentially platinum-sensitive ovarian cancer?" *J Clin Oncol.* 2002 Mar 1; 20(5):1158-1160.

CANNISTRA S.A., BAST R.C. JR., BEREK J.S., et al. "Progress in the management of gynecologic cancer: consensus summary statement". *J Clin Oncol.* 2003 May 15; 21(10 Suppl):129-132.

CLARKE-PEARSON D.L., VAN LE L., IVESON T., et al. "Oral topotecan as single-agent second line chemotherapy in patients with advanced ovarian cancer". *J Clin Oncol.* 2001 Oct 1; 19 (19):3967-3975.

DE PLACIDO S., SCAMBIA G., DI VAGNO G., NAGLIERI E., LOMBARDI A.V., BIAMONTE R., MARINACCIO M., CARTENI G., MANZIONE L., FEBBRARO A., DE MATTEIS A., GASPARINI G.,VALERIO M.R., DANESE S., PERRONE F., LAURIA R., DE LAURENTIIS M., GREGGI S., GALLO C., PIGNATA S. "Topotecan compared with no therapy after response to surgery and carboplatin/paclitaxel in patients with ovarian cancer: Multicenter Italian Trials in Ovarian Cancer (MITO-1) randomized study". J Clin Oncol. 2004 Jul 1; 22(13):2635-2642.

DU BOIS A., LUCK H.J., PFISTERER J., et al. "Second-line carboplatin and gemcitabine in platinum sensitive ovarian cancer – a dose-finding study by the Arbeits-gemeinschaft Gynakologische Onkologie (AGO) Ovarian Cancer Study Group". *Ann Oncol.* 2001 Aug; 12(8):1115-1120.

EISENKOP S.M., SPIRTOS N.M., FRIEDMAN R.L., LIN W.M., PISANI A.L., PERTICUCCI S. "Relative influences of tumor volume before surgery and the cytoreductive outcome on survival for patients with advanced ovarian cancer: a prospective study". *Gynecol Oncol* 2003 (article in press).

GONZALEZ MARTIN A.A., CALRO E., BOVER I., et al. "Randomized phase II study of carboplatin versus paclitaxel-carboplatin in platinum-sensitive recurrent advanced ovarian carcinoma with assessment of quality of life: a GEICO study (Spanish Group for Investigation on Ovarian Carcinoma)". Proc ASCO 2003; 22 (abstr 1812).

GORDON A.N., FLEAGLE J.T., GUTHRIE D., PARKIN D.E., GORE M.E., LACAVE A.J. "Recurrent epithelial ovarian carcinoma: a randomized phase III study of pegylated liposomal doxorubicin versus topotecan". *J Clin Oncol.* 2001 Jul 15; 19(14):3312-3322.

GORE M.E., FRYATT I., WILTSHAW E., DAWSON T. "Treatment of relapsed carcinoma of the ovary with cisplatin or carboplatin following initial treatment with these compounds". *Gynecol Oncol.* 1990 Feb;36(2):207-11.

GORE M., RUSTIN G., SCHULLER J., LANE S.R., HEARN S., BECKMAN R.A., ROSS G. "Topotecan given as a 21-day infusion in the treatment of advanced ovarian cancer". Br J Cancer 2001 Apr 20;84(8):1043-1046.

GRONLUND B., HOGDALL C., HANSEN H.H., ENGELHOLM S.A. "Results of reinduction therapy with paclitaxel and carboplatin in recurrent epithelial ovarian cancer". Gynecol Oncol. 2001 Oct; 83(1):128-134.

ISHIKAWA H., NAKANISHI T., NAWA A., SUZUKI Y., KUZUYA K. "3-hour infusion of single-agent paclitaxel for recurrent ovarian cancer. Int J Clin Oncol. 2001 Jun; 6(3):128-131".

HOSKINS W.J., BUNDY B.N., THIGPEN J.T., OMURA G.A. "The influence of cytoreductive surgery on recurrence-free interval and survival in small-volume stage III epithelial ovarian cancer: a Gynecologic Oncology Group study". Gynecol Oncol. 1992 Nov; 47 (2):159-166.

International Collaborative Ovarian Neoplasm Group. "Paclitaxel plus carboplatin versus standard chemotherapy with either single-agent carboplatin or cyclophosphamide, doxorubicin, and cisplatin in women with ovarian cancer: the ICON3 randomised trial". Lancet. 2002 Aug 17; 360(9332):505-15. Erratum in: Lancet. 2003 Feb 22; 361 (9358):706.

JEMAL, A. ET AL. "Cancer Statistics", 2004. CA Cancer J Clin 2004, 54, N1: 8-29.

KAERN J., TROPE C.G., BAEKELANDT M., et al. "Phase II trial of weekly single agent pacli-taxel in platinum and paclitaxel refratory ovarian cancer (abstract)". Proc ASCO 2001, 20:203a.

KAYE S.B. "Chemotherapy for recurrent ovarian cancer". Lancet. 2003 Jun 21; 361(9375): 2094-5.

KECMANOVIC D.M., PAVLOV M.J., KOVA-CEVIC P.A., CERANIC M.S., STAMEN-KOVIC A.B. "Cytoreductive surgery for ovarian cancer". Eur J Surg Oncol. 2003 May; 29(4):315-320.

LEDERMANN J.A., HERD R., MARANINCHI D., et al. "High-dose chemotherapy for ovarian carcinoma: long-term results from the Solid Tumour Registry of the European Group for Blood and Marrow Transplantation (EBMT)". Ann Oncol. 2001 May;12(5):693-699.

MARKMAN M., HOSKINS W. "Responses to salvage chemotherapy in ovarian cancer: a critical need for precise definitions of the treated population". J Clin Oncol. 1992 Apr; 10(4):513-514.

MARKMAN M., LIU P.Y., WILCZYNSKI S., MONK B., COPELAND L.J., ALVAREZ R.D., JIANG C., ALBERTS D.; Southwest Oncology Group; Gynecologic Oncology Group. "Phase III randomized trial of 12 versus 3 months of maintenance paclitaxel in patients with advanced ovarian cancer after complete response to platinum and paclitaxel-based chemotherapy: a Southwest Oncology Group and Gynecologic Oncology Group trial". J Clin Oncol. 2003 Jul 1; 21(13):2460-2465.

MCGUIRE W.P. "Current status of taxane and platinum-based chemotherapy in ovarian cancer". J Clin Oncol. 2003 May 15; 21(10 Suppl):133-135.

MCGUIRE W.P., BLESSING J.A., BOOKMAN M.A., LENTZ S.S., DUNTON C.J. "Topotecan has substantial antitumor activity as first-line salvage therapy in platinum-sensitive epithelial ovarian carcinoma: a Gynecologic Oncology Group Study". J Clin Oncol. 2000 Mar; 18(5): 1062-1067.

MCGUIRE W.P., HOSKINS W.J., BRADY M.F., KUCERA P.R., PARTRIDGE E.E., LOOK K.Y., CLARKE-PEARSON D.L., DAVIDSON M. "Cyclophosphamide and cisplatin compared with paclitaxel and cisplatin in patients with stage III and stage IV ovarian cancer". N Engl J Med. 1996 Jan 4;334(1):1-6.

MUGGIA F.M., HAINSWORTH J.D., JEFFERS S., et al. "Phase II study of liposomal doxorubicin in refractory ovarian cancer: antitumor activity and toxicity modifica-tion by liposomal encapsulation". *J Clin Oncol.* 1997 Mar; 15(3):987-993.

OMURA G.A., BRADY M.F., HOMESLEY H.D., YORDAN E., MAJOR F.J., BUCHSBAUM H.J., PARK R.C. "Long-term follow-up and prognostic factor analysis in advanced ovarian carcinoma: the Gynecologic Oncology Group experience". *J Clin Oncol.* 1991 Jul; 9(7):1138-1150.

OZOLS R.F. "Recurrent ovarian cancer: evidence-based treatment". *J Clin Oncol.* 2002 Mar 1;20 (5):1161-1163.

OZOLS R.F., BUNDY B.N., GREER B.E., FOWLER J.M., CLARKE-PEARSON D., BURGER R.A., MANNEL R.S., DEGEEST K., HARTENBACH E.M., BAERGEN R.; Gynecologic Oncology Group. "Phase III trial of carboplatin and paclitaxel compared with cisplatin and paclitaxel in patients with optimally resected stage III ovarian cancer: a Gynecologic Oncology Group study". *J Clin Oncol.* 2003 Sept; 21 (17):3194-3200. Epub 2003 Jul 14.

PARMAR M.K., LEDERMANN J.A., COLOMBO N., et al. "Paclitaxel plus platinum-based chemotherapy versus conventional platinum-based chemotherapy in women with relapsed ovarian cancer: the ICON4/AGO-OVAR-2.2 trial". *Lancet.* 2003 Jun 21;361(9375):2099-2106.

PICCART M.J., BERTELSEN K., JAMES K., et al. "Randomized intergroup trial of cisplatin-paclitaxel versus cisplatin- cyclophosphamide in women with advanced epithelial ovarian cancer: three-year results". *J Natl Cancer Inst.* 2000 May 3; 92(9):699-708.

RAY-COQUARD I., BACHELOT T., GUASTALLA J.P., et al. "Epirubicin and paclitaxel (EPI-TAX regimen) for advanced ovarian cancer after failure of platinum-containing regimens". *Gynecol Oncol.* 2003 Mar; 88(3): 351-7.

RODRIGUEZ M., ROSE P.G. "Improved therapeutic index of lower dose topotecan chemotherapy in recurrent ovarian cancer". *Gynecol Oncol.* 2001 Nov; 83(2):257-262.

ROSE P.G., FUSCO N., FLUELLEN L., RODRIGUEZ M. "Second-line therapy with paclitaxel and carboplatin for recurrent disease following first-line therapy with paclitaxel and platinum in ovarian or peritoneal carcinoma". *J Clin Oncol.* 1998 Apr; 16(4):1494-1497.

ROSE P.G., MAXSON J.H., FUSCO N., MOSSBRUGER K., RODRIGUEZ M. "Liposomal doxorubicin in ovarian, peritoneal, and tubal carcinoma: a retrospective comparative study of single-agent dosages". *Gynecol Oncol.* 2001 Aug; 82(2):323-328.

RUBIN S.C. Eds. *Chemotherapy of Gynecologic Cancers, 2nd Edition.* Philadelphia, Lippincott Willians & Wilkins, 2004.

SORENSEN P., HOYER M., JAKOBSEN A., MALMSTROM H., HAVSTEEN H., BERTELSEN K. "Phase II study of vinorelbine in the treatment of platinum-resistant ovarian carcinoma". *Gynecol Oncol.* 2001 Apr; 81(1): 58 62.

STIFF P.J., VEUM-STONE J., LAZARUS H M , et al. "High-dose chemotherapy and autologous stem-cell transplantation for ovarian cancer: an autologous blood and marrow transplant registry report". *Ann Intern Med.* 2000 Oct 3; 133(7):504-515.

SUGIYAMA T., NISHIDA T., OOKURA N., et al. "Is CPT-11 useful as a salvage chemotherapy for recurrent ovarian cancer (abstract)". Proc ASCO 1997, 16:1347a.

VEGOTE I. "The Role of Surgery in the Primary Management of Advanced Ovarian Cancer". *Thirty-Ninth Annual Meeting May 31 – June 3, 2003. Educational Book.* American Society of Clinical Oncology.

ZANOTTI K.M., BELINSON J.L., KENNEDY A.W., WEBSTER K.D., MARKMAN M. "Treatment of relapsed carcinoma of the ovary with single-agent paclitaxel following exposure to paclitaxel and platinum employed as initial therapy". *Gynecol Oncol.* 2000 Nov; 79(2):211-215.

Câncer do endométrio

Andréa Paiva Gadêlha Guimarães
Josiane Borges

Corresponde à mais comum neoplasia invasiva do trato genital feminino em países desenvolvidos e à quarta neoplasia na mulher. Para 2004, a expectativa é de 40.320 casos novos, com 7.090 mortes. Na maioria dos casos o diagnóstico é feito em estádio precoce, sendo 75% dos casos diagnosticado em estádio I e 13% estádio II, em virtude da sintomatologia precoce. Já a sobrevida mediana na doença avançada ou recidivada é menor que um ano.

O papel da quimioterapia em câncer de endométrio vem sendo investigado em vários estudos fase II. Entre as drogas mais ativas, estão: doxorrubicina, derivados de platina, 5-fluorouracil, ciclofosfamida, ifosfamida e paclitaxel. A indicação de quimioterapia está restrita aos pacientes em estádio III e IVa com finalidade adjuvante e na doença avançada e recidivada, com contraindicação a cirurgia ou radioterapia. A taxa de resposta com agentes únicos é de 20%, exceto o paclitaxel que apresenta taxa de resposta de 27 a 38% com finalidade de terapia de resgate.

Adjuvante

Hormonioterapia

Não há papel para terapia hormonal com finalidade adjuvante.

Quimioterapia

Pacientes de alto risco podem ser identificados em estádios de I a III, sem evidência clara de benefício com quimioterapia adjuvante nestes subgrupos, exceto em doença estádio III e IVa, conforme recomendação da Society of Gynecologic Oncologists. O estudo GOG 122 (Gynecologic Oncology Group) comparou cirurgia seguida por radioterapia abdominal total com cirurgia seguida por quimioterapia (doxorrubicina 60 mg/m^2 e cisplatina 50 mg/m^2) a cada três semanas por sete ciclos em pacientes estádio III/IV e doença residual < ou igual a 2 cm de qualquer histologia, que evidenciou superioridade em relação à sobrevida livre de progressão e global no grupo tratado com cirurgia e quimioterapia.

Atualmente o GOG está recrutando a mesma população do GOG 122 para outro estudo (GOG 184); ela será randomizada para tratamento adjuvante com radioterapia (volume direcionado para o tumor) seguida por quimioterapia com doxorrubicina 45 mg/m^2 e cisplatina 50 mg/m ou a quimioterapia isolada com paclitaxel 160 mg/m^2, doxorrubicina 45 mg/m^2 e cisplatina 50mg/m^2 com G-CSF 5 ug/Kg dias 3-12 a cada três semanas por seis ciclos.

Doença avançada ou recidivada

Hormonioterapia

O tratamento preferencial na neoplasia de endométrio avançada é a terapia hormonal. As candidatas são pacientes cujo tumor expressa receptores de estrógeno e progesterona ou na ausência de receptores, outras neoplasias que não grau 3 (já que estes apresentam expressão de receptor positivo em apenas 25% dos casos), tumores bem diferenciados e longo intervalo livre de progressão. Se a terapia hormonal é indicada, o progestágeno é geralmente a escolha, com taxa de resposta esperada de 20%. Podem ser usados medroxiprogesterona 200 mg/dia ou acetato de megestrol 160 mg/dia. Doses maiores não proporcionaram nenhuma vantagem em estudo randomizado.

Quimioterapia

Baseado em estudo randomizado do GOG, a combinação de quimioterapia (doxorrubicina 60 mg/m^2 + cisplatina 50 mg/m^2 cada três semanas) oferece maior taxa de resposta e sobrevida global e livre de doença, em relação à doxorrubicina (60 mg/m^2) como monoterapia.

Como paclitaxel em estudo fase II obteve resposta de 27 a 38%, esta droga foi estudada em combinação com doxorrubicina e cisplatina. Resultados da associação de paclitaxel e doxorrubicina versus doxorrubicina e cisplatina não evidenciaram benefício em sobrevida livre de progressão e sobrevida global. Porém, os resultados do GOG 177 demonstraram benefício em sobrevida global e livre de doença com a combinação de doxorrubicina/ cisplatina/ paclitaxel (TAP) em relação a doxorrubicina e cisplatina (AP), porém às custas de maior toxicidade, principalmente neurotoxicidade grau 3 e grau 2 (12 e 27% respectivamente) comparado com 1 e 4% nas pacientes que receberam AP. A combinação de paclitaxel e carboplatina também foi estudada em estudo fase II com taxa de resposta de 50 a 78% e baixa toxicidade.

Atualmente o GOG está conduzindo um estudo randomizado fase III em doença avançada, em que as pacientes são randomizados em dois braços de combinação de drogas: doxorrubicina/cisplatina e paclitaxel ou paclitaxel/carboplatina. Os resultados ainda não são conhecidos.

Em resumo, pacientes com doença avançada ou recidivada devem receber quimioterapia sistêmica. A combinação de paclitaxel, doxorrubicina e cisplatina oferece maior taxa de resposta, sobrevida livre de progressão e global se comparada a doxorrubicina e cisplatina, porém às custas de maior toxicidade; dessa forma, deve ser reservada a pacientes com boas condições clínicas. Paclitaxel e carboplatina é uma opção, pois é efetiva e com baixo perfil de toxicidade. A terapia hormonal é adequada para pacientes cujo fatores tumorais sejam indicativos de responsividade à hormonioterapia (expressão de receptores de estrógeno e progesterona, grau 3, doença indolente), e os progestágenos são a droga de escolha. Não há papel para terapia hormonal com finalidade adjuvante. Quimioterapia adjuvante seguida à cirurgia deve ser considerada em pacientes com doença estádio III-IVa.

Leitura recomendada

ELIT, LAURIE AND HIRTE, HAL. "Current status and future innovations of hormonal agents, chemotherapy and investigational agents in endometrial cancer". *Gynecology Oncology and Pathology: Current Opinion in Obstetrics and Gynecology*, 2002 14: 67-73.

FLEMING G.F., et al. "Phase III randomized trial of Doxorubicin + Cisplatin versus Doxorubicin + 24h Paclitaxel + filgrastim in endometrial carcinoma: a Gynecologic Oncology Group study. *Ann Oncol* 2004, Aug 15(8):1173-1178

FLEMING G.F. eta l. "Phase III trial of doxorubicin plus cisplatin with or without paclitaxel plus filgrastim in advanced endometrial carcinoma: a Gynecologic Oncology Group study". *J. Clin Oncol* 2004, Jun 1;22(11):2159-266

HIRSCH, P.L. MARTIN et al. "Progestagens for endometrial cancer". Biblioteca Cochrane, 2002.

JEMAL et al. "Cancer Statistics", 2004. CA A Cancer Journal of Clinicans. Vol 5. Jan/Feb 2004.

LEVINE, DOUGLAS A. et al. "Update in the management of Endometrial Cancer". *The Cancer Journal* Vol 8, Supplement 1, May/June 2002.

MARKMAN M., KENNEDY A., WEBSTER K., KULP B., PETERSON G., BELINSON J. "Carboplatin plus paclitaxel in the treatment of gynecologic malignancies: the Cleveland Clinic experience". Semin Oncol. 1997 Oct; 2495 Suppl 15): S15-26-S5-29.

RANDALL M., BRUNETTO G., MUSS H. et al. "Whole abdominal radiotherapy versus combination doxorubicin-cisplatin chemotherapy in advanced endometrial carcinoma: a randomized phase III trial of Gynecologic Oncology Group". Proc ASCO, 2003 (abstr3).

ROBERTY Y., KIM, M.D., Facr et al. "Advances in the treatment of Gynecologic Malignancies. Part 2: Cancer of the Uterine Corpus and Ovary". *Oncology* Vol 16, Number 12, Dec 2002.

RUBIN: STYEPHEN C. "Chemotherapy of Gynecologic Cancers". *Society of Gynecologic Oncologists Handbook*, 2nd ed., 108-111, 2004.

THIGPEN J.T. et al. "Phase III trial of doxorubicin +/- cisplatin in advanced or recurrent endometrial carcinoma: a Gynecologic Oncology Group (GOG study)". *Proc Am Soc Clin Oncol* 1993, 12; 261(abstract).

Câncer do Colo do Útero

Andréa Paiva Gadêlha Guimarães

O câncer do colo do útero representa 10% dos tumores malignos da mulher, sendo a 3ª neoplasia mais comum, superada apenas pelo câncer de mama e de pele não-melanoma. No Brasil, a estimativa para o ano de 2003 foi de 21.930 casos novos, com estimativa de óbito de 5.475 por 100.000 mulheres, correspondendo à segunda causa de morte por câncer na mulher.

A incidência de câncer do colo tem diminuído nas nações desenvolvidas graças ao diagnóstico precoce. Nos EUA, a expectativa para 2004 é de 10.520 casos novos com 3.900 óbitos por esta neoplasia. O padrão de disseminação pode ser local, linfático ou hematogênico.

A incidência de metástases à distância se eleva conforme o estádio clínico da doença (3% para Ia, 75% para IVa). Lesões que invadem menos que 3 mm (FIGO EC Ia1) raramente metastatizam, enquanto 5 a 10% dos tumores com 3 a 5 mm de invasão (Ia2) têm linfonodos pélvicos acometidos.

Os órgãos mais acometidos por metástases são: pulmão, linfonodos extrapélvicos, fígado e ossos. O tipo histológico mais freqüente é o carcinoma epidermóide em 80 a 85% dos casos.

Para doença invasiva, o tratamento vai depender do estadiamento conforme FIGO. O papel da quimioterapia está definido em duas situações: na doença avançada (estádio IVb), doença recorrente como tratamento primário e manejo da doença locorregional avançada (estádio IIb a IVa) em combinação com radioterapia.

Doença avançada ou recorrente

Nesta situação, a taxa de resposta com quimioterapia com a cisplatina (droga mais intensamente estudada como monoterapia) é de 25%. Esta atividade não parece depender da dose ou do esquema de administração.

Escalonamento da dose de cisplatina em neoplasia do colo uterino avançado

Esquema (cada 3 sem)	RG(%)	RC(%)
Cisplatina 50mg/m^2	20,7	10
Cisplatina 100mg/m^2	31,4	12,7
Cisplatina 20mg/m^2 x 5 dias	25	8,6

Legenda: RC-resposta completa, RG-resposta global

A dose de 100 mg/m^2 obteve 11% de superioridade de resposta global, mas sem diferença na taxa de resposta completa ou sobrevida, e com maior toxicidade (mielo e nefrotoxicidade).

Em 1989, Thigpen, em estudo do GOG (Gynecologic Oncology Group) comparou cisplatina em infusão de 24h (50 mg/m^2) com a infusão rápida (50 mg/m^2 1h) e obteve taxa de resposta semelhante (23%), porém menor índice de náuseas e vômitos na infusão de 24h.

Carboplatina parece ter claramente menor taxa de resposta, em média 15 a 25%; contudo, este agente nunca foi comparado diretamente com a cisplatina em estudo fase III nesta neoplasia.

Outros agentes ativos como monoterapia são:

Ifosfamida	15 a 30%
Paclitaxel	17%
Irinotecan	21%
Vinorelbine	18 a 45%

A taxa de resposta com agente único habitualmente é de curta duração, com 5 a 10% de resposta completa. Os estudos randomizados que compararam combinação de quimioterapia com monoterapia evidenciaram maior taxa de resposta, sobrevida livre de progressão com a combinação de drogas; porém, a sobrevida global permaneceu inalterada. Entre estes estudos estão o GOG 110, que comparou cisplatina com combinação de cisplatina + mitolactol e a combinação de cisplatina + ifosfamida, observando maior taxa de resposta e sobrevida livre de progressão às custas de maior toxicidade para a associação de cisplatina e ifosfamida, sem diferença de sobrevida global entre os três braços.

No final dos anos 1990, novas drogas foram associadas à cisplatina e o estudo fase III (GOG 169) comparou cisplatina (50 mg/m²) com a combinação de cisplatina (50 mg/m²) e Taxol (135 mg/m² 24h). Cisplatina + taxol obteve maior taxa de resposta 36,2% versus 19,4%, maior taxa de resposta completa 27% versus 18% e maior sobrevida livre de progressão, sem diferença na sobrevida global.

Tabela I – Estudos de quimiorradioterapia em câncer do colo do útero.

Protocolo	Pacientes	Tratamentos	Sobrevida de 3 anos (%)
GOG 85 (SWOG 8695)	Estádio IIb-IVa	I – Radioterapia externa, braquiterapia, 5FU/cisplatina	67
		II – Radioterapia pélvica, braquiterapia e hidroxiuréia	57
RTOG	Estadio IIb-IVa ou Estádio Ib e Ia com linfonodo + ou tumor> 5cm	I – Radioterapia pélvica, braquiterapia, 5FU/cisplatina	75
		II – Radioterapia externa em campo extendido, braquiterapia	63
GOG 120	Estádio IIb-IVa, linfonodo paraaórtico-sem doença peritoneal	I – Radioterapia pélvica, braquiterapia, cisplatina semanal	65
		II – Radioterapia pélvica, braquiterapia, 5FU/cisplatina/hidroxiuréia	65
		III – Radioterapia pélvica, braquiterapia hidroxiuréia	47
SWOG 8797 (GOG 109, RTOG 9112)	Estádio Ia2, Ib, IIa com linfonodo pélvico + paramétrio + ou margens cirúrgicas +	I – Radioterapia pélvica 5FU/Cisplatina	87
		II – Radioterapia pélvica	77
GOG 123	Estádio Ib2 Linfonodo pélvico e paraaórtico	I – Radioterapia pélvica, braquiterapia, cisplatina semanal, histerectomia	88
		II – Radioterapia pélvica, braquiterapia, histerectomia	74 (mediana de seguimento 35,7 meses)

Legenda: (+) Positivo (comprometido) (-) Negativo (não comprometido)

Fontes: GOG (Gynecology Oncology Group); SWOG (Southwest Oncology Group); RTOG (Radiation Therapy Oncology Group).

Estudos randomizados comparando várias combinações quimioterápicas não têm demonstrado benefício claro. O estudo GOG 149 fase III comparou cisplatina e ifosfamida com e sem bleomicina, sem diferença de resposta, sobrevida global, sobrevida livre de progressão, resposta e toxicidade.

Atualmente o GOG está realizando estudo fase III comparando associações de cisplatina com vinorelbine, paclitaxel e irinotecan e está completando o estudo que compara topotecan e cisplatina com cisplatina isolada.

Até estes resultados no momento, sugere-se para doença avançada ou recorrente a associação de cisplatina e paclitaxel ou cisplatina e ifosfamida, que podem oferecer maior taxa de resposta e maior sobrevida livre de progressão, apesar da toxicidade.

Doença localmente avançada

O papel da quimioterapia no tratamento do câncer do colo do útero tem mudado nos últimos anos com o uso concomitante de radioterapia e quimioterapia baseada em platina, hoje tornando-se tratamento padrão na doença localmente avançada (IIb-IVa), conforme cinco estudos fase III publicados entre 1999 e 2000 (Tabela 1).

Estes estudos abrangem diferentes grupos de pacientes com diferentes regimes de quimioterapia e radioterapia, evidenciando maior sobrevida global para a associação de cisplatina e radioterapia. Este benefício de sobrevida foi alcançado em pacientes com doença localmente avançada (estádios IIb a IVa), bem como em pacientes com estádio I-IIa com fatores de mau prognóstico, como margens positivas, paramétrios ou linfonodos pélvicos acometidos por neoplasia.

A quimioradioterapia reduziu o risco de morte em aproximadamente 30 a 50%.

Contudo, o melhor regime quimioterápico não está definido; tanto cisplatina isolada semanal quanto a combinação de cisplatina e 5-fluorouracil parecem ser efetivas e com toxicidade aceitável.

Em resumo, a cisplatina é o quimioterápico mais ativo na neoplasia de colo uterino; a taxa de resposta não aumenta com o aumento de dose de cisplatina. A combinação de drogas com cisplatina oferece maior taxa de resposta global e maior sobrevida livre de progressão, sem no entanto aumentar a sobrevida global. Pacientes que obtêm melhores resultados com a quimioterapia são as com melhores condições clínicas, doença extrapélvica, enquanto naquelas com doença em áreas previamente irradiadas as taxas de resposta são menores.

Leitura recomendada

Estimativas para 1.Brasil (consolidado). Disponível em: http://www.inca. gov.br/estimativas/2003/tabelaestados.

BONOMI P., et al. "Randomized trial of three cisplatin dose schedules in squamous cell carcinoma of the cervix: a Gynecologic Oncology Group study". *J Clin Oncol* 1985; 3; 1079-1085.

COLEMAN R.E., HARPER P.G., GALLAGHER C. et al. "A phase II study of ifosfamide in advanced and relapsed carcinoma of the cervix". *Cancer Chemother Pharmacol* 1986, 18(3): 280-3.

DUBAY et al. "Evaluation of concurrent and adjuvant with radiation therapy for locally advanced cervical cancer". *Gynecol Oncol* 94, 2004, 121-124.

FRIEDLANDER, MICHAEL. "Guidelines for treatment of recurrent and metastatic cervical cancer". The Oncologist 2002; 7:342-347.

JEMAL et al. "Cancer Statistics", 2004. CA A Cancer Journal of Clinicans. Vol 54, Number 1, Jan/Feb 2004, page 8-29.

KEYS H.M., BUNDY B.N., STEHMAN F.B. et al. "Cisplatin, radiation and adjuvant hysterectomy compared with radiation and adjuvant hysterectomy for bulky stage IB cervical carcinoma". N Engl J Med 1999 (15):1154-1161.

LANDIS S.H., MURRAY T., BOLDEN S. et al. "Cancer statistics, 1999". CA Cancer Clin 1999;49:8

MCGUIRE W.P., BLESSING J.A., MOORE D. et al. "Paclitaxel has moderate activity in squamous cervix cancer: a Gynecologic Oncology Group Study". J Clin Oncol 1996, 14(3):792-795

MOORE D.H. et al. "A randomized phase III study of cisplatin plus pacliatxel in stage IVB, recurrent or persistent squamous cell carcinoma of the cervix: a Gynecologic Oncology Group study". Proc Am Soc Clin Oncol 2001: 20-201a.

MORRIS M., EIFEL P.J., LU J., et al. "Pelvic radiation with concurrent chemotherapy compared with pelvic and para-aortic radiation for high-risk cervical cancer". N Engl J Med 1999 (15): 1137-1143.

MUGGIA et al. "Evaluation of Vinorelbine in persistent or recurrent squamous cell carcinoma of the cervix: a Gynecologic Oncology Group study". Gynecologic Oncology 92(2004) 639-643, p. 639-643.

OMURA G.A., BLESSING J.A., VACCARELLO L. et al. "Randomized trial of cisplatin versus cisplatin plus mitolactol versus cisplatin plus ifosfamide in advanced squamous carcinoma of the cervix: a Gynecology Oncology Group study". J Clin Oncol 1997 (1):165-171.

OMURA G.A. et. al. "Randomized Trial of Cisplatin versus Cisplatin plus Mitolactol versus Cisplatin plus Ifosfamide in advanced squamous cell carcinoma of the cervix: a Gynecologic Oncology Group study". Journal Clin Oncol, vol. 15, n. 1, January, 1997 pp. 165-1671.

PETERS W.A., LIU P.Y., BARRET R.J. et al. "Concurrent chemotherapy and pelvic radiation therapy compared with pelvic radiation alone as adjuvant therapy after radical surgery in high-risk early stage cancer of the cervix". J Clin Oncol 2000, 18(8) 1606-1613.

ROSE P.G., BUNDY B.N., WATKINS E.B., et al. "Concurrent cisplatin based radiotherapy and chemotherapy for locally advanced cervical cancer". N Engl J Med 1999, 340(15): 1144-53.

RUBIN S. C. Chemotherapy of Gynecologic Cancers. Society of Ginecologic Oncologists. Second Edition, 2004.

SCHIFFMAN M.H., BAUER H.M., HOOVER R.N., et al. "Epidemiologic evidenca showing that papillomavírus infection causes most cervical intraepitelial neoplasia". J Natl Cancer Inst 85 1993, (12): 958-964.

STEHMAN F.B., BUNDY B.N., DI SAIA P.J. et al. "Carcinoma of the cervix treated with radiation therapy: a multivariate analysis of prognóstic variables in the Gynecologic Oncology Group study". Cancer 1991 (11):2776-2785.

THIGPEN J.T. et al. "A randomized comparison of rapid versus prolonged (24hr) infusion of cisplatin in therapy of squamous cell carcinoma of the uterine cervix: a Gynecology Oncology Group study". Gynecol Oncol 1989;32:198-202.

THIGPEN J.T., VANCE R.B., KHANSUR T. "The platinum compounds and paclitaxel in the management of carcinomas of the endometrium and uterine cervix". Semin Oncol 1995, 22(5 suppl 12): 67-75.

VAN NAGELL J.R., RAYBURN W., DONALDSON E.S., et al. "Therapeutic implication of patterns of recurrence in cancer of the uterine cervix". Cancer 1979; 44:2354.

VERSCHRAEGEN C.F., LEVY T., KUDILKA A.P. et al. "Phase II study of irinotecan in prior chemotherapy treated squamous cell carcinoma of the cervix". *J Clin Oncol* 1997, 15(2): 625-31.

WHITNEY C.N., SAUSE W., BUNDY B.N., et al. "Randomized comparision of fluorouracil plus cisplatin versus hydroxyurea as an adjunct to radiation therapy in stage IIB-IVA carcinoma of the cervix with negative para-aortic lymph nodes: a Gynecologic Oncology Group and Southwest Oncology Group Study". *J Clin Oncol* 1999, 17(5):1339-1348.

Câncer germinativo do ovário

Andréa Paiva Gadêlha Guimarães
Aldo Lourenço Abbade Dettino

As neoplasias germinativas do ovário são raras e menos comuns que as epiteliais (cerca de 25% dos tumores do ovário e 2-7% das neoplasias malignas do ovário em países ocidentais). São agressivas, mas altamente curáveis, acometendo usualmente mulheres jovens, em idade reprodutiva (mediana de 16-20 anos; com pico de incidência no início da segunda década). São diagnosticadas comumente em estádio inicial e freqüentemente confinadas a um ovário. Cerca de 60-70% são diagnosticadas em estádio I e 25-30% em estádio III – estádios II e IV são incomuns. A progressão tende a ser rápida; envolvimento peritonial ou linfonodal é freqüente e há tendência à disseminação hematogênica (como para fígado e pulmão). Geralmente respondem bem a quimioterapia inicial ou complementar – sobrevida global em cinco anos é de 82-100%.

Estes tumores são divididos histologicamente em disgerminomas e não disgerminomas, o que é fundamental para avaliação de quimioterapia, além da extensão da doença (estádio) e da extensão da ressecção cirúrgica. O papel da quimioterapia é mais claro para os não disgerminomas.

As recomendações da SOG (Society of Gynecologic Oncologists) são:

Pacientes em estádio IV ou doença incompletamente ressecada: o tratamento de escolha são quatro ciclos de PEB (cisplatina, etoposide e bleomicina). A taxa de resposta é maior que 90%, com 70% de resposta completa. Mais de 50% das pacientes apresentam sobrevida de longa data e possibilidade de cura.

Pacientes com ressecção completa: o tratamento de escolha é PEB por 3 ciclos, porém pacientes com teratoma imaturo estádio I grau 1 e disgerminoma estádio Ia grau 1 devem ser apenas observadas, não necessitando de quimioterapia adjuvante.

Com o PEB a taxa de recidiva é menor que 5%; sem tratamento adjuvante a taxa de recidiva varia de 40 a 80%. Para pacientes com impossibilidade de realizar PEB, o VAC (vincristina, actinomicina e ciclofosfamida) por seis ciclos é uma opção, mas os resultados são inferiores ao PEB e com maior toxicidade.

PEB

- Bleomicina 20 U/m^2 IV(Max de 30U) semanal.

- Etoposide 100 mg/m² por cinco dias a cada três semanas.

- Cisplatina 20 mg/m² por cinco dias a cada três semanas.

VAC

- Vincristina 1,5 mg/m² (máx 2 mg) cada duas semanas.

- Actinomicina D 350 µg/m² IV por cinco dias a cada quatro semanas.

- Ciclofosfamida 150 mg/m² IV por cinco dias cada quatro semanas.

Quimioterapia combinada com platina deve ser oferecida a todas as pacientes com tumores do seio endodérmico, independente do estádio ou tipo de cirurgia. A sobrevida global a dois anos antes de quimioterapia efetiva era só de 20%; com a baseada em platina, resposta completa pode ser observada em 60% das pacientes.

O carcinoma embrionário ou o coriocarcinoma não gestacional do ovário são extremamente raros, motivo pelo qual os resultados com quimioterapia não são especificamente relatados. Devem ser tratados com cirurgia, seguida de quimioterapia combinada (preferencialmente esquema PEB).

Tumores germinativos malignos mistos (com dois ou três elementos), que podem apresentar qualquer combinação de marcadores, têm prognóstico relacionado à quantidade e à representação do componente maligno mais agressivo. A combinação mais freqüente é de tumor do seio endodérmico e disgerminoma. Devem ser tratados com cirurgia e quimioterapia combinada.

Doença recorrente

Em disgerminoma, a quimioterapia baseada em cisplatina é efetiva e pode ser combinada a radioterapia (efetiva, mas com risco de infertilidade).

Em casos de não disgerminoma, a quimioterapia depende do tratamento prévio e do tempo para recidiva, devendo usar combinação com cisplatina. A radioterapia não é efetiva.

Outros esquemas também já utilizados e intravenosos são:

VAC (vincristina 1,5 mg/m²/dia – máximo de 2 mg D1 e D15, dactinomicina 350 microg/m²/dia e ciclofosfamida 150 mg/m²/dia, ambos D1 a D5) a cada 28 dias.

PVB (cisplatina 20 mg/m²/dia D1 a D5, vinblastina 6 mg/m²/dia D1 e D2 e bleomicina 20 U/m²/semana D1, D8, D15 máximo 30 U), a cada 21 dias.

Quimioterapia de resgate para doença persistente ou recorrente ainda apresenta resultados pobres e se constitui em um desafio complexo, principalmente em caso de doença persistente ou recorrente após PEB. É útil a subdivisão em pacientes sensíveis ou resistentes a platina.

Pacientes platino-sensíveis são aqueles com recorrência ou progressão após seis a oito semanas de quimioterapia baseada em platina, que podem ser tratadas com combinação de cisplatina e ifosfamida, associadas a vinblastina (VeIP) ou a etoposide (VIP), com resposta em cerca de ⅓ dos casos. Acreditamos que após o uso de PEB, o esquema VeIP seja mais indicado, pelo uso de outras duas drogas não usadas no esquema anterior. O esquema VeIP é o seguinte, realizado a cada 21 dias por quatro ciclos com:

- Vinblastina 0,11 mg/Kg D1/D2.
- Ifosfamida 1,2 mg/m^2/dia D1 a D5.
- Cisplatina 20 mg/m^2/dia D1 a D5.

O esquema VIP utiliza: etoposide 75 mg/m^2/dia D1 a D5, ifosfamida 1,2 g/m^2/dia D1 a D5 e cisplatina 20 mg/m^2/dia D1 a D5 a cada 21 dias.

Por outro lado, pacientes platino-resistentes apresentam prognóstico ruim e as possíveis opções de resgate são o uso investigacional de agentes em estudos de fase II (como gencitabina e paclitaxel) ou quimioterapia de altas doses (com esquemas de condicionamento com carboplatina, etoposide e/ou ifosfamida ou ciclofosfamida). Esta pode oferecer sobrevida livre de doença a longo prazo em apenas 10-20%. Os resultados são mais animadores para pacientes sensíveis a cisplatina, especialmente se mantêm resposta com marcadores negativos com regimes de resgate de indução convencionais.

Outra opção de esquema de resgate com quimioterapia para doença recorrente ou refratária ao PEB é o esquema TIP:

- Paclitaxel 250 mg/m^2 infusão contínua de 24 horas D1.
- Ifosfamida 1,2 mg/m^2/dia D2 a D6.
- Cisplatina 20 mg/m^2/dia D2 a D6.

Sugere-se neste esquema suporte com G-CSF 5 mcg/kg até leucócitos > 10.000 e este esquema deverá ser feito a cada três semanas por quatro ciclos.

Leitura recomendada

ABU-RUSTUM N. & AGHAJANIAN C. "Management of malignant germ cell tumors of the ovary". *Semin Oncol*, 1998, 25 (2): 235-242.

BOKEMEYER C., BEYER J., METZNER B. et al. "Phase II study of paclitaxel in patients with relapsed or cisplatin-refractory testicular cancer". *Ann Oncol* 1996, 7(1):31-34.

CHEN V.W., RUIZ B., KILLEN J.L. et al. "Pathology and classification of ovarian tumors". *Cancer* 97 (10S): 2631-41, 2003 (utilizando adaptação de Scully R., Sobin I. *Hystologycal typing of ovarian tumors*, vol. 9. New York: Springler Berlin, 1999).

DARK G.G., BOWER M., NEWLANDS E.S. et al. "Surveillance policy for stage I ovarian germ cell tumors". *J Clin Oncol* 1997, 15 (2):620-624.

EINHORN L.H., STENDER M.J., WILLIAMS S. D. "Phase II trial of gemcitabine in refractory germ cell tumors". *J Clin Oncol*. 17 (2):509-11, 1999.

FISHMAN D.A., SCHWARTZ. "Current approaches to diagnosis and treatment of ovarian germ cell malignancies". *Curr Opinion Obstet Gynecol* 1994, 6:98.

GERSHENSON D.M. "The obsolescence of second-look laparotomy in the management of malignant ovarian germ cell tumors (Editorial)". *Gynecol Oncol* 1994, 52:283-285.

LOEHER P., LAURER R., ROTH B. et al. "Salvage therapy in recurrent germ cell cancer: ifosfamide and cisplatin plus either vinblastine or etoposide". *Ann Int Med* 1988, 7:540-546.

MANDANAS R.A., SAEZ R.A., EPSTEIN R.B. et al. "Long-term results of autologous marrow transplantation for relapsed or refractory male or female germ cell tumors". *Bone Marrow Transplantation* 1998, 21: 569-576.

MOETZER R.J., SHEINFELD J., MAZUMDAR M. et al. "Paclitaxel, ifosfamide, and cisplatin second-line therapy for patients with relapsed testicular germ cell cancer". *J Clin Oncol* 2000, (12):2413-2418.

RUBIN, STEPHEN C. *Chemotherapy of Gynecologic Cancers*. Society of Gynecologic Oncologists. Second Edition, 2004

SLAYTON R.E., PARK R.C., SILVERBERG S.G. et al. "Vincristine, dactinomycin and cyclophosphamide in the treatment of malignant germ cell tumors of the ovary". *Cancer* 1985, 56: 243-8.

WILLIAMS S.D., BLEESING J.A., HATCH K.D. et al. "Chemotherapy of advanced dysgerminoma: trials of the Gynecologic Oncology Group". *J Clin Oncol* 1994, 9 (11):1950-1955.

WILLIAMS S.D. "Ovarian germ cell tumors: an update". *Semin Oncol* 1998, 25 (3):407-413.

WILLIAMS S., BLESSING J., LIAO S. "Adjuvant therapy with cisplatin, etoposide and bleomycin: a trial of the Gynecologic Oncology Group". *J Clin Oncol* 1994, 12 (4): 701-6.

WILLIAMS S.D., BLESSING J.A., MOORE D.H., HOMESLEY H.D., ADCOCK L. "Cisplatin, vinblastine, and bleomycin in advanced and recurrent ovarian germ-cell tumors: a trial of the Gynecologic Oncology Group". *Ann Intern Med.* 1989 Jul 1; 111(1):22-27.

WILLIAMS S.D. et al. "Treatment of disseminate germ-cell tumors with cisplatin, bleomycin and either vinblastine or etoposide". *N Englan Med* 1987, (316923):1435-40, 1987.

Câncer da vulva

Andréa Paiva Gadêlha Guimarães
Markus Gifoni

Corresponde à quarta neoplasia ginecológica mais freqüente; a expectativa para 2004 nos EUA é de 3.970 casos novos e 850 óbitos por esta neoplasia. O tratamento clássico da neoplasia da vulva compreende a vulvectomia radical com esvaziamento inguinofemoral bilateral. Uma abordagem mais conservadora para estádios menos avançados tem sido testada com sucesso, envolvendo quimioterapia neoadjuvante e cirurgias conservadoras, diminuindo a morbidade física e psíquica da cirurgia radical. O envolvimento linfonodal é o principal determinante na sobrevida. A taxa de sobrevida em cinco anos para pacientes com envolvimento linfonodal unilateral é de 70% e diminui para 30% se três ou mais linfonodos unilaterais estão envolvidos. No estádio clínico mais avançado, a abordagem cirúrgica é geralmente complementada com radioterapia. O papel da quimioterapia se restringe aos estádios III e IV.

Doença localmente avançada e linfonodo clinicamente negativo (T3,T4/N0 – estádios III e IVa)

O tratamento neoadjuvante com quimioterapia e radioterapia é sugerido como terapia de escolha para neoplasia da vulva localmente avançada (T3/T4 = invasão de órgãos adjacentes) com linfonodos clinicamente negativos (N0), com resposta objetiva de 85-90%. Cisplatina 50 mg/m² no D1 e 5-fluorouracil 1000 mg/m²/dia em infusão contínua por quatro dias no início e ao final das aplicações de radioterapia dirigidas ao tumor primário (D1 e D22 da radioterapia) apresenta taxa de resposta completa de 46% e manutenção de irressecabilidade em apenas 3% das pacientes com 50% de sobrevida livre de doença de aproximadamente dois anos. No caso de resposta clínica, as pacientes são submetidas a vulvectomia radical e linfonodectomia inguinofemoral bilateral em tempos cirúrgicos diferentes, suplementada por radioterapia adjuvante em campos pélvicos e inguinais se houver linfonodos positivos à microscopia 3-8. É importante a seleção de pacientes pela morbimortalidade do tratamento, principalmente em pele, mucosa, vascular e infecciosa. Esquemas com infusão contínua por até 96 horas semanais de ambas as drogas, totalizando doses totais semelhantes ao final das quatro semanas, apresentam resposta similar, mas sem diminuir a morbidade.

Doença localmente avançada com linfonodos clinicamente positivos (qualquer T, N+, estádios III e IVa)

Tratamento neoadjuvante inclui cisplatina e 5-fluorouracil, além de radioterapia dirigida para campos pélvicos e inguinofemorais seguidos de vulvectomia radical + linfonodectomia inguinofemoral bilateral.

Pacientes com contra-indicação à quimioterapia com cisplatina

Uma alternativa com taxas de resposta objetiva de 91%, morbidade pós-operatória de 65% e mortalidade de 14% é esquema com mitomicina-C 15 mg/m2 no D1 + 5-fluorouracil 750 mg/m2 em infusão contínua D1-D5 iniciando no D1 e D42 da radioterapia.

Pacientes com comorbidades ou baixo performance status para radioquimioterapia

Radioterapia isolada pode ser uma opção terapêutica com controle locorregional de 86% e 25%, respectivamente para T3 e T4 com linfonodos clinicamente negativos; já para pacientes linfonodos clinicamente positivos, o controle locorregional com radioterapia exclusiva é de 30 a 40%.

Outras opções para doença localmente avançada

• Tratamento cirúrgico com vulvectomia radical e exenteração pélvica.

• Cirurgia seguida de radioterapia em vulva nas lesões volumosas ressecadas com margens positivas, invasão linfática, espessura > 5 mm e linfonodos positivos.

• Radioterapia pré-operatória associada ou não a quimioterapia seguida por cirurgia radical nas lesões volumosas.

• Pacientes inoperáveis: tratamento combinado com quimioterapia (cisplatina e 5-fluorouracil conforme descrito anteriormente) e radioterapia em campos pélvicos e inguinofemorais é o mais aceito para esta situação. Uma alternativa pode ser quimioterapia exclusiva com o esquema BMC.

Esquema BMC

- Bleomicina 5 mg IM D1 a D5 na semana 1 e 5 mg IM D1 e D4 nas semanas 2 a 6.

- Metotrexate 15 mg VO D1 a D4 na semana 1 e 15 mg VO D1 nas semanas 2 a 6.

- CCNU 40 mg/m^2 VO D5 a D7 na primeira semana.

Estes ciclos de seis semanas são repetidos com intervalos de 49 dias. O esquema BMC tem a vantagem de possibilitar o tratamento ambulatorial dos pacientes, porém apresenta maior toxicidade hematológica e pulmonar. A sobrevida de um ano com tal esquema foi de 32% e a taxa de resposta com quimioterapia neoadjuvante é de 56%.

Na doença metastática
(M1 – a distância ou linfonodos pélvicos)

Tratamento com quimioterapia exclusiva com BMC ou 5-fluorouracil com cisplatina como descrito anteriormente.

Doença recorrente

O tratamento depende da localização e da extensão da doença. A maioria ocorre nas margens de ressecção ou em linfonodos inguinais ipsilaterais ou pélvicos.

Pacientes previamente irradiadas

- Quimioterapia exclusiva: esquemas com 5FU e cisplatina, mitomicina C e 5FU ou BMC podem ser considerados.

- Braquiterapia: no caso de recorrência pélvica.

- Cirurgia (vulvectomia radical ou exenteração pélvica) depende de uma seleção criteriosa de pacientes e avaliação de risco de complicações destes procedimentos.

Pacientes sem radioterapia prévia

- Tratamento combinado (quimioterapia + radioterapia) tem taxas maiores de sucesso e é preferível nas pacientes com boa perfomance e sem comorbidades.

- Radioterapia isolada pode ser uma opção em pacientes com performance limitada ou comorbidades, com 11% de sobrevida de cinco anos.

Sobrevida

A sobrevida de cinco anos para todos os estádios é de 70%. Para os estádios FIGO I e II, é de 80 a 90%, enquanto para os estádios III e IV é de 60% e 15%, respectivamente.

Leitura recomendada

BEREK J.S., HEAPS J.M., FU Y.S., JUILLARD G.J., HACKER N.F. "Concurrent cisplatin and 5-fluorouracil chemotherapy and radiation therapy for advanced-stage squamous carcinoma of the vulva". *Gynecol Oncol*. 1991 Sep; 42(3):197-201

CUNNINGHAM M.J., GOYER R.P., GIBBONS S. K., KREDENTSER D.C., MALFETANO J.H., KEYS H. "Primary radiation, cisplatin, and 5-fluorouracil for advanced squamous carcinoma of the vulva". *Gynecol Oncol.* 1997 Aug; 66(2): 258-261.

EIFEL P.J., BEREK J.S., THIGPEN J.T. "Cancer of the cervix, vagina and vulva". In Devita VT, Hellman S., Rosenberg S.A., eds. *Cancer: principles and pratice of oncology.* 5th ed. Philadelphia: Lippincott-Raven Publisher, 1997: 1433-1478.

EIFEL P.J., MORRIS M., BURKE T.W., LEVENBACK C., GERSHENSON D.M. "Prolonged continuous infusion cisplatin and 5-Fluorouracil with radiation for locally advanced carcinoma of the vulva". *Gynecol Oncol* 1995 Oct 59(1):51-56.

HACKER N.F. "Vulvar cancer". In: Berek J.S., Hacker N.F., eds. *Practical Gynecol oncology.* Baltimore (MD): Williams& Wilkis, 1994; 403-439.

HOMESLEY H.D., BUNDY B.N., SEDLIS A., et al: "Prognostic factors for groin node metastasis in squamous cell carcinoma of the vulva (a Gynecologic Oncology Group study)". *Gynecol Oncol* 1993, 49 (3):279-283.

HOMESLEY H.D., BUNDY B.N., SEDLIS A., et al. "Assesment of current International Federation of Gynecology and Obstetrics staging of vulvar carcinoma relative to prognostic factors for survival (a Gyneacologic Oncology Group study". *Am J Obstet Gynecol* 164 (4):997-1003; discussion 1003-1004, 1991.

HOPKINS M.P., REID G.C., JOHNSTON C.M., et al. "A comparison of staging systems for squamous cell carcinoma of the vulva". *Gynecol Oncol* 1992, 47 (1):34-37.

HOPKINS M.P., REID G.C., MORLEY G.W. "The surgical management of recurrent squamous cell carcinoma of the vulva". *Obstet Gynecolog* 1990, 75(6):1001-1005.

HOWARD D. HOMESLEY M.D., BRIAN N. BUNDY PH.D., ALEXANDER SEDLIS M.D., EDGARDO YORDAN M.D., JONATHAN S. BEREK M.D., ANTOINE JAHSHAN M.D.; RODRIGUE MORTEL M.D. "Prognostic Factors for Groin Node Metastasis in Squamous Cell Carcinoma of the Vulva (A Gynecologic Oncology Group Study)". *Gynecol Oncol*, 1993, June; 49(3), 279-283.

JEMAL A., et al. "Cancer Statistics", 2004: CA A *Cancer Journal for Clinicans.* 2004; 54, n. 1 Jan/Feb 2004: 8-29.

JONES R.W., ROWAN D.M. "Vulvar intraepithelial neoplasia III: a clinical study of the outcome in the 113 cases with relation to the later development of invasive vulvar carcinoma". *Obstet Gyencol* 1994;84:741.

KOH W.J., WALLACE H.J., GREER B.E., CAIN J., STELZER K.J., RUSSELL K.J., TAMIMI H.K., FIGGE D.C., RUSSELL A.H., GRIFFIN T.W. "Combined radiotherapy and chemotherapy in the management of local-regionally advanced vulvar cancer". *Int J Radiat Oncol Biol Phys* 1993, Aug 1;26(5):809-816.

LUPI G., RASPAGLIESI F., ZUCALI R., FONTANELLI R., PALADINI D., KENDA R., DI RE F. "Combined preoperative chemoradiotherapy followed by radical surgery in locally advanced vulvar carcinoma: A pilot study". *Cancer.* 1996 Apr 15;77(8):1472-1478.

MALFETANO J.H., PIVER M.S., TSUKADA Y., REESE P. "Univariate and multivariate analyses of 5-year survival, recurrence, and inguinal node metastases in stage I and II vulvar carcinoma". *J Surg Oncol.* 1985 Oct;30(2):124-1231.

MIYAKAWA K., NORI D., HILARIS B.S., et al. "Role of radiation therapy in the treatment of advanced vulvar carcinoma". *J. Reprod Med* 1983, 28(8)539-541.

MONTANA G.S., THOMAS G.M., MOORE D.H., SAXER A., MANGAN C.E., LENTZ S.S., AVERETTE H.E. "Preoperative chemoradiation for carcinoma of the vulva with N2/N3 nodes: a gynecologic oncology group study". *Int J Radiat Oncol Biol Phys.* 2000 Nov 1;48(4):1007-1013.

MOORE D.H., THOMAS G.M., MONTANA G.S., SAXER A., GALLUP D.G., OLT G. "Preoperative chemoradiation for advanced vulvar cancer: a phase II study of the Gynecologic Oncology Group". *Int J Radiat Oncol Biol Phys.* 1998 Aug 1;42(1):79-85.

RUSSELL A.H., MESIC J.B., SCUDDER S.A., ROSENBERG P.J., SMITH L.H., KINNEY W.K., TOWNSEND D.E., TRELFORD J.D., TAYLOR M.H., ZUKOWSKI C.L., et al. "Synchronous radiation and cytotoxic chemotherapy for locally advanced or recurrent squamous cancer of the vulva". *Gynecol Oncol.* 1992 Oct; 47(1): 14-20.

SALOM E.M., PENALVER M. "Recurrent Vulvar Cancer Curr Treat Opinions Oncol 2002". Apr; 3(2): 143-153.

SHIMM D.S., FULLER A.F., ORLOW E.L., DOSORETZ D.E., ARISTIZABAL S.A. "Prognostic variables in the treatment of squamous cell carcinoma of the vulva". *Gynecol Oncol.* 1986 July; 24(3):343-358.

VAN DER VELDEN J., ANSINK A. "Primary groin irradiation vs primary groin surgery for early vulvar cancer (Cochrane Review)". In: The *Cochrane Library,* Issue 2 2003. Oxford: Update Software.

Vulva. In *American Joint Committee on Cancer AJCC Cancer Staging Manual,* Sixth Edition. New York; Springer, 2002, p. 285-288.

WAGENAAR H.C. et al. "Bleomycin, methotrexate and CCNU in locally advanced or recurrent, inoperable, squamous cell carcinoma of the vulva: an EORTC Gyneacological Cancer Cooperative Group study". European Organization for Research and Treatment of Cancer. *Gynecol Oncol* 2001 Jun; 8(3); 348-354.

Doença trofoblástica gestacional

Andréa Paiva Gadêlha Guimarães
Ronald Wagner Pereira Coelho
José Augusto Rinck Junior

Doença trofoblástica gestacional (DTG) consiste em proliferação anormal de diferentes tipos de epitélio trofoblástico. Há quatro distintas entidades clínico-patológicas: gravidez molar (incluindo a mola hidatiforme completa e parcial), a mola invasiva (corioadenoma destruens), tumor trofoblástico de sítio placentário e coriocarcinoma.

Constituem menos de 1% das malignidades ginecológicas, são altamente curáveis se tratadas precocemente, e mesmo em estádios avançados.

A gravidez molar é suspeitada por sangramento vaginal no primeiro trimestre da gravidez (em mais de 97% dos casos), útero maior que o esperado para a idade gestacional, ausência de batimentos cardiofetais e partes fetais em associação com elevação dos níveis de HCG. Após a resolução da gravidez molar, o diagnóstico de DTG é feito pela anormal elevação no sangue e urina ou platô por mais de três semanas ou persistência da elevação dos níveis de gonadotrofina coriônica humana após 16 semanas de seguimento desde a evacuação do conteúdo gestacional, diagnóstico histológico de mola invasora ou coriocarcinoma ou pela elevação persistente do B-HCG com ou sem evidência objetiva de metástase, sendo um marcador sensível para indicar presença ou ausência de doença, antes, durante e após o tratamento. Cerca de 50% dos casos de doença trofoblástica gestacional ocorre pós-mola hidatiforme, 25% pós-aborto e 25% pós-gravidez normal.

Quanto à avaliação da necessidade de quimioterapia, as pacientes são subdivididas em três grupos: doença não-metastática, doença metastática de baixo risco e doença metastática de alto risco. É realizada a dosagem sérica de B-HCG, e estadiamento com tomografia de crânio, tórax e abdome total para avaliar a extensão da doença.

São considerados critérios de risco pelo NCI (National Cancer Institute):

- Níveis de B-HCG > 100.000 UI/24h na urina ou 40.000 UI/ml no sangue.

- Tempo entre o antecedente gestacional e o tratamento > 4 meses.

- Metástase para sítios outros que não pulmão e vagina.

- Quimioterapia prévia sem sucesso.

- Antecedente de gestação a termo.

Tratamento

Mola hidatiforme
1. Remoção do conteúdo uterino: geralmente feito por sucção e curetagem.

2. Histerectomia: indicado em pacientes com prole definida.

3. Monitorização do B-HCG.

4. Quimioterapia: geralmente indicada só em 20% dos casos, se ocorrer:
   - Elevação do nível sérico B-HCG por duas semanas (três dosagens).
   - Diagnóstico histopatológico de coriocarcinoma.
   - Estabilização de B-HCG por três semanas.
   - Doença metastática (bom prognóstico).
   - Elevação do B-HCG após valor normal.
   - Hemorragia pós evacuação não causada por restos teciduais.

Obs.: Nos casos em que é necessário, o tratamento é semelhante ao da DTG não metastática.

Doença trofoblástica gestacional não metastática

I. Quimioterapia com metotrexate (MTX) ou actinomicina D.
   - Os agentes quimioterápicos mais estudados e utilizados são o MTX com leucovorin e a actinomicina, ambos a curtos intervalos. A actinomicina é preferida nos casos de não resposta ou de contraindicações para o uso de MTX (como alterações na função renal e/ou hepática ou na presença de sufusões pleurais, peritoneais ou pericárdicas).
   - Metotrexate 1 mg/Kg IM nos dias 1, 3, 5, 7 seguido por leucovorin 0,1 mg/kg IM nos dias 2, 4, 6, 8 a cada 15 dias.

Tabela I – Índice Escore Prognóstico WHO (1983)

Fator prognóstico	Escore de risco			
	0	1	2	4
Idade	–	< 39	–	> 39
Gravidez anterior	Mola hidatiforme	Aborto	Gravidez a termo	
Intervalo em meses da gravidez	< 4	4 < 7	7-12	> 12
HCG pré-tratamento (UI/ml)	< 103	(103-< 104	104-< 105	(105 IU/L
Maior dimensão do tumor, incluindo o útero	< 3 cm	3-< 5 cm	< 5 cm	–
Sítio de metástases	Pulmão	Baço, rim	Trato GI	Cérebro, fígado
Número de metástases identificadas	–	1-4	5-8	> 8
Falha prévia à quimioterapia	–	–	Droga única	Duas ou mais drogas

Obs: Baixo risco < 4, Risco intermediário 5-7, Alto risco > 8

- Actinomicina D 1,25 mg/m² a cada duas semanas ou 10 a 13 µg/kg diário por cinco dias.

Obs.: O tratamento é geralmente mantido até a negativação do B-HCG. A expectativa é de cura em 85 a 90% dos casos com este tratamento inicial. Se o B-HCG atingir um platô ou elevação após dois ciclos, o tratamento deve ser alterado para outra alternativa de agente único ou combinação de drogas como MAC e ou histerectomia.

MAC

- Metotrexate 0,3 mg/kg IV por cinco dias.

- Actinomicina D 8 mcg/kg IV por cinco dias.

- Clorambucil 0,15 mg/kg IV por cinco dias ou ciclofosfamida 3 mg/kg IV por cinco dias.

Este esquema é feito a cada três semanas.

II. Histerectomia se paciente tem prole definida, porém o tratamento cirúrgico exclusivo com histerectomia não é recomendado pelo baixo potencial curativo (40%). Há papel nos casos de doença persistente em útero após a quimioterapia, desde que sem evidência de doença em outro local.

Doença metastática de baixo risco

Com a quimioterapia com agente único para doença não metastática, mais de 80% das pacientes encontram remissão completa. A troca

Tabela 2 – Esquema EMA-CO para DTG metastática de alto risco.

EMA (semana 1)	Dose	Intervalo
Dactinomicina	0.5mg IV em bolus no D1 e D2	A cada 2 semanas
Etoposide	100mg/m^2 IV em 250ml de SF em 30 min no D1 e D2	
Methotrexate	300mg/m^2 IV em 1l de SF em 12 horas no D1	
Ácido folínico	15mg VO ou IM 12/12hs por 2 dias, começando 24hs após início do MTX	
CO (semana 2)		
Vincristina	0.8mg/m^2 IV em bolus (dose máxima de 2mg) D1	A cada 2 semanas
Ciclofosfamida	600mg/m2 IV em 250ml de SF em 30 min D1	
Methotrexate	12,5 mg IT (se com metástase pulmonar)	

DTG: Doença Trofoblástica Gestacional; IV: intravascular; IT: intratecal; VO: via oral; IM: intramuscular; mg: miligrama; m^2: metro quadrado; MTX: methotrexate; SF: soro fisiológico; hs: horas; ml: mililitro; l: litro.
Obs: Alterna semanalmente EMA com CO

de quimioterapia é indicada se após dois ciclos houver platô ou elevação dos níveis de B-HCG ou aparecimento de novos sítios de metástase, estas pacientes que falham ao tratamento inicial podem entrar em remissão com a combinação de quimioterapia.

Doença metastática de alto risco

O regime de quimioterapia EMA-CO é o tratamento de escolha na doença de alto risco, com taxa de cura de 70 a 90%. Para pacientes que apresentam doença pulmonar sugere-se profilaxia do SNC (sistema nervoso central) com MTX (metotrexate) intratecal em dose total de 12,5 mg a cada duas semanas combinada a quimioterapia sistêmica com EMA-CO. Na presença de envolvimento do SNC, há duas opções terapêuticas. A primeira é de radioterapia (3000-4000cGy) com início simultâneo de MTX em altas doses (1 g/m^2 em 12 horas de infusão, seguidas de resgate com ácido folínico 30 mg a cada 12 horas por três dias, começando 32 horas após o início da infusão do MTX). A outra alternativa é o uso de quimioterapia sistêmica EMA-CO, porém com dose maior de MTX (1 g/m2 em infusão de 24 horas, seguida de resgate com ácido folínico 15 mg por via oral a cada seis horas por 12 doses, começando 32 horas após início do MTX), além do MTX intratecal como na proposta de profilaxia, obtendo taxas de cura entre 50 e 60%.

O papel da cirurgia seja histerectomia ou toracotomia se restringe à remoção de focos de doença quimiorresistentes, além de função primordial em complicações hemorrágicas, obstrutivas (trato urinário ou gastrointestinal) ou de focos de infecção persistentes, principalmente em pelve.

Doença trofoblástica refratária

Casos refratários a quimioterapia correspondem a 2,5% e geralmente ocorrem em menos de 18 meses. Mais de 80% dos casos refratários ao EMA-CO podem ser curados com o tratamento adicional usando etoposide e cisplatina (EMA-EP). Entre outras opções estão: etoposide e cisplatina, ICE (ifosfamida, carboplatina e etoposide).

EMA-EP

Semelhante ao EMA-CO porém substitue a ciclofosfamida e a vincristina (CO) por etoposide e cisplatina (EP).

- Etoposide 150 mg/m2 IV no D1.
- Cisplatina 25 mg/m2 IV em 4h por três doses consecutivas no D1 (dose total 75 mg/m^2).

Alterna semanalmente com:
- Etoposide 100 mg/m^2 IV no D1. Metotrexate 300 mg/m^2 IV em 12h no D1.
- Dactinomicina 0,5 mg no D1.
- Leucovorin 15 mg IM 2 vezes ao dia por dois dias, começa 24h pós-metotrexate no D2, D3.

Leitura recomendada

ATHANASSIOU A., BEGENT R.H., NEWLANDS E.S., PARKER D., RUSTIN G.J., BAGSHAWE K.D. "Central nervous system metastases of choriocarcinoma: 23 years' experience at Charing Cross Hospital". *Cancer.* 1983 Nov 1; 52(9):1728-1735.

AZAB M., DROZ J.P., THEODORE C., WOLFF J.P., AMIEL J.L. "Cisplatin, vinblastine, and bleomycin combination in the treatment of resistant high-risk gestational trophoblastic tumors". *Cancer.* 1989 Nov 1; 64(9):1829-1832.

BAKER V.V. "Gestational Trophoblastic Disease". In: Abellof MD, 2nd. ed. *Clinical Oncology.* Churchill Livingstone, 2000: 2041-2050.

BAERGEN R.N. "Gestational Choriocarcinoma". *Gen Diag Pathol*, 1997, 143:127-41.

BERKOWITZ R.S., GOLDSTEIN D.P., BERNSTEIN M.R. "Modified triple chemotherapy in the management of high-risk metastatic gestational trophoblastic tumors". *Gynecol Oncol.* 1984 Oct; 19(2):173-181.

BERKOWITZ R.S., GOLDSTEIN D.P., BERNSTEIN M.R. "Ten years experience with methotrexate and folinic acid as primary therapy for gestational trophoblastic disease". *Gynecol Oncol* 1986, 23:111-118.

BOWER M., NEWLANDS E.S., HOLDEN L., SHORT D., BROCK C., RUSTIN G.J., BEGENT R.H., BAGSHAWE K.D. "EMA/CO for high-risk gestational trophoblastic tumors: results from a cohort of 272 patients". *J Clin Oncol.* 1997 Jul; 15(7):2636-2643. Erratum in: *J Clin Oncol* 1997 Sep; 15(9): 3168.

CURRY S.L., BLESSING J.A., DISAIA P.J., SOPER J.T., TWIGGS L.B. "A prospective randomized comparison of methotrexate, dactinomycin, and chlorambucil versus methotrexate, dactinomycin, cyclophosphamide, doxorubicin, melphalan, hydroxyurea, and vincristine in 'poor prognosis' metastatic gestational trophoblastic disease: a Gynecologic Oncology Group study". *Obstet Gynecol.* 1989 Mar; 73(3 Pt 1):357-362.

DI CINTIO E., PARAZZINI F., ROSA C., et al. "The Epidemiology of Gestational Trophoblastic Disease". *Gen Diagn Pathol*, 143:103-108, 1997

GESTATIONAL TROPHOBLASTIC TUMORS. AJCC – *Cancer Staging Handbook.* 6th ed. Springer, 2002: 323-328.

HAMMOND C.B., HERTZ R., ROSS G.T., et al. "Primary chemotherapy for nonmetastatic gestational trophoblastic disease". *Am J Obstet Gynecol* 1967, 98:71-78

HAMMOND C.B., WEED J.C. JR., CURRIE J.L. "The role of operation in current therapy of gestational trophoblastic disease". *Am J Obstet Gynecol* 1980, 136:844-856.

KENNEDY A.W. "Persistent Nonmetastatic Gestational Trophoblastic Disease". *Semin Oncol* 1995, 22(2):161-165.

LI M.C., HERTZ R., SPENCER D.B. "Effect of methotrexate therapy upon choriocarcinoma and chorioadenomas". *Proc Soc Exp Biol Med* 1956, 93:361-366.

LURAIN J.R. "Gestational trophoblastic tumors". *Sem Surg Oncol* 1990, 6:347-353.

MUGGIA F.M., EIFEL P.J., BURKE T.W. Gestational "Trophoblastic Diseases". In: DeVita VT, 6th ed. *Cancer: Principles & Practice of Oncology*. Lippincott Williams & Williams, 2001: 1594-6.

NEWLANDS E.S., BAGSHAWE K.D., BEGENT R.H., RUSTIN G.J., HOLDEN L., DENT J. "Developments in chemotherapy for medium and high-risk patients with gestational trophoblastic tumours (1979-1984)". *Br J Obstet Gynaecol*. 1986 Jan; 93(1):63-69.

RUBIN, S.C. "Chemotherapy of Gynecologic Cancers. Society of Gynecologic Oncologists". Second Edition, 2004; pp. 120-124.

OSATHAMONDH R., GOLDSTEIN D.P., PASTORFIDE G.B. "Actinomycin D as the primary agent for gestational trophoblastic disease". Cancer 1975, 36:863-866.

PDQ database. "Gestational Trophoblastic Tumors". Bethesda, Md: National Cancer Institute; 2003. Available at cancernet, nci.nih.gov/Cancer Types/gestational trophoblastic tumors.shtml.

PIAMSOMBOON S., KUDELKA A.P., TERMRUNGRUANGLERT W., VAN BESIEN K., EDWARDS C.L., LIFSHITZ S., SCHOMER D.F., CHAMPLIN R., MANTE R.P.,
KAVANAGH J.J., VERSCHRAEGEN C.F. "Remission of refractory gestational trophoblastic disease in the brain with ifosfamide, carboplatin, and etoposide (ICE): first report and review of literature". *Eur J Gynaecol Oncol*. 1997; 18(6):453-456.

SMITH E.B., WEED J.C. JR., TYREY L., et al. "Treatment of nonmetastatic gestational trophoblastic disease: results of methotrexate alone versus methotrexate-folinic acid". *Am J Obstet Gynecol* 1982, 144:88-92.

SOPER J.T. "Surgical Therapy for Gestational Trophoblastic Disease". *J Reprod Med* 1994, 39(3): 168-174.

SOTO-WRIGHT V., GOLDSTEIN P., BERNSTEIN M.R., BERKOWITZ R.S. "The management of gestational trophoblastic tumors with etoposide, methotrexate, and actinomycin D". *Gynecol Oncol* 1997, 64:156-159.

TIDY J.A., GILLESPIE A.M., BRIGHT N., RADSTONE C.R., COLEMAN R.E., HANCOCK B.W. "Gestational Trophoblastic Disease: a study of mode of evacuation and subsequent need for treatment with chemotherapy". *Gynecol Oncol* 2000, 78: 309-312.

THEODORE C., AZAB M., DROZ J.P., ASSOULINE A., GEORGE M., PIOT G., BELLET D., MICHEL G., AMIEL J.L. "Treatment of high-risk gestational trophoblastic disease with chemotherapy combinations containing cisplatin and etoposide". *Cancer*. 1989 Nov 1;64(9): 1824-1828.

WORLD HEALTH ORGANIZATION SCIENTIFIC GROUP: *Gestacional trofoblastic diseases*. Geneva: World Health Organization, 1983.

WONG L.C., CHOO Y.C., MA H.K. "Primary oral etoposide teraphy in gestacional trophoblastic disease: an update". *Cancer* 1986, 58 (1):14-17.

15 Papilomavírus humano (HPV) em neoplasias anogenitais

Luisa Lina Villa

O câncer do colo do útero é considerado uma neoplasia que pode ser prevenida, uma vez que tem uma progressão relativamente lenta e existe uma forma simples e relativamente eficiente de detecção das lesões precursoras. Em geral, a incidência dessa neoplasia está em declínio na maioria dos países que possuem um sistema adequado de rastreamento da doença, baseado sobretudo na citologia de Papanicolaou. Infelizmente, uma fração elevada da população feminina brasileira não está envolvida num programa de prevenção do câncer do colo do útero, o que explica, em parte, as altas incidências desta neoplasia em nosso país.

O seu perfil epidemiológico é de uma doença relacionada à atividade sexual, etiologicamente relacionada a um agente sexualmente transmissível, o papilomavírus humano (HPV). As variáveis de risco clássicas para o câncer do colo do útero são essencialmente as mesmas atribuídas à infecção genital por HPV, sendo as mais importantes o número de parceiros sexuais e a idade precoce do primeiro coito. Em torno de 95% dos tumores malignos e lesões precursoras da cérvi uterina contém o material genético de alguns tipos destes vírus, reforçando o seu papel na indução destas neoplasias. Além disso, freqüências relativamente altas de mulheres normais estão infectadas por HPV (entre 15-40%), sendo que a prevalência é maior entre adolescentes e mulheres jovens. Entretanto, apenas uma pequena porcentagem delas desenvolverá câncer de colo uterino, o que está na dependência de uma série de fatores, conforme será discutido adiante. Os vários estudos epidemiológicos realizados em todo o mundo, inclusive no Brasil, revelam essencialmente as mesmas prevalências de infecção pelo HPV. Outrossim, os tipos encontrados não diferem grandemente de uma região geográfica a outra, sendo HPV-16 o tipo mais prevalente em todo o mundo, tanto em epitélios normais quanto nas neoplasias. Estudos caso-controle em vários países indicam a presença do DNA viral em mais de 95% dos cânceres do colo do útero. O HPV 16 ocorre em maior freqüência (50%), seguido pelo HPV 18 (12%), HPV 45 (8%) e HPV 31 (5%). Pequenas oscilações na prevalência dos tipos de HPV nos diversos graus de lesões das diferentes populações estudadas provavelmente refletem diferentes metodologias utilizadas nos estudos, prováveis erros de classificação na citologia oncótica ou diferenças no comportamento sexual.

A transmissão do HPV ocorre, principalmente, através de contato sexual seja ele vaginal, vulvar, peniano, cervical ou anal. Estudos transversais demonstram que variáveis como idade e comportamento sexual são os mais importantes determinantes da infecção cervical por HPV, o que confere um perfil de doença sexualmente transmissível. A maioria das infecções genitais é transitória; contudo uma pequena proporção de mulheres com o DNA viral apresentam persistência da infecção por um mesmo tipo ou uma mesma variante molecular de um tipo de HPV. Esse tipo de infecção está associado ao maior risco de desenvolvimento de malignidade, como demonstram os estudos de história natural conduzidos em diversos países, incluindo o Brasil.

Biologia e patologia das lesões associadas aos HPVs

Os papilomavírus (PV) são pequenas partículas de aproximadamente 55 nm, formadas por um capsídeo icosaédrico não envelopado composto por 72 capsômeros. Estes vírus são pertencentes à família *Papillomaviridae*, cujo genoma consiste de uma única molécula de DNA circular dupla fita, de aproximadamente 8.000 pb complexado a proteínas semelhantes a histonas. O genoma dos PV encontra-se dividido funcionalmente em três segmentos: 1) uma região não codificante denominada de região controladora ou *long control region* (LCR) que compõe aproximadamente 10% do genoma viral (nesta região são encontrados vários sítios de ligação para fatores de transcrição virais e celulares que participam na regulação da replicação e transcrição do genoma viral); 2) a região precoce (*Early*) que contém de 6 a 8 genes que participam na replicação do DNA viral (E1, E2, E8) e no estímulo da proliferação celular (E5, E6 e E7); 3) e a região tardia (*late*) com 2 ORF que codificam as proteínas estruturais do capsídeo, L1 e L2.

Os PV compõem um grupo de vírus heterogêneos e são encontrados em diversos *taxa*. Atualmente, têm sido identificados mais de 30 tipos de PV animal. Em humanos, são encontrados mais de 100 tipos infectando vários sítios anatômicos, dos quais mais de 40 tipos estão associados a lesões anogenitais. Alguns tipos estão presentes mais freqüentemente em cânceres, como os HPVs 5 e 8 na pele e os tipos 16, 18, 31, 33, 35, 39, 45, 51, 52, 56, 58, 66 e 68 nas mucosas; outros tipos como os HPVs 1 e 2 e os tipos 6, 11 e 42 são encontrados mais comumente em lesões benignas da pele e das mucosas, respectivamente. Daí a classificação dos HPVs em tipos de baixo e alto risco.

A classificação taxonômica dos PV é baseada na identidade das seqüências nucleotídicas dos genes L1, E6 e E7. Para ser caracterizado um novo tipo de PV, é necessário que haja diferenças nas seqüências nucleotídicas maiores que 10% quando comparado a tipos previamente descritos. Um subtipo é caracterizado quando as diferenças nas seqüências variam de 2 a 10%, e uma nova variante molecular de um tipo é definida quando as diferenças nessas seqüências nucleotídicas são menores que 2%.

Os PV apresentam organização, tamanho genômico, ORF (*open reading frame*, ou gene) e função das proteínas similares. De todas as ORF, E1 e L1 parecem ser as mais conservadas entre os genes precoces e tardios, respectivamente. A diferença intratípica nessas regiões varia de 0 a 2,3%, e a diferença intertípica mais próxima varia entre 9,8 a 17,4%.

Os dados epidemiológicos têm sido importantes para o entendimento da história natural da infecção dos HPV e o papel das variantes moleculares nas neoplasias cervicais. A maioria das mulheres jovens com infecção por HPV apresenta infecção transiente. Tem sido observado que a persistência do genoma viral é um dos pré-requisitos para o desenvolvimento de HSIL e câncer da cérvi uterina. A persistência é caracterizada como a detecção repetida de algum tipo de HPV em pelo menos dois espécimes cervicais consecutivos de uma mesma paciente. Já a infecção transiente é definida como a detecção do DNA viral de determinado tipo em apenas uma amostra, com subseqüente negatividade deste mesmo tipo de HPV nas amostras seguintes da mesma paciente. Estudos longitudinais demonstram que algumas variantes de HPV 16 e 18 tendem a persistir, o que poderia significar uma vantagem funcional importante na progressão da doença. Análises genotípicas de isolados de HPV 16 têm verificado associação entre uma variante do gene E6 e a infecção persistente, o que levaria ao desenvolvimento de HSIL: esta variante apresenta uma substituição no nucleotídeo 350T®G que resulta na mudança do aminoácido 83 de leucina para valina. Sugere-se que este polimorfismo encontra-se associado à malignidade, podendo variar de acordo com a população estudada. Deste modo, admite-se que diferenças genéticas entre as populações sejam um fator adjuvante do potencial oncogênico das variantes.

Diferenças no potencial oncogênico entre HPV de baixo e alto risco têm sido verificadas por ensaios de transformação *in vitro* (Barbosa et al., 1991). Foi observado que as proteínas E6 e E7 de HPV 16 e 18 transformam cultura de células primárias na presença de um oncogene ativado. Estas proteínas de tipos de HPV de alto risco também apresentam a habilidade de imortalizar queratinócitos primários de prepúcio ou o epitélio cervical humano. Os ensaios de transformação *in vitro* com culturas de queratinócitos também demonstram que a atividade transformante do HPV 18 é dez vezes maior que a apresentada pelo HPV 16.

A proteína E7 de HPV 16 é composta por 98 aminoácidos e forma complexo com o produto do gene do retinoblastoma (pRB), dessa forma, interferindo com a ligação de pRB a família de fatores de transcrição E2F. Em conseqüência, ocorre ativação da transcrição de genes celulares específicos da entrada na fase de síntese do ciclo celular, tais como DNA polimerase A, quinase dependente de ciclina-2 e timidina quinase. Estas são normalmente expressas em queratinócitos diferenciados. A proteína E7 também pode se associar com os inibidores de quinase dependentes de ciclinas p21^{cpil} e p27^{kip1}, o que contribui para a estimulação da progressão do ciclo celular.

Simultaneamente, E6 de HPV de alto risco ligam-se e promovem a degradação do produto do gene supressor de tumor p53, através de sua associação com E6-AP, uma proteína com função de ubiquitina ligase. Assim, a associação entre E6 e E6-AP promove a degradação de p53 pela via de proteólise dependente de ubiquitina. Dessa forma, ocorre a perda do controle do ciclo celular antes exercido por p53. Esse é um dos primeiros passos para a instabilidade cromossômica em células infectadas por HPV de alto risco.

Os HPVs induzem proliferações epiteliais da pele ou mucosa, as quais mostram um crescimento limitado e freqüentemente regridem espontaneamente. O tempo de incubação pode ser muito variável e pouco se conhece sobre a latência ou persistência desses vírus no organismo. É muito interessante que os diferentes tipos de HPVs mostram uma preferência, muitas vezes exclusiva, pelo tecido que infectam. Assim, os HPV de tipos 1 e 2 são encontrados preferencialmente em epitélios plantar e palmar, incluindo epitélio dos dedos, enquanto os HPVs de tipos 16 e 18 infectam preferencialmente as mucosas genital e oral. A base dessa especificidade tissular é ainda desconhecida, mas acredita-se que possa ser devida a fatores intracelulares essenciais à replicação e/ou transcrição dos genomas virais. Recentemente, sugeriu-se que os HPVs aderem e infectam a célula através de um receptor de membrana composto pela glicoproteína sindecan-1. Embora não haja evidências diretas, acredita-se que a infecção tenha lugar primeiramente nas camadas basais da epiderme, em decorrência de abrasão ou microlesões da pele ou mucosa. Interessantemente, 90% das patologias associadas a HPV no colo de útero localizam-se na transição escamocolunar do epitélio ou zona de transformação, onde as células proliferativas estão mais expostas. Na camada proliferativa, o vírus pode se replicar e expressar suas proteínas precoces; no entanto, a replicação vegetativa do DNA viral, a síntese das proteínas de capsídeo e a montagem das partículas virais só têm lugar nas células mais diferenciadas. Por este motivo, não é possível propagar os HPVs em cultivo celular. Isto também explica porque a maioria dos estudos realizados com esses vírus se baseiam na detecção do DNA viral, o que também foi aplicado ao diagnóstico das lesões a eles associadas (ver adiante).

A infecção dos epitélios pelo HPV não é citolítica, podendo estar associada ao aparecimento de uma alteração morfológica conhecida, desde os anos 1950, por atipia coilocitótica. O coilócito é caracterizado por um amplo halo perinuclear, com as bordas bem delimitadas e, normalmente, binucleação; além disso, os núcleos são hipercromáticos e apresentam contornos irregulares. Estas células começam a aparecer primeiro nas camadas intermediárias da epiderme, estendendo-se até as camadas superficiais, onde geralmente ocorrem de forma mais exuberante. Pode-se demonstrar a presença de partículas virais e dos antígenos de capsídeo em alguns, mas não todos, os coilócitos. Assim, a presença de coilócitos não deve ser tomada de forma isolada como indicativo de infecção por HPV. Este fato coloca uma série de problemas ao diagnóstico morfológico, que em nenhum momento pode ser considerado definitivo no diagnóstico destas infecções (ver adiante).

Algumas lesões associadas a HPV progridem a neoplasias de diferentes graus. Neste caso, as células infectadas exibem alterações no seu crescimento e diferenciação, continuam proliferando acima da camada basal, perde-se o padrão de estratificação em camadas de células diferenciadas, passam a expressar queratinas em quantidade e qualidade diferentes. Mais ainda, em contraste com os tumores benignos, estas células são freqüentemente aneuplóides. A maioria desses carcinomas escamosos pode invadir tecidos adjacentes e metastatizar. No colo do útero, é reconhecido que displasias cervicais associadas a certos tipos de HPV podem evoluir a carcinomas, e o curso da doença pode demorar de dez a vinte anos. A progressão maligna, nestes casos, é restrita a determinados tipos de HPV. Assim, os HPVs de tipo 6 e 11, encontrados na maioria dos condilomas genitais e papilomas laríngeos, parecem não oferecer nenhum risco de progressão neoplásica, apesar de serem encontrados numa pequena proporção de tumores malignos. Por outro lado, uma proporção elevada dos cânceres do colo de útero, mas também de vulva, ânus e pênis, em menores freqüências, contém HPV tipos 16, 18, 31, 45, entre outros tipos de alto risco. A Tabela 1 apresenta as características principais dos tumores induzidos por HPV e tipos associados.

O câncer do colo do útero parece ser proveniente de uma evolução contínua de lesões precursoras caracterizadas por atipias celulares, que ocorrem principalmente na área da junção escamocolunar (JEC). Até recentemente, considerou-se que em lesões de baixo grau (LSIL;

NIC I) o DNA viral encontra-se no estado epissomal (não-integrado ao DNA celular), o que permite a síntese de proteínas tardias e a formação de partículas virais. Já nas lesões de alto grau (HSIL; NIC II e III), o DNA apresenta-se freqüentemente integrado ao genoma da célula hospedeira, não havendo formação de partícula viral. O processo de integração ocorre mediante a quebra da molécula circular do DNA viral, na maioria das vezes dentro da região onde se encontra o gene E2, responsável pelo controle da replicação e transcrição viral. Desta forma, ocorre a expressão aumentada dos transcritos gênicos de E6 e E7 e conseqüente estímulo da proliferação celular. Estudos recentes começam a sugerir que o evento de integração do genoma viral no genoma da célula hospedeira possa ser mais precoce, mas seu significado biológico é, ainda, desconhecido.

A progressão tumoral, desde a infecção pelo HPV, está também sujeita a fatores ambientais, como carcinógenos químicos e físicos, ou restritos ao hospedeiro, tais como hormônios, resposta imune, herança genética, entre outros. Um bom exemplo são os pacientes portadores de epidermodisplasia verruciforme, uma condição hereditária associada à alteração de resposta imune, que apresentam uma predisposição muito aumentada ao aparecimento de carcinomas de pele em papilomas contendo HPV tipo 5 ou 8, sobretudo em áreas expostas à luz solar. Além disso, a freqüência de tumores associados a HPV é maior em pacientes imunodeprimidos, como transplantados renais e pacientes HIV-positivos. Nestes últimos, a incidência de lesões causadas por HPV, além de ser muitas vezes maior que na população imunologicamente hígida é, também, muito mais propensa a progredir a lesões de alto grau. Destacam-se os tumores anais de homens homossexuais, causados principalmente pelos HPVs 16 e 18 em freqüências próximas a 90% dos cânceres nesta localização anatômica. Portanto, papilomavírus de determinados tipos, deficiência imunológica e um cocarcinógeno ambiental (luz ultravioleta, por exemplo) participam de forma combinada no processo de múltiplas etapas que é a tumorigênese.

A infecção natural por papilomavírus é seguida por uma resposta imune humoral e celular contra partículas virais. Em geral, a resposta imune humoral às proteínas do capsídeo dos HPVs genitais é avaliada por ensaios do tipo ELISA, utilizando como antígenos as proteínas virais sintetizadas em bactérias ou seus peptídeos. Existe a possibilidade de que anticorpos contra as proteínas precoces E6 e E7 dos HPVs de tipo 16 e 18 ocorram com mais freqüência, e em títulos maiores, em pacientes com carcinoma de colo de útero, quando comparado a mulheres normais. Entretanto, a reatividade é observada em apenas 50% dos soros de pacientes com tumores HPV-positivos. Mais recentemente, foi descrita uma sorologia específica para HPVs de alto risco, empregando como antígeno partículas virais recombinantes sintetizadas no sistema de baculovírus. Os estudos epidemiológicos que estão empregando tal metodologia indicam que pacientes infectadas por HPV, definido como a presença do DNA viral, têm títulos de anticorpos contra HPV maiores que pacientes HPV-negativas. A definição de infecção por HPV baseada na detecção dos genomas virais, apesar de ter contribuído de forma importante para estabelecer a etiologia da maioria dos tumores de colo uterino, não permite a descrição do curso natural das patologias associadas a esses vírus. Neste sentido, o desenvolvimento de ensaios sorológicos específicos está sendo aguardado com muito interesse. Dentre eles, as medidas de anticorpos neutralizantes, através de testes recentemente descritos, vêm permitindo examinar em profundidade as respostas imunes disparadas seja pelas infecções naturais, seja em conseqüência de vacinação com VLPs (partículas semelhantes a vírus), conforme os diversos ensaios clínicos em andamento.

A imunidade celular contra os HPVs cutâneos é inferida de forma direta pelo exame histológico de verrugas em regressão e, indiretamente, pela incidência aumentada de verrugas em pacientes imunodeficientes. As respostas celulares aos HPVs 16, 18 e outros, são igualmente importantes, apesar do conhecimento ser ainda escasso nesta área. Além disso, as células infectadas pelos tipos genitais são primordialmente do epitélio mucoso, onde a resposta imune é de pouca expressão; considere-se, ainda, as estratégias de burlar o sistema imune, exercidas pelos PVs. De qualquer forma, é bastante razoável assumir que medidas para controlar tais infecções virais levarão à redução da incidência de determinados cânceres, com grande destaque para o câncer do colo de útero.

Detecção dos papilomavírus

O diagnóstico morfológico das infecções por HPV é amplamente utilizado, tanto em esfregaços celulares quanto em cortes de tecido. A presença inequívoca de coilócitos ou disqueratócitos indica infecção produtiva por estes vírus. Entretanto, com o advento de técnicas de detecção dos genomas virais, ficou evidente a baixa sensibilidade do primeiro método. Partículas virais intactas, de aproximadamente 50 nm de diâmetro, são encontradas quase que exclusivamente em lesões benignas, distribuídas de forma regular dentro do núcleo das células infectadas. Assim, pode-se determinar a presença dos papilomavírus pelo emprego de técnicas de imunoistoquímica que utilizem anticorpos policlonais contra as proteínas do capsídeo viral. Por outro lado, a expressão dessas proteínas virais não ocorre em lesões precursoras ou francamente malignas, tornando necessário o emprego de outras técnicas para a detecção da infecção viral, sendo a mais amplamente empregada a de detecção do material genético do vírus na amostra biológica.

Os métodos de detecção do material genético dos HPVs são essencialmente de dois tipos: ou por hibridização direta do DNA/RNA viral presente nos espécimes, ou por amplificação in vitro destes genomas, seguida de sua identificação tipo-específica, freqüentemente por hibridização. Em geral, estas técnicas empregam princípios de hibridização molecular DNA/DNA, RNA/DNA, envolvendo de um lado o DNA ou RNA extraído do espécime clínico e do outro os DNAs dos diferentes HPVs clonados. As vantagens e limitações de vários métodos empregados na identificação de HPVs são apresentadas na Tabela 2.

Para localizar os genomas virais em relação à topografia do tecido, deve-se utilizar a a hibridização in situ. Esta metodologia permite a localização do DNA ou RNA viral de forma específica em células definidas ou mesmo cromossomos isolados. Entretanto, é uma metodologia laboriosa, freqüentemente com menor sensibilidade que a PCR.

No passado, a hibridização tipo Southern blot foi amplamente utilizada. Neste caso, é necessário isolar quantidades relativamente grandes e de alta pureza do material genético dos espécimes biológicos, não sendo aplicável ao estudo de tecidos fixados.

Na última década, foi desenvolvido um teste de hibridização em solução designado Captura de Híbridos (Hybrid Capture, DIGENE Diag. Inc., Silver Spring, USA). A primeira versão tinha sensibilidade mais baixa e podia detectar 14 tipos diferentes de HPV presentes no espécime. Atualmente, o HC-II permite detectar, em conjunto, seis tipos de HPV de baixo risco e 18 tipos de alto risco oncogênico. Este ensaio está comercialmente disponível e vem sendo muito empregado em diversos estudos epidemiológicos e na clínica.

Os métodos baseados na reação de polimerização em cadeia (PCR, *polymerase chain reaction*) são os mais comumente empregados. Esta técnica de amplificação gênica altamente sensível e específica fornece medidas precisas de exposição ao HPV e permitiu que os estudos epidemiológicos mais recentes confirmassem o HPV como determinante intermediário na seqüência de eventos que leva ao carcinoma do colo uterino. Os métodos baseados em PCR têm a maior sensibilidade de detecção dos genomas virais (ver Tabela 2) e

Tabela I – Características dos tumores genitais induzidos por HPV.

	Benigno[1]	Maligno[2]
Proliferação celular	+	+
Diferenciação celular	+	-
Replicação vegetative do DNA viral	+	-
Proteínas de capsídeo	+	-
Integração do DNA viral	-	+
Aneuploidia	-	+

Tipos de HPV associados:

[1] - 6, 11, 40, 42, 43, 44, 55,

[2] - 16, 18, 31, 33, 35, 39, 45, 51, 52, 53, 56, 58, 66, 68

Tabela 2 – Comparação entre métodos de detecção de genomas de HPV.

	Híbrid. in situ	Southern blot	Captura de híbridos	PCR	PCR in situ
Sensibilidade (*)	++	+++	+++	++++	+++
Especificidade	++	+++	++	+++	+++
Praticidade	++	+	+++	+++	++
Morfologia	sim	não	não	não	sim

acoplados a um ensaio de hibridização permitem detectar todos os tipos de HPV, em torno de 40 no caso de espécimes provenientes da mucosa genital. Além disso, requerem quantidades muito pequenas de DNA da amostra biológica e preparações relativamente impuras podem ser utilizadas. Uma outra vantagem deste método é que pode ser efetuado em espécimes históricos (tecidos fixados e emblocados em parafina) permitindo análises retrospectivas. Por ser um método muito sensível, é preciso controlar muito bem as condições de ensaio para eliminar os resultados falso-positivos devidos à contaminação. Atualmente são mais utilizados conjuntos de oligonucleotídeos iniciadores consenso ou genéricos para permitir a amplificação do maior número possível de tipos de HPV em uma única reação. Além disso, à semelhança da Captura de Híbridos, alguns protocolos de PCR podem fornecer medidas de carga viral, que vêm sendo associadas a maior risco de desenvolvimento de lesões em diversos estudos epidemiológicos. Discute-se atualmente a utilização de testes moleculares de detecção de HPV em rastreamento e triagem do câncer do colo do útero. Há fortes indicações de que esses testes possam ser utilizados em conjunto com os diagnósticos citostopatológicos e colposcópicos. Entretanto, devido à alta prevalência de HPV particularmente em mulheres jovens, com pouco ou nenhum significado clínico, levam a desconsiderar seu uso de forma indiscriminada. Em mulheres acima de 35 anos, entretanto, alguns estudos apontam para uma sensibilidade maior dos testes moleculares e uma especificidade comparável à do exame citopatológico, o que minimizaria a quantidade excessiva de encaminhamentos para colposcopia. Assim, vem sendo considerado promissor o potencial do teste de HPV no rastreamento, o que de fato já foi recomendado em alguns países do mundo, principalmente nos Estados Unidos da América e na Holanda. Como desvantagens do teste de HPV, reconhece-se que, por enquanto, o custo unitário é alto. No entanto, com a possibilidade de execução do teste em grande escala esse custo diminuirá. É necessário que estas considerações levem em conta também o sistema de rastreamento vigente e as possibilidades reais de implementação de novas abordagens para a prevenção do câncer do colo do útero.

Leitura recomendada

BONTKES H.J., GRUIJL T.D., WALBOOMERS J.M., SCHILLER J.T., DILLNER J., HELMERHORST TJ, VERHEIJEN RH, SCHEPER RJ, MEIJER CJ. "Immune responses against human papillomavirus (HPV) type 16 virus-like particles in a cohort study of women with cervical intraepithelial neoplasia. II. Systemic but not local IgA responses correlate with clearance of HPV 16". *J Gen Virol*, 1999: 80:409-417.

BOSCH F.X., MANOS M.M., MUÑOZ N., et al. "Prevalence of human papillomavirus in cervical cancer: a worldwide perspective. International biological study on cervical cancer (IBSCC) Study Group". *J Natl Cancer Inst* 1995; 87:796-802.

FRANCO E., VILLA L., ROHAN T., FERENCZY A., PETZL-ERLER M., MATLASHEWSKI G. "Designs and methods of the Ludwig-McGill longitudinal study of the natural history of human papillomavirus infection and cervical neoplasia in Brazil. Ludwig-McGill Study Group". *Rev Panam Salud Publica* 1999; 6:223-233.

FRANCO, E.L. "Epidemiologia do câncer mamário ginecológico. In.: ABRÃO, F.S. *Tratado de Oncologia Genital e Mamária*, 1ª ed. São Paulo, Ed. Roca, pp. 3-16, 1995.

FRANCO, E.L., VILLA, L.L., RUIZ, A., COSTA, M.C., FRANCO, E.L., VILLA, L.L., RUIZ, A., COSTA, M.C."Transmission of Cervical Human Papillomavirus Infection by Sexual Activity: diferences between low and high oncogenic risk types". *J Inf Dis* 1995; 172:756-63.

FRAZER I.H., THOMAS R., ZHOU J., LEGGATT G.R., DUNN L., MCMILLAN N., TINDLE R.W., FILGUEIRA L., MANDERS P., BARNARD P., SHARKEEY M. "Potential strategies utilized by papillomavirus to evade host immunity". *Immunological Reviews* 1999; 168:131-142.

HILDESHEIM A., WANG S.S. "Host and viral genetics and risk of cervical cancer: a review". *Virus Research* 2002; 89(2):229-240.

HO, L., CHAN, S.Y., CHOW, V., CHONG, T., TAY, S.K., VILLA, L.L. & BERNARD, H.U. "Sequence variants of Human papillomavirus type 16 in clinical samples permit verification and extension of epidemiological studies and construction of a phylogenetic tree". *J. clin. Microbiol* 1991; 29:1765-1772.

IARC Working Group. IARC *Monographs on the evaluation of carcinogenic risk to humans*. Vol. 64. Lyon. International Agency for Research on Cancer. 1995.

IFTNER, T., VILLA, L.L. HPV "Technologies" *J Natl Cancer Inst* 2003, 31:80-88.

JOCHMUS-KUDIELKA, L., SCHNEIDER, A., BRAUN R., KIMMIG R., KOLDOVSKY, U., SCHNEWES, K.E., SEEDORF, K. & GISSMANN, L. "Antibodies against the Human papillomavirus type 16 early proteins in Human sera: correlation of anti-E7 reactivity with cervical cancer". *J Natl Cancer Inst* 1989; 81:1698-1704.

KIRNBAUER, R., BOOY, F., CHENG, N., LOWY, D.R. & SCHILLER, J.T. "Papillomavirus L1 major capsid protein self-assembles into virus-like particles that are highly immunogenic." *Proc. natl Acad. Sci. USA* 1992; 89:12180-12184.

KOUTSKY, L.A., HOLMES, K.K., CRITCHLOW, C.W., STEVENS, C.E., PAAVONEN, J., BECKMANN, A.M., DE ROUEN, T.A., GALLOWAY, D.A., VERNON, D. & KIVIAT, N.B. "A cohort study of the risk of cervical intraepithelial neoplasia grade 2 or 3 in relation to papillomavirus infection. *New Engl. J. Med.*, 327: 1272-1278.

MANOS, M.M., TING, T., WRIGHT, D.K. & et al. "Use of polymerase chain reaction amplification for the detection of genital Human papilloma viruses". *Mol. Diagnost. hum. Cancer Cells.*, 1989; 7:209-214.

MUNOZ, N., BOSCH, F.X., DE SANJOSE, S. & SHAN, K.V. "The role of HPV in the etiology of cervical cancer". *Mutat. Res.* 1994; 305: 293-301.

PALEFSKY J.M. "Human papillomavirus infection and anogenital neoplasia in human immunodeficiency virus-positive men and women". *Monographs of the National Cancer Institute* 1998; 23:15-20.

PFISTER H. "Human papillomavirus and skin cancer". *Monographs of the National Cancer Institute* 2003; 31:52-56.

SCHIFFMAN, M.H., BAUER, H.M., HOOVER, R.N., GLASS, A.G., CADELL, D.M., RUSH, B.B., SCOTT, D.R., SHERMAN, M.E., KURMAN, R.J. & WACHOLDER, S. "Epidemiologic evidence showing that Human papillomavirus infection causes most cervical intraepithelial neoplasia". *J. Natl Cancer Inst* 1993; 85: 958-964.

SCHLECHT N.F., TREVISAN A., DUARTE-FRANCO E., ROHAN T.E., FERENCZY A., VILLA L.L., FRANCO E.L. "Viral load as a predictor of the risk of cervical intra- epithelial neoplasia". *Intl J Cancer* 2003; 103(4):519-24.

SOUZA, P.S.A. & VILLA, L.L. "Genetic susceptibilty to infection with human papilloma-virus and development of cervical cancer in women in Brazil". *Rev Mut Res* 2003; 544(2-3):375-383.

STOLER, M.H., RHODES, C.R., WHITBECK, A., WOLINSKY, S.M., CHOW, L.T. & BROKER, T.R. "Human papillomavirus type 16 and 18 gene expression in cervical neoplasias". *Hum. Pathol* 1992; 2(3): 117-128.

VAN DEN BRULE, A.J.C., SNIJDERS, P.F.J., MEIJER, C.J.L.M. & WALBOOMERS, J.M.M. "PCR based detection of genital HPV genotypes: an update and future perspectives". *Papillomavirus Rep* 1993; 4: 95-99.

VILLA L.L. "O papel do papilomavirus na neoplasia genital feminina". In: ABRÃO, F.S. *Oncologia Genital e Mamária*, 1ª ed. São Paulo, Ed. Roca, 1995; 39-48.

VILLA L.L., SICHERO L., RAHAL P., CABALLERO O., FERENCZY A., ROHAN T., FRANCO E.L. "Molecular variants of human papillomavirus type 16 and 18 preferentially associated with cervical neoplasia". *J Gen Virol* 2000; 81:2956-2968.

VILLA L.L. "Human Papillomavirus and Cervical Cancer". *Adv Cancer Res* 1997; 71:321-341.

VISCIDI, R.P. & SHAH, K.V. "Immune response to infections with Human papillomaviruses". In: *Advances in host defence mechanisms*. Quinn, T.C., Gallin, J.I., Fauci, A.S. eds, New York, Raven Press, 1992.

ZUR HAUSEN H. "Molecular pathogenesis of cancer of the cervix and its causation by specific human papillomavirus types". *Cur Top Microbiol Immunol*, 1994; 186:131-145.

ZUR HAUSEN, H. "Human papillomaviruses in the pathogenesis of anogenital cancer". *Virology* 1991; 184: 9-13.

16 Vacina contra HPV

Nelson Vespa Júnior
Ronaldo Lúcio Rangel Costa

As vacinas contra HPV representam um marco na área de imunização, e em particular na ginecologia, como a mais nova ferramenta contra verrugas genitais e os cânceres associados à infecção por este agente, tais como: câncer cérvico-uterino, vaginal, vulvar, anal, peniano e laringe. Na Figura 1 são mostrados os tipos de HPV e as lesões causadas por eles.

É fundamental que todos profissionais de saúde tenham pleno conhecimento das características das vacinas contra HPV recentemente licenciadas no Brasil e no mundo, seu perfil de eficácia e segurança, a fim de se comprometerem com a orientação de seus pacientes e da população em geral para a prevenção pela vacinação, de doenças potencialmente graves, que podem cursar com alta morbidade, mortalidade e elevados custos para a sociedade e o indivíduo.

Acredita-se que cerca de 50% da população sexualmente ativa em algum momento da vida terá contato com o HPV. Estima-se que 30 milhões de pessoas em todo mundo tenham lesões de verrugas genitais associadas principalmente ao HPV 6 (70% dos casos) e HPV 11 (20% dos casos). As lesões verrucosas

Figura 1 Tipos de HPV e as lesões causadas por eles.

Tipos	Mulher	Homem
6/11	• >90% das verrugas genitais [2] • ~25% das lesões cervicais de baixo grau [3] • RRP transmissão de mãe para filho intra-uterina, e/ou pelo canal do parto [4]	• >90% das verrugas genitais [2] • Transmissão para mulher [9] • RRP transmissão vertical [4]
16/18	• ~25% das lesões cervicais de baixo grau [3] • ~50% das lesões cervicais de alto grau [5] • ~70% dos cânceres cervicais [3,6,7] • ~70% das lesões vulvares/vaginais de alto grau [8]	• ~60% dos cânceres anais [10] • Transmissão para mulher [9]

GARDASIL nome de marca da Merck & Co., Inc., Whitehouse Station, NJ, USA.
1. Villa LL, Costa RLR, Petta CA, et al. *Lancet Oncol*. 2005;6:271–278. 2. Gissmann L, Wolnik L, Ikenberg H, et al. *Proc Natl Acad Sci USA*. 1983;80:560–563. 3. Clifford GM, Rana RK, Franceschi S, Smith JS, Gough G, Pimenta JM. *Cancer Epidemiol Biomarkers Prev*. 2005;14:1157–1164. 4. Kashima HK, Mounts P, Shah K. *Obstet Gynecol Clin North Am*. 1996;23:699–706.
5. Clifford GM, Smith JS, Aguado T, Franceschi S. *Br J Cancer*. 2003;89:101–105. 6. Muñoz N, Bosch FX, de Sanjosé S, et al. *N Engl J Med*. 2003;348:518–527. 7. Clifford GM, Smith JS, Plummer M, Muñoz N, Franceschi S. *Br J Cancer*. 2003;88:63–73.
8. GARDASIL Prescribing Information. Merck & Co., Inc., Whitehouse Station, NJ, USA. 9. Castellsagué X, Bosch FX, Muñoz N. *Salud Publica Mex*. 2003;45(suppl 3):S345–353. 10. Frisch M, Glimelius B, van den Brule AJC, et al. *N Engl J Med*. 1997;337:1350–1358.

por estes dois tipos de HPV podem ocorrer em região vulvar, vaginal, anal, orofaringe, cavidade bucal e laringe. Embora estes não apresentem potencial oncogênico, os condilomas acuminados podem ser de difícil manejo pela alta recorrência, falta de adesão ao tratamento, muitas vezes prolongado e doloroso, com importantes traumas emocionais e seqüelas locais.

Existem mais de 100 tipos de HPVs identificados, sendo que 30 tipos afetam a genitália e 15 são oncogênicos. Os tipos de HPV 16 e HPV 18 são responsáveis por aproximadamente 70% dos cânceres cérvico-uterinos em todo o mundo.

Atenção especial deve ser dispensada às pré-adolescentes e adolescentes, muitas vezes não alcançadas por pediatras e ginecologistas, estimulando-se a vacinação contra o HPV, preferencialmente, antes ou no início da vida sexual. Assim, toda visita ao pediatra ou ao ginecologista deve ser encarada como oportunidade para educação e vacinação. Por outro lado, mulheres sexualmente ativas, expostas previamente ou não ao HPV, podem e devem ser imunizadas com a vacina contra este agente. Mulheres sexualmente ativas podem não ter o benefício total da vacinação, pois podem ter sido infectadas previamente por HPV(s) incluído(s) na vacina. Assim, níveis distintos de efetividade podem ocorrer, mas a maior parte das mulheres poderá se beneficiar da vacinação. Com base nas orientações do Comitê Americano de Imunização (ACIP – Advisory Committee on Immunization Practices), a decisão para vacinação não deverá ser baseada em exames laboratoriais, tais como papanicolau, testes moleculares e/ou sorologia.

De fundamental importância é que a paciente deve ser orientada e estimulada para o uso de preservativos e a continuidade da citologia oncótica (papanicolau).

As vacinas HPV são os primeiro imunobiológicos que contêm partículas semelhantes a vírus (VLPs – *vírus like particules*), as quais são mais imunogênicas que as proteínas solúveis utilizadas nas vacinas tradicionais. As vacinas HPV não apresentam potencial infeccioso nem oncogênico, pois não possuem material genético viral no interior das VLPs. Na Figura 2, uma concepção artística da sua tecnologia de produção é mostrada.

A eficácia e segurança das vacinas HPV foram demonstradas em grandes estudos clínicos, desenvolvidos em mais de 30 países, num período de aproximadamente 10 anos, envolvendo milhares de mulheres. O Brasil estava entre os países com maior participação na inclusão de mulheres nos programas de pesquisa e desenvolvimento dos laboratórios produtores. As vacinas HPV diferem quanto à composição, número de tipos de HPV incluídos (*vacina bivalente* – apenas tipos oncogênicos, HPV 16 e 18; *vacina quadrivalente* – tipos associados a verrugas genitais e câncer, HPV 6, 11, 16 e 18), concentração do princípio ativo (antígeno HPV), adjuvante (substância que visa potencializar a resposta imune induzida pela vacina) e esquema posológico. Na Figura 3, as novas vacinas disponíveis são apresentadas.

Segurança

Ambas as vacinas (bivalente – GSK e quadrivalente – MSD) apresentam excelente perfil de segurança. Nos estudos clínicos de

Figura 2 Vacina contra HPV - tecnologia de produção.

Vacinas HPV VLPs L1

- L1 principal proteína do capsídeo viral (L1 – HPV 6; L1 – HPV 11; L1 – HPV 16; L1 – HPV 18).
- L1 autoarranjo formando VLPs não infecciosos/ não oncogênicos (ausência material genético)
  ⇨ Vacina inativada (Engenharia Genética).
- L1 VLPs induzem **altos títulos de Anticorpos neutralizantes**

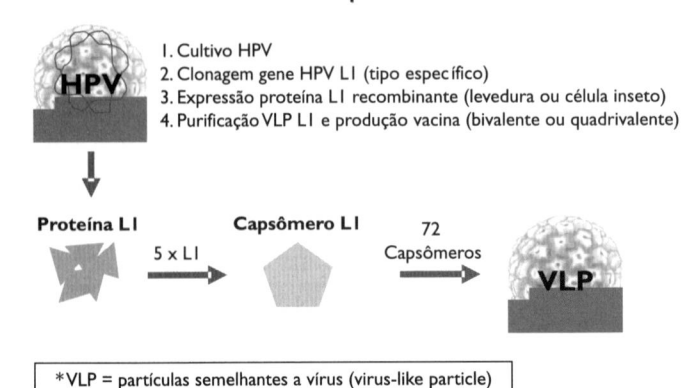

1. Cultivo HPV
2. Clonagem gene HPV L1 (tipo específico)
3. Expressão proteína L1 recombinante (levedura ou célula inseto)
4. Purificação VLP L1 e produção vacina (bivalente ou quadrivalente)

Proteína L1 → 5 x L1 → Capsômero L1 → 72 Capsômeros → VLP

*VLP = partículas semelhantes a vírus (virus-like particle)

1. Kirnbauer R, Booy F, Cheng N, Lowy DR, Schiller JT. *Proc Natl Acad Sci USA.* 1992;89:12180–12184.
2. Syrjänen KJ, Syrjänen SM. Chichester, United Kingdom: John Wiley & Sons, Inc; 2000:11 –51.

Figura 3 Novas Vacinas Contra HPV – Merck Sharp Dohme (MsD) & GlaxoSmithKline (GSK).

Nome de marca (Internacional)	Gardasil (MSD)	Cervarix (GSK)
Composição	Vacina quadrivalente HPV 6/11/16/18	Vacina bivalente HPV 16/18
Tipo de vacina	VLP L1 Levedura	VLP L1 Células de insetos (baculovírus)
Concentração	HPV6: 20µg; HPV11: 40 µg HPV16: 40µg; HPV18: 20 µg	- HPV16: 20µg; HPV18 :20µg
Adjuvante	225µg alumínio sulfato de hidroxifosfato	AS04 - 50µg MPL (monofosforil lipídio A 3-deacilatado) + 500µg hidroxido de alumínio
Esquema – 3 doses	0, 2, 6 meses	0, 1, 6 meses
Estudos clínicos Randomizados Controlados Duplo-cegos	Fase II 2.392 M (16-23 anos) Fase III: 17.622 M (16-23 anos)FI/FII **3.800 M (24-45 anos)planejado** 3.700 H (16-24 anos) 505 M (10-15 anos) 510 H (10-15 anos) Seguimento até 2008	Fase II 1.113 M (15-25 anos) Fase III: 18.000 M (15-25 anos) 12.000 M (18-25 anos) NCI 158 M (10-14 anos) **Mulheres (18-55 anos)** Seguimento até 2010
Situação regulatória	Licenciada **FDA** – 8..Jun.2006 Licenciada **ANVISA** – 28.Ago.2006 Licenciada **EMEA** – 23.Set.2006	Aguardando licenciamento 2007 **EMEA/EU** entrada 9th Mar 2006 **FDA/US** antes do Final de 2007

1. Villa LL et al., Lancet Oncology Online, April 7, 2005.
2. Harper DM et al., Lancet 364:1757-1765, November 2004

segurança, envolvendo meninos e meninas de 9-15 anos, e mulheres entre 16-26 anos, as únicas reações adversas atribuídas às vacinas incluíram dor no local de injeção e febre baixa. Como com qualquer fármaco e em especial com um medicamento novo, as pacientes devem ser orientadas a relatar ao médico e/ou serviço de vacinação eventuais experiências indesejáveis. Em caso de dúvidas pode ser contatados o Centro de Vigilância Epidemiológico da Secretaria de Estado da Saúde de São Paulo (CVE / SES-SP: dvimune @cve.saude.sp.gov.br, Telefones: (11) 3066-8780 / 3066-8779 / 3066-8286 / 3066-3062 / 3066-9102, Fax: (11) 3062-2136 / 3066-8559 / 3066-8779 ou a Agência Nacional de Vigilância Sanitária (ANVISA: http://www.anvisa.gov.br/servicos/form/farmaco/index.htm).

Eficácia

Resultados dos estudos clínicos de ambas as vacinas contra HPV em mulheres 16-26 anos e os dados de meninas de 9-15 anos mostraram altos níveis de proteção contra infecção persistente por HPV – (99% das mais de 20 mil mulheres avaliadas soroconverteram). Para que a proteção desejada seja alcançada é necessário que um esquema completo de vacinação seja administrado. As vacinas HPV são profiláticas, ou seja, previnem a aquisição do HPV, mas não eliminam uma infecção já existente. Comparações diretas entre os resultados de eficácia das diferentes vacinas HPV não devem ser realizados, considerando variações metodológicas empregadas nos respectivos estudos clínicos.

Duração da proteção em mulheres

A vacina quadrivalente contra HPV demonstrou efetividade de 100% após a terceira dose e proteção comprovada até 5 anos. A vacina bivalente contra HPV demonstrou efetividade de 100% e proteção comprovada até 4,5 anos. Embora exista forte evidência de que a eficácia protetora das vacinas seja de longa duração, ainda não se sabe se a administração de dose de reforço será necessária para ambas as vacinas.

Mecanismo de ação

O HPV infecta apenas humanos, mas estudos em animais com papilomavírus análogos (animal, não humano) sugerem que a eficácia das vacinas HPV VLP L1 é mediada pela resposta imune humoral (RIH).

Indicações

A vacina quadrivalente contra HPV é indicada para mulheres com idade entre 9 e 26 anos para prevenção das seguintes doenças causadas pelos tipos 6, 11, 16 e 18 de HPV (papilomavírus humano):

- Câncer cervical;
- Verrugas genitais (condiloma acuminado).

E para prevenção das seguintes lesões pré-cancerígenas ou displásicas:

- Adenocarsinoma cervical *in situ* (AIS);
- Neoplasia cervical intraepitelial (NIC) graus 2 e 3

- Neoplasia vulvar intraepitelial (NIV) graus 2 e 3
- Neoplasia vaginal intraepitelial (NIVA) graus 2 e 3
- Neoplasia cervical intraepitelial (NIC) grau 1

Notas:
1. As informações apresentadas acima se referem à indicação de bula aprovada para vacina quadrivalente HPV 6, 11, 16 e 18, já licenciada. Para a vacina bivalente HPV 16 e 18 é necessário aguardar a aprovação das indicações pelas autoridades regulatórias, ainda não disponível.
2. Estão em fase avançada estudos clínicos em mulheres com idade superior a 26 anos e em homens, que visam suportar a ampliação da indicação das populações alvo de vacinação.

Contra-indicações e precauções

Hipersensibilidade tipo 1 (anafilática) a substâncias ativas ou qualquer excipiente da vacina HPV é contra-indicação para administração de doses adicionais. Como para todas as vacinas injetáveis, tratamento médico apropriado deve estar prontamente disponível em caso de reações anafiláticas raras após administração da vacina.

Embora apresente alta eficácia, demonstrada em estudos clínicos, é importante que o médico alerte seus pacientes que a vacina contra HPV, como qualquer outra vacina, pode não proteger todos os vacinados. Esta vacina não protege contra doenças que não são causadas por HPV. Embora exista alguma evidência de proteção cruzada, não se pode afirmar que as vacinas contra HPV protejam satisfatoriamente contra infecções por tipos de HPV não incluídos em sua composição. Indivíduos imunocomprometidos (terapia imunossupressora, imunodeficiência primária, HIV, ou outras causas) podem apresentar resposta reduzida a imunização ativa. O profissional de saúde deve informar sobre a importância de se completar a série de imunização, a menos que contra-indicado.

As vacinas contra HPV, atualmente, são profiláticas e não são indicadas para o uso terapêutico de verrugas genitais, câncer cervical, NIC, NIV ou NIVA.

Estas vacinas também não são recomendadas para administração em gestantes. As vacinas HPV não foram associadas à causalidade de eventos adversos para gestação ou desenvolvimento do feto. Contudo, os dados sobre vacinação contra HPV durante a gravidez são limitados. Como evidenciado em estudos clínicos a presença ou ausência do uso de contraceptivos hormonais não altera a eficácia da vacina.

Considerações finais

As vacinas contra HPV são seguras, eficazes e protegem contra doenças prevalentes e potencialmente graves causadas pelos HPVs 6, 11, 16 e 18. Atualmente, a vacina contra HPV encontra-se disponível em clínicas privadas de vacinação. Sobre a perspectiva de saúde pública, o acesso da população a vacinação contra HPV deve ser incluído na agenda dos governantes como medida para redução de morbimortalidade, custos sociais e melhora da qualidade de vida da população.

Leitura Recomendada

ALONIO LV, PICCONI MA, DALBERT D, MURAL J, BARTT O, BAZAN G et al. "Ha-ras oncogene mutation associated to progression of papillomavirus induced lesions of uterine cervix". J Clin Virol 2003; 27(3):263-269

BRINKMAN JA, CAFFREY AS, MUDERSPACH LI, ROMAN LD, KAST WM. "The impact of anti HPV vaccination on cervical cancer incidence and HPV induced cervical lesions: consequences for clinical management". Eur J Gynaecol Oncol 2005; 26(2):129-142.

CALLOWAY C, JORGENSEN CM, SARAIYA M, TSUI J. "A content analysis of news coverage of the HPV vaccine by U.S. newspapers, January 2002-June 2005". J Womens Health (Larchmt) 2006; 15(7):803-809.

CASTELLSAGUÉ X, BOSCH FX, MUÑOZ N. Salud Publica Mex. 2003; 45(suppl 3): S345–353.

CLIFFORD GM, RANA RK, FRANCESCHI S, SMITH JS, GOUGH G, PIMENTA JM. Cancer Epidemiol Biomarkers Prev. 2005; 14:1157–1164.

CLIFFORD GM, SMITH JS, AGUADO T, FRANCESCHI S. Br J Cancer. 2003; 889:101–105.

CLIFFORD GM, SMITH JS, PLUMMER M, MUÑOZ N, FRANCESCHI S. Br J Cancer. 2003; 88:63–73.

DARROW DH. Ann Otol Rhinol Laryngol. 2006; 115:1-11.

FERREIRA ML, GALVAO MT. "Perception of a group of women about having HPV". Ginecol Obstet Mex 2005; 73(10):531-536.

FOX PA, TUNG MY. "Human papillomavirus: burden of illness and treatment cost considerations". Am J Clin Dermatol 2005; 6(6):365-381.

FRIEDMAN AL, Shepeard H. "Exploring the Knowledge, Attitudes, Beliefs, and Communication Preferences of the General Public Regarding HPV: Findings From CDC Focus Group Research and Implications for Practice". Health Educ Behav 2007.

FRISCH M, GLIMELIUS B, VAN DEN BRULE AJC, et al. N Engl J Med. 1997;337: 1350-1358.

GARDASIL. "Prescribing Information". Merck & Co., Inc., Whitehouse Station, NJ, USA.

GISSMANN L, WOLNIK L, IKENBERG H, et al. Proc Natl Acad Sci USA. 1983; 80:560-563.

HAMPL M, SARAJUURI H, WENTZENSEN N, BENDER HG, KUEPPERS V. "Effect of human papillomavirus vaccines on vulvar, vaginal, and anal intraepithelial lesions and vulvar cancer". Obstet Gynecol 2006; 108(6):1361-1368.

HARPER DM, FRANCO EL, Wheeler C, et al; "HPV Vaccine Study Group. Sustained efficacy up to 4.5 years of a bivalent L1 virus-like particle vaccine against human papillomavirus types 16 and 18: follow-up from a randomised controlled trial". Lancet. 2006; 367(9518): 1247-1255.

HO GY, BIERMAN R, BEARDSLEY L, et al. "Natural history of cervicovaginal papillomavirus infection as measured by repeated DNA testing in adolescent and young women". N Engl J Med. 1998; 338(7):423-428.

HOWLEY PM, LOWY DR. En: Knipe DM, Howley PM, eds. Philadelphia, Pa: Lippincott-Raven; 2001:2197–2229.

KASHIMA HK, MOUNTS P, SHAH K. Obstet Gynecol Clin North Am. 1996;23:699–706.

KIRNBAUER R, BOOY F, CHENG N, LOWY DR, SCHILLER JT. Proc Natl Acad Sci USA. 1992;89:12180–12184.

KOUTSKY LA. "Epidemiology of genital human papillomavirus infection". Am J Med. 1997; 102(5A):3-8.

KUEHN BM. "CDC panel backs routine HPV vaccination". JAMA 2006; 296(6):640-641.

LACEY CJ. "Therapy for genital human papillomavirus-related disease". *J Clin Virol* 2005; 32 Suppl 1:S82-S90.

LEUNG AK, KELLNER JD, DAVIES HD. "Genital infection with human papillomavirus in adolescents". *Adv Ther* 2005; 22(3):187-197.

MAO C, KOUTSKY LA, AULT KA, et al. "Efficacy of human papillomavirus-16 vaccine to prevent cervical intraepithelial neoplasia: a randomized controlled trial". *Obstet Gynecol.* 2006; 107(1):18-27.

MARKOWITZ, LAURI, "Consideration and Option for HPV Vaccine Recommendation in the US", presented at ACIP Meeting, GA, Feb 2006

MCCAFFERY K, WALLER J, NAZROO J, WARDLE J. "Social and psychological impact of HPV testing in cervical screening: a qualitative study". *Sex Transm Infect* 2006.

MONSONEGO J, BREUGELMANS JG, BOUEE S, LAFUMA A, BENARD S, REMY V. "Anogenital warts incidence, medical management and costs in women consulting gynaecologists in France." *Gynecol Obstet Fertil* 2007.

MUÑOZ N, BOSCH FX, CASTELLSAGUÉ X, y cols. *Int J Cancer.* 2004; 111:278-285.

MUÑOZ N, BOSCH FX, de Sanjosé S, et al.*N Engl J Med.* 2003;348:518-527.

PARKIN DM. *CA Cancer J Clin.* 2005; 55:74-108.

SCHIFFMAN M, Castle PE. *Arch Pathol Lab Med.* 2003; 127:930-934.

STAMATAKI S, NIKOLOPOULOS TP, KORRES S, FELEKIS D, TZANGAROULAKIS A, FEREKIDIS E. "Juvenile recurrent respiratory papillomatosis: still a mystery disease with difficult management". *Head Neck* 2007; 29(2):155-162.

SYRJÄNEN KJ, SYRJÄNEN SM. Chichester: John Wiley & Sons, Inc; 2000:11-51.

TROTTIER H, FRANCO EL. "The epidemiology of genital human papillomavirus infection". *Vaccine* 2006; 24 Suppl 1:S1-15.

VILLA LL, AULT KA, GIULIANO AR, COSTA RL, PETTA CA, ANDRADE RP et al. "Immunologic responses following administration of a vaccine targeting human papillomavirus types 6, 11, 16, and 18". *Vaccine* 2006; 24(27-28):5571-5583.

VILLA LL, COSTA RL, PETTA CA, ANDRADE RP, AULT KA, GIULIANO AR et al. "Prophylactic quadrivalent human papillomavirus (types 6, 11, 16, and 18) L1 virus-like particle vaccine in young women: a randomised double-blind placebo-controlled multicentre phase II efficacy trial". *Lancet Oncol* 2005; 6(5):271-278.

VILLA LL, COSTA RL, PETTA CA, ANDRADE RP, Paavonen J, Iversen OE et al. "High sustained efficacy of a prophylactic quadrivalent human papillomavirus types 6/11/16/18 L1 virus-like particle vaccine through 5 years of follow-up". *Br J Cancer* 2006; 95(11):1459-1466.

VILLA LL. "Prophylactic HPV vaccines: reducing the burden of HPV-related diseases". *Vaccine* 2006; 24 Suppl 1:S23-S28.

WALLER J, MARLOW LA, WARDLE J. "The association between knowledge of HPV and feelings of stigma, shame and anxiety". *Sex Transm Infect* 2006.

WEAVER BA. "Epidemiology and natural history of genital human papillomavirus infection". *J Am Osteopath Assoc* 2006; 106 (3 Suppl 1):S2-S8.

WEINSTOCK H, BERMAN S, CATES W, JR. "Sexually transmitted diseases among American youth: incidence and prevalence estimates, 2000". *Perspect Sex Reprod Health.* 2004; 36(1):6-10.

WHO Office of Information. *WHO Features* 1990; 152:1-6.

WHO. Geneva, 1999:1-22.

WILEY DJ, DOUGLAS J, BEUTNER K, y cols. *Clin Infect Dis.* 2002; 35 (suppl 2):S210–S224.

SEÇÃO 3
SUPORTE TÉCNICO

Conhecimento é poder.
Bacon

17 Embriologia do aparelho genital feminino

Francisco Ricardo Gualda Coelho
Ronaldo Lúcio Rangel Costa
Marcelo Alvarenga Calil

A origem comum do trato genital com os rins primitivos, fundamentalmente derivados, como a genitália interna, do mesênquima intra-embrionário, intermediário, determina algumas particularidades que tornam o conhecimento mínimo da embriologia desta região anatômica fundamental para o manejo dos tumores ginecológicos.

Didaticamente, o estudo do aparelho genital feminino apresenta três setores importantes da sua organogênese:

- a origem do ovário;
- a origem do trato, vias ou dutos genitais femininos; e
- a origem da genitália externa.

É considerado ovo, da fecundação à 3ª semana; embrião, da 3ª à 8ª semana e a partir da 9ª semana, feto. A fim de melhor entendimento das sucessivas transformações do aparelho genital feminino, apresentaremos algumas etapas. Na Figura 1 é mostrado um embrião na fase de formação dos somitos.

Três porções são distintas:

- Mesoderma paraaxial – massa de mesênquima, a princípio contínua, que se estende ao longo do tubo neural, e mais tarde dará origem aos somitos.

- Mesoderma intermediário – de especial interesse para nós, ginecologistas, porque dele se derivam rins, uretélios, útero e maior porção da vagina. Dele também deriva grande parte das vias de excreção do esperma, utrículo prostástico, vesículas seminais e ampola do canal deferente. Em virtude destas origens, é chamado cordão urogenital.

- Mesoderma lateral – é contínuo ao mesoderma intermediário, dando origem ao celoma, esplancno e somatopleuras. Aqui também se originam as serosas.

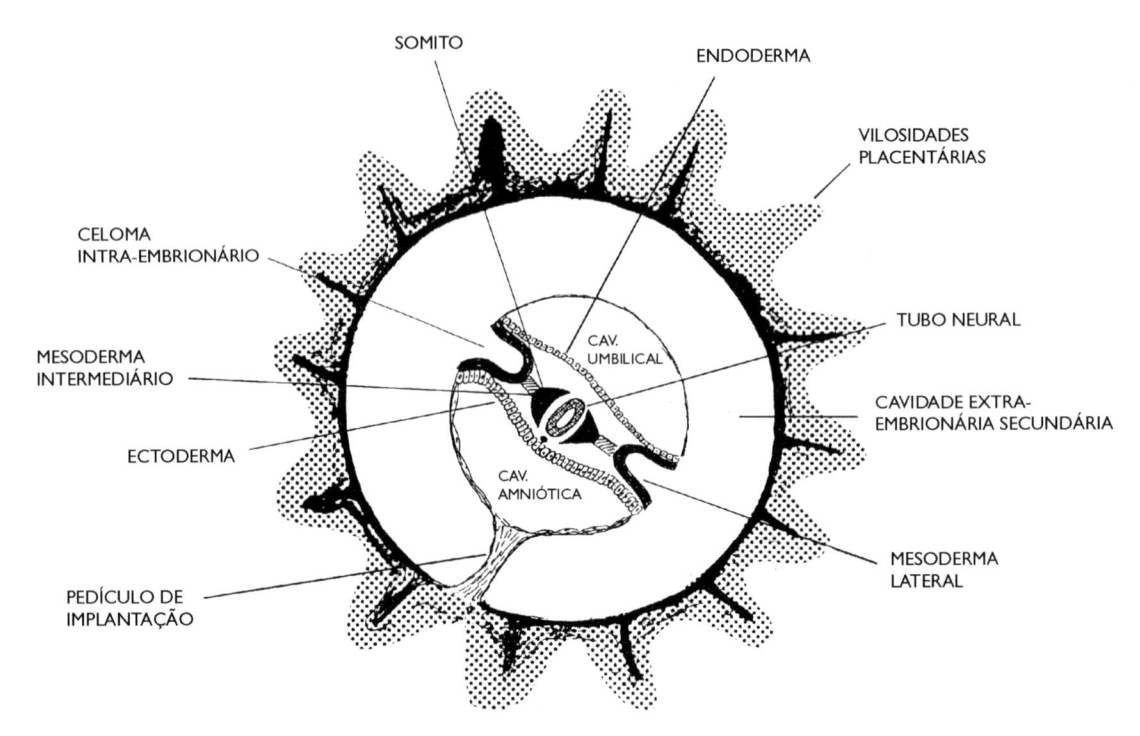

Figura 1 – Embrião humano no estágio de 7-8 somitos (18 a 19 dias após a fertilização).

Cordão urogenital

Por volta da 5ª semana do desenvolvimento, o embrião tem cerca de 5 mm e agora, no cordão urogenital, distinguem-se duas saliências: uma chamada de eminência genital e outra de eminência nefrogênica, onde se diferenciam o pronefro e o mesofreno, em sucessão. Nesta fase, o epitélio é chamado de epitélio germinativo, e até a 6ª semana as gônadas masculinas e femininas são indistinguíveis e com potencialidades para constituir qualquer uma delas. Assim sendo, as estruturas em formação são chamadas de gônadas primitivas. Nas vizinhanças das gônadas formam-se as adrenais. É por esta razão que raramente podem ser encontrados restos de adrenais no hilo ovariano e ao longo do ligamento largo (Figura 2).

Trato, vias ou dutos genitais

São considerados vias ou dutos genitais na mulher: tubas uterinas, útero e vagina. A organogênese destas vias é melhor compreendida com o estudo da origem dos rins. O rim humano diferencia dois esboços provisórios (pronefro e mesonefro) antes de se tornar definitivamente o metanefro.

O mesonefro tem parte importante no desenvolvimento das vias ou dutos genitais masculinos, mas sofre involução e se torna residual na mulher, sob o nome de epoóforo, paraoóforo e duto longitudinal do paraoóforo

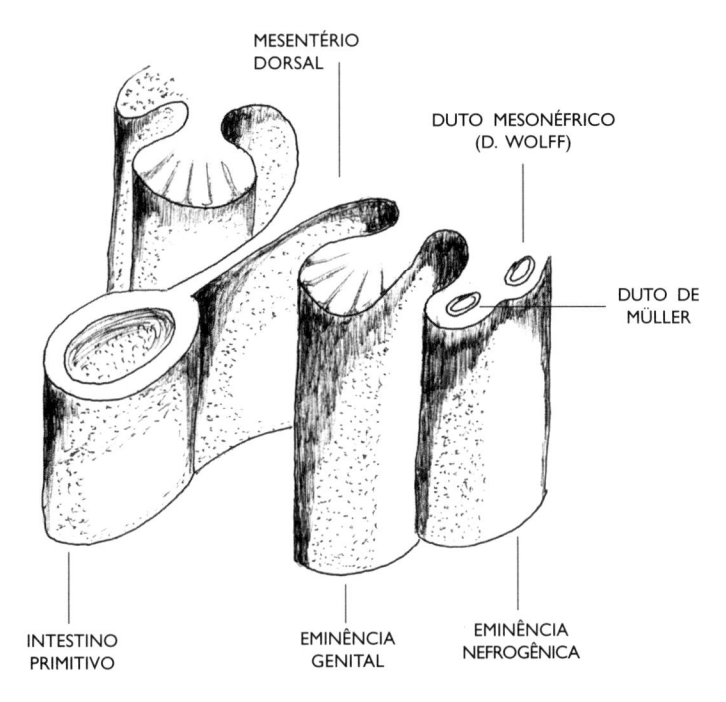

Figura 2 – Cordão urogenital com duas saliências: a eminência genital e a eminência nefrogênica (5ª semana de desenvolvimento).

(duto de Gärtner). O epoóforo consiste de um duto que correrá abaixo e paralelamente à tuba uterina, em túbulos que se dirigem para o hilo ovariano, juntando-se no duto residual do mesonefro. O paraoóforo assume uma posição mais mediana, são diminutos mais caudais e não reconhecidos macroscopicamente. A importância destas estruturas está no fato de eventualmente darem origem a cistos e tumores. Na Figura 3 é ilustrada a posição destas estruturas no trato genital feminino.

Formação do duto de Müller

Os dutos de Wolff e Müller estão inteiramente formados na 12ª semana. Porque o

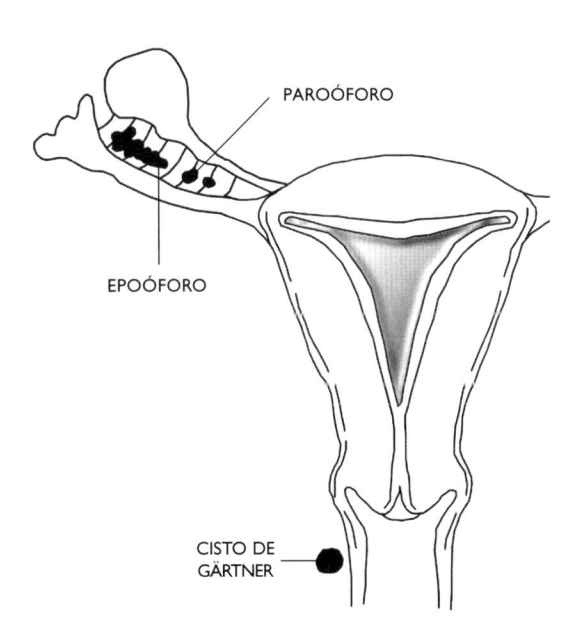

Figura 3 – Aspecto final, após involução na mulher, do mesonefro e seus produtos residuais: o epoóforo, paraoóforo e o duto de Gärtner.

duto de Müller forma-se ao lado do de Wolff, também é designado como duto paramesonéfrico ou parawolffiano. Não existe uma concepção definitiva para explicar a origem dos dutos de Müller.

Os ductos de Müller formam-se nos dois sexos. Nos indivíduos do sexo masculino regridem, tornando-se residuais. Resumindo, na gênese das vias ou dutos femininos, o duto de Wolff induz a diferenciação do duto de Müller, que na seqüência dará origem às tubas uterinas, ao útero à vagina. Já o duto de Wolff dará origem ao epidídimo, ao canal deferente e vesícula seminal. Abaixo, um resumo da origem das estruturas citadas acima:

MÜLLERIANO (Paramesonéfrico):
- Trompas
- Útero
- Parede vaginal

WOLFFIANO (Mesonéfrico):
- Epidídimo
- Deferente
- Vesícula seminal

Epitélio vaginal

A origem do epitélio vaginal é razão de controvérsia. Para alguns, parte da vagina tem origem em epitélio formado a partir do seio urogenital, enquanto o seu segmento cefálico e o ectocérvi têm seu revestimento epitelial oriundo do duto mülleriano. Já para outros, todo o epitélio da vagina e ectocérvi seriam procedentes do seio urogenital.

Genitália externa

A primeira fase do desenvolvimento da genitália externa, em embriões com 13 mm, é indiferenciada. Identifica-se apenas o chamado tubérculo genital (esboço de fálus e clitóris).

Os indivíduos programados geneticamente para serem do sexo feminino têm, aos 50 mm, o sexo determinado sem erro pelo exame da genitália externa. O tubérculo genital não alcança o desenvolvimento visto nos do sexo masculino, transformando-se no clitóris. As tumefações genitais vão constituir os grandes lábios, e as pregas cloacais se desenvolvem para serem os pequenos lábios. Permanecem sem soldadura as pregas uretrais, criando-se assim o intróito vulvar (vestíbulo). A uretra tem um orifício individual. As glândulas vestibulares maiores (glândulas de Bartholin) e as uretrais (glândulas de Skene) são oriundas do vestíbulo e, assim, de origem endodermal. Como existe uma natural tendência à feminização dos dutos genitais, para esta trasnformação não é necessária ação hormonal.

Leitura recomendada

CUNHA G.R. "The dual origin of vaginal epithelium". *Am J Anat* 1975; 143:387-392.

JOSSO N. "In vitro synthesis of Müllerian-inhibiting hormone by seminiferous tubules isolated from the calf fetal testis". *Endocrinology* 1973; 93:829-834.

JOST A. "A new look at the mechanisms controlling sex differentiation in mammals". *Johns Hopkins Med J* 1972; 130:38-53.

JUNQUEIRA L.C.U.; ZAGO, D. *Fundamentos de embriologia humana*. Rio de Janeiro: Guanabara Koogan; 1972. p. 255.

ROBBOY S.J., BERNHARDI P.F., PARMLEY T. "Embryology of the female genital tract and disorders of abnormal sexual development". In: Kurman RJ, ed. *Blaustein's pathology of the female genital tract*. New York: Springer-Verlag, 1994; p. 3-29.

18 "Estática pélvica". Aspectos anatomofuncionais

Francisco Ricardo Gualda Coelho
Ronaldo Lúcio Rangel Costa

A presente seção pretende, de forma modesta, resumir uma área do conhecimento anatômico na que muito se tem a descobrir ou mesmo provar. Tentaremos, com base em trabalhos com dissecção de cadáveres, esclarecer como funciona normalmente o sistema de suspensão e apoio dos órgãos pélvicos. Tais conhecimentos são fundamentais para a abordagem dos prolapsos genitais e seu diagnóstico específico. Mais afeto ao ginecologista geral, este tema também é de importância para o ginecologista oncologista, muitas vezes envolvido com estas estruturas de maneira destrutiva. O bom conhecimento anatomofuncional da pelve e do períneo, conhecido por estática pélvica, ajuda na sua preservação.

Camargo et al. (2000) publicaram uma exemplar revisão bibliográfica do assunto, que apesar da complexidade, é guia obrigatório para quem se interessa pela questão. Procuramos aqui seguir a mesma didática.

Estruturas pélvicas – glossário

Assoalho pélvico: conjunto de estruturas que se encontram entre o peritônio pélvico e a pele da vulva.

Corpo perineal: massa de tecido fibromuscular que se situa entre a vagina e o ânus, no centro das estruturas de apoio dos triângulos urogenital e anal, servindo como ancoradouro para os mesmos (nó central do períneo).

Diafrágma pélvico: estrutura muscular que fecha a cavidade pélvica, separando-a de outra importante região anatômica: o períneo. Cerca de 90% de sua massa muscular é composta pelo elevador do ânus e 10% pelo isquiococcígeo.

Diafragma urogenital (membrana perineal): lâmina fibromuscular que oclui o triângulo anterior da saída pélvica, entre os ramos isquiopúbicos, num plano mais superficial que os elevadores, ao nível do anel himenal.

Elevador do ânus: músculo composto pelo pubovisceral com seus três feixes: pubo-coccígeo, pubovaginal e puboretal, e pelo ileococcígeo que formará a placa dos elevadores.

Espaço perineal profundo: contido entre as fáscias superior e inferior do diafragma urogenital, contém as seguintes estruturas: vagina, uretra, vasos e nervos perineais, músculo transverso profundo do períneo, músculo esfíncter estriado da uretra.

Espaço perineal superficial: delimitado pela membrana perineal e pelo estrato lamelar do tecido subcutâneo, apresenta as seguintes estruturas: vagina, uretra, vasos e nervos perineais, músculos transversos superficiais do períneo (O2), músculos bulboesponjosos (02), músculos isquiocavernosos (02), glândulas vestibulares maiores (Bartholin), glândulas vestibulares menores (Skene).

Fáscia endopélvica: consiste de uma rede de tecido fibromuscular com colágeno, elastina e músculo liso, responsável pela sustenção das vísceras pélvicas acima de seu assoalho. Sua estrutura varia de acordo com as áreas da pelve, onde chega a receber denominações diferentes, mas na realidade é um tecido contínuo.

Fáscia pubocervical: suporte horizontal espessado da fáscia endopélvica, localizada entre a bexiga e a vagina (intimamente fusionada com a mucosa desta), fornecendo uma plataforma física de apoio para bexiga e uretra. Da uretra ao púbis denomina-se ligamento pubouretral; lateralmente insere-se nas linhas brancas; inferiormente passa abaixo da uretra, inserindo-se na membrana perineal próximo ao $1/3$ inferior desta última; superiormente insere-se no anel da fáscia endopélvica situado na porção supravaginal da cérvice (anel pericervical).

Ligamento sacroespinhoso: origina-se na espinha isquiática e segue medialmente e posteriormente para a face lateral e anterior do sacro e cóccix. Usado no tratamento cirúrgico do prolapso vaginal.

Paracolpos: septos horizontais curtos de fáscia endopélvica (paravaginal), que conectam as cápsulas que circundam a bexiga, ⅔ superiores da vagina e do reto, com o espessamento da fáscia do músculo obturador interno que vai da espinha isquiática à face posterior do púbis, denominada linha branca ou arco tendíneo da fáscia pélvica.

Parámetrios (complexo ligamentar cardinal-uterossacro): suspende o ⅓ superior da vagina e a fáscia pericervical em direção ao sacro e parede pélvica lateral.

Períneo: região anatômica delimitada superiormente pelo diafragma pélvico e inferiormente pelo estrato lamelar (Scarpa) que é o mais profundo do tecido subcutâneo. Se uma linha imaginária passando pelas duas tuberosidades isquiáticas o dividir, a figura geométrica do losango que o constitui se transformará em dois triângulos: anterior ou urogenital, e posterior ou anal.

Placa dos elevadores: porção mais posterior do elevador do ânus, é um músculo fino porém resistente, formado pela fusão na linha média, na frente da rafe anococcígea, das duas metades do músculo ileococcígeo.

Retináculo de Martin: constituído por todas as condensações (ligamentos) da fáscia endopélvica que chegam ao útero, mais propriamente à fáscia pericervical, onde se inserem (ligamentos pubovesicocervicais ou pilares, cardinais e uterossacros).

Septo retovaginal (fáscia de Denonvilliers): equivalente à fáscia pubocervical, porém situado posteriormente, entre a vagina e o reto. Tem como limites o corpo perineal inferiormente, a fáscia do ileococcígeo e as linhas brancas lateralmente, e o peritônio da reflexão retouterina e os ligamentos cardinais-uterossacros superiormente.

Fonte: Camargo SF, Figueirêdo Netto O, Pereira RAM, Figueirêdo O. "Novos conceitos anátomo funcionais para a cirurgia reconstrutiva pélvica". *Femina* 2002; 30:87-94.

Fisiologia do assoalho pélvico

O diafragma pélvico, em condições de repouso, apenas auxilia a fáscia endopélvica. Quando em condições de pressão, será o principal suporte aos órgãos pélvicos. É composto em sua maior parte pelo elevador do ânus, e a melhor forma de examinar a placa dos elevadores é pelo toque retal, associando-se manobra de esforço específica.

Já o diafragma urogenital (membrana perineal) fixa os limites da vagina aos ramos isquiopúbicos, ao mesmo tempo que fixa o corpo perineal e serve de suporte à uretra. Quando em ação, também exerce função contensiva, distendendo-se quando há aumento de pressão na cavidade pélvica.

A função da fáscia endopélvica e da anatomia vaginal é essencial para o entendimento das alterações que podem ocorrer, naturalmente ou de forma iatrogênica, na região.

Na Figura 1 é mostrada a secção transversal esquemática da pélvis, mostrando as diversas estruturas e sua relação entre si.

A vagina é um tubo fibromuscular envolvido pela fáscia endopélvica. Segundo Delancey (1992) existem três níveis anatomofuncionais, a saber:

1. suspensão do ¼ superior da vagina;

2. fixação dos ²/₄ (parte média) da vagina; e

3. ¼ inferior da vagina.

A seguir, mostramos a sinopse dos níveis envolvidos e eventuais defeitos resultantes:

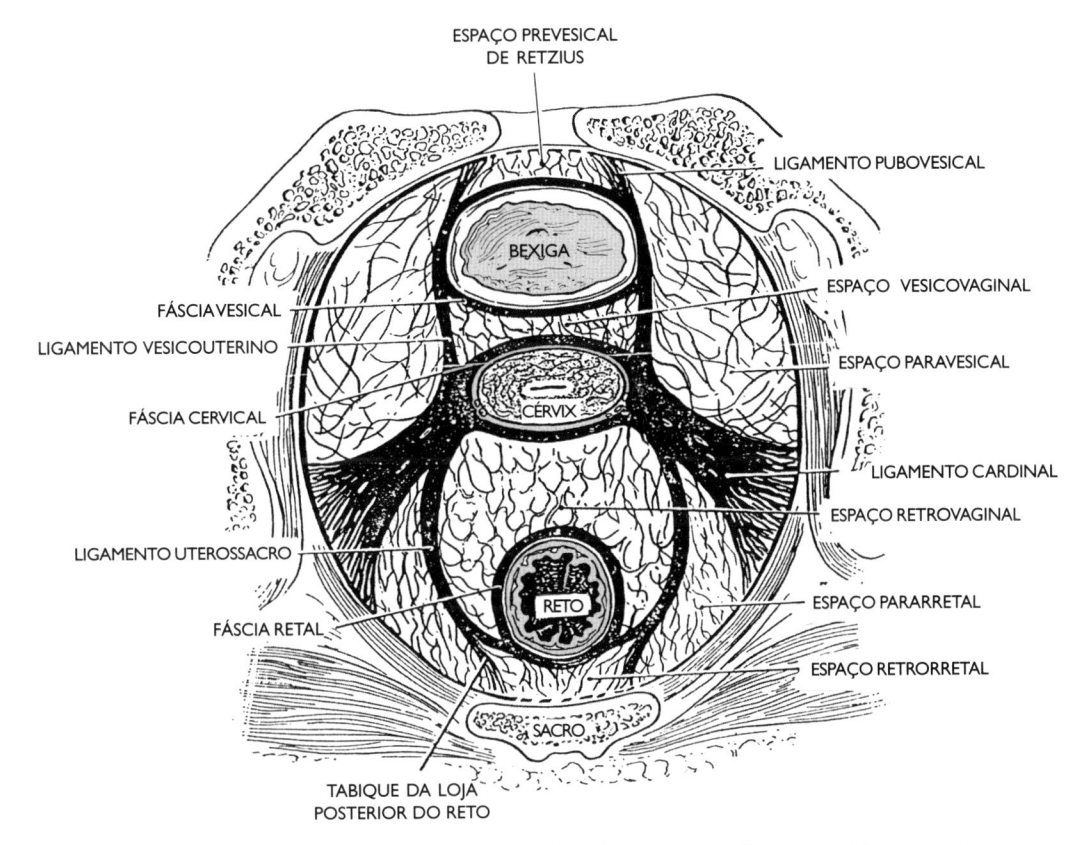

Figura 1 – Secção transversal esquemática da pélvis mostrando os tecidos conetivos que formam os ligamentos sagitais e a união com o ligamento cardinal (de Mackenrodt). Adaptado de J.V. Meigs – Carcinoma of the cervix: the Wertheim operation. *Surg Gynecol.*, 1944, 78:26-64.

Nível	Fixação	Complexo anatômico envolvido	Defeito Resultante
I	¼ inferior da vagina	Ligamentos: cardinal – uterossacro	Prolapso uterino ou da cúpula vaginal em histerectomizadas e enterocele (defeito apical).
II	²/₄ da vagina	Paracolpos	Uretrocistocele (defeito anterior) ou retocele (defeito posterior).
III	¼ inferior da vagina	Fusão: corpo perineal, membrana perineal e músculos elevadores	*Uretrocele ou deficiência no corpo perineal.

*Raramente ocorre de forma isolada.

Há ainda para a integridade funcional do suporte pélvico os chamados três eixos vaginais e suas conexões. São eles:

I – Eixo vertical superior: correndo praticamente de forma vertical desde a junção sacroilíaca até a espinha esquiática, seguindo a direção dos vasos ilíacos internos. Ele posiciona as vísceras sobre a placa dos elevadores.

II – Eixo horizontal médio: fornece apoio horizontal à bexiga e ⅔ superiores da vagina e reto. Também conhecido como tecido paravaginal. Suas estruturas mais importantes são superiormente a fáscia pubocervical (entre vagina e bexiga) e inferiormente o septo retovaginal (entre vagina e reto).

A fusão de todos os elementos (retináculo de Martin) garante a continuidade entre os eixos vertical superior e horizontal médio da vagina, estabilizando assim as vísceras por ele contidas.

III – Eixo vertical inferior: responsável pela orientação quase vertical da uretra, ⅓ inferior da vagina e canal anal. O corpo perineal, assim como a cérvix superiormente, é a estrutura principal na continuidade médio-inferior da fáscia endopélvica.

Finalizando, é de boa prática que qualquer cirurgião pélvico, principalmente aqueles que eventualmente estarão alterando a chamada estática pélvica, esteja familiarizados com suas estruturas e seu funcionamento, a fim de discutirem, já no pré-operatório, com suas pacientes, as possíveis implicações decorrentes das cirurgias, principalmente aquelas oncológicas, em que muitas vezes a restauração do perfeito funcionamento pélvico não será impossível.

Leitura recomendada

BARRETO H., IGLESIAS JR. J. "Diafragmas pélvicas: revisão anatômica do assoalho pélvico e do cavo subseroso, na mulher, aplicado à cirurgia". *Rev Col Bras Cir* 1974; 32-43.

CAMARGO S.F. "O assoalho pélvico e o prolapso genital: aspectos anatomosfuncionais, patológicos e propostas terapêuticas". In: Camargo S.F., editor. *Cirurgia ginecológica: propostas e refinamentos.* 2 ed. São Paulo: Fundo Editorial Byk; 1998, p. 149-169.

DELANCEY J.O. "Structural support of the urethra as it relates to stress urinary incontinence: the hammock hypothesis". *Am J Obstet Gynecol* 1994; 170:1713-1723.

DELANCEY J.O.L. "Anatomic aspects of vaginal eversion after hysterectomy". *Am J Obstet Ginecol* 1994; 170:1717-1728.

KATAHIRA A, NIIKURA H, KAIHO Y et al. "Intradoperative electrical stimulation of the pelvic splanchnic nerves during nerve-sparing radical hysterectomy". *Gynecol. Oncol.* 2005, 98:462-466.

MACÉA J.R. "Considerações anatômicas sobre o períneo". *Femina* 1995; 23:829-31.

MACÉA J.R. "Diafragma pélvico". *Femina* 1995; 23: 695-7.

RETZKY S.S., ROGERS R.M. JR. "Urinary incontinence in women". *Clin Symp* 1995; 47:2-32.

RICHARDSON A.C., LYON J.B., WILLIAMS N.L. "A new look at pelvic relaxation". *Am J Obstet Gynecol* 1976; 126:568-573.

RICHARDSON A.C. "The anatomic defects in retocele and enterocele". *J Pelvic Surg* 1996; 1:214-21.

ROGERS JR. R.M., RETZKY S.S. "Normal vaginal support anatomy". In: Kovac S.R., Cruikshank S.H., editors. *Syllabus of the Seventh International Vaginal Surgery Conference*, St Louis: 1997. pp. 3-23.

WEBER A.M., WALTERS M.D. "Anterior vaginal prolapse: review of anatomy and techniques of surgical repair". *Obstet Gynecol* 1997; 89: 311-318.

19 Pré e pós-operatório/ antibioticoterapia/profilaxia tromboembólica

Francisco Ricardo Gualda Coelho
Carlos Jorge Lotfi

Um dos pontos fundamentais para o sucesso terapêutico de pacientes em geral é o bom preparo pré-operatório, bem como os cuidados no período pós-operatório. Quando se trata de pacientes com câncer, estes aspectos adquirem importância ainda maior.

Desde a remoção do tumor ovariano documentada por Ephraim McDowell em 1809, outros cirurgiões igualmente pioneiros e ilustres descreveram suas contribuições na área da oncologia ginecológica; dentre eles, destacaram-se John Clark e Emile Reis. Mas foi a partir de 1912, quando Wertheim publicou sua célebre série de 500 casos de histerectomia radical, com uma mortalidade operatória de 10% das pacientes, que começava a padronização em cirurgia ginecológica oncológica propriamente dita.

Na Tabela 1, segue breve história das cirurgias mais importantes utilizadas no tratamento do câncer ginecológico.

Em qualquer procedimento cirúrgico, sempre existe um potencial para o surgimento de complicações. Em uma revisão de 26.127 cirurgias ginecológicas na Mayo Clinic, a média geral de mortes foi de 0,2%. Entre pacientes portadoras de doença maligna, a média foi de 1,1% contra 0,07% para pacientes com doença benigna. Na Tabela 2, são mostrados a média de mortes por diferentes doenças ginecológicas e outros procedimentos em cirurgia geral.

As causas gerais de morte são mostradas na Tabela 3.

O período perioperatório inclui a indução anestésica, o transoperatório e pós-operatório até 48h do término da cirurgia. As mortes no período perioperatório correspondem a uma estimativa de 0,3%. De todas as mortes perioperatórias, a indução anestésica é res-

Tabela I – História das cirurgias mais utilizadas em câncer ginecológico.

1809	McDowel	Realiza laparotomia para remoção de um tumor ovariano (EUA)
1895	Clark & Reis	Descrevem a histerectomia radical abdominal (EUA)
1912	Wertheim	Descreve 500 casos de histerectomia radical (Áustria)
1921	Okabayashi	Descreve grandes séries de histerectomia radical (Japão)
1934	Taussig	Descreve a linfonodectomia pélvica para o câncer do colo do útero (EUA)
1935	Bonney	Descreve grandes séries de histerectomia radical (Inglaterra)
1944	Meigs	Descreve a combinação entre a cirurgia de Wertheim e Taussig (EUA)
1948	Brunschwig	Descreve a exenteração pélvica para câncer do colo do útero avançado ou recidivante

Fonte: ABRÃO F.S., COELHO F.R.G. "Princípios e cuidados gerais em cirurgia oncológica ginecológica". In: Abrão FS, editor. *Tratado de oncologia genital e mamária*. São Paulo: Roca; 1995. pp. 127-138.

Tabela 2 – Mortes por diferentes doenças ginecológicas e outros procedimentos em cirurgia geral.

Procedimentos		Média de mortes (%)
Histerectomia	Abdominal	0,3
	Vaginal	0,1
	Radical	0,8
Salpingooforectomia		0,7
Miomectomia		0,3
Vulvectomia		0,0
Amputação do colo do útero		0,2
Exenteração pélvica		3,8
Amigdalectomia		0,06
Apendicectomia		0,13
Colecistectomia		0,3
Herniorrafia inguinal		0,11

Fonte: ABRÃO F.S., COELHO F.R.G. "Princípios e cuidados gerais em cirurgia oncológica ginecológica". In: Abrão FS, editor. *Tratado de oncologia genital e mamária*. São Paulo: Roca; 1995. p.127-38.

Tabela 3 – Causa gerais de mortes em pacientes submetidas a cirurgia ginecológica.

Cardiovascular	37
Respiratória	14
Infecção (não respiratória)	14
Renal	14
Hemorragia	8
Hepática	8
Endócrina	3
Carcinomatose	2

Fonte: ABRÃO F.S., COELHO F.R.G. "Princípios e cuidados gerais em cirurgia oncológica ginecológica". In: Abrão FS, editor. *Tratado de oncologia genital e mamária*. São Paulo: Roca; 1995, pp.127-138.

ponsável por 10%, a morte intraoperatória por 35% e a morte no período pós-operatório até 48h responde por 55% do total.

Comunicação médico-paciente e o consentimento para a cirurgia

Antes da cirurgia, é necessário ser discutida em detalhes com a paciente a importância da indicação terapêutica, bem como as suas implicações. Por mais óbvio que possa parecer, muitas coisas importantes acabam não sendo comentadas com a paciente, gerando, cedo ou tarde, um problema para o relacionamento médico-paciente. Seguem-se abaixo algumas recomendações:

1. A comunicação entre médico e paciente deve ser adequada.

2. A discussão pré-operatória com a paciente deve ser plena e, na medida do possível, devidamente anotada no prontuário.

3. A paciente deve ser informada acerca das complicações cirúrgicas mais freqüentes.

4. As questões levantadas pela paciente devem sempre ser respondidas.

5. A opinião da equipe de especialistas e as notas operatórias, incluindo detalhes de qualquer complicação, devem ser plenamente documentadas.

Em se tratando de câncer, as questões colocadas anteriormente ainda dividem a classe médica, no sentido de fornecer a verdade ao paciente sobre o seu diagnóstico de malignidade. Contemporaneamente, a tendência é a de se falar a verdade ao paciente; isto porque somente diante da realidade o médico poderá informar plenamente acerca da doença, discutindo assim os riscos e benefícios do tratamento e, em última análise, fornecendo a oportunidade de decisão ao maior interessado, que é o paciente.

Pré-operatório

De forma objetiva pode ser dividido em:

- Geral;
- Específico para determinadas operações;
- Preparo de pacientes portadores de doenças prévias.

O pré-operatório geral compreende uma boa abordagem clínica (anamnese e exame físico), exames pré-operatórios básicos, quando indicados, e cuidados que antecedem a cirurgia.

A avaliação física deve ser igualmente minuciosa e completa, e nunca substituída por exames complementares. Também não é mais recomendável a realização de exames pré-operatórios de rotina, já que apenas um reduzido percentual de pacientes irá se beneficiar. Segundo o Colégio Brasileiro de Cirurgiões, os exames complementares em pacientes assintomáticos só deverão ser solicitados em circunstâncias justificadas, baseados na idade do paciente, no tipo de ato cirúrgico e em alterações evidenciadas na história ou ao exame físico:

- **Hemograma**: intervenções de grande porte, suspeita clínica de anemia ou policitemia, insuficiência renal, neoplasias, esplenomegalia, uso de anticoagulantes, presença de infecção, rádio ou quimioterapia recentes.

- **Coagulograma**: história de sangramentos anormais, operações vasculares, oftalmológicas, neurológicas ou com circulação extracorpórea, hapatopatias e síndromes de mal absorção, neoplasias avançadas e esplenomegalia. Apenas o tempo e atividade de protombina (TAP), o tempo parcial de tromboplastina (TPT) e a contagem de plaquetas costumam ser necessários nestes casos.

- **Tipagem sanguínea**: apenas em procedimento cirúrgicos de grande porte, com possibilidade de perda sanguínea elevada. Deve ser acompanhada de reserva de sangue.

- **Glicemia**: pacientes acima de 40 anos, história pessoal ou familiar de diabetes, uso de hiperglicemiantes, como corticóides ou tiazídicos, pancreatopatias e nutrição parenteral.

- **Creatinina**: pacientes acima de 40 anos, história pessoal ou familiar de nefropatias, hipertensão arterial, diabetes.

- **Eletrólitos**: uso de diuréticos ou corticóides, nefropatias, hiperaldosteronismo secundário, cárdio ou hepatopatias.

- **Urocultura**: pacientes com indicação de cateterismo vesical durante a operação e que façam parte de grupos de risco de bacteriúria assintomática, como idosos, diabéticos, história de infecção urinária de repetição, litíase urinária, bexiga neurogênica, malformação de vias urinárias, gravidez e síndrome de imunodeficiência adquirida (AIDS).

- **Parasitológico de fezes**: intervenções sobre o tubo digestivo.

- **Rx simples de tórax (posteroanterior – PA – e perfil)**: pacientes com mais de 60 anos, operações torácicas ou do abdome superior, cardiopatas, pneumopatas e portadores de neoplasias e tabagistas de mais de 20 cigarros/dia.

• **ECG**: homens com mais de 40 anos e mulheres com mais de 50 anos, cardiopatas, coronariopatas ou com sintomas de angina, diabéticos, hipertensos e portadores de outras doenças que cursam com cardiopatias ou em uso de drogas cardiotóxicas.

Estes exames, quando normais, têm validade de um ano, a menos que ocorram alterações clínicas durante este período, detectadas pela história e/ou exame físico.

Risco cirúrgico

A avaliação clínica e laboratorial, feita pelo próprio cirurgião, deve ser seguida pela estimativa de risco operatório, que se baseia no estado de saúde geral da paciente para identificar possíveis anormalidades que possam aumentar o trauma operatório ou influenciar negativamente na recuperação.

No Hospital A. C. Camargo e no IBCC, a estimativa do risco cirúrgico é feita pelo Departamento de Anestesiologia. No Hospital A. C. Camargo existe um ambulatório especialmente desenvolvido para este fim. A classificação de risco cirúrgico utilizada é aquela estabelecida pela American Society of Anesthesiologists (ASA), e pode ser apreciada na Tabela 4.

Esse risco é definido como a probabilidade de morbidade ou mortalidade, em razão de preparação pré-operatória, anestesia, transoperatório e pós-operatório, em um período que se prolonga até o 42º dia seguido à cirurgia. Embora alguns discutam a sua efetividade, trabalhos indicam que esta classificação ainda é o mais acurado instrumento capaz de prevenir certas falhas.

Em um estudo cooperativo realizado, a distribuição da mortalidade pós-operatória em função do risco cirúrgico foi de 0,18% para Classe I, de 1,4% para Classe II, de 5,4% para Classe III, de 12,4% para Classe IV e de 27,3% para Classe V.

Tabela 4 – Classificação de pacientes para risco cirúrgico (ASA – American Society of Anesthesiologist) baseada no estado físico dos pacientes.

Classe	
Classe I	Indivíduo normalmente saudável
Classe II	Doença sistêmica leve
Classe III	Doença sistêmica leve e moderada não incapacitante
Classe IV	Doença sistêmica incapacitante
Classe V	Paciente moribundo, sem previsão de sobrevida maior que 24h, com ou sem cirurgia
Classe E	Deve ser adicionado a qualquer classe de paciente submetido à cirurgia de emergência

Fonte: ABRÃO F.S., COELHO F.R.G. "Princípios e cuidados gerais em cirurgia oncológica ginecológica". In: Abrão FS, editor. Tratado de oncologia genital e mamária. São Paulo: Roca; 1995, pp.127-138.

Avaliação nutricional

Estará indicada em pacientes desnutridos pela doença consuptiva ou com alterada capacidade de absorção do trato gastrointestinal, como: fístulas, vômitos, diarréias ou infecções.

Perda ponderal igual ou superior a 5%, nos últimos 30 dias, sugere uma intensa depleção protéica e baixa imunidade, com aumento da morbidade peri e pós-operatórias.

Dosagem de albumina menor que 3,5 g/dl e contagem de linfócitos abaixo de 1.500 mm^3 são de mau prognóstico. A dosagem da transferrina sérica (normal de 250 mg/%) é também importante, por ter meia vida menor que a albumina.

Nas operações eletivas de pacientes com avaliação nutricional deficiente, em que o suporte nutricional não pode ser feito pelo tubo digestivo, há indicação de nutrição parenteral prévia, por período mínimo de 15 dias.

Transfusão de sangue

A anemia das doenças crônicas pode cursar com volemia normal, mas quando a hemoglobina é menor que 10 g/100 ml, a transfusão deve ser realizada, especialmente em idosos.

Jejum

Pacientes obesos, gestantes, portadores de hérnia hiatal ou com grandes tumores intra-abdominais têm maior risco de broncoaspiração e devem fazer jejum de 12 horas, além de ser indicado o uso de drogas capazes de reduzir o conteúdo gástrico (metoclopramida) ou elevar seu pH (bloqueadores H2, antiácidos e citrato de sódio), na tentativa de impedir a broncoaspiração e seus efeitos deletérios sobre os pulmões.

Medicamentos

Seguindo a recomendação do Colégio Brasileiro de Cirurgiões, alguns medicamentos devem ser suspensos:

- **Anticoagulantes orais**: têm vida média prolongada e, por isso, devem ser substituídos por heparina, cerca de cinco dias antes. Esta, por sua vez, deve ser suspensa seis horas antes do procedimento cirúrgico e reiniciada 24-48 horas depois. Nas operações de urgência, deve-se transfundir plasma fresco (15-20 ml/kg) para garantir níveis adequados dos fatores da coagulação.

- **Antiaderentes plaquetários**: o ácido acetil salicílico (AAS) deve ser suspenso dez dias antes da intervenção.

- **Antinflamatórios não-esteróides**: alteram a função plaquetária e devem ser suspensos 24-48 horas antes da operação.

- **Antidepressivos**: em especial, os inibidores da monoaminoxidase (IMAO) devem ser retirados 3-5 dias antes do ato operatório.

- **Hipoglicemiantes orais**: devem ser substituídos por insulina regular ou NPH na véspera do ato cirúrgico, para melhor controle da glicemia e evitar a hipoglicemia. Aqueles em uso de NPH devem receber apenas ⅓-½ da dose pela manhã da operação, seguida da infusão de soroglicosado a 5%.

Medicamentos que devem ser matidos até o dia da operação:

- Betabloqueadores;
- Anti-hipertensivos;
- Cardiotônicos;
- Broncodilatadores;
- Anticonvulsivantes;
- Corticóides;
- Insulina;
- Antialérgicos;
- Potássio;
- Medicação psiquiátrica.

Cuidados pré-operatórios gerais

Tricotomia

A depilação com lâmina está contra-indicada pelo maior risco de infecção da ferida operatória. A aparação dos pêlos, apenas nas áreas de incisão, é o método preconizado. Esta deve ser realizada o mais próximo possível do momento da operação e, até mesmo, na sala cirúrgica.

Preparo da pele

Deve-se orientar o paciente para uma boa higiene e banho no dia anterior à intervenção, utilizando, se possível, soluções degermantes antissépticas, lavando, em especial, a região que será incisada. Já na sala, é fundamental a realização de degermação com soluções antissépticas de polivinil-pirrolidona-iodo ou clorexidina.

Preparo intestinal

A limpeza do cólon se faz necessária em operações sobre o próprio cólon e em qualquer outra que tenha risco de manipulação e abertura desse órgão, como nos tumores pélvicos. O esvaziamento do cólon também deve ser realizado em pacientes constipados (em especial nos idosos), pela possibilidade de cursarem com fecaloma no pós-operatório, em conseqüência da paralisia intestinal fisiológica nesse período.

Cateterismo vesical

Deverá ser realizado quando há necessidade, sendo realizado com todo o rigor de assepsia e antissepsia com sistema fechado de drenagem e, de preferência, no centro cirúrgico.

Sedação

As pacientes muito tensas devem ser medicadas no pré-operatório, para diminuir a ansiedade e o medo. Pode ser realizada com benzodiazepínicos via oral.

Antibioticoprofilaxia

Apesar dos avanços tecnológicos em cirurgia e dos potentes antimicrobianos utilizados na profilaxia da infecção do sítio cirúrgico, esta condição continua sendo uma importante causa de morbidade. Sua incidência varia de cirurgião para cirurgião, de hospital para hospital, de um tipo de cirurgia para outra e, fundamentalmente, de paciente para paciente, podendo variar de acordo com critérios utilizados para o seu diagnóstico.

Entre as conseqüências importantes causadas pelo processo infeccioso pós-cirúrgico em pacientes com câncer, podemos citar: elevação do tempo de internação, elevação dos custos hospitalares, seqüelas estéticas e funcionais ou até mesmo colocar em risco a vida do paciente.

Pacientes sujeitos a risco de infecção do sítio cirúrgico, seja superficial ou profunda, ou aqueles com baixo risco, mas com alta morbidade e mortalidade em caso de infecção, como, por exemplo, as cirurgias limpas com implantação de próteses, se beneficiam do uso profilático de antibióticos, desde que administrados corretamente. É definida quando se deseja prevenir infecção por um agente conhecido ou fortemente suspeito, em um paciente que se encontre em risco. A antibioticoprofilaxia cirúrgica visa reduzir a incidência de infecção de sítio cirúrgico, minimizar os custos e não interferir com o paciente e/ou o meio ambiente.

Pode ser feita em dose única, ter curta duração (menos de 24h) ou se estender por até 24-48h. Nas seguintes situações, recomenda-se a profilaxia:

- Pacientes acima de 70 anos;
- Desnutridos;
- Imunodeprimidos;
- Urgências;
- Implante de próteses e telas;
- Cirurgias de mama;
- Esplenectomia;

Quadro I – Esquema de antibioticoprofilaxia em cirurgia pélvica.

Tipo de Cirurgia	Patologia	Esquemas recomendados
Apendicectomia	Bactérias anaeróbias (B. fragills) e bactérias entéricas gram-negativas (E. coli), estafilococos enterococos e Pseudomonas sp.	1) Cefoxitina 2) Sulbactam/ampicilina 3) Piperacilina
Colorretal	Bacilos gram-negativos, anaeróbios + E. coli e Bacteroides fragillis	**Oral** Sulfato de neomicina + eritromicina 20h, 18h e 9h da cirurgia **Parenteral** 1) Cefoxitina/metronidazol/cefuroxima 3) Metronidazol/gentamicina 4) Metronidazol
Procedimento urológico	E. coli, outras bactérias gram-negativas e enterococos	1) Cefazolina 2) Ampicilina 3) Ciprofloxacino
Operação cesariana	Estafilococos, estreptococos, enterococos, lactobacilos, difteróides, E. coli, Peptostreptococci, Prevotella (bacteróies), Porphyromonas (bacteróides) e Fusobacterium sp.	Cefazolina

Histerectomias vaginal e abdominal	Estafilococos, estreptococos, enterococos, lactobacilos, difteróides, *Ecoli, Peptostreptococci, Prevotella* (bacteróides), *Porphyromonas* (bacteróides) e *Fusobacterium* sp	1) Cefazolina 2) Sulbactam/ampicilina

Fonte: FERRAZ E.M., FERRAZ A.A.B. *"Antibioticoprofilaxia em cirurgia"*. In: *Programa de atualização em uso da antibióticos em cirurgia*. Colégio Brasileiro de Cirurgiões, 2002; 1(2).

- Hernioplastia incisional;
- Pacientes portadores de doença reumática, diabetes, descompensado, obesidade mórbida, hérnias multirrecidivadas, imunossupressão, radioterapia prévia, uremia, hepatopatias e pneumopatias.

O uso profilático do antimicrobiano ficaria, então, reservado para as cirurgias contaminadas, cujo risco de infecção é de 10% a 15%. Alguns autores não recomendam o uso de antibióticos em cirurgias proctológicas orificiais.

No Quadro 1 vemos o esquema de antibioticoprofilaxia em cirurgia pélvica.

Em seqüência, apresentamos a proposta de padronização utilizada no Hospital A. C. Camargo e no IBCC, baseada em recomendações da Associação Brasileira de Infecção Hospitalar (Abih), Associação de Medicina Intensiva (Amib), Conselho Federal de Farmácia (CFF), Sociedade Brasileira de Infectologia (SBI), Universidade Federal Fluminense (UFF), Colégio Brasileiro de Cirurgiões (CBC), Departamento de Produtos (Dten/SV/MS), Instituto do Coração (Incor/SP), Grupo de Prevenção do Uso Indevido de Medicamentos (Gpuim/UFCE), Equipe Distrital de Controle de Infecção Hospitalar (Secretaria de Saúde do Distrito Federal), Coordenação de Controle de Infecção Hospitalar (Cocin/MS).

Objetivo

Reduzir a incidência de infecção no sítio da cirurgia.

Início

Na indução anestésica, preferencialmente (cerca de 30 minutos antes do início da cirurgia).

Duração

Considerando o tempo cirúrgico versus meia-vida da droga (em caso do uso de cefazolina, a dose deverá ser repetida a cada três horas).

Pode ser prolongado até, no máximo, 24 horas após a cirurgia.

Droga de escolha

Cefalosporina de 1ª geração: cefazolina ou cefalotina (EV, preferencialmente). Sempre que houver necessidade de cobertura para anaeróbios, associar metronidazol.

Indicações

- Intervenções cirúrgicas em pacientes idosos, portadores de mais de três diagnósticos ou diabéticos descompensados.

- Cirurgias contaminadas, exceto em cirurgias proctológicas orificiais.

- Cirurgia torácica.

- Cirurgia de mama.

- Histerectomia.

- Cirurgias especiais como: hérnias incisionais volumosas e implantes de próteses.

Obs.: Nas cirurgias urológicas também poderão ser usadas quinolonas injetáveis.

Recomendações

- Aminoglicosídeos, cefalosporinas de 3ª e 4ª gerações e cloranfenicol não devem ser empregados como profilaxia.

- Na maioria das cirurgias limpas não há indicação do uso de antibioticoprofilaxia, pois não determina redução de taxa de infecção hospitalar.

- Nas cirurgias laparoscópicas não há indicação de profilaxia, devido ao baixo risco de infecção de sítio cirúrgico.

Quadro 2 – Esquema de antibioticoprofilaxia cirúrgica.

Procedimento	Esquema recomendado
Cirurgia gastrointestinal	
Cirurgias gastroduodenal e/ou jejuno, hernioplastia	Cefazolina 1g EV dose única pré-operatória
Cirurgia de fígado e vias biliares	Cefazolina 2g EV dose única pré-operatóia* + Metronidazol 500mg EV dose única pré-operatória*
Colorretal eletiva	Neomicina 1g VO + eritromicina 1g VO (3 doses: às 13, 14 e 23 horas no dia anterior à cirurgia) cefoxitina 1g EV pré-operatória* em 8/8h (3 doses)
Colorretal não-eletiva e/ou íleo	Cefoxitina 1g EV pré-operatória* em 8/8h (6 doses)
Apendicectomia (não perfurado)	Cefoxitina 1g EV pré-operatória* em 8/8h (3 doses)
Cirurgia ginecológica	
Histerectomia vaginal, histerectomia abdominal, aborto	Cefazolina 1g EV dose única pré-operatória* + Metronidazol 500 mg EV dose única pré-operatória
Cirurgia urológica	
Prostatectomia, nefrectomia, orquiectomia	Cefazolina 2g EV dose única pré-operatória*
Cirurgia torácica	
Lobectomia, pneumectomia	Cefazolina 2g EV dose única pré-operatória*
Cirurgia de mama	
Cirurgia de mama	Cefazolina 2g EV dose única pré-operatória*

* na indução anestésica.

- Não há evidência da redução de taxas de infecção hospitalar com a manutenção da profilaxia devido ao paciente permanecer com tubos, sondas ou cateteres por um período de 72 horas ou mais.

- O uso prolongado de antibiótico no pós-operatório não reduz o risco de infecção e aumenta o custo, a resistência bacteriana e os efeitos colaterais indesejáveis.

- Outros fatores estão associados à prevenção da infecção pós-cirúrgica: preparo pré-operatório, técnica cirúrgica, drenagem adequada da ferida e cuidados pós-operatórios adequados. Lembrar que todos estes cuidados não são substituídos pela adequada antibioticoprofilaxia cirúrgica.

No Quadro 2 vemos o esquema padronizado no Hospital A. C. Camargo e IBCC.

Profilaxia do tromboembolismo venoso

A trombose venosa profunda (TVP) caracteriza-se pela formação de trombos, de forma oclusiva ou não, em veias do sistema venoso profundo. Descrita por Virchow no século XIX, é necessária para sua formação uma das três situações abaixo:

1. **Hipercoagulabilidade:** aumento da atividade de coagulação, congênita ou adquirida, ou diminuição da atividade fibrinolítica;

2. **Estase:** redução do fluxo venoso profundo proveniente da bomba muscular em pacientes imobilizados ou acamados;

3. **Lesão endotelial:** exposição das camadas subendoteliais.

Estes três fatores constituem o triângulo de Virchow, que até hoje explica a gênese dos fenômenos tromboembólicos. Modernamente, sabe-se que estes fatores podem exercer diferentes graus de influência, podendo atuar isoladamente ou em associação com um dos outros dois fatores.

O quadro clínico depende da extensão do processo de trombose que ocorre no sistema venoso profundo, sendo em grande parte das vezes assintomático e nos membros inferiores. A TVP se manifesta clinicamente por edema da extremidade acometida, acompanhado por dor espontânea à palpação da panturrilha. Nos quadros mais graves em que ocorre oclusão proximal das veias profundas, alterações sistêmicas como taquicardia, palidez e hipotensão podem estar presentes.

O tromboembolismo pulmonar (TEP) é responsável por cerca de 100 mil a 200 mil óbitos por ano nos EUA, onde a incidência anual é de 300 mil a 600 mil casos. A mortalidade na primeira hora é de 12% e atinge 20% a 30% em três meses, caso o rápido diagnóstico não seja feito.

Fatores de risco

A TVP é considerada uma doença multifatorial em que fatores genéticos interagem entre si e com fatores ambientais, levando ao desenvolvimento da trombose. Isto explica o fato de ocorrer trombose venosa profunda em pacientes aparentemente sem nenhum fator de risco evidente. A cada dia, novos fatores genéticos de risco para o desenvolvimento da TVP são descobertos com o auxílio das técnicas de biologia molecular. Existem também fatores adquiridos de hipercoagulabilidade, sendo os mais freqüentes os anticorpos anticardiolipina e antilúpicos.

Os principais fatores de risco para desenvolvimento da TVP são os seguintes:

Idade: Apesar de ocorrer em crianças e em jovens, a TVP é mais comum após os 40 anos, sendo muito freqüente acima dos 70 anos de idade.

Obesidade: É um fator de risco para o desenvolvimento de TVP em pacientes acamados.

Imobilização: A imobilização leva a aumento da estase, com conseqüente desenvolvimento de um dos fatores de risco de Virchow.

Varizes: Veias varicosas são fatores de risco para trombose venosa profunda.

Gravidez e puerpério: Na gestação, pela própria compressão do útero gravídico sobre a veia cava, ocorre redução significativa da drenagem venosa, levando à estase. As alterações hormonais na gravidez e no puerpério levam também a estados de hipercoagulabilidade, favorecendo o aparecimento de trombose venosa profunda.

Anticoncepcionais e reposição hormonal: Os estrogênios contidos nos hormônios bloqueiam a atividade da antitrombina III. Estudos recentes mostram a relação do uso de hormônios femininos, tanto para contracepção como para terapia de reposição hormonal, com o desenvolvimento de fenômenos tromboembólicos. Anticoncepcionais associados a alterações genéticas da cascata de coagulação multiplicam por 35 o risco de uma jovem desenvolver trombose venosa profunda.

Tromboembolismo venoso prévio: Pacientes que tiverem episódio de tromboembolismo venoso prévio têm risco superior a 50% de desenvolver TVP pós-operatória.

Trombofilia: Os pacientes portadores de trombofilia, primária ou adquirida, possuem alto risco de desenvolver TEV. A prevalência de algumas mutações, como a do fator V de Leiden, pode atingir até 40% dos casos.

Grandes cirurgias: Estão estabelecidos na literatura procedimentos cirúrgicos como de risco para o desenvolvimento de trombose venosa profunda.

Na Tabela 5, a incidência de TVP em cirurgia na ausência de profilaxia é mostrada.

Infecção: A infecção em nosso meio constitui fator de risco importante no desenvolvimento do tromboembolismo venoso.

Câncer: O câncer e o seu tratamento podem afetar as três pontas do triângulo de Virchow: alterações no fluxo sanguíneo, lesão de células endoteliais e elaboração de procoagulantes. O câncer diminui o fluxo sanguíneo por invasão direta tumoral em vasos próximos ao tumor. Células endoteliais podem ser afetadas pelo próprio tumor ou pela ação lesiva dos quimioterápicos. Procoagulantes estão aumentados na superfície das células tumorais e também podem ser secretados na corrente sanguínea por células tumorais, como fator tissular e mucina procoagulante, que ativam a protrombina. Além disso, os quimioterápicos podem levar à redução das proteínas C e S, anticoagulantes naturais, levando a quadros de TVP. O paciente submetido a cirurgia oncológica maior, como nos tumores intrabdominais, têm risco de desenvolver TVP semelhante aos pacientes submetidos a cirurgia de quadril, ao redor de 70%.

Tabela 5 – Incidência de TVP em cirurgia na ausência de profilaxia.

	Nº de estudos	Nº de pacientes	Incidência de TVP (média ponderada)	95% IC
Trauma múltiplo	4	536	50%	46% – 55%
Prostatectomia retropubiana	8	335	32%	27% – 37%
Cirurgia geral	54	4.310	25%	24% – 26%
Cirurgia ginecológica maligna	4	297	22%	17% – 26%
Cirurgia ginecológica benigna	4	460	14%	11% – 17%

Fonte: NICOLAIDES, A.N. "Prevention of venous thromboembolism". *Int Ang*, 1997;16:3-38.

Doenças clínicas: Pacientes com infarto do miocárdio e insuficiência cardíaca apresentam duas ou três vezes mais TVP diagnosticada pelo fibronogênio marcado.

Doenças associadas: Policitemia, vera ou secundária, possivelmente pelo aumento de viscosidade sanguínea, é descrita como fator de aumento na incidência de TVP. O lúpus eritematoso pode levar a tromboses venosas recorrentes, às vezes associada à presença de anticoagulante lúpico circulante.

Diagnóstico do tromboembolismo venoso

O diagnóstico clínico da trombose venosa profunda depende da anamnese e do exame físico acurado. Todo paciente com queixa de edema e dor nos membros inferiores (MMII) deve ser avaliado pensando-se em trombose venosa profunda. A sensibilidade do exame clínico, contudo, é baixa; estudos mostram que 50% dos pacientes com TVP diagnosticada por exame objetivo não apresentam sintomas clínicos.

Os pacientes com trombose venosa profunda se apresentam de duas formas: assintomáticos ou com manifestações clínicas, que são mais intensas à medida que o processo de trombose se torna mais proximal. A trombose venosa profunda é definida como proximal quando o trombo acomete as veias poplitea, fermoral ou ilíaca, com ou sem trombose distal, confinadas às veias da panturrilha.

Nos pacientes acamados, a TVP é freqüentemente assintomática e pode se apresentar diretamente como uma embolia pulmonar.

Quando ocorre manifestação clínica, o sintoma mais freqüente é dor na panturrilha, associada a eritema, edema e sensação de peso nas pernas. Durante o exame, o membro afetado pode estar mais edemaciado, com dor presente à palpação da panturrilha e à dorsiflexão do pé; pode-se observar veias varicosas ou veias superficiais dilatadas e edema de tornozelo. Com a progressão da trombose venosa para veias proximais, pode-se observar dor e edema de coxa. Se a trombose leva à oclusão total do vaso profundo, pode-se observar palidez da coxa acometida por compressão dos capilares arteriais pelo intenso edema, quadro conhecido como flegmasia alba *dolens*. Se este quadro clínico progride, ocorre intenso seqüestro de líquidos na extremidade acometida, que passa a apresentar cianose: é a chamada flegmasia cerúlea *dolens*. Raramente ocorre gangrena venosa.

Exames complementares

A não-confiabilidade do exame clínico e as complicações inerentes à anticoagulação em pacientes sem TVP levam à necessidade de exames complementares. A forma mais eficaz de se avaliar a trombose é por meio da flebografia, ainda considerada padrão-ouro para diagnóstico da TVP, mas com a desvantagem de ser invasiva, cara e associada a complicações. Assim, testes não-invasivos foram desenvolvidos ao longo do tempo, melhorando a sua acurácia.

Métodos não-invasivos

O *doppler* ultrassom, que é o *doppler* unidirecional portátil, os métodos pletismográficos e o ultrassom de tempo real são os métodos não-invasivos utilizados, o ultrassom em tempo real ou de imagem (US) é o método mais utilizado na atualidade para o diagnóstico da TVP.

Métodos semi-invasivos e invasivos

A flebografia é o exame padrão que consiste na injeção de contraste iodado na extremidade acometida, garroteada, para que este constraste progrida apenas no sistema venoso profundo, e exposição aos raios x. Permite avaliar a extensão e a localização precisa do trombo. É, contudo, um exame invasivo, doloroso e não-isento de complicações, como alergias e flebites. Atualmente, a flebografia é utilizada para diagnóstico quando o *duplex scan* não consegue avaliar o sistema venoso profundo.

Testes sanguíneos

Testes sanguíneos seriam ideais para o diagnóstico de TVP, se fossem sensíveis e específicos. Contudo, a maioria dos testes sanguíneos avalia produtos da degradação de fibrina, mas não de TVP.

Profilaxia

A profilaxia da TVP e da TEP pode ser realizada por meio de métodos físicos e/ou farmacológicos. Tem como objetivo impedir, ou ao menos diminuir, a chance de um paciente, em situação de risco, desenvolver quadros de tromboembolismo venoso (TEV). A razão para a realização da profilaxia do TEV não é apenas a alta incidência em pacientes hospitalizados, mas também o caráter clinicamente silencioso da TVP em mais da metade dos casos e as conseqüências graves do diagnóstico não realizado ou realizado tardiamente.

A longo prazo, a TVP pode levar à insuficiência venosa postrombótica, que tem um grande impacto sobre a qualidade de vida e sobre os custos da assistência médica. A insuficiência venosa postrombótica, ou síndrome postrombótica, ocorre em 70% dos casos de TVP após os primeiros cinco anos da doença. Cerca de 25% dos casos de síndrome postrombótica ocorrem após TVP assintomática.

As principais conseqüências da síndrome postrombótica são: varizes secundárias, úlceras varicosas, eczemas, erisipela, edema, dor e incapacidade para o trabalho.

Métodos de profilaxia

Os meios para a profilaxia do tromboembolismo venoso podem ser adquiridos pelos métodos físicos e/ou farmacológicos. A escolha do método deve ser baseada na classificação de risco para o desenvolvimento de TVP e TEP. Segundo o Colégio Brasileiro de Cirurgiões, as diversas situações de risco para o desenvolvimento de TEV são:

Quadro 3 – Situações de baixo risco para desenvolvimento de TEV.

- Operação em pacientes com menos de 40 anos sem outros fatores de risco
- Operações menores: com menos de 30 minutos de duração, sem a necessidade de repouso prolongado, em pacientes com mais de 40 anos e sem outro fator de risco que não a idade
- Trauma menor

Quadro 4 – Situações de risco moderado para o desenvolvimento de TEV.

- Cirurgia maior: geral, urológica ou ginecológica, com mais de 30 minutos em pacientes de 40 a 60 anos e sem fatores de risco adicionais
- Cirurgia maior: geral, urológica ou ginecológica, com mais de 30 minutos em pacientes com menos de 40 anos associado a outro fator de risco

Quadro 5 – Situações de alto risco para o desenvolvimento de TEV.

- Cirurgia maior em pacientes com mais de 60 anos e sem fator de risco adicional
- Cirurgia maior em pacientes entre 40 a 60 anos e com fator de risco adicional
- Cirurgia maior em paciente com história de TVP ou TEP pregressa ou trombofilia
- Grandes amputações e portadores de infecção

Quadro 6 – Situações de altíssimo risco para o desenvolvimento de TEV.

- Cirurgias ortopédicas maiores: quadril, joelho e coluna vertebral
- Cirurgias maiores em pacientes com neoplasias malignas
- Traumas múltiplos com fratura de pélvis, quadril ou membros inferiores

Fonte: GOMES M., RAMACCIOTTI E. "Profilaxia do tromboembolismo venoso em cirurgia geral". In: *Programa de Atualização em uso de Antibióticos em cirurgia*. Colégio Brasileiro de Cirurgiões, 2002; 1(2).

Métodos físicos

A utilização de meias elásticas de compressão moderada, 30 mmHg de pressão, em cirurgia geral, tem se mostrado eficaz na profilaxia da TVP em alguns estudos clínicos.

Métodos farmacológicos

Os métodos farmacológicos disponíveis hoje no Brasil são: heparina não-fracionada em baixa dose, heparina de baixo peso molecular e, eventualmente, anticoagulantes orais e Dextran.

Na Tabela 6, seguem as dosagens preconizadas para heparina não-fracionada em baixas doses.

As heparinas de baixo peso molecular – HBPM – também têm sido estudadas; são elas: nadroparina ou Fraxiparina®, da Sanofi-Synthelabo; enoxaparina ou Clexane®, da Aventis Pharma Ltda.; e dalteparina ou Fragmin®, da Pharmacia.

Na Tabela 7, são demonstradas as doses profiláticas das heparinas de baixo peso molecular. Segundo observação do Colégio Brasileiro de Cirurgiões, as dosagens de HBPM não devem se alternar em um mesmo tratamento.

Tabela 6 – Profilaxia do TEV com heparina não-fracionada
em pacientes de moderado, alto e altíssimo risco.

Heparinas não fracionada	
Risco moderado para TEV	5.000 UI via subcutânea, 2 horas antes da cirurgia, 12/12 horas por sete dias
Risco alto ou altíssimo para TEV	5.000 UI via subcutânea, 12 horas antes da cirurgia 8/8 horas, por dez dias

Fonte: GOMES M., RAMACCIOTTI E. "Profilaxia do tromboembolismo venoso em cirurgia geral". In: *Programa de atualização em uso de antibióticos em cirurgia*. Colégio Brasileiro de Cirurgiões, 2002; 1(2).

Tabela 7 – Doses profiláticas das heparinas de baixo peso molecular.

Droga	Nome comercial	Dose menor	Dose maior
Nadroparina	Fraxiparina®	0,3 ml (2.850 UI)	0,6 ml (5.700UI)
Enoxaparina	Clexane®	20 mg (2.000 UI)	40 mg (4.000 UI)
Dalteparina	Fragmin®	2.500 UI	5.000 UI

Fonte: GOMES M., RAMACCIOTTI E. "Profilaxia do tromboembolismo venoso em cirurgia geral". In: *Programa de atualização em uso de antibióticos em cirurgia*. Colégio Brasileiro de Cirurgiões, 2002; 1(2).

Tabela 8 – Profilaxia do tromboembolismo venoso pós-operatório
com doses baixas de heparina (metanálise de 74 ensaios clínicos).

Condição	Incidência com profilaxia	Incidência sem profilaxia
TVP em cirurgia geral	9%	22,4%
TVP em cirurgia ortopédica	23,7%	47,4%
Embolia pulmonar	1.3%	2%
TEP Fatal	0.3%	0,8%
Sangramento	0,6%	0,4%

Fonte: COLLINS, R. "Reduction in fatal pulmonary embolism and venous thrombosis by perioperative administration of subcutaneous heparin". *New Engl J Med*, 1988; 318:1162-73.

Tabela 9 – Heparina de baixo peso molecular na profilaxia da
trombose venosa profunda – associação de dados de pesquisas controladas.

Condição	Incidência com profilaxia	Incidência sem profilaxia
Cirurgia geral	7%	25%
Cirurgia de quadril	15%	51%
Cirurgia de joelho	31%	61%

Fonte: GLAGETT, P.G. "Prevention of venous thromboembolism". *Chest*, 1998; Suppl. 5, 5315-615.

Nas Tabelas 8 e 9 são demonstradas as incidências com profilaxia e sem profilaxia, com doses baixas de heparina e HBPM.

Seguem as dosagens nas diversas situações de risco com as HBPM (Colégio Brasileiro de Cirurgiões):

Anticoagulantes orais

Os anticoagulantes orais, antagonistas da vitamina K, foram os primeiros fármacos propostos para a profilaxia do tromboembolismo venoso. Entretanto, devido aos episódios de

Tabela 10 – Profilaxia do TEV com nadroparina em pacientes de moderado, alto e altíssimo riscos.

	Nadroparina: Fraxiparina®
Risco moderado para TEV	2.850 UI anti-Xa – 0,3 ml por via subcutânea 2 horas antes da cirurgia, uma vez ao dia, por sete dias
Risco alto ou altíssimo para TEV	5.700 UI anti-Xa – 0,6 ml por via subcutânea 12 horas antes da cirurgia, uma vez ao dia, por dez dias

Fonte: GOMES M., RAMACCIOTTI E. "Profilaxia do tromboembolismo venoso em cirurgia geral". In: *Programa de Atualização em uso de Antibióticos em cirurgia*. Colégio Brasileiro de Cirurgiões, 2002; 1(2).

Tabela 11 – Profilaxia do TEV com enoxaparina em pacientes de moderado, alto e altíssimo riscos.

	Enoxaparina: Clexane®
Risco moderado para TEV	2.000 UI anti-Xa – 20 mg por via subcutânea 2 horas antes da cirurgia, uma vez ao dia por sete dias
Risco alto ou altíssimo para TEV	4.000 UI anti-Xa – 40 mg por via subcutânea 12 horas antes da cirurgia, uma vez ao dia, por dez dias

Fonte: GOMES M., RAMACCIOTTI E. "Profilaxia do tromboembolismo venoso em cirurgia geral". In: *Programa de Atualização em uso de Antibióticos em cirurgia*. Colégio Brasileiro de Cirurgiões, 2002; 1(2).

Tabela 12 – Profilaxia do TEV com dalteparina em pacientes de moderado, alto e altíssimo riscos.

	Dalteparina: Fragmin®
Risco moderado para TEV	2.500 UI anti-Xa – via subcutânea 2 horas antes da cirurgia, uma vez ao dia por sete dias
Risco alto ou altíssimo para TEV	5.000 UI anti-Xa – via subcutânea 12 horas antes da cirurgia, uma vez ao dia, por dez dias

Fonte: GOMES M., RAMACCIOTTI E. "Profilaxia do tromboembolismo venoso em cirurgia geral". In: *Programa de Atualização em uso de Antibióticos em cirurgia*. Colégio Brasileiro de Cirurgiões, 2002; 1(2).

sangramento, este tipo de medicamento caiu em desuso para a profilaxia primária do TEV. Recentemente, melhores resultados têm sido demonstrados com a utilização de doses menores de warfarina. Os inconvenientes do seu uso em doses baixas são a necessidade de início várias semanas antes da cirurgia e o controle laboratorial cuidadoso e freqüente, fato que encarece e torna mais complicada a sua utilização.

Dextran

O dextran é um expansor plasmático que age sobre a viscosidade sanguínea, sobre a adesividade plaquetária e sobre a polimerização da fibrina. Porém apresenta risco hemorrágico similar ao da heparina não-fracionada, risco de reações alérgicas e, em pacientes idosos e portadores de insuficiência cardíaca, risco de sobrecarga de volume, além de ser um produto caro. Estes fatos têm levado à substituição do dextran pelas heparinas de baixo peso molecular.

Filtros de veia cava

A indicação dos filtros de veia cava e precisa e restrita aos pacientes com TVP já instalada, aos com história de embolias pulmonares de repetição (pelo menos mais de dois episódios) e àqueles com contra-indicação absoluta para a heparinização e que estejam expostos ao alto ou altíssimo risco para o desenvolvimento de TEV. Não existem pesquisas controladas comprovando sua eficácia; além disso, podem aumentar a morbidade, principalmente a longo prazo, e os custos hospitalares.

Pós-operatórios

Pacientes submetidos a procedimentos cirúrgicos sofrem alterações súbitas das funções metabólicas e fisiológicas normais, que variam em intensidade, de acordo com o tipo e, em casos de trauma, também com a gravidade das lesões.

Em uma revisão de sete estudos, por um período de 19 anos, as causas de morte durante as primeiras 48h do período pós-operatório são listadas a seguir:

- Complicações respiratórias, resultantes de falhas para manutenção da ventilação adequada e aspiração de conteúdo gástrico. Cada uma responsável por 10 e 15% de mortes, respectivamente.

- Complicações cardiovasculares, tais como arritmias, hipotensão e drogas que induzem à depressão do miocárdio, responsáveis por 10 a 15% das mortes.

- As infecções, mesmo excluindo as de origem pulmonar, peritonites e sepse, são também uma importante causa de morte pós-operatória.

- Outras causas, como embolismo pulmonar, insuficiência renal, acidente vascular cerebral, hemorragias e uma doença irreversível ou mesmo inoperável como o câncer, são responsáveis por cerca de 5% apenas das mortes no período pós-operatório.

De uma maneira geral, a padronização do período pós-operatório no Hospital A. C. Camargo e IBCC é mostrada a seguir, exigindo observação rigorosa e medidas de controle aprofundadas, principalmente nas primeiras 48 horas. Estas irão variar em função das condições gerais da paciente, previamente à intervenção, ao porte da mesma e dos eventuais acidentes ocorridos. Serão elementos básicos da prescrição médica:

1. Dieta;
2. Hidratação;
3. Antibioticoterapia;
4. Analgésicos;
5. Protetor gástrico;
6. Liquemine 5000SC 12/12 horas, cirurgias de grande porte (vulvectomias, exenteração, histerectomia ampliada). Mantidas até a alta da paciente;

Obs.: histerectomias ampliadas são aquelas consideradas classe II e III de Piver & Rutledge.

7. Controles: diurese e drenos; e
8. Sinais vitais.

Realimentação VO

A realimentação VO deverá ser prescrita o mais precocemente possível, desde que tenha cessado o íleo paralítico. Inicia-se com dieta líquida no 1º e 2º pós-operatório, mantendo-se ainda a via parenteral neste dia, para hidratação e medicação geral.

Sonda nasogástrica

Indicações: pacientes com distensão abdominal pré-operatória, ascite ou intervenções no andar superior do abdome (ex: estadiamento de ca. de ovário). Serão utilizadas as de calibre médio, para permitir boa drenagem, devendo ser aspirada a cada seis horas e mantida aberta durante todo o tempo que permanecer no paciente. Caso apresente vômito ou náuseas, deverá ser revista para se verificar possível obstrução ou mau posicionamento. Sua permanência dependerá da resolução ou não do íleo adinâmico.

Drenos

Os drenos colocados com finalidade profilática (geralmente laminares, tipo Penrose), devem ser mobilizados precocemente (a partir de 24 horas) e retirados quando cessa sua função. Os drenos com finalidade curativa (geralmente tubulares ou tubolaminares), colocados em locais de abcesso ou de ressecção ampla de tecidos, devem ser mobilizados progressivamente à medida que cessa a drenagem, e retirados quando há pouca ou nenhuma secreção.

Drenos de Portovac, verificar o funcionamento e a possibilidade de obstrução. Deverão ser removidos quando o débito for igual a 30 ml em 24 horas.

Deambulação

Deverá ser precoce em médias ou grandes cirurgias, mesmo nas pacientes ainda portadoras de sondas e drenos. Avisar a enfermagem sobre as condições clínicas de cada paciente e os cuidados de suporte e amparo durante a deambulação.

Manejo da sonda vesical e alta hospitalar

Deverá ser de acordo com cada cirurgia realizada, como segue:

1. Histerectomia simples + SOB:

- Retirar sonda vesical no 1º pós-operatório (ver na descrição se não houve lesão da bexiga ou necessidade de dissecção ureteral).
- Alta no 3º pós-operatório com o restabelecimento das funções fisiológicas.
- Retirada de pontos no 10º pós-operatório.

2. Histerectomia radical (classe II e III):
   - Sonda vesical aberta até o 8º pós-operatório.
   - Pacientes sem intercorrências e com funções fisiológicas restabelecidas, iniciar exercício vesical no 8º pós-operatório. e retornar ao ambulatório no 10º pós-operatório. para retirada da sonda vesical.
   - Retirar pontos entre o 10º e 15º dia de pós-operatório.

3. Vulvectomia simples:
   - Sonda vesical aberta e mantida na paciente até a fixação dos retalhos.
   - Portovac sob aspiração contínua, retirar com débito igual a 30 ml/24h.
   - Alta hospitalar após 5º pós-operatório.
   - Manter antibiótico por dez dias.

4. Vulvectomia radical:
   - Seguir orientação caso a caso.
   - Acompanhar os curativos, relatando o aspecto dos retalhos e suturas.

Maiores detalhes sobre radicalidade cirúrgica, consultar a seção Técnicas cirúrgicas/resumo histórico.

Leitura recomendada

AMIRIKIA H., EVANS T.N. "Ten-year review of hysterectomies: trends, indications, and risks". *Am J Obstet Gynecol* 1979; 134:431-437.

AVERETTE H.E., DONATO D.M., BOIKE G.H. "Prosperative postoperative, and critical case". In: Hoskins WY, Perez CA, Young RC. *Principles and practice of gynecologic oncology*. Philadelphia: J. B. Lippincott; 1992, pp.197-216.

BERGENTZ S.E. "Dextran in the prophylaxis of pulmonary embolism". *World J Surg* 1978; 2:19-25.

BERGQVIST D., et al. "Low-molecular-weight heparin (enoxaparin) as prophylaxis against venous thromboembolism after total hip repla-cement". *N Engl J Med* 1996; 335:696-700.

BERGQVIST D., et al. "Duration of prophylaxis against venous thromboembolism with enoxaparin after surgery for cancer". *N Engl J Med* 2002; 346:975-80.

BERN M.M.,et al. "Very low doses of warfarin can prevent thrombosis in central venous catheters: a randomi-zed prospective trial". *Ann Intern Med* 1990; 112:423-428.

BOGOSSIAN L. *Manual de autrotransfusão*. Rio de Janeiro: Medsi, 1995.

BOGOSSIAN L. *Pré e pós-operatório*. Rio de Janeiro: Medsi, 1995.

COGO A., LENSING A.W., WELLS P., PRANDONI P., BULLER H.R. "Noninvasive objective tests for the diagnosis of clinically suspected deep-vein thrombosis". *Haemostasis* 1995; 25:27-39.

COMP P.C.,et al. "Prolonged enoxaparin therapy to prevent venous thromboembolism after primary hip or knee replacement. Enoxaparin Clinical Trial Group". *J Bone Joint Surg Am* 2001; 83-A:336-345.

CONDON R.E., WITTMANN D.H. "The use of antibiotics in general surgery". *Curr Probl Surg* 1991; 28:801-949.

CRUSE P.J., FOORD R. "A five-year prospective study of 23,649 surgical wounds". *Arch Surg* 1973; 107:206-210.

DE CASTRO-SILVA M. "Venous thromboembolism in the State of Minas Gerais and its projection to Brazil: study based in 2,331,353 hospitalisations". *Int Angiol* 1997; 16:193-196.

DECOUSUS H.,et al. "A clinical trial of vena caval filters in the prevention of pulmonary embolism in patients with proximal deep vein thrombosis. Prevention du Risque d'Embolie Pulmonaire par Interruption Cave Study Group". *N Engl J Med* 1998; 338:409-415.

FANNINGS J. "Perioperative care". In: Piver NS, editor. *Manual of gynecologic oncology and gynecology.* Boston: Little Brown; 1989. pp. 193-208.

FEIGAL D.W., BLAISDELL F.W. "The estimation of surgical risk". *Med Clin North Am* 1979; 63: 1131-1143.

FELAC – Federação Latino-Americana de Cirurgia. *Antimicrobianos: antibióticos profiláticos.* Bogotá: FELAC; 2001. "Ferida e infecção cirúrgica"; pp. 287-300.

FERRAZ E.M., FERRAZ A.A.B. "Antibioticoprofilaxia". In: Ferraz E.M., editor. *Infecção em cirurgia.* Rio de Janeiro: Medsi, 1997. pp. 345-52.

GEERTS W.H., CODE K.I., JAY R.M., CHEN E., SZALAI J.P. "A prospective study of venous thromboembolism after major trauma". *N Engl J Med* 1994; 331:1601-6.

GEERTS W.H.,et al. "Prevention of venous thromboembolism". *Chest* 2001; 119: 132S-175S.

HIRSH J, HOAK J. "Management of deep vein thrombosis and pulmonary embolism: a statement for healthcare professionals. Council on Thrombosis (in consultation with the Council on Cardiovascular Radiology), American Heart Association". *Circulation* 1996; 93: 2212-2245.

HOPKINS C.C. "Antibiotic prophylaxis in clean surgery: peripheral vascular surgery, noncardio-vascular thoracic surgery, herniorrhaphy, and mastectomy". *Rev Infect Dis* 1991; 13 Suppl 10:S869-5873.

HULL R.D., et al. "Low-molecular-weight heparin prophylaxis using dalteparin extended out-of-hospital vs in-hospital warfarin/out-of-hospital placebo in hiparthroplasty patients: a double-blind, randomi-zed comparison. North American Fragmin Trial Investigators". *Arch Intern Med* 2000; 160: 2208-2215.

KAKKAR A.K., WILLIAMSON R.C. "Prevention of venous thromboembolism in cancer patients". *Semin Thromb Hemost* 1999; 25: 239-43.

LENSING A.W., PRANDONI P., PRINS M.H., BULLER H.R. "Deep-vein thrombosis". *Lancet* 1999; 353: 479-85.

MAFFEI F.H.A. *Doenças vasculares periféricas.* 3 ed. São Paulo: Medsi, 2002. "Profilaxia da trombose venosa e da embolia pulmonar".

MARAGOUDAKIS M.E., TSOPANOGLOU N.E., ANDRIOPOULOU P., MARAGOUDAKIS M.M. "Effects of thrombin/thrombosis in angiogenesis and tumour progression". *Matrix Biol* 2000; 19:345-351.

MEAKINS J.L., MASTESON B.F., NICHOLS R.L. "Prevention of postoperative infection". In: Wilmore D.W., editor. *ACS surgery: principles & pactice.* New York: WEBMD Corporation; 2001. pp. 567-589.

MIKDAME M., KHARCHAFI A., TOLOUNE F., ARCHANE M.I. "What is new in antithrombotic treatment?" *Ann Biol Clin (Paris)* 2002; 60: 131-41.

NICHOLS R.L. "Postoperative infections in the age of drug-resistant gram-positive bacteria". *Am J Med* 1998; 104:11S-16S.

SABISTON D.C., JR. *Textbook of surgery: the biological basis of modern surgical practices,* 15th ed. Philadelphia: W. B. Saundres, 1997.

SALZMAN E.W., DAVIES G.C. "Prophylaxis of venous thromboembolism: analysis of cost effectiveness". *Ann Surg* 1980; 191:207-218.

SAMAMA M.M., et al. "A comparison of enoxaparin with placeboor the prevention of venous thromboembolism in acutely ill medical patients. Prophylaxis in Medical Patients with Enoxaparin Study Group". *N Engl J Med* 1999; 341:793-800.

SCHECHTER M., MARANGONI D.V. *Doenças infecciosas: conduta diagnóstica e terapêutica.* 2ª ed., Rio de Janeiro: Guanabara Koogan, 1998.

VIEIRA O.M. *Clínica cirúrgica: fundamentos teóricos e práticos.* Rio de Janeiro: Atheneu, 2000.

VIEIRA O.M., RODRIGUES A.S.S. *Condutas em cirurgia.* Rio de Janeiro: Atheneu, 2000.

WELLS P.S., et al. "Accuracy of clinical assessment of deep vein thrombosis". *Lancet* 1995; 345: 1326-1330. Erratum in: *Lancet* 1995; 346:516.

20 Técnicas cirúrgicas – resumo histórico

Francisco Ricardo Gualda Coelho

Em 1917, sendo estudante interno no Free Hospital for Women de Brookline, Massachusetts, despertou em mim o interesse pelo tratamento do câncer do colo do útero. Naquela época, o doutor William P. Graves, cirurgião chefe, encontrava-se diante de um dilema entre realizar a cirurgia radical ou irradiar as pacientes.

Joe V. Meigs

No início do século XX, as dificuldades para o suporte pré, trans e pós-operatório dos pacientes submetidos a grandes cirurgias fizeram com que estes procedimentos fossem relegados a um segundo plano.

A história do tratamento cirúrgico do câncer ganhou grande enfâse quando a anestesia tornou-se um procedimento de rotina e as limitações da dor foram desaparecendo. No que se refere à cirurgia ginecológica oncológica, caberia a Wertheim (1912) publicar sua célebre série de 500 casos de histerectomia radical, com uma mortalidade operatória de 11,5% das pacientes, iniciando assim a futura padronização em cirurgia ginecológica oncológica.

Os riscos da mortalidade operatória daquela época, o eventual efeito devastador das infecções e os bons resultados do tratamento radioterápico fizeram com que os cirurgiões passassem os subseqüentes 25 anos sem publicar grandes casuísticas. O desaparecimento da operação de Wertheim do ensino prático da ginecologia foi, nas próprias palavras do cirurgião Joe V. Meigs, "de graves conseqüências para jovens que se iniciavam na cirurgia ginecológica", já que aquele procedimento, como enfatizado por Victor Bonney, "constituia-se no ponto culminante da cirurgia pélvica e tinha grande importância para o aprendizado da anatomia daquela região".

Autores publicaram séries de histerectomias radicais (Okabayaski em 1921 e Lynch em 1931), mas a utilização da cirurgia para o tratamento do câncer do colo do útero seria efetivamente reativada somente em 1944, por Meigs, ao publicar a técnica combinada da histerectomia, publicada por Wertheim em 1912, e da linfonodectomia, descrita por Taussig em 1943, e que ficou mundialmente conhecida como a histerectomia radical de Wertheim-Meigs, técnica formidável e praticada até hoje em todo o mundo.

Com a popularização da técnica e procurando caracterizar melhor as chamadas histerectomias radicais e suas variantes, Piver, Rutledge e Smith publicaram em 1974 sua classificação de classes de radicalidade, estabelecendo cinco classes de histerectomias em que, por exemplo, a cirurgia de Wertheim-Meigs corresponde à chamada classe III. Outras técnicas utilizando-se da via vaginal e/ou a combinação das vias abdominal e vaginal foram descritas com sucesso, tendo o seu expoente em Schauta.

Em relação às cirurgias para o câncer da vulva, também houve desde Abitbol um grande desenvolvimento e uma verdadeira multiplicação de técnicas com resultados cada vez mais expressivos. Neste capítulo, procuraremos resumir os procedimentos cirúrgicos clássicos que, ao nosso ver, definiram a moderna cirurgia ginecológica oncológica.

Cirurgia de Wertheim

A primeira extirpação de um útero canceroso por via abdominal foi praticada por A.W. Freund em 1878. Já Clark e Baltimore identificaram os ureteres em todos os seus casos, a fim de extirpar a maior quantidade possível de paramétrio. Em 1895, E. Reis, de Chicago, sugeriu pela primeira vez a extirpação simultânea e sistemática de todos os gânglios linfáticos regionais. Muitas publicações se seguiram, mas apenas Wertheim conseguiu aperfeiçoar uma técnica típica e sistemática com valor duradouro. Na sua primeira cirurgia de 1898, extirpou amplamente os paramétrios depois de dissecar ambos os ureteres e também extirpou os gânglios linfáticos aumentados de tamanho junto com o tecido areolar. Sua opinião era de que apenas os gânglios linfáticos aumentados deveriam ser retirados. Foi Wertheim que idealizou, para a ligadura dos vasos uterinos, a tunelização com o dedo indicador, visando assim uma maior proteção do ureter. Esta manobra ficou famosa e é conhecida até hoje como manobra de Wertheim. Segue abaixo, na Figura 1, esse tempo clássico da cirurgia.

Eles praticamente desprezavam, na época, a cirurgia por via vaginal por entenderem que esta última era limitada e não contribuía para o conhecimento da patologia do carcinoma uterino.

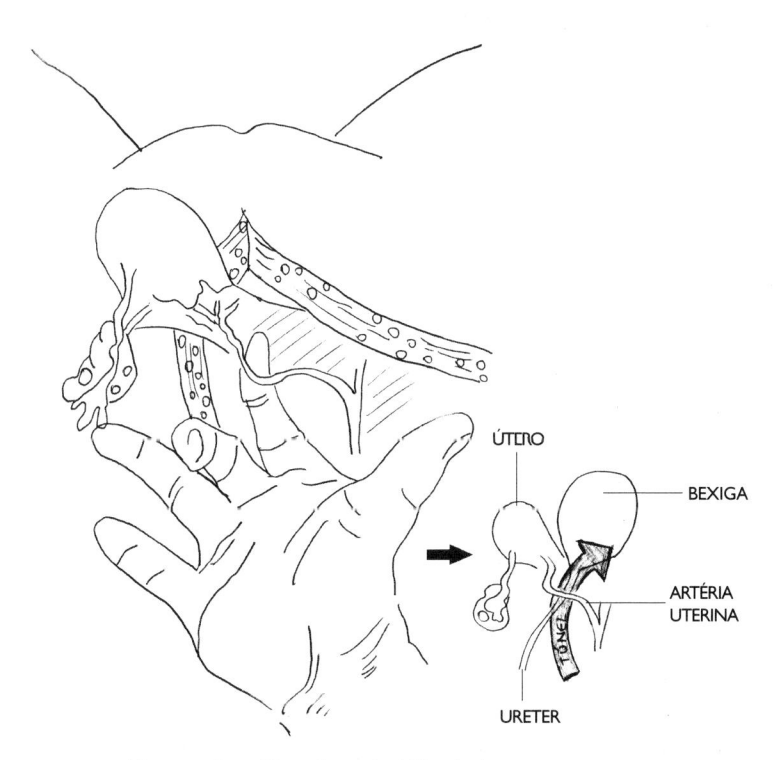

Figura 1 - Manobra de Wertheim.

Fonte: Adaptado de Meigs JV. "Carcinoma of the cervix: the Wertheim operation". *Surg Gynecol Obstetr* 1944; 78:195-9.

> **Resumo – cirurgia de Wertheim**
>
> 1 – primeira realizada: 1898.
> 2 – primeira publicação: 1912 (500 casos – 11,5% de mortalidade operatória).
> 3 – indicação: praticamente todos os estadiamentos clínicos
> 4 – técnica: ênfase na dissecção do paramétrico e na proteção dos ureteres; linfonodectomia seletiva, não regrada
> 5 – recidivas (250 casos seguidos):
>   a – primeiro ano – 41
>   b – segundo ano – 24
>   c – terceiro ano – 06
>   d – quarto ano – 04
>   e – quinto ano – 03
> 6 – sobrevida geral / cinco anos: 42,4%.

Cirurgia de Schauta

Esta técnica de cirurgia foi utilizada pela primeira vez para o tratamento do câncer do colo do útero em 1893, por Schuchardt, e posteriormente desenvolvida e publicada por Schauta em 1902. A idéia era diminuir os altos índices de mortalidade operatória da abordagem radical abdominal, que chegavam a até 18% na época. Schauta conseguiu com o seu procedimento reduzir a mortalidade em 2,3%, com uma sobrevida de cinco anos similar ao procedimento de Wertheim, ou seja, 40%, apesar de que a indicação estava restrita aos casos chamados de fase I da doença, sabidamente de melhor prognóstico. Wertheim realizava a cirurgia para todas as fases da doença. A cirurgia de Schauta continuou a ser realizada e modificada na Europa, enquanto nos Estados Unidos apenas em 1959 McCall publicou uma série de 95 pacientes submetidas à histerectomia radical via vaginal. Provavelmente em função da forte influência da escola cirúrgica americana, no que diz respeito à cirurgia oncológica, no Brasil este procedimento também foi pouco difundido entre os cirurgiões locais.

No final dos anos 1960, Crisp chamava a atenção para aquelas séries americanas em que a sobrevida das pacientes caía drasticamente quando havia linfonodos comprometidos, dando importância prognóstica para o fato e já sinalizando para a necessidade de avaliação linfonodal das pacientes, mesmo quando tratadas pela via vaginal. Contudo, salientava a importância da cirurgia de Schauta tendo em vista sua baixa mortalidade operatória. Nessa época, a conservação dos ovários já era também apontada como uma vantagem para as pacientes, desde que não houvesse necessidade da irradiação pélvica adjuvante pós-operatória.

Na tentativa de aperfeiçoar o procedimento original de Schauta, várias modificações, como já mencionado, foram introduzidas. Com relação à radicalidade peritumoral propriamente dita, a maior contribuição foi de Amreich, ampliando a radicalidade parametrial e designando então a cirurgia como de Schauta-Amreich. Contudo, o problema da dissecção linfonodal persistia e somente seria resolvido de maneira satisfatória a partir dos trabalhos de Subodh Mitra, como veremos a seguir.

> **Resumo – cirurgia de Schauta**
>
> 1 – primeira realizada: 1893
> 2 – primeira publicação: 1902
> 3 – casuística: 698 casos e 2,3% de mortalidade
> 4 – indicação: na chamada fase I da doença
> 5 – Técnica: somente para casos iniciais. A maior desvantagem era a não possibilidade de dissecção linfonodal. Difícil de ser realizada, necessita de condições vaginais anatômicas adequadas (vagina ampla)
> 6 – sobrevida / cinco anos: 39,7%.

Cirurgia de Schauta-Mitra

Com a finalidade de suprir a deficiência da dissecção linfonodal, não possível na histerectomia vaginal, S. Mitra vinha trabalhando desde 1948 em uma cirurgia a ser realizada em dois tempos: três semanas após a realização da histerectomia vaginal radical, era realizada uma linfonodectomia pélvica extraperitoneal. Na sua série original, contendo 24 pacientes, foi destacada uma positividade linfonodal de 33,3 por 100. Nesta cirurgia, também eram ligados os pedículos ovarianos. Atualmente existem diversas variações de abordagem retroperitoneal, inclusive por via laparoscópica, visando a complementação cirúrgica linfonodal.

Cirurgia de Wertheim-Meigs

Conforme já comentado na introdução deste capítulo, esta abordagem cirúrgica foi e é a técnica mais conhecida para o tratamento cirúrgico do câncer do colo do útero em todo o mundo. Sofrendo pequenas alterações na sua técnica original, preconiza a via transabdominal com retirada em monobloco da peça operatória. A incisão pode ser longitudinal ou transversal nas pacientes obesas (incisão de Cherney). Obviamente, linfonodectomia originalmente associada à histerectomia é pélvica e não paraaórtica. Conhecida hoje como histerectomia radical classe III de Piver & Rutledge, foi, como já mencionado, proposta por Joe V. Meigs, então professor de ginecologia em Harvard. Como curiosidade, Meigs foi amigo e influenciador de Alberto Frâncio Martins, primeiro chefe do Departamento de Ginecologia do Hospital A. C. Camargo (1953-1980).

Os resultados dos primeiros 100 casos operados por esta técnica demonstraram considerável aumento na sobrevida das pacientes

Tabela 1 – Resultados de 100 casos e número com gânglios positivos (5 anos sobrevida).

Fase	Número de casos	Vivos	Mortos	Glânglios Positivos		
				Número de casos	Vivos	Mortos
I	66-66%	54-81,8%	12-18,2%	12-18,2%	5-41,7%	7-58,3%
II	34-34%	21-61,8%	13-38,4%	11-32,4%	1-9,1%	10-90,9%
Total	100	75-75%	25-25,0%	23-23,0%	6-26,1%	17-73,9%

Fonte: Meigs JV. "Radical hysterectomy with bilateral pelvic lymph node dissections; a report of 100 patients operated on five or more years ago". Am J Obstet Gynecol 1951; 62:854-70.

Tabela 2 – Casuística de gentil.

Estádio clínico	Número de pacientes	Positividade linfonodal
I	12	(23%)
II	40	(33%)
III	9	(44%)

Fonte: Gentil F. "Treatment of cancer of the cervix". Acta Unio Int Contra Cancrum. 1954; 10:381-4.

e consolidou o padrão racional oncologicamente correto para o tratamento cirúrgico do câncer do colo do útero no mundo. A Tabela 1 foi modificada do original publicado por Meigs em 1951.

Destas pacientes, 12 foram submetidas a diversas formas de radioterapia complementar.

No Brasil, Fernando Gentil, então chefe do chamado Serviço de Cirurgia do Instituto Central (Associação Paulista de Combate ao Câncer – APCC), embrião do Hospital A. C. Camargo, publicou em 1954 uma casuística preliminar com um grupo de 115 pacientes portadoras de câncer do colo do útero, em que já preconizava o uso da radioterapia de forma neoadjuvante. Na Tabela 2, mostramos um breve resumo da casuística de Gentil.

Como curiosidade, era indicado, naquela época, no ECIV, apenas a exenteração pélvica.

Ainda dentro desta curva de aprendizado histórico, também no Hospital A. C. Camargo, Frâncía Martins (1966) publicou artigo na Revista Brasileira de Cirurgia, com ênfase na dificuldade da época em caracterizar e tratar o mal definido câncer avançado do colo do útero, e afirmava: "tenho para mim que todas essas opiniões merecem crédito, são formas de conceituação pessoais dentro da amplidão imponderável do termo". Neste mesmo artigo, ele mostrava a casuística do Hospital A. C. Camargo, no período entre 1953 a 1961, constituindo-se de 2009 casos; destes, 341 (26,9%) eram EC IV. Da mesma maneira, preconizava a cirurgia exenterativa em todos os casos. Em alguns houve indicação de braquiterapia associada à radioterapia externa. A quimioterapia, em caráter paliativo, algumas vezes foi utilizada em associações com a radioterapia externa (cobalto). Já em artigo de 1966, Frâncía Martins publica com mais detalhes os resultados da padronização da época, ou seja, "radiumterapia pré-operatória" e cirurgia de Whertheim-Meigs, 60 a 90 dias após. Entre 1953 e 1958, foram 196 cirurgias e somente os casos com linfonodos positivos eram submetidos à radioterapia externa pós-operatória. Seguem na Tabelas 3 e 4 os resultados da sobrevida de cinco anos de acordo com o estadiamento e situação linfonodal daquelas pacientes.

Tabela 3 – Sobrevida de cinco anos de acordo com o estádio.

Estádio	Números de casos	Sobrevida 5 anos	%
I	32	26	81,2
II	122	76	62,2
III	42	18	42,8
Total	196	120	61,2

Fonte: Frâncía Martins A. "Tratamento combinado de radioterapia e cirurgia no câncer do colo uterino". *Rev Bras Cir* 1966; 51:113-6.

Tabela 4 – Relação percentual de gânglios positivos e negativos em pacientes com sobrevida de cinco anos.

Estádio	I – (32 casos)	II – (122 casos)	III – (42 casos)
Sobrevida de cinco anos	26-81,2%	76-62,2%	18-42,3%
Gânglios positivos	5-19,2%	15-19,7%	5-27,7%
Gânglios negativos	21-80,7%	61-80,3%	13-72,3%

Fonte: Frância Martins A. "Tratamento combinado de radioterapia e cirurgia no câncer do colo uterino". *Rev Bras Cir* 1966; 51:113-6.

A classificação de Piver e Rutledge

Com o desenvolvimento e aperfeiçoamento das diversas técnicas de histerectomia para o tratamento do câncer do colo do útero, era necessária uma padronização, visando a troca de informação adquirida. Principalmente, era necessário quantificar e caracterizar com mais exatidão a extensão da radicalidade utilizada. Neste sentido, surgiu em 1974 a classificação de Piver e Rutledge, que é adotada pelo Departamento de Ginecologia do Hospital A. C. Camargo e também pelo IBCC. A indicação pode variar em alguns casos, mas com certeza esta classificação atende às necessidades da maioria dos diversos serviços de ginecologia oncológica ao redor do mundo. Segue abaixo a sua descrição:

Classe I

O objetivo desta histerectomia é remover apenas o tecido cervical. Assim sendo, a dissecção do ureter não se faz necessária. É também conhecida como histerectomia extrafascial e realizada de rotina também para doenças benignas do útero. Segue abaixo, na Figura 2, desenho ilustrativo.

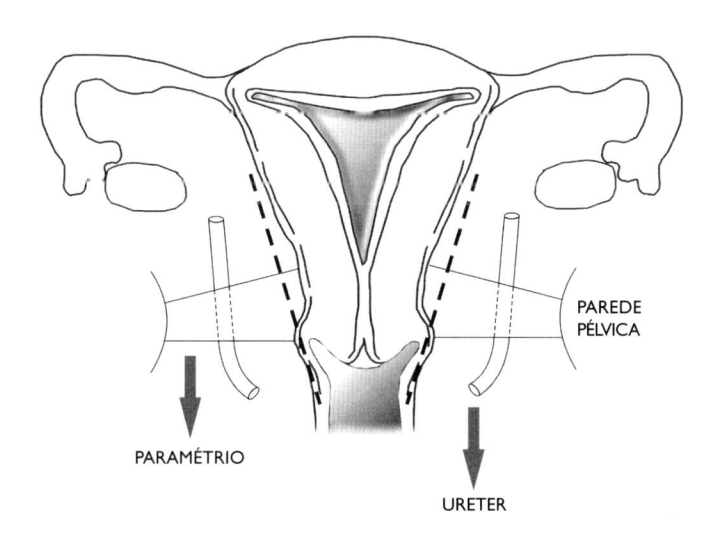

Figura 2 – Linha de ressecção/classe I.

Classe II

Esta cirurgia contém uma radicalidade moderada. O propósito é remover parte do tecido parametrial com preservação do ureter distal e da bexiga. Assim, o ureter é dissecado apenas até a sua porção paracervical, mas não além do ligamento pubovesical. Também aqui é removido ⅓ superior da vagina e realizada a linfonodectomia pélvica padrão (Figura 3).

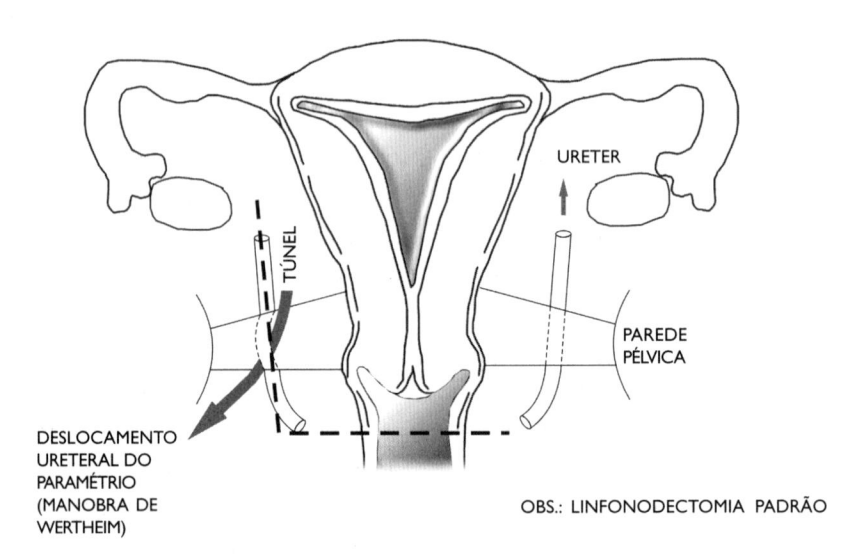

Figura 3 – Linha de ressecção/classe II.

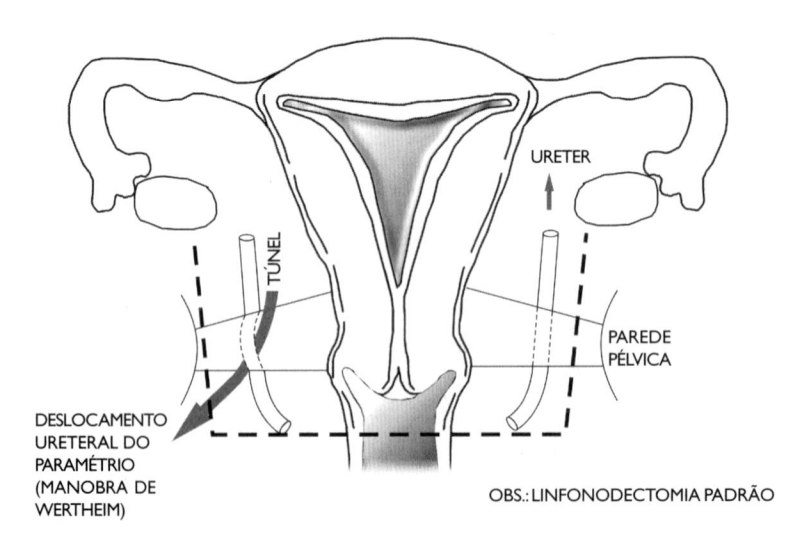

Figura 4 – Linha de ressecção/classe III.

Classe III (Wertheim-Meigs)

O principal objetivo, como já discutido anteriormente nesta classificação, é a remoção de praticamente todo o paramétrio e tecidos paravaginais. A artéria uterina é ligada na sua origem junto à artéria hipogástrica. Aqui a dissecção ureteral do ligamento pubovesical é completa até a sua entrada na bexiga urinária. A remoção de metade da vagina é preconizada, apesar da dificuldade em se obter um manguito vaginal tão extenso. Linfonodectomia pélvica é rotineiramente realizada. Os limites de ressecção desta classificação são ilustrados na Figura 4.

Classe IV

Nesta extensão de radicalidade, a completa remoção de todo o tecido periureteral e perivaginal é pretendida. Ela difere da classe III em dois aspectos:

- a artéria vesical superior é sacrificada;
- ¾ da vagina são retirados.

Está indicada quando existe um comprometimento anterior importante, sem contudo necessitar da retirada da bexiga (exenteração pélvica anterior).

Classe V

Este procedimento é a exenteração pélvica anterior, em que a bexiga urinária não pode ser poupada.

Traquelectomia radical vaginal abdominal

Trata-se de uma nova modalidade de tratamento conservador do câncer do colo do

Traquelectomia Radical	
Vaginal	**Abdominal**
1987: Dargent inicia primeiros casos. 1994: Dargent publica a primeira série dos casos: 28 mulheres { 11 Ec Ia / 15 Ec Ib / 2 EC IIa Recidiva (18 meses / EC Ib/adenoca/LN negativo) 8 tentativas { 3 cesárias / 2 infertilidade / 1 aborto / 2 sem informação Cirurgia em dois tempos + *salling procedure*	1932: Aburel descreve a remoção do cérvix e paramétrio através de abordagem abdominal: sem sucesso com gravidez futura das pacientes. 2001: Rodrigues et al. Publica 3 casos, com 1 gravidez a termo. 2005: Ungar et al. descreve 30 casos: 5 gravidez 2 a termo OBS.: A cirurgia pode ser realizada a céu aberto ou via laparoscópica.
OBS.: Hoje existem diversas variantes técnicas descritas	

útero, que pode ser utilizada em um seleto grupo de pacientes que desejam constituir prole. No Hospital A. C. Camargo e IBCC, não temos experiência com esta técnica cirúrgica. Revisando a literatura existente, desde sua publicação por Dargent (1994), tem-se conseguido bons resultados, mas há necessidade de um maior tempo do seguimento das pacientes para melhor avaliação dos resultados, não somente no que se refere ao controle da doença, mas também da fertilidade. É técnica de difícil execução; as condições anatômicas e a habilidade do cirurgião serão fundamentais para o sucesso da cirurgia. A complementação da linfonodectomia é feita por via laparoscópica. Seguem abaixo as indicações para este tipo de cirurgia.

Na Figura 5, ilustração da área a ser removida durante o procedimento.

No quadro a seguir, um resumo das principais casuísticas ao redor do mundo e seus resultados.

Traquelectomia radical seleção das pacientes	
1998 (Roy & Plante)	**Hoje?** (Burnett et al.)
1. Desejo de preservar a fertilidade. 2. Não há problemas de fertilidade. 3. Estádio Ia2-Ib. 4. Lesões < 2,0 cm 5. Não envolvimento endocervical à colposcopia. 6. Ausência de evidências de linfonodo pélvico metastático.	1. Poderá o câncer ser completamente removido de maneira segura? 2. A paciente realmente deseja permanecer com o seu útero? 3. Estaria a paciente informada dos riscos, benefícios e alternativas do procedimento?

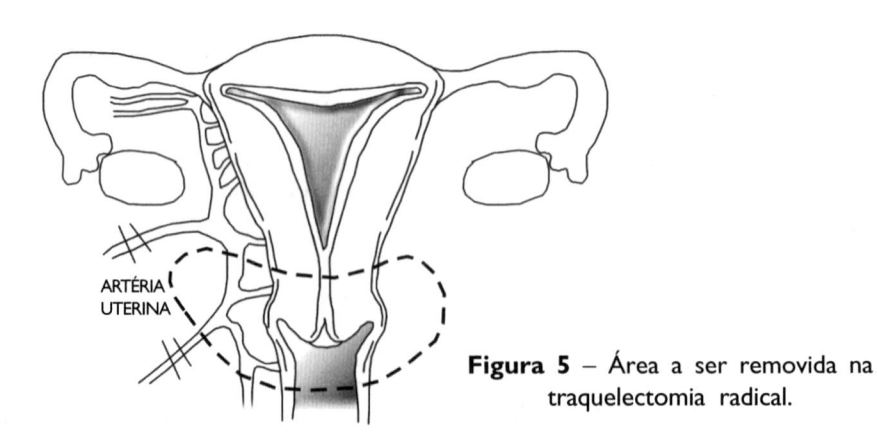

Figura 5 – Área a ser removida na traquelectomia radical.

TRAQUELECTOMIA RADICAL (TR)							
	Local	Período	Abdominal	Vaginal	Total	Recidiva	Gravidez
Abu-Rusturn et al. 2006	New York	2001-2006	5	35	40	0	0
Shepherd et al. 2006	London	1994-2005	0	123	123	5(4%)	19(28%)
Hertel et al. 2006	Hanover	1995-2005	0	100	100	3(3%)	?
Boss et al. 2005 (16 estudos)	Nijmegen	1998-2005	?	?	355	?	43%
Plante M. et al. 2004/2005	Quebec	1991-2003	0	72	72	2(2,8%)	31(50%)
Mathevet et al. 2003	Lyon	1987-2002	0	95	95	4	33(56%)
Dargent, 2001 (série pessoal)	Lyon	1987-2000	0	82	82	3	29(47%)

Todos os casos de recidiva foram observados em tumores > 2,0 cm.

TRAQUELECTOMIA RADICAL – 20 ANOS DEPOIS –

– Baixa morbidade.

– Bom controle oncológico.

– Alta proporção de gravidez.

– Potencial de Qt Neoadjuvante* em lesões > 2,0 cm.

*Maneco A. & Mangioni C.
Gynecol Oncol. 103(2):763-4; 2006;
Plante M. et al.
Gynecol Oncol. 94, 2004 614-623.

Disfunção do Trato Urinário Inferior Após Histerctomia Radical

Nos últimos 5 anos, especial atenção tem sido dispensada durante a linfonodectomia pélvica, a fim de tentar-se preservar o plexo hipogástrico. Sem muita importância no passado, hoje sabemos que é fundamental para a boa manutenção do funcionamento da bexiga urinária. Abaixo segue esquema da sua origem e função.

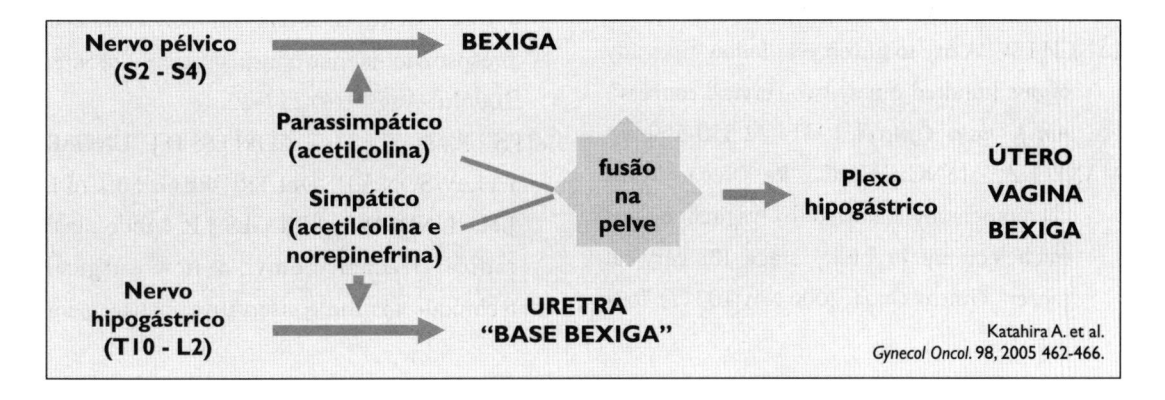

Nervo pélvico (S2 - S4) → BEXIGA

Parassimpático (acetilcolina)

Simpático (acetilcolina e norepinefrina)

→ fusão na pelve → Plexo hipogástrico → ÚTERO / VAGINA / BEXIGA

Nervo hipogástrico (T10 - L2) → URETRA "BASE BEXIGA"

Katahira A. et al.
Gynecol Oncol. 98, 2005 462-466.

Leitura recomendada

BRUNSCHWIG A., BARBER H.R. "Surgical treatment of carcinoma of the cervix". *Obstet Gynecol* 1966; 27:21-29.

CHERNEY L.S. "A modified transverse incision for low abdominal operations". *Surg Gynecol Obstet* 1941; 72:92-95.

COELHO F.R., FRANCO E.L., KOWALSKI L.P., ABRÃO F.S. "Preoperative irradiation therapy and radical hysterectomy: prognostic value of tumor regression after initial irradiation of squamous cell carcinoma of the cervix". *Rev Paul Med* 1998; 116:1700-1709.

CRISP W.E. "The Schauta operation". *Obstet Gynecol* 1969; 33:453-460.

DARGENT D., BRUN J.L., ROY M., MATHEVET P., REMY I. "La trachélectomie élargie: une alternative à l'hystérectomie élargie radicale dans le traitement des cancers infiltrants développés sur la face externe du col utérin". *J Obstet Gynécol* 1994; 4:285-292.

FRÂNCIA M. A. "Terapêutica do câncer uterino avançado". *Rev Bras Cir* 1967; 53 [Separata].

GENTIL F.C, EPIFÂNIO I.T.N., LOPES A., CAVALCANTI S.F., SÁ, A.O.S. "Operação de Wertheim Meigs: técnica e tática operatórias / Wertheim-Meigs surgery: operative technic and tactic". *Acta oncol. Bras* 1987; 7:43-7.

LYNCH F.W. "A five to fifteen year follow-up study of one hundred ninety-two cervical cancers". *Am J Obstet Gynecol* 1931; 22:550-559.

MANEO A, MANGIONI C. "Re: Neoadjuvant chemotheraphy followed by vaginal radical trachelectomy in bulky stage IBl cervical cancer". *Gynecol Oncol*. 2006 Nov;103 (2):763-764; author reply 764-765. Epub 2006 Sep 6.

MARTIN XJ, GOLFIER F, ROMESTAING P, RAUDRANT D. "First case of pregnancy after radical trachelectomy and pelvic irradiation". *Gynecol Oncol*. 1999 Aug; 74(2):286-287.

MITRA S. "The evaluation of the results of carcinoma of the cervix uteri treated by radical vaginal operation". *Am J Obstr Gynecol* 1948; 55:293-310.

OKOBAYASKI H. "Radical abdominal hysterectomy for cancer of the cervix uteri". *Surg Gynecol Obstet* 1921; 33:335-341.

PIVER M.S., RUTLEDGE F., SMITH J.P. "Five classes of extended hysterectomy for women with cervical cancer". *Obstet Gynecol* 1974; 44:265-272.

PLANTE M, LAU S, BRYDON L, SWENERTON K, LEBLANC R, ROY M. "Neoadjuvant chemotherapy followed by vaginal radical trachelectomy in bulky stage IBl cervical cancer: *case report*". *Gynecol Oncol*. 2006 May; 101(2):367-70. Epub 2006 Mar 20.

SCHAUTA F. "Die Operation des Gebarmutterkrebses mittels des Schuchardt Paravaginalschnittes. Monatsschr." *Geburtshilfe Gynaekol* 1902;15: 133-52.

SIEUNARINE K, BOYLE DC, CORLESS DJ, NOAKES DE, UNGAR L, MARR CE, LINDSAY I, DEL PRIORE G, SMITH JR. "Pelvic vascular prospects for uterine transplantation". *Int Surg*. 2006Jul-Aug;91(4):217-22.

SMITH J.R., BOYLE D.C., CORLESS D.J., UNGAR L., LAWSON A.D., DEL PRIORE G., MCCALL J.M., LINDSAY I, BRIDGES J.E. "Abdominal radical trachelectomy: a new surgical technique for the conservative management of cervical carcinoma". *Br J Obstet Gynaecol* 1997; 104: 1196-1200.

TAUSSIG F.J. "Iliac lymphadenectomy for group II cancer of the cervix". *Am J Obstet Gynecol* 1943; 45:733.

UNGAR L, SMITH JR, PALFALVI L, DEL PRIORE G. "Abdominal radical trachelectomy during pregnancy to preserve pregnancy and fertility". *Obstet Gynecol*. 2006 Sep; 108(3 Pt2):811-814.

WERTHEIM E. "The extended abdominal operation for carcinoma uteri". *Am J Obstr Dis Women Children* 1912; 66:169-232.

21 Técnicas de reconstrução urológica

Francisco Ricardo Gualda Coelho
Ronaldo Lúcio Rangel Costa

Apesar de todos os cuidados tomados por um cirurgião treinado e experiente, algumas lesões do trato urinário não poderão ser evitadas. Lesões iatrogênicas, principalmente do ureter, são complicações perigosas de cirurgias abdominais e vaginais que podem causar alta morbidade. Segundo a literatura, cerca de 75% das lesões ureterais acontecem durante operações ginecológicas e são resolvidas, em geral, pelo ginecologista que as causou. Situações como variações anatômicas, doenças inflamatórias pélvicas e neoplasias malignas podem favorecer o aparecimento destas lesões. Neste cenário, as cirurgias pélvicas de rotina provocam lesões ureterais em cerca de 0,5% a 1,5% das vezes. As histerectomias contribuem com ²/₃ do total, principalmente quando realizadas nos chamados procedimentos ultra-radicais, podendo chegar a até 30% dos casos.

No Hospital A. C. Camargo, em publicação de 1997 envolvendo a avaliação pós-operatória de 302 casos de pacientes submetidas a histerectomia radical (238, EC Ib e 64, EC IIa), foi verificado um total de 2,9% de fístulas ureterovaginais. Abaixo, na Tabela 1, seguem as complicações avaliadas neste estudo.

Anatomia

Tendo em vista a relação do ureter ao longo da sua extensão no retroperitônio com outras estruturas que serão dissecadas em cirurgia pélvica, o seu comprometimento durante a manipulação é sempre um perigo. Para minimizar os riscos, o conhecimento anatômico da região faz uma grande diferença. Caminhando sobre o músculo psoas, o ureter esquerdo é cruzado anteriormente pelas artérias cólica esquerda (ou mesentérica inferior) e sigmoidal; o direito pela artéria cólica direita, ileocólica e origem da mesentérica. Antes de penetrar na pelve, se posicionam abaixo dos vasos ovarianos e cruzam a seguir os vasos ilíacos. Em seguida, avançam pelo ligamento largo (paramétrio) e finalmente se dirigem à parede vaginal anterior, onde penetrarão na bexiga urinária.

Tabela I – Complicações pós-operatórias de pacientes submetidas à histerectomia radical.

Complicações	1980-1988 (152 casos)		1989-1994 (150 casos)		Total (302 casos)
	n°	(%)	n°	(%)	(%)
Infecção urinária	35	23,0	28	18,4	20,8
Disfunção vesical	17	11,3	11	7,3	9,2
Fístula uretero vaginal	7	4,6	2	1,32	2,9
Fístula vesico vaginal	1	0,66	1	0,66	0,6
Hérnia incisional	3	2,0	5	3,65	2,6
Linfocisto	2	1,3	4	2,66	1,9

Fonte: Abrão FS, Breitbarg RC, Oliveira AT, Vasconcelos FA. "Complications of surgical treatment of cervical carcinoma". *Braz J Med Biol Res*, 1997; 30:29-33.

Na base do paramétrio é cruzado, à frente, pela artéria uterina, a 1,5 cm do bordo externo do istmo cervical (local onde ocorre a manobra de Wertheim). O suprimento arterial do ureter é feito através de pequenos vasos com origem nas artérias renais, aorta, ovariana, vesical e ilíacos, os quais se anastomosam entre si. O ato de desnudar o ureter durante a sua dissecção ou mesmo a tração por eventual reparo com Penrose poderá comprometer esta circulação, favorecendo o aparecimento de fístulas no pós-operatório.

Técnica cirúrgica

No tratamento cirúrgico da lesão ureteral, dois aspectos devem ser levados em consideração: a característica da lesão e o tempo em que o tratamento será feito. Devem ser considerados o local e a extensão; doenças associadas (exemplo: câncer) e condições de funcionamento do rim e ureter homolateral e contralateral.

Lesão do ⅓ distal

Quando a lesão ocorrer no ⅓ distal do ureter, próximo à sua implantação vesical, na impossibilidade de uma anastomose término-terminal poderá ser tentado o reimplante vesical. Este reimplante deve ser preferencialmente feito na porção mais caudal e dorsal da bexiga. O fundo da bexiga também deverá ser elevado e fixado cranialmente no músculo psoas. A extremidade distal do ureter será implantada em "bico de flauta", com sutura mucosa/mucosa (fio absorvível).

Na Figura 1 a técnica de reimplante do ureter na bexiga com antirrefluxo é mostrada.

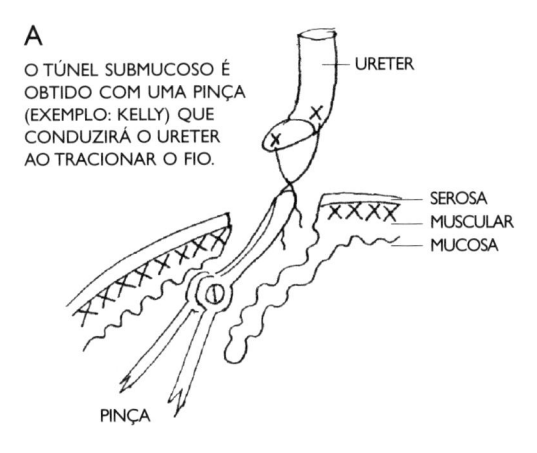

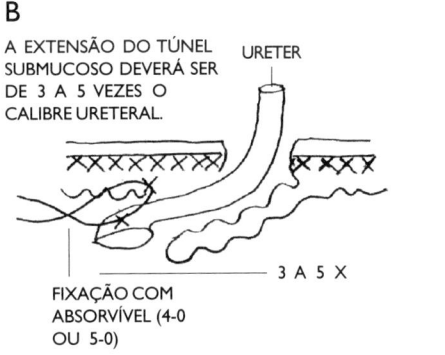

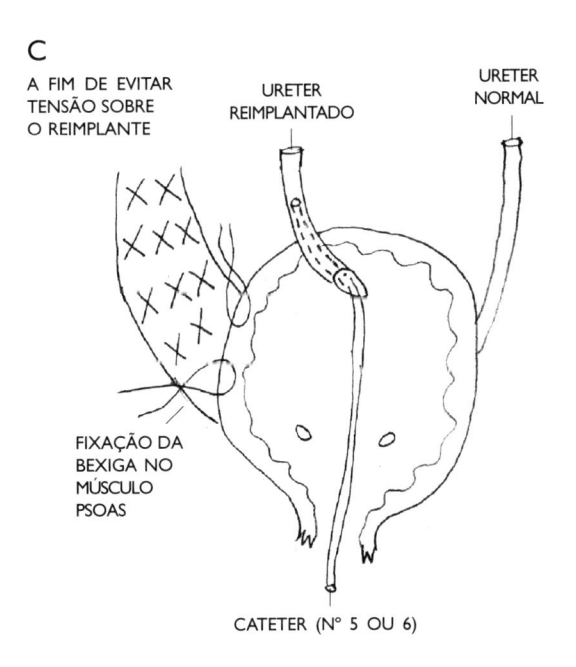

Figura 1 – Técnica de reimplante do ureter na bexiga com antirrefluxo.

Quando não há possibilidade de levar o ureter até o ponto de implantação na bexiga, outra alternativa é a tunelização pela técnica de Boari. Nesta eventualidade, um retalho pediculado com base mais extensa se fará no fundo e na parede anterior da bexiga. Desta forma, o ureter passará a alcançar a bexiga. Na Figura 2 a técnica é ilustrada.

Lesão do ureter médio e proximal

As anastomoses término-terminais (lesões do ureter médio) devem ser realizadas em "bico de flauta", a fim de se evitar estenose cicatricial pós-operatória. Nesta eventualidade, deve-se deixar um cateter ureteral da pelve renal até a bexiga, que será retirado após 14 dias por cistoscopia. Ele também poderá ser aplicado no interior da sonda vesical ou ainda fixado a ela. A área da sutura deverá ser drenada extraperitonealmente, não devendo o dreno ter contato com a área anastomosada. Nas lesões mais extensas, uma implantação término-lateral contralateralmente poderá ser a opção. Contudo, nesta eventualidade existe risco de lesão e complicações do ureter não afetado.

Nas lesões da porção proximal, deve ser tentada, inicialmente, uma anastomose término-terminal.

Nefrostomia percutânea

A nefrostomia percutânea é uma alternativa temporária, procurando-se preservar a função renal, até que o tratamento definitivo possa ser realizado em um segundo tempo. Nesta eventualidade, a drenagem percutânea é feita de forma extraperitonial, por um cateter aplicado à pelve renal transfixando o seu parênquima.

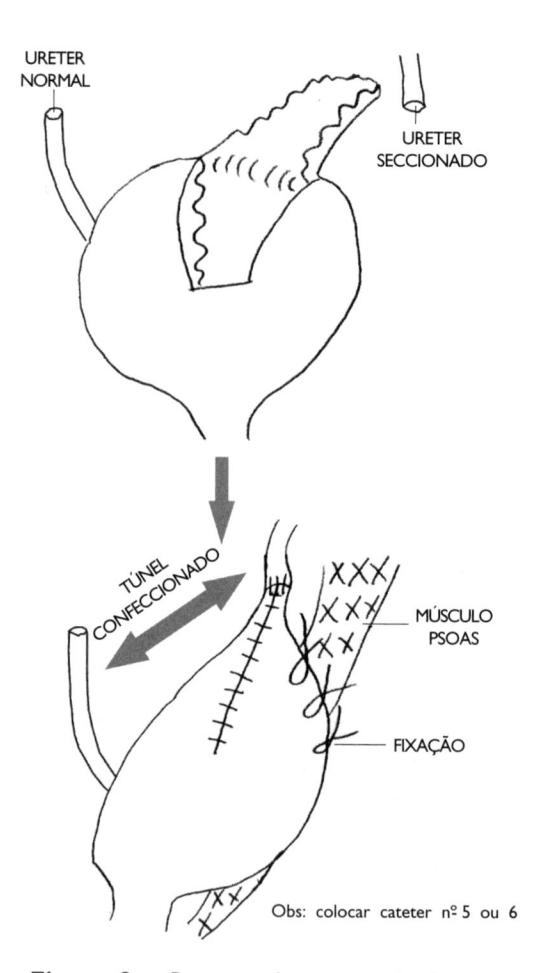

Figura 2 – Resumo da técnica de Boari.

Existem outras alternativas mais complexas, em geral do domínio do urologista e planejadas eletivamente. São exemplos a ureteroileocistoplastia; ureterossigmoidostomia cutânea (colostomia úmida) e ureteroileostomia cutânea (cirurgia de Bricker).

Intervenção terapêutica – tempo ideal

Durante a realização de cirurgias ginecológicas, apenas 20% a 30% das lesões ureterais serão diagnosticadas durante o ato operatório.

Infelizmente, a grande maioria das lesões serão diagnosticadas no pós-operatório.

A exploração adequada por via endoscópica, cateterizando-se o óstio ureteral, fornece as informações necessárias para a confirmação diagnóstica e o tratamento definitivo. Quanto mais tardio for o diagnóstico, pior serão os resultados, com conseqüente aumento da morbidade.

Segue abaixo um resumo dos cuidados para se evitar complicações ureterais:

Resumo

- Drenagem vesical – facilita o escoamento da urina.
- Cateter ureteral – quando a viabilidade do ureter for questionável.
- Fixação no psoas – minimiza a tensão do reimplante ureteral.
- "Bico de flauta" – evitar possível estenose da anastomose.
- Tecido periureteral – a fim de manter o suprimento sanguíneo.
- Evitar: Tração excessiva;

  Torcer o ureter; e

  Utilizar ureteres irradiados para anastomoses.

Leitura recomendada

MIYAHIRA H., HARA C.K., PEREIRA L.R.G. "Lesões acidentais do ureter". *Gynaecia* 1995; 1:37-49.

ST LEZIN M.A., STOLLER M.L. "Surgical ureteral injuries". *Urology* 1991; 38:497-506.

22 Técnicas de reconstrução plástica

Francisco Ricardo Gualda Coelho
Ronaldo Lúcio Rangel Costa

A prática diária do ginecologista oncologista está muitas vezes associada a grandes ressecções cirúrgicas e suas conseqüências. Muitas das complicações pós-operatórias, sejam imediatas ou tardias, poderão ser evitadas com um bom conhecimento da estática pélvica, evitando-se lesões iatrogênicas de órgãos propriamente ditos (exemplo: ureter) e aplicando-se, de imediato, princípios de cirurgia plástica reconstrutiva.

Nos Departamento de Ginecologia do Hospital do Câncer e do IBCC, os residentes e estagiários são treinados dentro da perspectiva de que o enfrentamento de certas situações, previsíveis ou não, será feito por um profissional sozinho e nem sempre naquele hospital em que a infraestrutura necessária para cirurgias de grande porte multidisciplinar converge de maneira adequada. Assim, temos que aprender para eventualmente utilizar.

Reconstrução plástica

Na rotina do ginecologista oncologista, uma situação que infelizmente ainda é relativamente freqüente em centros de referência é a necessidade de vulvectomias extensas, em que a reconstrução plástica imediata será fundamental para um pós-operatório mais rápido e com menos complicações tardias.

Passaremos agora a descrever, de maneira sumária, algumas técnicas de reconstrução utilizadas em cirurgia vulvar. Obviamente, a literatura é farta em técnicas e suas variantes, relataremos, então, aquelas mais usadas no Hospital A. C. Camargo e IBCC.

Vulvectomia: técnica de Abitbol ("incisão em asa de borboleta")

Em 1973, M. Maurice Abitbol publicou uma série de 42 casos de carcinoma invasivo da vulva. O principal propósito do estudo era apresentar uma modificação da incisão chamada até então de clássica e que na verdade continha uma radicalidade local exagerada, principalmente no que dizia respeito às margens de ressecção. Para se ter uma idéia, acreditava-se que não poderia restar nenhuma pilificação do monte de vênus, sob risco de obter uma margem cirúrgica insuficiente, e assim aumentar o risco de recidiva local. Assim, todo o monte de vênus era sistematicamente removido. Como conseqüência, o tempo de cirurgia e suas complicações pós-operatórias imediatas e tardias aumentavam. Existem casos do Hospital A. C. Camargo que chegaram a permanecer mais de 60 dias internadas em virtude das deiscências extensas e sua difícil reparação. Para piorar, a despeito das margens clássicas exageradas, as recidivas locais continuavam a acontecer entre 20% e 30% dos casos.

A principal contribuição de Abitbol neste estudo foi de chamar a atenção para a não necessidade de ressecção do monte de vênus e padronizar uma incisão que é suficiente para garantir as margens superficiais e profundas da cirurgia, retirando todo o produto da vulvectomia (tumor/área adjacente e linfonodos) em monobloco. Esta incisão ficaria mundialmente conhecida por "incisão em asa de borboleta". Resumindo, esta técnica

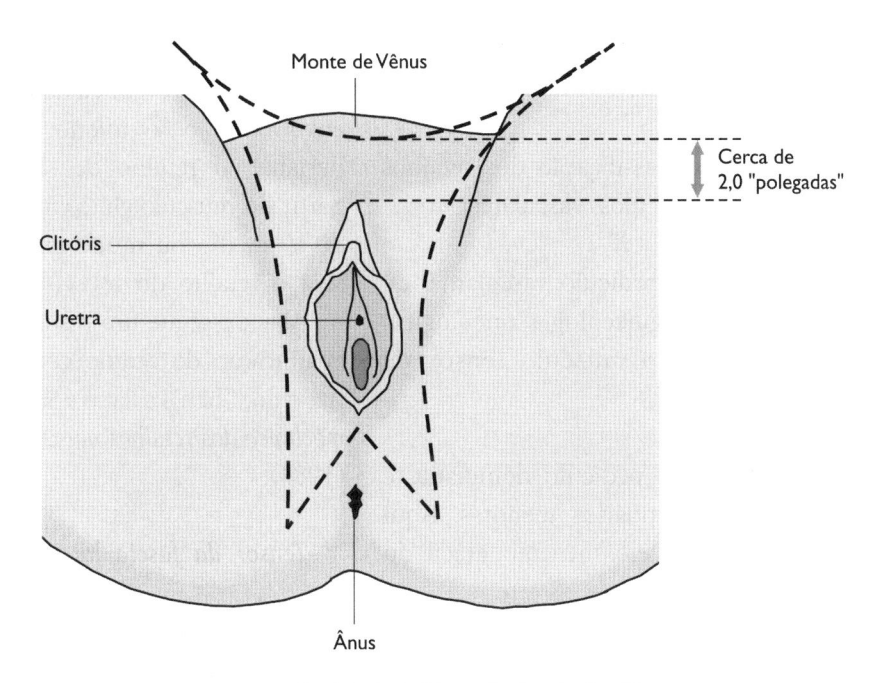

Figura 1 – Incisão de Abitbol ("asa de borboleta").

enfatizava uma menor radicalidade pubiana e maior radicalidade perineal. Na Figura 1 é esquematizado este tipo de incisão.

Depois de Abitbol, muitas outras técnicas visando a uma cirurgia menos radical foram surgindo, dando espaço para as incisões separadas e as técnicas em vários blocos.

Contudo, infelizmente, existem ainda casos em que o volume e a localização tumoral, ou mesmo situações de recidiva local (inclusive após tratamento adjuvante com radioterapia e/ou quimioterapia) que irão necessitar de grandes ressecções cirúrgicas, muitas vezes envolvendo não apenas as partes moles adjacentes, mas também estruturas nobres tais como a uretra, o reto, feixe vasculonervoso femoral e a pélvis óssea. Nestas eventualidades, as ressecções se tornam multidisciplinares, envolvendo muitas vezes o concurso de outros especialistas, tais como o cirurgião vascular (colocação de próteses) e principalmente o cirurgião plástico. Relativo às técnicas de reconstrução plástica, algumas podem ser do domínio do ginecologista oncologista, mas outras serão exclusivas do cirurgião plástico devidamente treinado para esta situação.

Princípios básicos de retalhos musculares e miocutâneos

Os conceitos referentes à sua técnica e aplicações vêm evoluindo, sendo cada vez mais utilizado em ginecologia oncológica. Os retalhos cutâneos possuem um pedículo vascular que mantêm o suporte sangüíneo durante a fase de integração do transplante. Existem também princípios básicos para o seu emprego, como a relação entre o comprimento e a largura do pedículo. O sucesso na sua utilização dependerá do conhecimento anatômico mínimo necessário e da destreza do cirurgião.

Classificação de Mathes e Nahai (1981)

Segue abaixo a classificação dos retalhos em função dos pedículos vasculares:

Tipo I – um pedículo vascular. É de interesse em ginecologia oncológica, neste grupo, o músculo tensor da fáscia lata.

Tipo II – um pedículo dominante e pedículos secundários menores. Aqui o interesse é pelo músculo grácil ou reto interno da coxa.

Tipo III – dois pedículos dominantes. Neste grupo identificamos para o ginecologista o grande glúteo e reto abdominal.

Tipo IV – pedículos vasculares segmentares. A princípio, nenhum teria utilização em ginecologia oncológica.

Tipo V – um pedículo dominante e pedículos vasculares segmentares secundários. Aqui também não identificamos nenhum músculo de nosso interesse.

Aplicação dos retalhos miocutâneos

De uma maneira geral, nas reconstruções da região perineal, pubiana e crural, estaremos utilizando basicamente os músculos tensor da fáscia lata, glúteo maior e grácil. Eventualmente poderemos utilizar o reto abdominal. Quando o defeito a ser reparado é do $1/3$ superior do períneo ou mesmo da região pubiana/crural, o retalho de eleição será confeccionado a partir do músculo tensor da fáscia lata. Na eventualidade de reconstrução envolvendo o $1/3$ inferior do períneo/região perianal, o retalho de eleição será feito a partir do músculo glúteo maior. Já nos defeitos do $1/3$ médio ou muito extensos, o indicado será o retalho do músculo grácil.

Abaixo, segue um resumo da classificação e aplicação de acordo com Bloch, Andrews, Azevedo, Chen, Psillakis e Santos no *Atlas anatomoclínico dos retalhos musculares e miocutâneos* (1984):

Tensor da fáscia lata

- Modelo circulatório – Tipo I
  Pedículo vascular dominante: artéria circunflexa femural lateral ramo transverso (ACFLT).
  Artéria regional: artéria femural profunda.

- Origem – Porção anterior do lábio externo da crista ilíaca, face externa da espinha ilíaca e face profunda da fáscia lata. É envolto por dois folhetos do trato iliotibial.
  Inserção – trato iliotibial.

- Inervação: motora – nervo glúteo superior, emergindo entre os músculos grande glúteo e médio ($L_{4,5}$ e S_1).
  Sensitiva – ramo cutâneo de T12 inerva a pele junto à origem do músculo na crista ilíaca. O nervo cutâneo femural lateral inerva a pele da região lateral da coxa.

- Função – abdutor e rotador medial da coxa.

- Suprimento Vascular Arterial:

Origem: ACFLT

	Mínimo	Máximo	Média	Desvio-padrão
Extensão	1,3	6,0	3,87	0,87
Diâmetro	1,3	5,3	2,30	0,63
Comprimento	13,1	22,4	16,54	2,41
Largura	2,2	7,9	4,89	1,59

Obs: estudo de 50 peças.

Grande glúteo

- Modelo circulatório – Tipo III.
  Pedículo vascular dominante.
  Artéria glútea superior.
  Artéria glútea inferior.
  Artéria regional: artéria ilíaca interna ou hipogástrica.
  Pedículos vasculares secundários.
  1º perfurante (ramo da artéria femural profunda).
  Ramo transverso da artéria circunflexa femural medial.
  Ramo transverso da artéria circunflexa femural lateral.

- Origem – origina-se no osso ílio entre a linha glútea posterior e sua crista, da aponevrose do músculo eretor da espinha, ligamento sacrotuberoso e região posterior do osso sacro e cóccix.
  Inserção – trato iliotibial e ventre profundo na porção inferior da tuberosidade glútea do fêmur.

- Inervação – nervo glúteo inferior (L_5, $S_{1,2}$).

- Função – potente extensor e rotador lateral da coxa.

- Suprimento vascular:

Tronco único	3,3%
1 pedículo	3,3%
2 pedículos	83,4%
3 pedículos	10,0%

- Dimensões:

Comprimento:
Máximo – Mínimo: 30,0 cm – 20,1 cm
Média: 23,56 cm
Desvio-padrão: 2,74 cm

Largura:
Máximo – Mínimo: 20,1 cm – 12,0 cm
Média: 16,42 cm
Desvio-padrão: 2,27 cm

Grácil

- Modelo circulatório – tipo II.
  Pedículo vascular dominante: artéria circunflexa femoral medial (ACFM).
  Artéria regional: artéria femoral profunda (AFP).
  Pedículos vasculares secundários: um a três ramos musculares da artéria femoral superficial.

- Origem – região anterior da sínfise púbica, metade inferior e superior do arco púbico.
  Inserção – superfície interna do côndilo medial da tíbia.

- Inervação – nervo obturador (L2, 3 e 4).

- Função – adução, flexão e rotação interna da coxa.

- Suprimento vascular arterial:

1 pedículo	3	6%
2 pedículos	24	48%
3 pedículos	21	42%
4 pedículos	2	4%

Obs.: estudo de 50 peças.

- Dimensões:

Comprimento:
Máximo – Mínimo: 36,5 cm – 28,6 cm
Média: 33,27 cm
Desvio-padrão: 1,80 cm

Largura:
Máximo – Mínimo: 5,9 cm – 3,4 cm
Média: 4,66 cm
Desvio-padrão: 0,65 cm

A seguir, está esquematizada a aplicação dos retalhos mais utilizados em situações mais rotineiras.

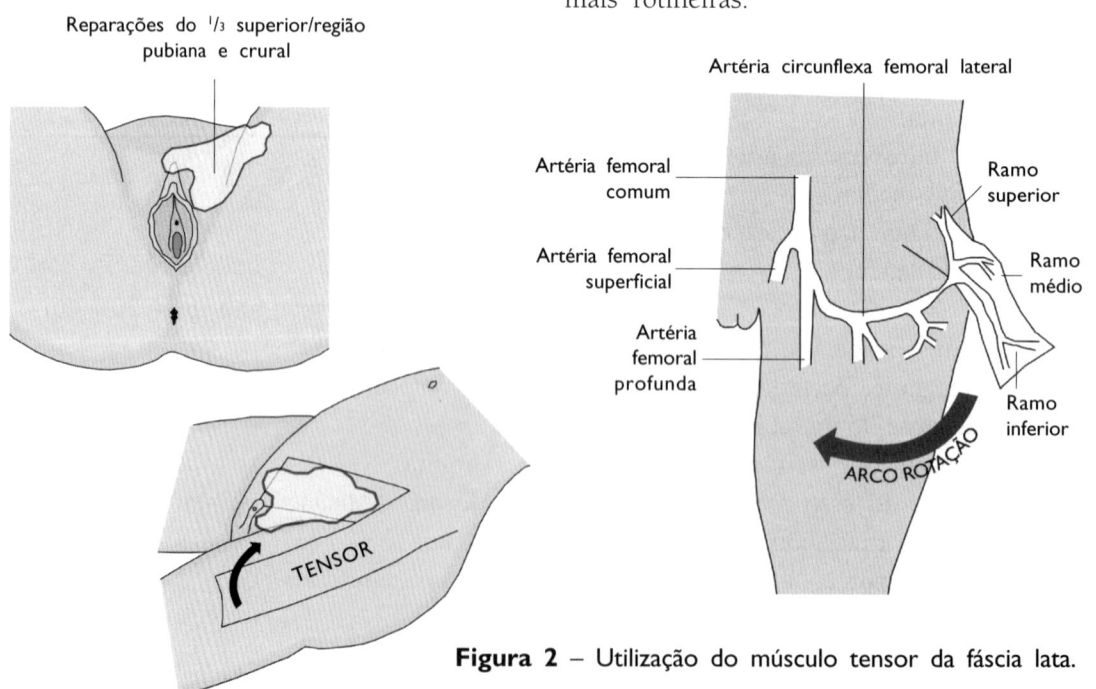

Figura 2 – Utilização do músculo tensor da fáscia lata.

Reparação do ⅓ inferior e perianal

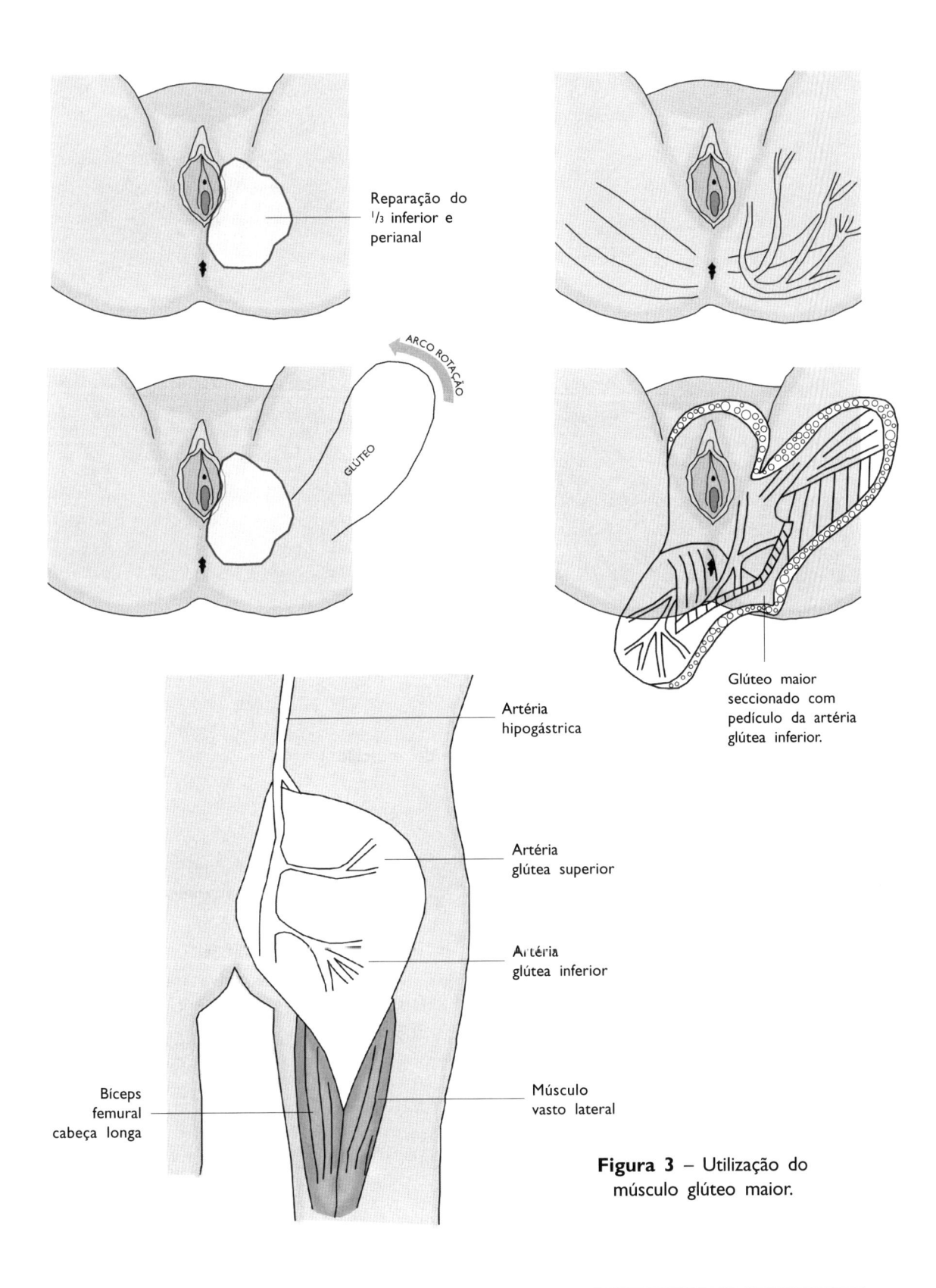

ARCO ROTAÇÃO

GLÚTEO

Glúteo maior seccionado com pedículo da artéria glútea inferior.

Artéria hipogástrica

Artéria glútea superior

Artéria glútea inferior

Bíceps femural cabeça longa

Músculo vasto lateral

Figura 3 – Utilização do músculo glúteo maior.

Suporte técnico – 283

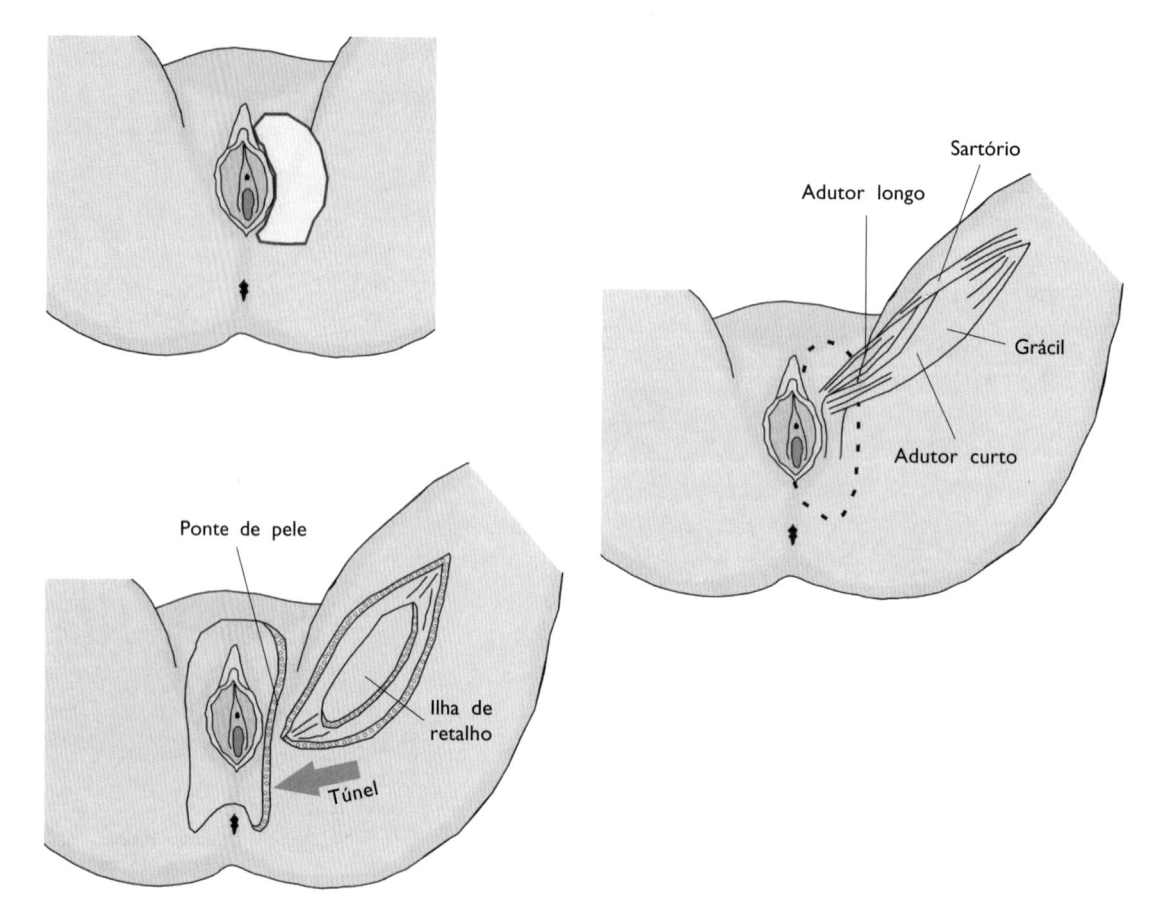

Figura 4 – Utilização do músculo grácil.

Leitura recomendada

ABITBOL M.M. "Carcinoma of the vulva: improvements in the surgical approach". *Am J Obstet Gynecol* 1973; 117:483-489.

BLOCH R.J. "Anatomia vascular dos músculos: classificação e aplicação". In: Bloch RJ, Andrews J.M., Chem R.C., Azevedo J.F., Psillakis J.M., Santos IDAO, editores. *Atlas anatomoclinico dos retalhos musculares e miocutâneos*. São Paulo: Roca, 1984; pp. 17-122.

KNAPSTEIN P.G., FRIEDBERG V. "Reconstructive operations of the vulva and vagina". In: Knapstein P.G., Friedberg V, Sevin BU, editors. *Reconstructive surgery in gynecology*. New York: Thieme Verlag Stuttgart, 1990; pp. 11-70.

23 Cirurgia endoscópica em ginecologia oncológica

Pablo Roberto Novik

Para se entender a laparoscopia cabe saber um pouco do histórico desta técnica. Hoje a videolaparocopia pode ser considerada como uma via de acesso alternativa à cirurgia tradicional (laparotomia), pois atende às mesmas necessidades cirúrgicas tanto em tipos de cirurgias a serem realizadas, quanto à radicalidade obtida (e assim com mesmos índices de cura, sobrevida global e sobrevida livre de doença). Se há dez anos atrás a laparoscopia era um método caro, pois havia necessidade de investimentos altos em materiais importados permanentes e descartáveis, com o tempo os materiais foram se tornando mais baratos, de melhor qualidade e autofinanciáveis com o próprio uso. Assim a cirurgia videolaparoscópica passou a ser mais barata, haja visto menor tempo de internação do paciente, menos despesas com curativos, menor incidência de infecções, menos gastos com materiais (fios de sutura, por exemplo). Porém um novo treino de material humano se fez necessário.

Desde o início de sua idealização, o uso de procedimentos endoscópicos causa controvérsias. No início do século XIX, em 1805, Bozzini, um austríaco de ascendência italiana, visualizou uma uretra feminina e foi punido por curiosidade indevida, e por isso foi excluído da sociedade médica, na Faculdade de Medicina de Viena. Em 1878, Max Nitze "inventa" o cistoscópio, e em 1902 Kelling introduz este aparelho na cavidade abdominal. Jacobeus, livre docente da Faculdade de Medicina de Estocolmo, publica em 1910 os resultados dos primeiros 45 casos de laparoscopia. Mas foi a partir dos anos 1960, com a utilização de novas ópticas (como as desenvolvidas por Hamou) e novas fontes de luz fria (desenvolvida por Kurt Semm), que a aplicação da histero e da laparoscopia têm aumentado e se difundido pelo mundo, do modo como conhecemos hoje.

Praticamente podemos dividir a endoscopia ginecológica em oncologia em três grandes grupos:

- Endoscopia diagnóstica
- Endoscopia terapêutica
- Endoscopia experimental

Se dividirmos os tumores ginecológicos em cinco grandes grupos, a saber: câncer de corpo de útero, câncer do colo do útero, câncer de ovário (incluímos aqui câncer de tuba uterina), câncer de vulva e câncer de vagina, veremos que a endoscopia ginecológica é utilizada no Hospital A. C. Camargo apenas nos três primeiros grupos, da seguinte forma:

Endoscopia diagnóstica

Presta-se para o diagnóstico definitivo e diagnóstico diferencial de alguns tumores ginecológicos. No Hospital A. C. Camargo dispomos de videohisteroscopia e de videolaparoscopia, utilizadas nas seguintes ocasiões:

- Sangramento uterino disfuncional;
- Presença de pólipos endometriais;
- Espessamento endometrial;
- Dúvida da origem de adenocarcinomas de útero (colo ou corpo);
- Massas anexiais.

Videohisteroscopia

Como vimos, no Hospital A. C. Camargo não lidamos com patologias que freqüentemente teriam seu diagnóstico feito com uso da histeroscopia diagnóstica (que é aquela realizada com CO_2 em ambulatório), mas com patologias nas quais necessitamos de pelo menos uma biópsia endometrial; assim, utilizamos a histeroscopia cirúrgica ou a histeroscopia com ressectoscópio.

Técnica e materiais

Utilizamos o seguinte material:
- Óptica de 2,7 mm ou 4 mm.
- Camisa e ponte, para introdução de meio de contraste e pinça de biópsia.
- Pinças (pinça sacabocado, pinça de tração e tesoura).
- Meio de distensão uterina (manitol 2% ou glicina 1,5%).
- Set de endoscopia: câmera e monitor, fonte de luz e fibra óptica para a sua condução, distensor eletrônico – controla a pressão intrauterina, velocidade de infusão do meio de distensão e volume infundido.
- Camisa de alto fluxo.
- Elemento de trabalho e alças apropriadas (alça de ressecção, faca e *rollerball*) e bisturi elétrico para o ressector.

Para a realização de histeroscopia cirúrgica, na literatura é preconizada anestesia local paracervical, bloqueio espinhal ou sedação; já para a ressectoscopia, é indicado o bloqueio ou a sedação, com vantagem de se ter a paciente acordada, podendo monitorar eventual intoxicação pelo meio de distensão. No Hospital A. C. Camargo nos valemos de sedação, pois a paciente normalmente é submetida ao procedimento com a presença de residente e supervisão de titular com discussão dos achados e do método durante o procedimento. A pressão máxima na distensão uterina utilizada é de 200 a 250 mmHg, e a velocidade de infusão é de 150 ml/min, evitando assim problemas de extravasamento, intravasamento do meio de distensão ou rotura uterina.

Indicações

Sangramento uterino anormal: além de diagnóstico diferencial entre as lesões precursoras de câncer (hiperplasias), o câncer invasivo e as disfunções hormonais, freqüentes no período do climatério, podemos realizar a ablação endometrial e a sua cauterização para evitar outros sangramentos.

Pólipos endometriais: estes pólipos podem ser facilmente removidos, e sua natureza ser elucidada pelo exame anatomopatológico.

Espessamento endometrial: assim como no caso dos sangramentos uterinos disfuncionais, biópsias podem ser realizadas, bem como a ablação endometrial. Por este motivo, damos preferência ao uso do ressectoscópio em lugar de dispositivos como o sistema de tratamento com balões uterinos (Thermachoice®, por exemplo).

Dúvida da origem de adenocarcinomas de útero: este tipo de carcinoma é mais comumente originário no colo do útero em pacientes jovens (adenocarcinoma do colo do útero) e no corpo do útero em pacientes no climatério (adenocarcinoma de endométrio), porém dúvidas podem ocorrer; ao se identificar a origem deste tumor, pode-se realizar o tratamento mais adequado.

Infertilidade ou abortamento habitual: pouco indicado no Hospital A. C. Camargo, mas é quando podemos detectar lesões de formação uterina.

Perda de DIU: para fazer a sua remoção.

Para padronizar as indicações, realizamos no Departamento de Ginecologia do Hospital A. C. Camargo o seguinte fluxograma assistencial para o uso da histeroscopia.

Videolaparoscopia

A videolaparoscopia diagnóstica é reservada para os casos de massas anexiais. Para tanto, nos utilizamos de três punções (uma para a fibra óptica e as outras duas para pinças e

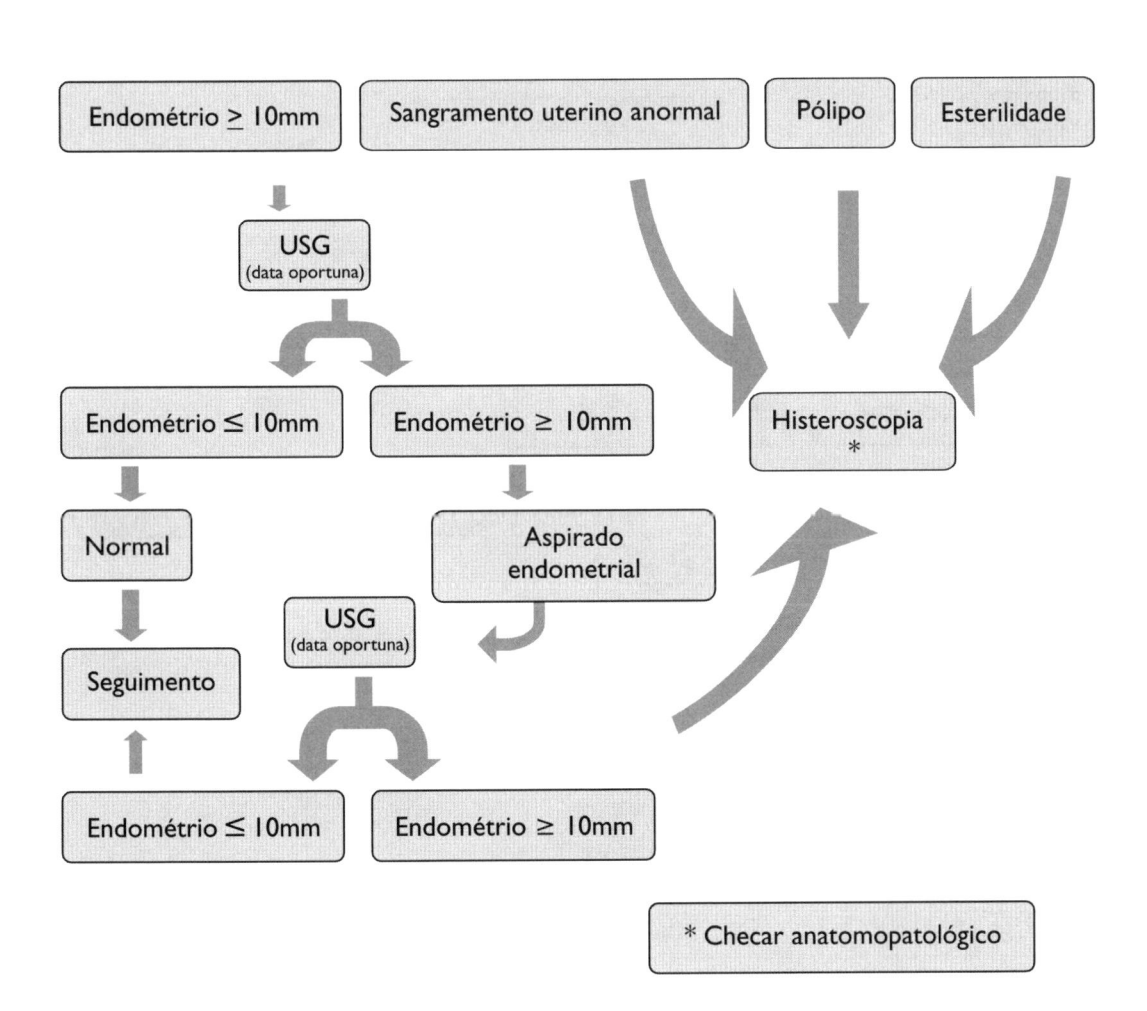

Conduta no rastreamento do endométrio

Menacme

- Endométrio ≥ 10mm → USG (data oportuna)
  - Endométrio ≤ 10mm → Normal → Seguimento
  - Endométrio ≥ 10mm → Aspirado endometrial → USG (data oportuna)
    - Endométrio ≤ 10mm
    - Endométrio ≥ 10mm
- Sangramento uterino anormal → Histeroscopia*
- Pólipo → Histeroscopia*
- Esterilidade → Histeroscopia*

* Checar anatomopatológico

```
                    Conduta no rastreamento do endométrio

                                  Menopausa

┌──────────────┐  ┌──────────────┐  ┌─────────────────────────┐  ┌────────┐
│ Com TRH ou   │  │ Sem TRH ou   │  │ Sangramento uterino     │  │ Pólipo │
│    TMX       │  │    TMX       │  │       anormal           │  │        │
└──────┬───────┘  └──────┬───────┘  └────────────┬────────────┘  └───┬────┘
       │                 ▼                       │                   │
       │         ┌──────────────┐                │                   │
       │         │     USG      │◄── Adotar 7 mm │                   │
       │         │(data oportuna)│               │                   │
       │         └──────┬───────┘                │                   │
       │         ┌──────┴───────┐                │                   │
       ▼         ▼              ▼                ▼                   ▼
┌──────────────────┐  ┌──────────────────┐   ┌──────────────────┐
│ Endométrio ≤ 8mm │  │ Endométrio ≥ 8mm │   │  Histeroscopia * │
└────────┬─────────┘  └────────┬─────────┘   └──────────────────┘
         ▼                     ▼
    ┌─────────┐         ┌──────────────┐
    │ Normal  │         │   Aspirado   │
    └────┬────┘         │ endometrial  │
         │              └──────┬───────┘
         │              ┌──────▼───────┐
         │              │     USG      │
         │              │(data oportuna)│
         │              └──────┬───────┘
    ┌─────────────┐     ┌──────┴───────┐
    │ Seguimento  │◄────┤              │
    └─────────────┘     ▼              ▼
          ▲      ┌──────────────────┐  ┌──────────────────┐
          │      │ Endométrio ≤ 8mm │  │ Endométrio ≥ 8mm │
          └──────┴──────────────────┘  └──────────────────┘

                                          * Checar anatomopatológico
```

Conduta no rastreamento do endométrio

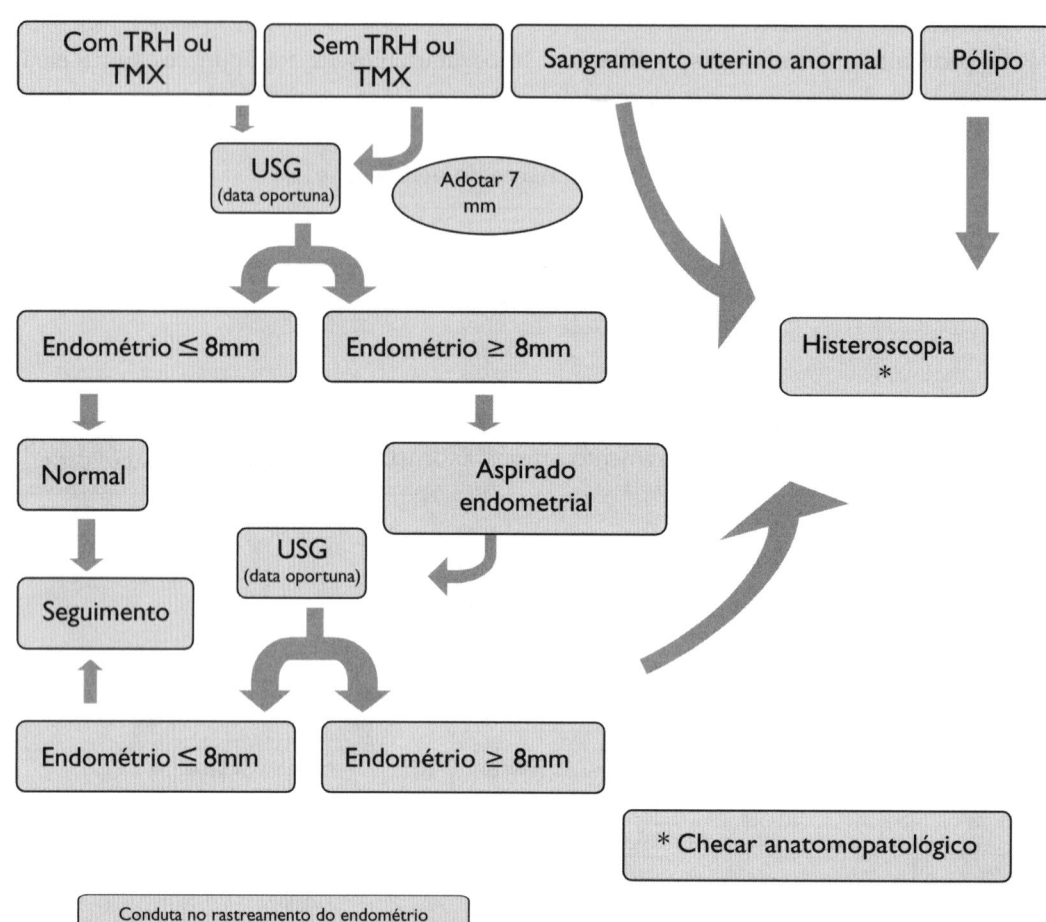

*
Anatomopatológico
- Hiperplasia simples sem atipia – 1
- Hiperplasia complexa sem atipia – 1 ou 3
- Hiperplasia simples com atipia – 3
- Hiperplasia complexa com atipia – 3
- Pólipo – 1
- Atrofia – 1 ou 2
- Proliferativo – 2
- Descidualizado – 2
- Carcinoma – 4

1. seguimento
2. tratamento clínico ou ressecção/ablação
3. histerectomia
4. histerectomia + SOB + LNF + lavado (laparoscopia ou abdominal)

Legenda:
TRH: Terapia de reposição hormonal
TMX: Tamoxifeno
USG: Ultrassonografia

tesouras). Para diagnóstico diferencial de massas anexiais, as duas punções auxiliares podem ser realizadas nas projeções das fossas ilíacas; devemos realizar lavado da cavidade peritonial ou coleta de ascite, se presente, para avaliação citológica, e o material para anatomopatológico deve ser removido dentro de dispositivos que impeçam a contaminação dos sítios de punção por células tumorais (*Endobag®* ou *Endocatch®*). Após o resultado da biópsia de congelação, a conduta adequada a cada caso deve ser tomada (inclusive no que tange à escolha da incisão). Um protocolo assistencial para o diagnóstico de massas anexiais foi elaborado pelo Departamento de Ginecologia conforme os esquemas.

Conduta nos cistos de ovário

Menacme

- Cisto
  - < 4cm → USG (data oportuna) → Normal → Seguimento
  - ≥ 4cm → ACH (3 meses e USG) → Persistência → Seguimento
- Misto → Marcador USG (data oportuna)
  - Ambos negativos → (retorna a Menacme)
  - Algum positivo → Laparoscopia
- Sólido → Marcador tomografia → Laparoscopia
  - Benigno → Procedimento
  - Maligno → Individualizar (conforme prole)

Legenda: USG: Ultrassonografia / ACH: Anticoncepcional Hormonal

Endoscopia terapêutica

Câncer do colo do útero: No Hospital A. C. Camatgo o tratamento cirúrgico do câncer do colo do útero está restrito aos estádios I (*a* ou *b*) e IIa. Existem duas maneiras de realizar esta cirurgia com o auxílio da laparoscopia: A cirurgia *Coelio*-Schauta (na verdade uma grande variedade de cirurgias como a Schauta Amreich, Schauta Stoekel, com abordagem laparoscópica como descrita por Reich e linfonodectomia descrita por Hatch e mostrada neste hospital por Possover e por Dodera), ou a LVRH (*laparoscopia vaginal radical hysterectomy*) onde todo o procedimento é feito por laparoscopia. As duas maneiras são realizadas aqui, porém inicialmente para o câncer de colo do útero damos preferência

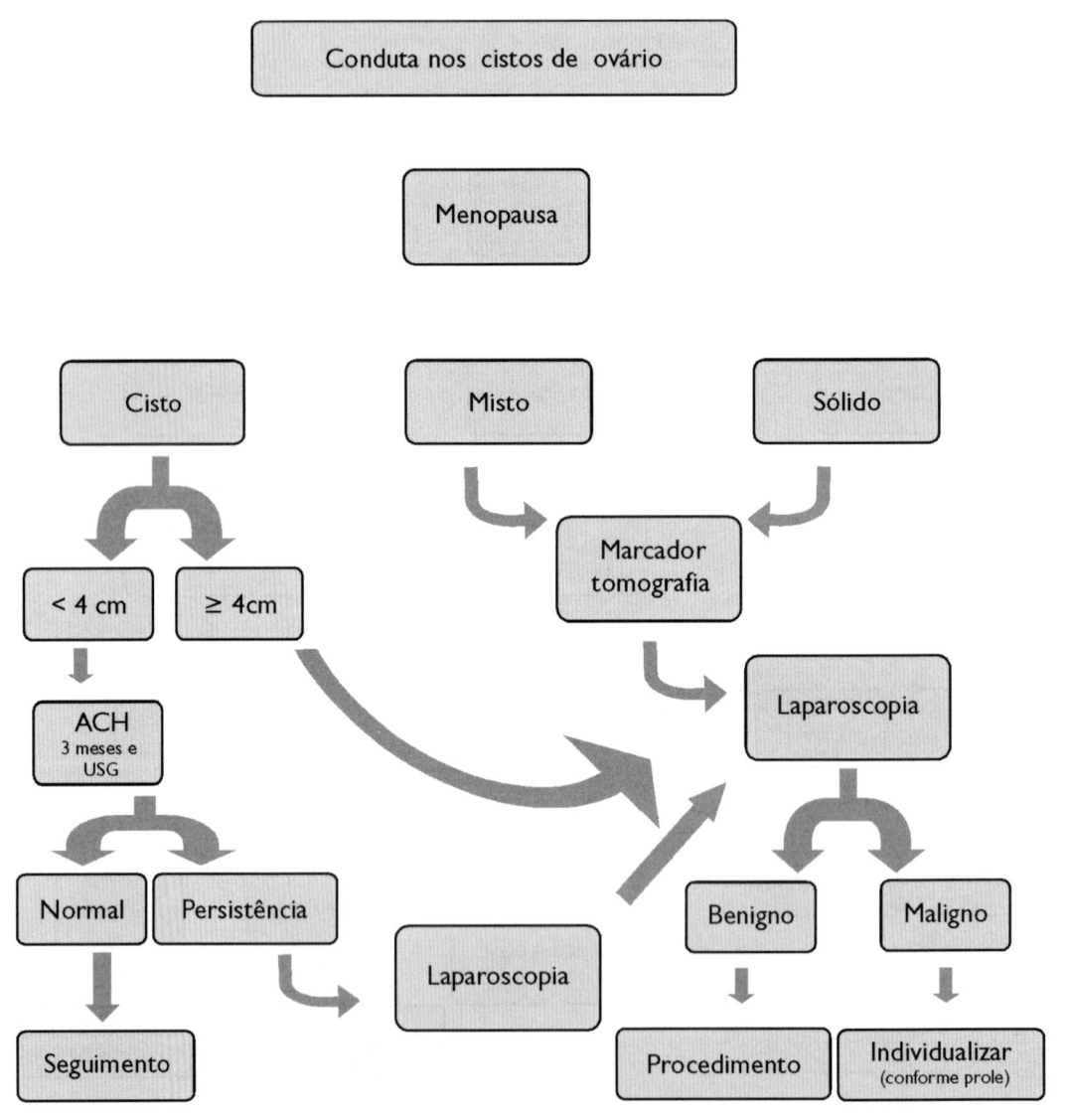

Conduta nos cistos de ovário

Menopausa
- Cisto
  - < 4 cm → ACH 3 meses e USG
    - Normal → Seguimento
    - Persistência → Laparoscopia
  - ≥ 4 cm → Laparoscopia
- Misto → Marcador tomografia → Laparoscopia
- Sólido → Marcador tomografia → Laparoscopia

Laparoscopia:
- Benigno → Procedimento
- Maligno → Individualizar (conforme prole)

Legenda: USG: Ultrassonografia / ACH: Anticoncepcional hormonal para a realização do *Coelio*-Schauta, ou Massi-Schauta (modificação da cirurgia de Mitra para a linfonodectomia pélvica com abordagem extraperitonial inguinal), enquanto que a LVRH por ser mais parecida à histerectomia radical classe II de Rutledge, é mais indicada para câncer de endométrio.

Diferente das técnicas encontradas em outras referências médicas, neste hospital adotamos a técnica de apenas três punções para inserção dos trocartes para estas cirurgias, já descritas em vários congressos e livros: Uma punção para a óptica a 3 cm acima da cicatriz umbilical, de 10 mm de diâmetro, e duas punções de 5 mm a 5 cm de cada lado da Cicatriz umbilical conforme diagrama. Os seus fechamentos são feitos com cola de n-octil-cianocrilato (Dermabond®).

Após a punção inicial e insuflação do pneumoperitônio, iniciamos a ligadura e secção de ligamentos redondos, abertura de peritônio anterior. Dissecamos o peritônio posteriormente até o cruzamento dos ureteres por cima das ilíacas e cauterizamos os infundíbulos com um bisturi ultrassônico (ultracision®). Neste momento realizamos a linfonodectomia desde as ilíacas comuns (cranialmente) até o cruzamento da veia circunflexa (caudalmente), da artéria ilíaca externa e músculo psoas (lateralmente) até o peritônio (medialmente) e nervo obturador (profundamente). Os linfonodos são retirados por sacos mantendo estéreis os sítios de punção dos trocartes, ou deixados para a remoção junto com a peça radical.

A histerectomia radical vaginal (Schauta) é feita com decepção da vagina a 3 cm da sua reflexão após instilação de soro com adrenalina, via vaginal. O manguito é então tracionado e fechado por sobre o colo do útero, é feita a dissecção da bexiga por sobre o colo do útero, e identificação dos ureteres ao nível do cruzamento com as artérias uterinas. Secciona-se então os paramétrios rentes à parede pélvica e ligam-se as artérias uterinas em suas origens. É então retirado o útero, por via vaginal. A sutura da cúpula vaginal é feita com fio absorvível e a alta hospitalar é dada no primeiro pós-operatório.

Câncer de ovário inicial: nos casos em que a paciente tem desejo explícito de preservar a fertilidade, e se durante a laparoscopia diagnóstica nos deparamos com tumores *borderline* de ovário ou tumores nos estádios I (tumor restrito a um ovário com a cápsula íntegra), a cirurgia dita conservadora pode ser feita por laparoscopia: oforectomia, lavado peritonial, linfonodectomia e epiplectomia. A cirurgia pode ser complementada após gestação por laparotomia. Não indicamos o tratamento de câncer de ovário em outros estádios por laparoscopia, pois corremos o risco de desenvolver implantes peritoniais e em sítio de punção dos trocares, seja por ação do CO_2, aumento da pressão intraabdominal ou pelo efeito de vaporização de micropartículas pelo gás de distensão. O mesmo pode ser feito nas pacientes jovens portadoras de tumores dos cordões sexuais ou de origem germinativa.

Câncer de ovário tratado (second-look, quando aplicável): em câncer de ovário tratado, quando aplicável o *second-look*, podemos lançar mão da laparoscopia para inventário da cavidade abdominal, biópsias, ou colocação de cateteres para quimioterapia intraperitonial, com difuldades para a detecção de doença retroperonial, quando há aderências firmes, e mesmo doença em mesentério (a falha da laparoscopia nesses casos pode chegar a 25%).

Câncer de endométrio: a experiência no departamento com o tratamento desta patologia é recente para mostrar resultado no tratamento a longo prazo (realizamos até hoje cerca de 40 histerectomias, sendo apenas 10 por câncer de endométrio, com os mesmos resultador cirúrgicos e vantagens no que diz respeito a custos e internação). Porém, a histerectomia, o lavado peritonial e a linfonodectomia ilíaco-obturadora e paraaórtica podem ser feitos da mesma maneira que na cirurgia aberta. Para isto desenvolvemos uma técnica diferenciada, no que tange ao posicionamento dos trocates, de modo que o cirurgião possa manipular apenas duas pinças e o auxiliar ficar com a câmera e o manipulador uterino, para o procedimento inteiro.

Câncer de vulva: Juntamente com linfonodectomias pélvicas e paraaórticas em nódulos suspeitos de outras modalidades oncológicas, abordagens preperitoneais, pesquisa de linfonodo sentinela, no câncer de vulva a laparoscopia ainda é experimental e deve ser feita em centros com protocolos aprovados em comitês de ética em pesquisa.

Materiais e técnica

- Um trocar de 11 mm, dois trocates de 5 mm.
- Óptica de 10 mm (0° ou 30°).
- Pinça laparoscópica atraumática, pinça de prensão, pinça de dissecção (Maryland), aspirador/irrigador, tesoura.
- Ultracision® 5 mm, bisturi elétrico.

- Manipulador uterino.
- *Set* endocópico (câmera, monitor de vídeo, luz, cabo de fibra óptica para iluminação, insuflador de CO_2).

Introduzimos agulha de Veress 30 mm acima da cicatriz umbilical, insuflamos até uma pressão de 14 mmHg (não aumentamos a pressão para a introdução de trocates, pois na nossa experiência de cerca de 200 casos não houve evidência de vantagem com essa técnica, já que não tivemos intercorrências, visto que o diâmetro abdominal não se altera, apenas a tensão da pele, nas insuflações acima de 12 mmHg de pressão) e introduzimos os trocartes.

Endoscopia experimental

Protocolo de quimioterapia neoadjuvante em câncer de ovário

Em 2000 iniciamos um protocolo que não teve prosseguimento, mas que está ainda em investigação em outros países, com a introdução de cateter para quimioterapia nas pacientes com câncer de ovário em estádio avançado (neoadjuvante), estadiamento e documentação fotográfica, ou em tumores refratários a tratamento sistêmico endovascular.

Protocolo de estadiamento de câncer do colo do útero

Em 1999 foi feito um protocolo de quimioterapia neoadjuvante em câncer do colo do útero no Hospital A. C. Camargo. Foram incluídas 22 pacientes. Neste estudo realizamos o estadiamento laparoscópico prévio ao tratamento neoadjuvante (45 Gy externos as-

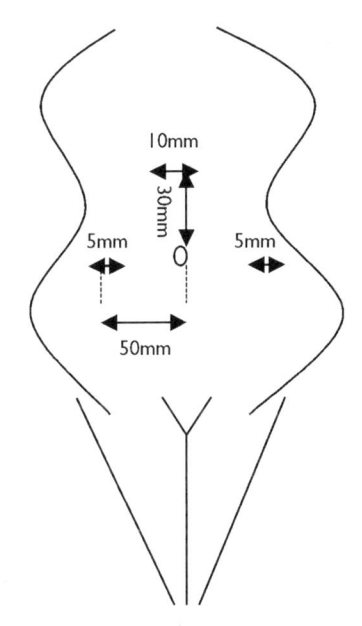

Figura I – Esquema de padronização para a introdução dos trocares.

sociado a 30 Gy de braquiterapia-HDR e quimioterapia antineoplásica com 40 mg/m^2 de cisplatina, durante sete semanas). A avaliação laparoscópica prévia mostrou discordância do estadiamento clínico em 40% das pacientes, ou seja, onde o tumor foi sub ou superestadiado pelo exame clínico. Neste mesmo protocolo foram detectados um caso de carcinomatose e um outro com hidronefrose importantes, não diagnosticado pelos métodos convencionais.

Preservação gonadal pré-quimioterapia (programas de reprodução assistida)

No Hospital A. C. Camargo temos duas pacientes que tiveram seus ovários removidos e guardados em centros de reprodução. Uma delas era portadora de linfoma, fez quimioterapia e entrou em menopausa, e outra portadora de câncer de endométrio, que irá submeter-se a fertilização *in vitro* e utilizará o útero da irmã para a gestação (dito útero de aluguel).

Conclusões

Em nossa experiência (desde 1997 até março de 2006), 255 pacientes foram submetidas a laparoscopias: 122 ooforectomias (sejam para diagnóstico de massas anexiais ou como complementação de terapêutica em câncer de mama em pacientes com receptores de estrogênio positivos), 59 histerectomias, 21 miomectomias, e 23 laparoscopias diagnosticas e para tratamento de endometriose. Deste total 16,9% tiveram diagnóstico de câncer. Tivemos 10 complicações (4,4%) sendo 3 hematomas, 5 lesões de bexiga, uma lesão de ureter e uma infecção com uma conversão no caso de lesão de ureter, o que nos põe em igualdade com outros de excelência em laparoscopia, nos quais se aceita de 5 até 10% de complicações (segundo Barakat do SKMCC – Memorial Hospital, NY – encontrou-se 9% de complicações leves e 2,5% de complicações severas, dependendo de fatores como malignidade, radioterapia e cirurgia prévia), 3,55% de conversões (todas por câncer de ovário).

A laparoscopia tem um espaço definido em oncologia ginecológica, e uma grande área para pesquisa em materiais, utilização e técnica.

Leitura recomendada

Donadio N, Neto LCA. *Consenso brasileiro em vídeoendoscopia ginecológica*, São Paulo. Artes Médicas, 2001.

KOWALSKI L.P., ANELLI A., SALVAJOLI J.V., LOPES L.F. (eds.) *Manual de condutas diagnósticas e terapêuticas em Oncologia: Tumores Ginecológicos*. Âmbito Editores Ltda. São Paulo, 2002, pp. 611-638.

NOVIK P.R., FREGNANI J.H.G., YAMAGUCHI F., ABRÃO F.S.; "Nova abordagem laparoscópica da linfadenectomia pélvica". In: Congresso Comemorativo dos 10 anos de Videocirurgia no Brasil, São Paulo, 10 a 11 de novembro de 2000.

NOVIK P.R., FREGNANI J.H.G., YAMAGUCHI F., ABRÃO F.S.; "Introdução de cateter na cavidade abdominal por videolaparoscopia, para infusão de quimioterapia intraperitoneal" in Congresso Comemorativo dos 10 anos de videocirurgia no Brasil, São Paulo, de 10 a 11 de novembro de 2000.

NOVIK P.R., CRUZ S.M., NOVAES P.E.R.S., ABRÃO F.S.; "External Radiotherapy and High Dose Rate Brachytherapy Concomitant to Cisplatinum in Cervical Cancer – Preliminary Results – Phase II Study". In: IV Congress of the European Society of Gynaecology, Barcelona 25 a 27 de outubro de 2001.

NEZHAT C, SIEGLER A, NEZHAT F, NEZHAT C, SEIDMAN D, LUCIANO A. *Operative Gynecologic Laparoscopy, Principies and Techniques, second edition*. McGraw-Hill.

HOSKINS, PEREZ, YOUNG. *Principies and Practice of Gynecologic Oncology*, third edition, ed. Lippincott Williams & Wilkins.

24 Laserterapia em patologia do trato genital inferior

Neila Maria de Góis Speck

Introdução

O *laser* de CO_2, mais empregado em patologia do trato genital inferior, tem como característica ser bem absorvido pela água intracelular, promovendo a vaporização do tecido; não é adequado para coagulação profunda; faz cortes precisos, com pouco efeito térmico.

O calor conduzido ao tecido adjacente, promovendo coagulação e necrose, é de aproximadamente 0,5 mm. O calor decresce exponencialmente com o aumento da distância da cratera vaporizada. Há mínima fibrose e cicatriz, sem distorção da anatomia local. Isto o diferencia do eletrocautério, que propaga o calor lateralmente e o tecido repara o efeito da condução do calor antes do processo de cura, determinando assim cicatrizes.

O tecido tratado com o *laser* cicatriza por segunda intenção, com reconstrução do epitélio e conjuntivo em curto espaço de tempo. Ocorre das margens e do fundo; assim, se houver resíduo de lesão (NIC, NIVA e NIV) a regeneração ocorrerá com a presença do tecido doente.

Como desvantagens na utilização do *laser* temos:

- o *laser* CO_2 produz muita fumaça, que pode conter partículas virais do HPV, contaminando o ambiente;

- pobre poder de coagular vasos com diâmetro maior que 1 mm;

- custo do equipamento e manutenção;

- treinamento especializado.

Vantagens da cirurgia a *laser* no trato genital inferior

- precisão da exérese e destruição, tanto em extensão lateral quanto em profundidade;

- possibilita intervenção em áreas restritas e dificilmente atingíveis com os instrumentos clássicos (por exemplo, paredes e fórnices vaginais, pregas cicatriciais vaginais, clitóris, uretra, ânus);

- possibilita a intervenção em tecidos infectados, dada a propriedade esterilizante do *laser*;

- oclusão de vasos sanguíneos e linfáticos de pequeno calibre;

- escassa perda sanguínea;

- bom resultado estético (por exemplo, no tratamento das lesões vulvares);

- tratamento ambulatorial com anestesia local na maioria dos casos;

- plano de focalização do raio coincide com campo colposcópico, permitindo observar o efeito sobre o tecido em tratamento em sua superfície e profundidade, vaporizando áreas de infecção subclínica do HPV; e

- resolução da maioria das lesões em uma única sessão.

Aplicações em patologia do trato genital inferior

A. Colo uterino

No tratamento das lesões escamosas intra-epiteliais, podemos utilizá-lo como método destrutivo (vaporização), excisional ou combinado. Os critérios para a sua utilização nas neoplasias intraepiteliais seguem os mesmos preceitos dos tratamentos destrutivos, isto é:

- apropriado diagnóstico prévio de citologia, colposcopia e anatomopatologia;

- certeza de não haver adenocarcinoma *in situ*, carcinoma microinvasor ou francamente invasor;

- NIC limitada a ectocérvice, sem extensão ao endocércive; e

- preferentemente não estar grávida.

Em suma, para vaporizar, a colposcopia deve ser satisfatória (lesão e JEC visíveis), sem que haja envolvimento do canal endocervical.

Na técnica da vaporização, é importante a destruição da cripta glandular (profundidade até 6 mm), para evitar a persistência de doença no fundo da glândula. Isto é facilmente observado com o borbulhamento do muco, até que o mesmo desapareça completamente.

Wright et al. (1993) citam cura de 96% das neoplasias intraepitelias cervicais na primeira vaporização. A cura é acompanhada da visualização da nova junção escamocolunar em 90% das vezes, permitindo assim a colposcopia satisfatória.

Conclusão a laser

O laser de CO_2 focalizado com alta potência é instrumento de corte preciso, com grandes vantagens. Os critérios para a sua realização seguem os preceitos do tratamento excisional:

- lesão que se estende para o canal;

- sugestão de invasão estromal, adenocarcinoma *in situ*;

- endocérvice mostrando lesão;

- disparidade entre a citologia e o anatomopatológico; e

- colposcopia insatisfatória.

Como importante contra-indicação é referida a distorção anatômica do colo uterino, por não permitir a definição exata da área a ser exercida.

A técnica nem sempre é fácil, devido a maior sangramento e maior tempo cirúrgico, quando comparada à conização por alta freqüência.

Combinação conização-vaporização

Para lesões extensas, multifocais, com envolvimento da ectocérvix, canal endocervical, vagina e vulva. Esta modalidade representa uma das mais vantajosas no emprego do *laser* no manejo de infecções pelo papilomavirus humano do trato genital inferior.

B. Vagina

As neoplasias intraepiteliais da vagina tendem a ser multifocais, na maioria das vezes localizadas no ⅓ superior da parede anterior e posterior. As lesões condilomatosas simples em geral acometem o ⅓ inferior. Estas afecções, em geral de difícil manejo pelos métodos convencionais, têm alta taxa de resolução com a laserterapia: 92% após primeiro tratamento e 98% após tratamentos repetidos.

O *laser* de CO_2 acoplado ao colposcópio, no tratamento pela técnica de vaporização, tem como vantagens precisão e hemostasia.

A técnica a ser utilizada na vaporização de lesões vaginais planas consiste em aplicar o feixe *laser* em única passada, atingindo a profundidade máxima de 1 mm. O método permite a repetibilidade, sem complicações cicatriciais.

As falhas ocorrem pela dificuldade de identificar a quantidade de epitélio atípico ao nível da linha de sutura após histerectomias, pela pouca profundidade de vaporização e decorrente da imunidade debilitada das pacientes acometidas por estas lesões.

C. Vulva

Lesões queratinizadas podem não permitir a absorção e a eficácia de agentes químicos, não atingindo a camada basal, onde está o HPV; nestas situações, o tratamento a *laser* apresenta melhores resultados.

Indica-se vaporizar lesões planas e excisar as lesões verrucosas floridas. É necessário aplicar anestesia local ou bloqueio anestésico. Existem, no entanto, fatores que afetam adversamente os resultados neste segmento da genitália. Entre eles, citam-se:

- duração da doença maior que dez meses;

- doença extensa (lesões coalescentes que ocupam mais de 30% da superfície vulvar);

- fumo e imunossupressão;

- fatores virais – lesão de alto grau e HPV oncogênico;

- curso clínico refratário (não resposta a mais de nove meses de tratamento).

Na técnica de tratamento das lesões vulvares, devemos respeitar os planos epiteliais. Para lesões subclínicas, vaporizar o tecido atingindo toda a espessura epitelial (1º plano); para lesões condilomatosas, atingir o epitélio e a derme papilar (2º plano); para neoplasias intraepiteliais vulvares, epitélio, derme papilar e porção superior da derme reticular (3º plano). O fundo da ferida, ao atingir o 1º plano, é reconhecido por uma superfície rósea, brilhante; o 2º plano lembra camurça com cor amarelada; o 3º plano tem cor branco acinzentada. Nunca ultrapassar estes limites, pois podem ocorrer complicações com queimaduras, hipocromias, alopecias e retrações.

Na atualidade, aplica-se o *laser* de CO_2 acoplado a *flashscanners*, acessórios que promovem a desfocalização do raio em padrão geométrico, trabalhando sobre o tecido e o expondo ao calor em tempo inferior a 1 ms. Assim, a restauração do epitélio ocorre sem cicatrizes.

A cirurgia a *laser* no trato genital inferior, quando bem indicada e bem executada, pode apresentar excelentes resultados terapêuticos, com menor dano estético e funcional e menor trauma cirúrgico.

Leitura recomendada

ANDERSEN E.S., PEDERSEN B., NIELSEN K. "Laser conization: the results of treatment of cervical intraepithelial neoplasia". *Gynecol Oncol* 1994; 54:201-204.

BAGGISH M.S., DORSEY J.H., ADELSON M. "A ten year experience treating cervical intraepithelial neoplasia with the CO_2 laser". *Am J Obstet Gynecol* 1989; 161:60-8.

BANDIERAMONTE G., GAGNA G. "Testo atlante di chirurgia laser". Torino: UTET, 1992.

BANDIERAMONTE G., DE PALO G. *Colposcopia e patologia do trato genital inferior.* Torino: UTET, 1993. O laser; p.252-264.

BELLINA J.H. "Gynecology and the laser". *Contemp Obstetr Gynecol* 1974; 4:24-34.

DORSEY J.H. "Laser surgery for cervical intraepithelial neoplasia". *Obstet Gynecol Clin North Am* 1991; 18:475-489.

GOLDRATH M.H., FULLER T.A., SEGAL S. "Laser photovaporization of endometrium for the treatment of menorrhagia". *Am J Obstet Gynecol* 1981; 140:14-9.

HEMPLING R.E. "Preinvasive lesions of the cervix: diagnosis and management". In: Piver M.S., editor. *Handbook of gynecologic oncology.* Philadelphia: J. B. Lippincott, 1995, pp. 77-102.

INDMAN P.D. "An individual approach to office laser surgery for vulvovaginal disease". *Contemp Obstetr Gynecol* 1988; 8:160-167.

KAPLAN I., GOLDMAN J., GER R. "The treatment of erosions of the uterine cervix by means of the CO_2 laser". *Obstet Gynecol* 1973; 41:795-796.

PARTINGTON C.K., TURNER M.J., SOUTTER W.P., GRIFFITHS M., KRAUSZ T. "Laser vaporization versus laser excision conization in the treatment of cervical intraepithelial neoplasia". *Obstet Gynecol* 1989; 73:775-779.

PUIG-TINTORE L.M., GONZALES-MERLO J., JOU P., MARQUEZ M., FAUS R. "Treatment of CIN with the CO_2 laser vaporization". *Eur J Gynaecol Oncol* 1988; 9:320-323.

REID R. "Laser surgery of the vulva". *Obstet Gynecol Clin North Am.* 1991; 18:491-510.

RUBINSTEIN E. "Condylomatous ulcerative lesions in the vulva and introitus: association with concomitant koilocytotic lesions in the vagina and cervix, effect of CO2 laser vasopization". *Lasers Med Sci* 1986; 1:175-182.

SPECK N.M.G., RIBALTA J.C.L., FOCCHI J., COSTA R.L.R. et al. "Low-dose 5-fluorouracil adjuvant in laser therapy for HPV lesions in immuno-suppressed patients and cases of difficult control". *Eur J Gynaec Oncol* 2004; 5:597-599.

SESTI F., DE SANTIS L., FARNE C., MANTENUTO L., PICCIONE E. "Efficacy of CO2 laser surgery in treating squamous intraepithelial lesions: an analysis of clinical and virologic results". *J Reprod Med* 1994; 39:441-444.

TOWNSEND D.E., LEVINE R.U., RICHART R.M., CRUM C.P., PETRILLI E.S. "Management of vulvar intraepithelial neoplasia by carbon dioxide laser". *Obstet Gynecol* 1982; 60:49-52.

WRIGHT V.C. *Laser surgery in gynecology.* Philadelphia: J. B. Lippincott, 1993. "CO2 laser surgery for cervical intraepithelial neoplasia", pp. 106-132.

WRIGHT V.C. *Basic and advanced colposcopy.* Philadelphia: J. B. Lippincott, 1993. "Laser surgery for cervical intraepithelial neoplasias", pp. 21-4.

25 Classificação colposcópica – 2002

Nelson Vespa Junior

O Comitê de Nomenclatura e a Federação Internacional de Patologia Cervical e Colposcopia aprovou no 11º Congresso Mundial em Barcelona, em 2002, uma terminologia colposcópica revisada, recomendando que este formato atualizado seja usado imediatamente para diagnóstico clínico, tratamento e pesquisa em câncer cervical. Segue abaixo:

I – Achados colposcópicos normais
Epitélio escamoso original
Epitélio colunar
Zona de transformação

II – Achados colposcópicos anormais
Epitélio acetobranco plano
Epitélio acetobranco denso*
Mosaico fino
Mosaico grosseiro*
Pontilhado fino
Pontilhado grosseiro*
Iodo parcialmente positivo
Iodo negativo*
Vasos atípicos*

III – Alterações colposcópicas sugestivas de câncer
Invasivo

IV – Colposcopia insatisfatória
Junção escamocolunar não visível
Inflamação severa, atrofia severa, trauma, cérvix não visível

V – Miscelânea
Condiloma
Queratose
Erosão
Inflamação
Atrofia
Deciduose
Pólipo

*Alterações maiores

Achados colposcópicos normais

Epitélio escamoso original

Epitélio escamoso original é um epitélio liso, onde não existe remanescente de epitélio colunar, orifícios glandulares ou cistos de Naboth. O epitélio não se torna esbranquiçado após a aplicação de uma solução de ácido acético, e cora-se em marrom depois da aplicação do lugol.

Epitélio colunar

Epitélio colunar é um epitélio de camada única, do tipo mucossecretor, que se localiza entre o endométrio cranial e o epitélio escamoso original ou o epitélio escamoso metaplásico caudal. Após a aplicação do ácido acético, tem aparência de cacho de uva. O epitélio colunar normalmente está presente na endocérvix e pode estar presente na ectocérvix (ectopia) ou, em raras ocasiões, na vagina.

Zona de transformação

A zona de transformação é a área entre o epitélio escamoso original e o epitélio colunar, onde podem ser identificados diversos estádios de maturidade. O epitélio metaplásico pode adquirir coloração esbranquiçada após aplicação de ácido acético e parcialmente marrom após aplicação de lugol. Entre os componentes de uma zona de transformação normal pode-se encontrar ilhas de epitélio colunar cercadas por epitélio escamoso metaplásico, orifícios glandulares e cistos de Naboth.

Existem três tipos de zona de transformação:

No tipo 1 a zona de transformação é completamente ectocervical e completamente visível, e pode ser pequena ou grande.

No tipo 2 a zona de transformação tem um componente endocervical totalmente visível, podendo o componente ectocervical ser pequeno ou grande.

No tipo 3 a zona de transformação tem um componente endocervical que não é completamente visível e pode ter um componente ectocervical pequeno ou grande.

Em uma porcentagem pequena de mulheres, a zona de transformação pode estender-se caudalmente para a parte superior da vagina, usualmente como um triângulo anterior e posterior ou como uma lingüeta. Pode conter vascularização que apresenta um padrão mosaiciforme fino e regular, podendo corar irregularmente, parcialmente ou ficar completamente negativa depois da aplicação do iodo.

Características colposcópicas sugestivas de alterações metaplásicas

- superfície lisa com vasos de calibre uniforme;
- alterações acetobrancas moderadas;
- iodo negativo ou parcialmente positivo.

Achados colposcópicos anormais

Epitélio acetobranco

É o epitélio que se torna esbranquiçado após a aplicação da solução de ácido acético, pela alta densidade nuclear que apresenta. Embora isto possa acontecer em casos de metaplasia imatura, geralmente quanto mais denso é o acetobranqueamento, mais rápido a alteração acontece, e quanto maior o tempo de duração, mais severa a lesão pode ser. Acetobranqueamento denso no epitélio colunar pode indicar doença glandular.

Pontilhado

Aspecto colposcópico focal no qual os capilares aparecem em um padrão pontilhado. Quanto mais fina e regular a aparência do pontilhado, com distância intercapilar pequena, mais provável que a lesão seja de baixo grau ou metaplasia. Quanto mais grosseiro for o pontilhado, mais provável que a lesão seja de alto grau.

Mosaico

Alteração colposcópica aparentemente focal em que a neoformação vascular tem um padrão retangular como um mosaico. Quanto mais fino e regular o mosaico, mais provável que a lesão seja de baixo grau ou metaplasia.

Quanto mais grosseiro for o mosaico e quanto maior a distância intercapilar, mais provável que a lesão seja de alto grau.

Iodonegativo

Depois da aplicação da solução de iodo, o epitélio escamoso maduro que contém glicogênio ficará com uma cor marrom-escura. Áreas iodo-negativas podem representar metaplasia imatura, neoplasia intraepitelial cervical ou baixa taxa de estrogênio (isto é, atrofia). Uma aparência de salpicado marrom – iodo malhado em uma área com alteração acetobranca leve – pode representar metaplasia imatura ou neoplasia intraepitelial de baixo grau.

Completa negatividade ao iodo, uma coloração amarelo-mostarda em uma área fortemente acetobranca, é altamente sugestiva de neoplasia intraepitelial de altograu.

Vasos atípicos

Aspecto colposcópico focal anormal em que o padrão vascular se apresenta como vasos irregulares com um curso interrompido abruptamente e com aparência de vírgulas, vasos capilares espiralados, grampos ou com formas variadas.

Características colposcópicas sugestivas de alterações de baixo grau (alterações menores):

- superfície lisa com uma borda externa irregular;

- alteração acetobranca leve, que aparece tardiamente e desaparece rapidamente;

- iodonegatividade moderada, freqüentemente iodo malhado com positividade parcial;

- pontilhado fino e mosaico regular.

Características colposcópicas sugestivas de alterações de alto grau (alterações maiores):

- superfície geralmente lisa com borda externa aguda e bem marcada;

- alteração acetobranca densa, que aparece precocemente e desaparece lentamente; pode apresentar um branco nacarado que lembra o de ostra;

- negatividade ao iodo, coloração amarelo-mostarda em epitélio densamente branco previamente existente;

- pontilhado grosseiro e mosaico de campos irregulares e de tamanhos discrepantes;

- acetobranqueamento denso no epitélio colunar pode indicar doença glandular.

Alterações colposcópicas sugestivas de câncer invasivo

- superfície irregular, erosão ou ulceração;

- acetobranqueamento denso;

- pontilhado irregular extenso e mosaico grosseiro;

- vasos atípicos.

Colposcopia insatisfatória

O exame colposcópico é considerado insatisfatório quando a junção escamocolunar não pode ser visualizada. Isto também pode ocorrer se houver trauma associado, inflamação ou atrofia que impeçam uma avaliação colposcópica completa, ou quando a cérvix não é visível.

Miscelânea

Condiloma

A infecção da cérvix pelo papiloma vírus humano pode acontecer dentro ou fora da zona de transformação. O vírus pode produzir dois tipos de lesão: condiloma acuminatum (visível a olho nu) e lesão subclínica.

Queratose

Constitui uma mudança estrutural do epitélio escamoso, podendo ser grosseira ou tênue. Alteração colposcópica focal em que a hiperqueratose está presente e se parece como uma placa branca elevada. A alteração branca está presente antes da aplicação de ácido acético e pode impedir a visualização adequada da zona de transformação subjacente. Anteriormente era denominada leucoplasia.

Erosão

Uma erosão autêntica (verdadeira) implica uma descamação das camadas superficiais (epitélio desnudo) do epitélio escamoso.

Pode ser causada por trauma e pode indicar que o epitélio de superfície é vulnerável e possivelmente anormal.

Inflamação

Alteração geralmente difusa estendida pelo colo e vagina, caracterizada por congestão vascular e edema da mucosa. Pode ser pontilhado sobre a base eritematosa, diferenciando-se por apresentar-se como capilares finos e muito próximos entre si num colo avermelhado. Geralmente cora-se parcialmente ao iodo.

Atrofia

Apresenta alteração epitelial, com mucosa pouco espessa, com uma fina rede vascular, com presença de petéquias traumáticas e sufusões hemorrágicas, devido a uma queda significativa das taxas de estrogênio sistêmico e local, com baixa captação ao iodo (teste de Schiller).

Deciduose

Epitélio especializado, sendo um fenômeno conjuntivovascular e edema estromal induzido pela gestação, podendo ser mal interpretado como lesões sugestivas de carcinoma invasor incipiente.

Pólipos

Tumor benigno, pediculado ou séssil, fazendo a projeção, exteriorizando-se muitas vezes pelo orifício externo do colo uterino. Pode apresentar características de epitélio colunar e/ou da zona de transformação, dependendo da metaplasia que possa ocorrer em sua superfície.

Leitura recomendada

HINSELMANN H. "Verbesserung der inspektionsmo-glichkeit von vulva, vagina und portio". *Munch Med Wochenschr* 1925; 77:1733.

STAFL A. "New nomenclature for colposcopy: Report of the Committee on Terminology". *Obstet Gynecol* 1976; 48:123-124.

STAFL A., WILBANKS G.D. "An international terminology of colposcopy: report of the Nomenclature Committee of the International Federation of Cervical Pathology and Colposcopy". *Obstet Gynecol* 1991; 77:313-314.

PRENDIVILLE W., DE CAMARGO M., WALKER P. "The use and abuse of Lletz". *CME J Gynecol Oncol* 2000; 5:85-87.

26 Marcadores tumorais em câncer ginecológico

Elza Mieko Fukazawa

Os marcadores tumorais constituem importante recurso para a moderna oncologia. Embora sua aplicabilidade e interpretação corretas ainda não tenham atingido amplo domínio, eles contribuíram muito para a melhor abordagem e controle do processo neoplásico.

Considera-se como marcador tumoral qualquer substância que apresenta variação secretória, quantitativa ou qualitativa, metabólica ou neoplásica, que pode ser detectada em pequenas amostras de plasma, urina, líquido ascítico ou tecido tumoral. O marcador tumoral perfeito deveria ser altamente específico para um determinado tipo de neoplasia e suficientemente sensível para detectar a presença de pequeno número de células neoplásicas, permitindo o diagnóstico precoce mesmo em estudos populacionais, além de ser produzido apenas pelas células neoplásicas e facilmente detectado no sangue ou outros fluídos. Infelizmente, a maioria dos marcadores não tem sensibilidade e especificidade necessárias para rastreamento e diagnóstico do câncer em seus estádios iniciais. Podem, entretanto, auxiliar na identificação do tumor, avaliar o prognóstico, monitorizar pacientes em tratamento e detectar recidivas precocemente.

Classificação dos marcadores tumorais

Marcadores produzidos por câncer incluem enzimas e isoenzimas, hormônios, antígenos oncofetais, glicoproteínas, moléculas do sistema imunológico, produtos de oncogenes e transformações genéticas. As enzimas constituem um dos primeiros grupos de marcadores tumorais identificados. Suas atividades elevadas foram utilizadas para indicar a presença de câncer. Os hormônios têm sido utilizados para detecção e monitoramento do câncer, especialmente após a introdução de métodos específicos de radioimunoensaio para um hormônio em particular que tenha pouca reação cruzada com hormônio semelhante, como ocorre com a gonadotrofina coriônica humana, fração beta. Antígenos oncofetais, tais como AFP e CEA, foram descobertos utilizando-se antissoros convencionais produzidos contra fluidos de animais portadores de câncer ou extratos de tecidos cancerosos. Após imunoabsorção com extratos de tecidos normais, os antissoros resultantes foram testados para especificidade tumoral. O desenvolvimento das técnicas de anticorpo monoclonal permitiu medidas de antígenos tumorais mais sensíveis e específicas. Foi assim que antígenos como CA125, CA15-3 e CA19-9 foram identificados. Muitos destes marcadores de superfície celular são glicoproteínas ou mucinas. Finalmente, os marcadores genéticos têm demonstrado enorme potencial diagnóstico, especialmente com o advento de reação em cadeia da polimerase (PCR). Dois tipos de marcadores – mutações de oncogenes e genes supressores e produtos dos oncogenes – provaram ser clinicamente úteis, além de sua aplicação como marcadores tumorais.

Marcadores tumorais importantes no câncer ginecológico:

• CA125

- Topoisomerase II
- Melanina-A e inibina alfa
- CA19-9
- Ferritina
- Gonadotrofina beta coriônica (hCG)
- CEA
- Alfafetoproteína

Outros
- Tumor associado a inibidor de tripsina
- Ciclina E
- Ácido lisofosfatídico
- Fator de crescimento similar a insulina ligado a proteína 3
- OVX1

CA125

O antígeno CA125 é produzido por tecidos derivados do epitélio celômico e está associado às neoplasias epiteliais, especialmente com o câncer de ovário. Sua determinação no soro não é útil para triagem em razão da baixa sensibilidade em estágios iniciais, em torno de 50%, e pela elevada taxa de resultados falso-positivos.

Elevações inespecíficas podem ser encontradas em 1% de mulheres normais, em 16% das gestantes, em 16% das mulheres portadoras de doença inflamatória pélvica, além de poderem estar relacionadas a outras doenças benignas ou malignas nas quais haja envolvimento de serosas, tais como tumores da cavidade abdominal, patologias inflamatórias ou infecciosas envolvendo pleura ou peritônio. Resultados falso-positivos podem ser observados, também, em portadores de processos inflamatórios do cólon, de endometriose, hepatite e pancreatite crônicas, cirrose hepática e doenças autoimunes.

Mesmo com essas restrições, o CA125 é o melhor marcador para monitorização tanto da evolução quanto da resposta terapêutica do câncer de ovário, sendo observada elevação significativa nos casos de recorrência em dois a 12 meses antes de qualquer manifestação clínica.

A determinação pré-operatória do CA125 pode ser útil no sentido de predizer se massas pélvicas são benignas ou malignas.

Vários estudos têm demonstrado que a sobrevida está aumentada nas pacientes cujos níveis séricos de CA125 normalizam rapidamente durante a quimioterapia. Por outro lado, CA125 elevado após quimioterapia primária é altamente preditiva de doença ativa.

No câncer de endométrio há um aumento de CA125 em 22% dos casos de estádios I e II e em 88% nos estádios III e IV. A elevação pré-operatória é indicativa de acometimento extrauterino em 95% dos casos, isto é, pode ser usada como indicador de malignidade em adição aos fatores de risco clássicos: diferenciação do tumor, tipo histológico, invasão do miométrio e invasão vascular.

Topoisomerase II

Expressão de topoisomerase II é detectada por imunohistoquímica e tem sido considerada clinicamente relevante para sobrevida em pacientes com câncer epitelial avançado de ovário.

Melanina A e inibina alfa

Marcador(es) do estroma ovariano, C têm permitido identificação positiva de tumores ovarianos estromais, que podem manifestar uma miríade de aspectos histológicos.

CA19-9

Níveis séricos de CA19-9 estão elevados em cerca de 35% das pacientes com câncer endometrial e podem ser usados no *follow-up* de pacientes com tumores ovarianos mucinosos *borderline*. Mensuração dos níveis séricos no *follow-up* destas pacientes podem levar à detecção precoce de recorrência somente em uma pequena proporção de pacientes.

Ferritina

A ferritina é uma proteína de armazenamento do ferro, formada pela junção deste com uma proteína de alto peso molecular, a apoferritina. Circula no soro e fluidos extracelulares em equilíbrio com os depósitos de ferro do sistema reticuloendotelial. As concentrações séricas refletem a proporção das reservas corporais de ferro e sua utilidade, portanto incluem a detecção tanto da deficiência como do excesso de ferro. Durante o curso do desenvolvimento da deficiência de ferro, as reservas de ferro são depletadas antes do aparecimento de anemia. Por esta razão, a ferritina sérica diminui, enquanto a saturação de transferrina e a protoporfirina eritrocitária estão normais. Desse modo, a ferritina sérica é o melhor teste de *screening* para a demonstração precoce da deficiência de ferro. Estudos clínicos indicam que pacientes com leucemia, Hodgkin, câncer de mama, ovário e trato intestinal podem ter níveis elevados do elemento.

Gonadotrofina coriônica (hCG)

É uma glicoproteína composta de duas subunidades de polipeptídeos: uma alfa e outra beta, específica daquela produzida pela placenta. As principais indicações em oncoginecologia restringem-se à monitorização de pacientes com neoplasia trofoblástica gestacional e tumores germinativos do ovário.

Alfafetoproteína (AFP)

É um antígeno oncofetal glicoproteico, presente na circulação fetal, que pode ser secretado em adultos por tumores germinativos ou hepáticos. É detectado no sangue de grávidas normais. Sua maior utilização é para monitorizar pacientes com tumores germinativos do ovário. Deve ser determinada rotineiramente no pré-operatório de jovens com tumores pélvicos, predominantemente sólidos.

Antígeno carcinoembrionário (CEA)

O CEA pode estar elevado em diversas neoplasias do trato gastrointestinal-colorretal, mas também em câncer de pulmão, ovário, mama e útero, carecendo, portanto, de especificidade do tipo de tumor. Níveis elevados do CEA também podem ser observados em doenças não neoplásicas, como cirrose hepática, enfisema pulmonar, doença inflamatória intestinal e outras alterações benignas da mama. As neoplasias de ovário que expressam o CEA em ordem decrescente de intensidade e freqüência são: Brenner, endometrióide, células claras e tumores serosos. CEA é freqüentemente presente em pacientes com câncer que tem metástase para o ovário, porque o sítio primário destes tumores são geralmente mamários ou gastrointestinais e estes tumores freqüentemente contém CEA.

Ácido lisofosfatídico

O ácido lisofosfatídico estimula a proliferação de células cancerosas, ativando fosforilação da tirosina quinase. Tem-se demonstrado que este marcador é uma molécula de sinalização multifuncional em fibroblastos e outras células. É encontrado no fluido ascítico de pacientes com câncer de ovário e está associado à proliferação de células do carcinoma ovariano. Futuros estudos são necessários para determinar a função desse marcador.

S.C.C. Antígeno do carcinoma de células escamosas

Glicoproteína identificada por Kato e Torigoe em 1977. Subfração de um antígeno associado a tumores, caracterizado como uma glicoproteína de 48 kd, localizada no citoplasma das células do carcinoma de colo do útero e mucosas, particularmente nas grandes células não queratinizadas. Os níveis séricos estão elevados em pacientes com câncer de útero, cérvix, cabeça e pescoço, particularmente nos estádios avançados da doença. O uso é clínico e investigativo para avaliação prognóstica e na detecção de metástases nos cânceres cervicais e uterinos. Suas características clínicas não foram ainda totalmente estabelecidas.

Resumo

Os assim chamados marcadores tumorais correspondem a uma gama variada de fatores séricos, nucleares e citoplasmáticos, possuindo cada um suas características peculiares. Eles podem ser auxiliares no diagnóstico e prognóstico das neoplasias. O conhecimento exato das suas características pode determinar o seu uso correto, pois podem estar presentes também em situações não oncológicas. O bom senso e o quadro clínico da paciente formam juntamente com o uso correto de marcadores, um importante subsídio para o médico que trabalha com o tratamento do câncer.

Leitura recomendada

CRAIG EVANS, JR. A. & BERCHUCK A. "Tumor Makers". In: Hoskins, W.J., Perez, C.A., Young, R.C. *Principles and practice of gynecologic oncology*. 2nd edition, Lippincott-Raven, 1997, p. 177.

27 Marcadores moleculares e diagnóstico em câncer ginecológico

Cynthia Aparecida Bueno Osório
Maria Betânia Mahler Araújo
Fernando Augusto Soares

Sabe-se atualmente que carcinogênese e formação de metástases são processos complexos e que seguem várias etapas. A expressão coordenada de genes relacionados à proliferação celular (protoncogenes) e genes supressores de tumor regula a progressão do ciclo celular, controlando a proliferação, a diferenciação e a apoptose. Tem se tornado cada vez mais evidente que o câncer tem alterações genéticas múltiplas e que os genes afetados incluem genes supressores de tumor, oncogenes, genes envolvidos em mobilidade e adesão celular e genes de reparo do DNA.

Duas neoplasias com o mesmo padrão histológico podem, às vezes, apresentar comportamento clínico divergente e isto pode ser conseqüência de alterações genéticas distintas no desenvolvimento de cada uma. A perda ou o ganho na expressão de determinados genes pode resultar na expressão anômala das proteínas codificadas por tais genes, as quais podem funcionar como marcadores moleculares destas neoplasias. Novos estudos são determinantes para correlacionar marcadores moleculares específicos com subtipos histológicos e parâmetros clínicos apropriados, estabelecendo assim tratamentos mais adequados para cada tumor.

Protoncogenes e oncogenes

Os protoncogenes codificam proteínas que regulam uma cascata de eventos, mantendo ordenada a progressão do ciclo celular, divisão e diferenciação celular. Como exemplos de protooncogenes, podemos citar fatores de crescimento, citocinas extracelulares, receptores transmembrana de fatores do crescimento, proteínas citoplasmáticas que sinalizam para o núcleo, fatores de transcrição das enzimas de controle de replicação do DNA. Nas células normais, a expressão de protoncogenes é rigorosamente regulada, enquanto numa célula maligna esta progressão ordenada é parcialmente alterada ou perdida, quando um ou mais protoncogenes são transformados em oncogenes. Mutações que alteram estrutura do DNA, sítios de expressão dos produtos de um gene ou a quantidade desta expressão ativam seu potencial oncogênico. Essas mutações podem resultar na hiper-expressão de um determinado gene e de seu produto e resultam em oncogenes que atuam de forma dominante. É necessária mutação em apenas um dos alelos para ativação de um protoncogene e perda da regulação do produto deste gene. Este tipo de evento é referido como mutação com ganho de função.

Os genes supressores de tumor codificam proteínas que inibem, restringem ou suprimem a proliferação celular. São genes que atuam de maneira recessiva e, desta forma, são necessárias alterações em ambos os alelos para que as células percam o controle imposto por suas proteínas. As alterações nestes genes são referidas como mutações com perda de função. Cerca de 12 genes supressores de tumor foram identificados e clonados, evidenciando-se assim as funções cruciais que exercem, protegendo as células normais contra a transformação maligna. A herança de um alelo mutado é fundamental na predisposição genética ao câncer nas síndromes hereditárias. Os genes mais conhecidos e comumente mutados em diversos tipos de câncer são: *pRb*, *p53*, *APC* e *p16*.

Uma terceira classe de genes mutados, os quais participam indiretamente na iniciação e na progressão do câncer, têm sido identificada e denominada genes de reparo do DNA. A mutação destes genes contribui para a mutação de outros genes que estão ligados diretamente à proliferação celular, como oncogenes e genes supressores de tumor. Como os genes de reparo usualmente apresentam mutações com perda de função, eles geralmente são considerados genes supressores de tumor.

Carcinoma de colo uterino, vulva e vagina

O câncer do colo uterino continua sendo um problema de saúde em todo o mundo e, por ser mais comum que os demais carcinomas do trato genital baixo, a maioria das pesquisas tem sido focada neste tumor. Entretanto, as informações obtidas parecem se aplicar também ao câncer de vulva e vagina. Análises populacionais têm identificado vários potenciais fatores de risco para o carcinoma do colo uterino, destacando-se infecção pelo HPV tipos 16 e 18. Após a infecção, o DNA viral integra-se ao DNA genômico, com ativação dos genes *E6* e *E7* e síntese descontrolada das proteínas E6 e E7. Tais proteínas são capazes de formar complexos com as proteínas dos genes supressores de tumor *p53* e *pRb*, respectivamente, resultando em rápida degradação destas proteínas via ubiquitina, conseqüentemente impedindo as células de entrar em apoptose e induzindo a proliferação descontrolada.

O gene *p53* regula o ciclo celular de forma negativa e requer mutação com perda de função para desenvolvimento do câncer. Após a ocorrência de um dano no DNA, ocorre um aumento temporário na expressão da proteína p53, levando a célula à parada na fase G1, o que permite o reparo do DNA e, se este não for possível, ocorre a morte celular programada. A proteína p53 regula a proteína p21 e leva à inibição das ciclinas dependentes de cinases, bloqueando a fosforilação da proteína pRb e prevenindo a progressão do ciclo celular. A inativação do gene *p53* parece exercer um papel chave no desenvolvimento do carcinoma cervical, tanto por sua ligação com a proteína E6 do HPV, quanto pela ocorrência de mutações. Padrões de imunorreatividade da proteína p53 sugerem que a inativação do *p53* é importante na progressão de lesão intraepitelial para lesão invasiva. O valor prognóstico da detecção imunoistoquímica da proteína p53 no câncer cervical é controverso. Alguns autores não observaram nenhuma associação entre hiperexpressão ou mutação do *p53* e a evolução clínica da doença, enquanto outros têm descrito que a expressão da proteína p53 identifica um grupo de carcinoma cervical com prognóstico pobre.

Avanços na biologia molecular e dados epidemiológicos têm demonstrado que o HPV é o fator etiológico causador do câncer cervical invasor, mas que a infecção sozinha não é suficiente para a carcinogênese. Fatores genéticos da célula hospedeira devem exercer um papel adicional na gênese do carcinoma do colo uterino.

Perda de heterozigose (LOH) tem sido detectada em diversas regiões cromossômicas em carcinoma in situ (3p, 5p, 5q, 6p, 6q, 11q, 13q e 17q), carcinoma invasor (3p, 6p, 6q, 11q, 17p e 18q) e metástases linfonodais (3p, 6p, 11q, 17p, 18q e X), num padrão cumulativo, indicando uma progressão genética em múltiplos passos para o carcinoma cervical. Um dos segmentos que freqüentemente mostra LOH ou perdas homozigóticas durante a carcinogênese é o cromossomo 3p, particularmente a região 3p14-15, onde se localiza o gene supressor de tumor FHIT (fragile histidine triad). Um estudo recente demonstrou estreita associação entre infecção pelo HPV e anormalidades no gene FHIT em lesões intraepiteliais e carcinomas microinvasores, demonstrando uma possível atuação do FHIT como cofator com HPV na iniciação e no desenvolvimento do câncer do colo uterino.

O gene c-Myc codifica uma proteína que atua como fator de transcrição nuclear e também tem sido implicado na indução de apoptose pela ligação com a proteína MAX ou através de interação com p53, BAX e Bclx. Amplificação de c-Myc tem sido demonstrada em carcinoma in-situ e carcinoma invasor do colo uterino, sugerindo alguma participação deste gene em estágios precoces da gênese do câncer de colo uterino. Sua hiperexpressão tem sido correlacionada com neoplasias positivas para HPV de alto risco e proliferação celular. Tem sido sugerido que altos níveis de transcritos do c-Myc sejam indicativos de pior prognóstico em estádios precoces do carcinoma cervical.

O gene supressor de tumor p16 é um inibidor de ciclina dependente de cinase e inibe a progressão do ciclo celular ao se ligar e inativar as ciclinas depentes de cinase CPK4 e CDK6, que fosforilam a proteína do gene Rb. A expressão de p16 parece ser regulada pela expressão de Rb, que é regulada pela presença de HPV E7. Estudos recentes têm mostrado que a positividade com p16 pode ser um marcador promissor de carcinoma in situ (CIN). Estudos preliminares mostraram que p16 é preferencialmente expresso em CIN2-3 e em CIN1 associado a infecção por HPV de alto risco.

O oncogene c-erbB-2 codifica uma proteína transmembrana que mostra alta homologia com o gene receptor do fator de crescimento da epiderme. A proteína apresenta um domínio extracelular onde ocorre a ligação com uma molécula sinalizadora, um domínio transmembrana e um domínio intracelular tirosina-quinase. Existem vários mecanismos pelos quais os receptores tirosinacinase podem ser oncogenicamente ativados. O domínio extracelular é alvo freqüente para estas alterações, criando um receptor constitutivamente ativado independente da presença do ligante. Freqüente amplificação do c-erbB-2 tem sido observada no carcinoma cervical e a marcação por imunoistoquímica com anticorpo anti c-erbB-2 tem sido significativamente associada a menor sobrevida e considerada como um possível marcador para câncer de alto risco. É também um importante fator para predizer recorrência tumoral em pacientes tratadas com radioterapia.

As duas isoformas da enzima ciclooxigenase, COX-1 e COX-2, catalizam prostaglandinas a partir do ácido aracdônico. COX-1 é constitutivamente expressa e responsável pela produção de prostaglandinas em tecidos normais, nos quais elas regulam funções fisiológicas homeostáticas como vasomotilidade (constricção e dilatação), agregação de plaquetas e manutenção da integridade da mucosa gastrointestinal. Em contraste, COX-2 é uma enzima induzida por citocinas pro-inflamatórias, substâncias mitogênicas, oncogenes, certos fatores de crescimento e hipóxia, entre outros, sendo responsável pela produção de prostaglandinas em tecidos inflamados e tumores. Tem sido observada superexpressão de COX-2 em diversas neoplasias e lesões pré-cancerosas, associando esta enzima a carcinogênese através da inibição de apoptose, manutenção do crescimento tumoral progressivo e facilitação da disseminação metastática. Como COX-2 tem sido um fator determinante de radiorresistência, sua inibição ou a inibição de seus produtos pode melhorar a resposta tumoral à radioterapia. Imunoexpressão de COX-2 foi observada em neoplasia intraepitelial cervical e carcinoma invasor, sendo associada a maior agressividade tumoral, formação de metástases, menor resposta ao tratamento neoadjuvante e prognóstico desfavorável.

Carcinoma do endométrio

O câncer de endométrio é dividido em dois grupos com patogênese, comportamento biológico e clínico diversos. O carcinoma de endométrio tipo I esta relacionado com estímulo estrogênico, ocorre em pacientes mais jovens, expressa receptores de estrógenos e progesterona, coexiste ou é precedido por hiperplasia, é um tumor geralmente bem diferenciado e com bom prognóstico. O tipo II parece não se associar a estímulo estrogênico, ocorre em pacientes mais velhas, é negativo para receptores de estrógeno e progesterona, se desenvolve no endométrio atrófico, é pouco diferenciado ou não endometrióide e tem mal prognóstico. Histologicamente, os carcinomas tipo I são de padrão endometrióide, enquanto os carcinomas serosos são o protótipo do tipo II. Carcinoma intraepitelial endometrial de padrão seroso ou carcinoma endometrial *in situ*, ou ainda carcinoma seroso de superfície, tem sido descrito como precursor do carcinoma seroso. Esta lesão é caracterizada pela reposição do epitélio glandular benigno, usualmente atrófico, por células altamente malignas semelhantes ao carcinoma seroso invasivo. Clinicamente tais lesões têm o mesmo significado de um carcinoma seroso, já que podem associar-se a doença disseminada extrauterina, mesmo na ausência de invasão do endométrio. Estudos moleculares têm dado suporte a esta hipótese de dois diferentes mecanismos de gênese do carcinoma de endométrio, mostrando que tumores endometrióides e serosos têm alterações moleculares distintas. Os principais genes com função alterada nos carcinomas tipo I e tipo II estão sumarizados na Tabela 1.

O adenocarcinoma do endométrio é caracterizado geneticamente por comprometimento das vias dos genes supressores de tumor *PTEN* ou *p53*, respectivamente, em carcinomas endometrióides (tipo I) ou não endometrióides (tipo II). Deleções e/ou mutações nos genes *PTEN* e *p53* são eventos precoces na gênese do carcinoma de endométrio, sendo observadas desde lesões pré-malignas (hiperplasias) ou carcinoma *in situ* até tumores avançados.

O câncer tipo I começa como um crescimento monoclonal de células pré-malignas geneticamente alteradas, sendo que muitas carregam o estigma da instabilidade de microssatélites, mutação do *KRAS* e perda

Tabela I – Genes com função alterada em adenocarcinoma de endométrio esporádico de padrão endometrióide (tipo I) e não endometrióide (tipo II) (Modificado de Tavassoli & Devilee, 2003).

Gene	Alteração	Tipo I	Tipo II
P53	Mutação com imunorreatividade	5 –10%	80 – 90%
PTEN	Mutação e perda da imunurreatividade	55%	11%
KRAS	Ativação por mutação	13 – 26%	0 – 10%
Beta-catenina	Mutação com imurreatividade	25 – 38%	Rara
MLH1	Instabilidade de microssatélites e silenciamento epigenético	17%	5%
P27	Imurreatividade baixa	68 – 81%	76%
Ciclina D1	Alta imunorreatividade	41 – 56%	19%
P16	Baixa imunorreatividade	20 – 34%	10%
Rb	Baixa imunorreatividade	3 – 4%	10%
Bcl-2	Baixa imunorreatividade	65%	67%
Bax	Baixa imunorreatividade	48%	43%
Receptores			
ER e PR	Imunorreatividade positiva	70 – 73%	19 – 24%

de função do PTEN). O gene supressor de tumor PTEN controla divisão celular e inicia o processo de apoptose através de um mecanismo Akt-dependente, sendo Akt um regulador central de várias moléculas envolvidas na proliferação celular. Conseqüências funcionais de mutações no PTEN podem ser moduladas em parte pelo ambiente hormonal, já que este gene é expresso somente durante a fase proliferativa (estrogênica) do endométrio. Apesar de mutações neste gene ocorrerem em 60 a 80% dos carcinomas endometrióides, a detecção do PTEN através de imunohistoquímica como uma ferramenta diagnóstica na doença endometrial neoplásica é limitada pelo fato de que somente 30% a 50% dos carcinomas tipo I expressam PTEN e a sua perda da função ocorre como um evento precoce, precedendo alterações citológicas e arquiteturais.

A proteína truncada do gene p53 mutado acumula-se no núcleo, onde pode ser prontamente demonstrada por imunoistoquímica, na maioria dos adenocarcinomas serosos (tipo II), assim como em carcinoma intraepitelial do endométrio. A superexpressão de p53 em carcinoma do endométrio tem sido associada a vários fatores prognósticos, incluindo alto grau histológico, estádio avançado da doença e ausência de receptores de progesterona, sendo observada menor sobrevida em pacientes com superexpressão deste gene. A imunomarcação com anticorpo antip53 não é normalmente usada na rotina diagnóstica, mas associação de marcação positiva com prognóstico pobre pode ser informativa em biópsias com material escasso.

Amplificação do gene *Her2/Neu* também foi descrita no carcinoma do endométrio e pode ser estimada tanto por imunoistoquímica quanto por hibridização *in situ* fluorescente. Os dados deste gene e sua proteína no carcinoma de endométrio são limitados, mas alguns estudos têm demonstrado que está amplificado em 14 a 25% dos tumores e superexpresso em 11 a 59%, e geralmente sua superexpressão está associada a tumores mais agressivos.

O gene *betacatenina* localiza-se no braço curto do cromossomo 3 e tem importante papel na adesão celular e transcrição de sinais. O aumento da proteína betacatenina no citoplasma e no núcleo das células leva à ativação da transcrição de fatores relacionados à proliferação celular. A proteína APC regula os níveis de betacatenina, promovendo a sua degradação. Mutações nos genes *APC* ou *betacatenina* impedem a sua interação e levam ao acúmulo de betacatenina, liberando-a para transcrição. Mutações em *betacatenina* são observadas em 14 a 44% dos carcinomas de endométrio de padrão endometrióide.

O protoncogene *cKit* codifica um receptor de membrana tirosinacinase envolvido com diferenciação celular. Recentemente, um inibidor de tirosinacinase específico para a família *PDGFR, bcr-abl* e *c-Kit* foi descrito como apresentando efeitos terapêuticos em tumores com formas aberrantes ou super-expressão de *c-Kit*. Em carcinoma de endométrio, sua imunorreatividade mostrou-se como fator prognóstico adverso, apresentando correlação significativa com invasão miometrial, metástases e menor sobrevida livre de doença. Resta esclarecer se pacientes com adenocarcinoma avançado do endométrio e positividade para *c-Kit* se beneficiarão da terapia com inibidores de tirosinacinase.

Adenocarcinoma de endométrio e de colo uterino há muito têm sido reconhecidos como entidades distintas com etiologia, comportamento e tratamento diferentes. Entretanto, em muitos casos, observa-se sobreposição de achados morfológicos, sendo difícil sua definição diagnóstica apenas com bases histológicas, principalmente em material de curetagem e biópsias pequenas. Nestes casos, indica-se o estudo imunoistoquímico com um painel de anticorpos, contendo anticorpos antirreceptores de estrógeno, vimentina, citoceratina 8/18 e antígeno carcinoembrionário (CEA). Os três primeiros antígenos são mais freqüentemente expressos em adenocarcinoma do endométrio, enquanto o adenocarcinoma cervical apresenta maior positividade com CEA. Uma outra situação de dúvida diagnóstica pode ocorrer entre adenocarcinoma endometrióide e adenocarcinoma seroso do endométrio; todavia é uma situação pouco freqüente, já que estes dois tumores são facilmente reconhecíveis apenas com bases morfológicas. Nestes casos, a imunomarcação com antip53, MIB-1 e receptor de estrógeno (RE) pode ser útil, já que carcinomas serosos normalmente mostram positividade nuclear difusa para p53 e MIB-1 e são negativos para RE.

Suscetibilidade genética

A vasta maioria dos cânceres do endométrio aparece na forma esporádica, mas uma pequena porcentagem pode surgir associada a síndrome familial multicâncer incluindo câncer de cólon hereditário não associado a polipose (HNPCC) causado por mutações de genes de reparo do DNA, levando à instabilidade de microssatélites e síndrome de Cowden em pacientes com inativação do PTEN.

Até o presente momento, ainda não está claro qual a relação custo/benefício de se realizar estudos moleculares adicionais em carcinoma de endométrio, já que tanto prognóstico quanto tratamento ainda são baseados na combinação de tipo histológico, grau histológico (quando apropriado) e extensão tumoral. Mesmo assim, pacientes com carcinomas de prognóstico intermediário, como adenocarcinoma endometrióide bem diferenciado, estádio I, com invasão profunda porém focal do miométrio, podem se beneficiar de informações adicionais, incluindo ploidia de DNA, *status* de receptores hormonais, genes supressores de tumor, oncogenes, marcadores de proliferação e morfometria.

Ovário

A maioria dos casos de câncer ovariano surge como câncer esporádico, que resulta do acúmulo de mutações genéticas em células somáticas. Cerca de 5 a 10% dos carcinomas ovarianos têm predisposição hereditária, com mutações em células de linhagem germinativa em algum gene específico, conferindo suscetibilidade autossômica dominante.

A progressão de um epitélio normal até o carcinoma ocorre em passos ainda pouco compreendidos. O epitélio dos cistos de inclusão e de outros cistos benignos, de onde provavelmente os tumores se originam, é constituído de uma única camada de células epiteliais, dificultando a obtenção destas células sem contaminação com o estroma, para estudos mais esclarecedores. Acredita-se que contínuas ovulações propiciam o aprisionamento do epitélio germinativo em meio ao estroma ovariano e que, por alguns fatores, este epitélio resulta em formação de cistos de inclusão epitelial que, sob influência de estímulos oncogênicos, sofre transformação maligna. O mal funcionamento celular no reconhecimento de danos e/ou no mecanismo de reparo, determinante na etiologia da metaplasia ovariana e na carcinogênese, parece ser decorrente do comprometimento da integridade da célula epitelial superficial por oxidantes reativos e mediadores inflamatórios. Como tumores benignos e *borderlines* são diagnosticados em idades mais precoces que o carcinoma invasor, este fato suporta a hipótese de progressão tumoral das lesões, passando o epitélio por fases intermediárias. Estudos moleculares foram também realizados na tentativa de confirmar a hipótese da progressão dos tumores ovarianos. Perda de heterozigose (LOH) e mutações no gene *p53* são achados freqüentes nos carcinomas ovarianos, inclusive nas áreas com aspectos morfológicos benignos. Porém, trata-se de evento muito raro nos cistoadenomas solitários, demonstrando que as regiões benignas dos carcinomas ovarianos são geneticamente diferentes dos cistoadenomas típicos. Isto pode inferir que cistoadenomas não são lesões precursoras dos carcinomas, ou que será necessário ocorrer uma alteração genética na célula epitelial da lesão benigna, conferindo-lhe vantagem para progressão tumoral maligna.

Os tumores ovarianos esporádicos são resultado de um acúmulo de mutações envolvendo genes supressores de tumor e oncogenes.

Os estudos sugerem que deleções ou mutações pontuais no gene *p53* têm importante papel no desenvolvimento e/ou progressão de neoplasias ovarianas. O aumento na expressão da proteína p53 tem boa correlação com a presença de mutações no gene supressor de tumor *p53*. Está claro que a freqüência no aumento da expressão de p53 é significativamente maior em doença com estádio avançado, observando-se uma freqüência de 40% em estádio III e 60% em estádio IV, e uma baixa freqüência em estádio I (10 a 20%). A superexpressão de p53 não é observada em tumores benignos ou *borderlines* em estádio inicial, sugerindo que alterações no gene *p53*, nos carcinomas ovarianos, sejam um evento tardio na carcinogênese. Como a proteína p53 tem um papel importante na apoptose induzida pela quimioterapia, tem sido sugerido que a perda de sua função confere uma quimiorresistência nos tumores ovarianos. Um modelo de progressão tumoral para o carcinoma seroso, no qual o acúmulo seqüencial de alterações genéticas e moleculares leva a estádios morfologicamente reconhecíveis, não tem sido proposto, porque lesões precursoras bem definidas em outros modelos de progressão tumoral, como no carcinoma colorretal, não são identificadas no tipo convencional de carcinoma seroso ovariano. Há relatos de que mesmo os carcinomas serosos histologicamente precoces já são de alto grau, assemelhando-se morfologicamente aos seus correspondentes em estádios avançados. Estas similaridades histológicas são correlacionadas por recentes achados genético-moleculares, demonstrando mutações em *p53* em mínimos carcinomas serosos estádio I e no epitélio superficial displásico adjacente. Embora estes achados sejam preliminares, eles sugerem que os carcinomas serosos mínimos são similares, em nível molecular, aos carcinomas serosos em estádio avançado de desenvolvimento. Os tumores serosos *borderline* não-invasivos e os tipos micropapilares invasivos freqüentemente exibem mutações no gene *RAS* (oncogene), mas raramente em *p53*. Desequilíbrio alélico aumentado do cromossomo 5q está associado com a progressão do típico tumor seroso *borderline*, para o tumor seroso *borderline* micropapilar e desequilíbrio alélico aumentado do cromossoma 1p, com a progressão do tumor seroso *borderline* micropapilar, para o carcinoma seroso invasivo. Recentes mutações foram identificadas no gene *BRAF*, um inibidor de *RAS*. As mutações em *BRAF* e *RAS* parecem ser mutuamente exclusivas. Estas mutações foram somente identificadas nos carcinomas serosos ovarianos de baixo grau. A neoplasia de alto grau, muito agressiva, em seus estádios precoces, manifesta mutações em *p53*, mas não em *RAS*. Por outro lado, um tumor seroso *borderline* progride através de um estádio micropapilar não invasivo, ou através de microinvasão, antes de tornar-se invasivo. O tumor micropapilar indolente freqüentemente exibe mutações no gene *RAS*, mas apenas raramente são detectadas mutações em *p53*. Mutações em *RAS* são observadas precocemente em tumores mucinosos. Os tumores mucinosos *borderline* apresentam maior freqüência de mutações em *RAS* do que em cistoadenomas mucinosos, porém mostram menores taxas do que as observadas nos carcinomas mucinosos. Esta mutação tem sido detectada em áreas separadas, exibindo diferentes graus histológicos da mesma neoplasia, utilizando-se microdissecção. Os achados sugerem uma patologia molecular diferente entre tumores serosos e mucinosos. A super-expressão da proteína p53 tem sido freqüentemente observada em sarcomas ovarianos. As mutações associadas podem ocorrer devido ao prejudicado sistema de reparo do DNA nestes tumores.

O aumento da expressão no produto do oncogene *Her-2/neu* foi descrito em tumores ovarianos e está associado com mau prognóstico. Pacientes com expressão normal do gene apresentavam uma maior proporção de laparotomias negativas em um *second-look* do que aquelas com superexpressão de *Her-2/neu*.

A expressão de RNA-m e da proteína COX-2 foi detectada em linhagens de carcinoma ovariano. O aumento de sua expressão foi observado em carcinomas e em tumores de baixo potencial de malignidade, mas não no tecido normal. Análise multivariada mostrou que a expressão de COX-2 é um fator independente de pior prognóstico no câncer ovariano. Estudos *in vitro* com inibidor de COX-2 (NS-398) mostram diminuição da atividade mitótica e aumento da apoptose em cultura de células de neoplasias ovarianas. Estudos clínicos com utilização de inibidor de COX-2 em estádio precoce de câncer de ovário poderão mostrar melhoria de respostas de tratamento, quando associados com quimioterapia.

Ainda não há nenhum marcador imunoistoquímico específico para adenocarcinoma ovariano. Como os adenocarcinomas do ovário compreendem tipos diferentes de tumor, incluindo os serosos, endometrióides, mucinosos e de células claras, é duvidoso se um único anticorpo será inequívoco na distinção entre um adenocarcinoma primário ovariano e um adenocarcinoma de outro sítio. Anticorpos conhecidos como o HAM56 e o CA125 não apresentam especificidade suficientemente comprovada como marcadores de adenocarcinoma de ovário. Recentemente dois anticorpos monoclonais foram desenvolvidos contra linhagens de células de adenocarcinoma ovariano, designados como SM047 e DS6. Entretanto, tem sido encontrada positividade de marcação com SM047 em outros sítios, sugerindo falta de total especificidade.

A distinção entre os tipos de tumor ovariano pode ser mais difícil nas neoplasias pouco diferenciadas, enquanto nos tumores bem diferenciados sua distinção morfológica é simples. A importância desta distinção está no fato de que o tipo histológico tem significado prognóstico e pode predizer a resposta à quimioterapia. Recentes estudos imunoistoquímicos mostraram reatividade contra o urotélio e as neoplasias uroteliais, utilizando-se os anticorpos CK13 e CK20, trombomodulina e uroplaquinas. O carcinoma de células transicionais (CCT) do ovário apresenta alguns aspectos morfológicos semelhantes ao carcinoma de células transicionais da bexiga urinária. A maioria dos CCT ovarianos é negativa para estes marcadores, porém com imunofenótipo similar ao de outros subtipos de adenocarcinoma ovariano, com CK7 e CA125 positivos. Estes achados sugerem que o CCT do ovário não mostra diferenciação imunoistquímica urotelial, sendo um importante fator para distinção entre o CCT primário do ovário e o CCT metastático da bexiga urinária para o ovário, já que somente o último mostra diferenciação imunoistoquímica. O tumor de Brenner benigno do ovário pode expressar uroplaquinas, sugerindo que esta neoplasia exibe diferenciação urotelial, mas não expressa trombomodulina.

Câncer ovariano hereditário

As mutações nos genes *BRCA1* e *BRCA2* ocorrem na maioria das famílias com suscetibilidade hereditária para câncer de mama e ovário, sendo que o gene *BRCA1* é responsável por no mínimo ⅔ dos casos. A carcinogênese em indivíduos com mutações germinativas em *BRCA* requer uma inativação somática do alelo remanescente, sugerindo que *BRCA* é um gene supressor de tumor. Em famílias com história de câncer de mama e ovário, o risco cumulativo para estes tipos de neoplasia nas mulheres com um alelo mutado em *BRCA1* é estimado em 76% aos 70 anos de idade, indicando que é um gene com alta penetrância para ambos tumores. O risco relatado para câncer de ovário e mama em portadoras de mutação no gene *BRCA2* é de 27 e 84%, respectivamente. O fenótipo do câncer de mama e ovário nas pacientes portadoras de mutações em *BRCA1* e *BRCA2* é similar ao dos cânceres esporádicos. O alto risco de câncer em indivíduos com forte história familiar da doença na mama e no ovário torna o *screening* uma opção a se considerar. Seus benefícios para a população não são muito claros e estabelecidos. Os candidatos ao teste genético devem entender os riscos e as limitações desses testes.

A síndrome do câncer colorretal hereditário sem polipose (HNPCC) ou síndrome de Lynch é uma das mais comuns síndromes de câncer familiar, afetando 1 em 1000 indivíduos. Esta síndrome combina câncer colorretal (CCR) com um aumento no risco de cânceres do endométrio e ovário, bem como outros tumores. A HNPCC é clinicamente definida por estes critérios: 1) Pelo menos três membros de mesma família com CCR; 2) Um dos membros parente em primeiro grau dos outros dois; 3) Pelo menos duas gerações acometidas; 4) Pelo menos um dos membros com CCR e idade menor que 50 anos; 5) Exclusão de polipose adenomatosa familiar. A base molecular para a HNPCC é um defeito em genes de reparo do DNA, geralmente uma mutação germinativa em *hMLH1* ou *hMSH2*. O risco de câncer de ovário durante a vida da paciente portadora da síndrome é de 10 a 20%. O câncer de ovário em mulheres com HNPCC ocorre no mínimo 16 anos antes da população em geral. Foram revistos aspectos histológicos e o estádio dos tumores de ovário em pacientes com HNPCC. Observou-se que os carcinomas serosos e adenocarcinomas endometrióides são os tipos histológicos mais comuns, sendo bem ou moderadamente diferenciados, e que foram diagnosticados tumores em estádios iniciais. A ooforectomia profilática deve ser analisada com cautela, já que pode apenas reduzir o risco de desenvolver câncer, mas não eliminá-lo, com uma freqüência de 2 a 10% de carcinoma peritonial, mesmo após ooforectomia profilática.

Distinção entre adenocarcinoma primário e metastático ovariano

Um dos problemas diagnósticos mais comuns na patologia ginecológica é a distinção entre um adenocarcinoma ovariano primário e um adenocarcinoma metastático. Os adenocarcinomas serosos e de células claras primários do ovário geralmente não causam problema, embora a distinção entre um carcinoma de células claras primário ovariano e um carcinoma de células claras metastático, especialmente de origem renal, pode ser difícil, apesar de raro, muitas vezes sendo necessária informação clínica para conclusão do diagnóstico. Marcadores imunoistoquímicos úteis, que são positivos em neoplasias ovarianas, são 34βE12, CA125, RE e RP. A vimentina é negativa nesses casos. O contrário é observado em neoplasias renais. Um problema difícil e comumente encontrado é a distinção entre um adenocarcinoma mucinoso ou endometrióide primário ovariano e um adenocarcinoma metastático de origem colorretal. No caso de uma neoplasia mucinosa, especialmente, o adenocarcinoma metastático colorretal pode conter áreas muito similares morfologicamente aos tumores benignos ou *borderline* do ovário. Nestes casos, um painel imunoistoquímico incluindo CEA, CA125, CK7 e CK20 é de grande valor. Adenocarcinomas primários ovarianos, pricipalmente do tipo endometrióide, geralmente são CK7 e CA125 positivos e CK20 e CEA negativos, enquanto adenocarcinomas metastáticos colorretais apresentam imunofenótipo freqüentemente inverso. A expressão dos genes *MUC5AC* e *MUC2* pode ser utilizada na distinção entre adenocarcinoma colônico metastático e adenocarcinoma primário ovariano. O *MUC5AC* é expresso em tumores mucinosos ovarianos, mas está tipicamente ausente nos carcinomas colorretais.

Tumores endometrióides ovarianos

As mutações somáticas do betacatenina (*CTNNB1*) em 38-50% dos casos e do *PTEN* são as anormalidades genéticas mais comuns identificadas nos carcinomas endometrióides esporádicos. O *betacatenina* é detectável por imunoistoquímica em células de carcinoma, em mais de 80% dos casos. Os carcinomas endometrióides com mutação de *betacatenina* são tumores em estádio precoce, associados com bom prognóstico. O *PTEN* é mutada em cerca de 20% de tumores ovarianos endometrióides e em 46% daqueles com perda de heterozigose 10q23. A maioria dos carcinomas endometrióides com mutação de *PTEN* é bem diferenciada e em estádio I, sugerindo que a inativação da *PTEN* nestes tumores é um evento precoce. O achado da LOH e mutação de *PTEN* em cistos endometrióticos adjacentes aos carcinomas endometrióides, com similares alterações genéticas, fornece evidência adicional para o papel precursor da endometriose na carcinogênese ovariana.

Distinção entre carcinoma seroso ovariano e mesotelioma

Os adenocarcinomas serosos e as neoplasias serosas *borderline* podem mostrar alguns aspectos morfológicos similares aos mesoteliomas, especialmente quando a neoplasia serosa envolve o peritônio, com mínimo ou nenhum envolvimento ovariano (também chamado carcinoma seroso primário peritonial). Além disso, têm sido descritos mesoteliomas primários ovarianos. O imunofenótipo das neoplasias serosas e do mesotelioma é idêntico quanto à expressão de CK7, CK20, CA125 e CEA. Um painel de anticorpos incluindo Ber-EP4, CK5/6, calretinina, trombomodulina e RE pode colaborar no diagnóstico. Os anticorpos mais utilizados são o Ber-EP4 (positivo nas neoplasias serosas e negativo no mesotelioma) e a calretinina (positiva nos mesoteliomas e negativa nas neoplasias serosas). Os carcinomas serosos são mais freqüentemente positivos para o gene do tumor de Wilms (WT1) do que os mucinosos, endometrióides e de células claras, porém todos os tipos de tumor podem exibir alguma positividade.

Tumores estromais e do cordão sexual

Estas neoplasias são relativamente raras, com exceção das lesões fibrotecomatosas, podendo ser confundidas com uma variedade de outros tumores. Há poucos anos foram encontrados anticorpos monoclonais de valor na distinção entre neoplasias estromais e do cordão sexual e seus similares histológicos. Estes anticorpos incluem a inibina alfa, calretinina, melan-A, CD99, substância inibidora mulleriana, fator similar relaxina, proteína S-100 e actina de músculo liso, estes dois últimos expressos em tumores de célula da granulosa. Destes, a a-inibina parece ser a mais útil, apresentando a maior sensibilidade e especificidade imunoistoquímica dos marcadores de tumores estromais e do cordão sexual. Positividade é encontrada em muitos tipos desta neoplasia. Entretanto, a a-inibina não é totalmente específica, sendo também positiva em pequena proporção de adeno-carcinomas ovarianos. Quando o diagnóstico diferencial inclui um adenocarcinoma ovariano, é importante acrescentar ao painel imunoistoquímico o EMA, que raramente é expresso em tumores estromais e do cordão sexual, embora neoplasias ocasionais de células de Sertoli-Leydig possam ser positivas. Marcadores de esteroidogênese, como os anticorpos contra enzimas ativas (3b-hidroxiesteróide-dehidrogenase e a-glutationa s-transferase) são importantes em muitas neoplasias estromais do cordão sexual.

Alfafetoproteína (AFP) pode ser identificada em estruturas similares endodérmicas em alguns casos.

Tumores de células germinativas

Os disgerminomas mostram positividade para vimentina e fosfatase alcalina placentária (PLAP – *placentary like alkaline phosphatase*). CD117 (produto do gene *c-Kit*) está presente no disgerminoma e em seminomas, suportando a similaridade com o correspondente no testículo.

O componente epitelial do tumor do saco vitelino (TSV) é marcado caracteristicamente pela AFP, embora não seja exclusiva desta neoplasia, sendo encontrada em alguns tumores ovarianos não germinativos. O CD30 é apenas focalmente positivo no TSV, mas é freqüente no carcinoma embrionário. LeuM1 é negativo no TSV e positivo no carcinoma de células claras.

O carcinoma embrionário exibe imunorreatividade para AFP e CD30, além de marcar positivamente o sinciciotrofoblasto com β-HCG. O coriocarcinoma não-gestacional apresenta proliferação trofoblástica com características imunoistoquímicas específicas para cada tipo de célula trofoblástica, incluindo citoceratinas, lactogênio placentário humano e sobretudo β-HCG.

Leitura recomendada

ALKUSHI A., IRVING J., HSU F., DUPUIS B., LIU C.L., RIJN M., GILKS C.B. "Immunoprofile of cervical and endometrial adenocarcinomas using a tissue microarray". *Virchows Arch.* 2003 Mar, 442(3):271-277.

BERCHUCK A., KAMEL A., WHITAKER R., KERNS B., OLT G., KINNEY R., SOPER J.T., DODGE R., CLARKE-PEARSON D.L., MARKS P. "Overexpression of HER-2/neu is associated with poor survival in advanced epithelial ovarian cancer". *Cancer Res.* 1990 Jul 1;50(13):4087-4091.

BERCHUCK A., KOHLER M.F., HOPKINS M.P., HUMPHREY P.A., ROBBOY S.J., RODRIGUEZ

G.C., SOPER J.T., CLARKE-PEARSON D.L., BAST R.C. "Overexpression of p53 is not a feature of benign and early-stage borderline epithelial ovarian tumors". *Gynecol Oncol.* 1994 Feb; 52 (2): 232-236.

BERCHUCK A. "Biomarkers in the endometrium". *J Cell Biochem Suppl.* 1995;23:174-178.

CASEY M.J., BEWTRA C., HOEHNE L.L., TATPATI A.D., LYNCH H.T., WATSON P. "Histology of prophylactically removed ovaries from BRCA1 and BRCA2 mutation carriers compared with noncarriers in hereditary breast ovarian cancer syndrome kindreds". *Gynecol Oncol.* 2000 Sep; 78(3 Pt 1):278-287.

CHERCHI P.L., MARRAS V., CAPOBIANCO G., AMBROSINI G., PIGA M.D., FADDA G.M., ROSAS N., DESSOLE S. "Prognostic value of p53, c-erb-B2 and MIB-1 in endometrial carcinoma". *Eur J Gynaecol Oncol.* 2001; 22(6):451-453.

CRAMER D.W., WELCH W.R. "Determinants of ovarian cancer risk. II. Inferences regarding pathogenesis". *J Natl Cancer Inst.* 1983 Oct; 71(4):717-721.

CZERWENKA K., LU Y., HEUSS F. "Amplification and expression of the c-erbB-2 oncogene in normal, hyperplastic, and malignant endometria". *Int J Gynecol Pathol.* 1995 Apr; 14(2):98-106.

ELTABBAKH G.H., BELINSON J.L., KENNEDY A.W., BISCOTTI C.V., CASEY G., TUBBS R.R., BLUMENSON L.E. "p53 overexpression is not an independent prognostic factor for patients with primary ovarian epithelial cancer". *Cancer.* 1997 Sep 1; 80 (5):892-898.

ESTELLER M., GARCIA A., MARTINEZ I PALONES J.M., CABERO A., REVENTOS J. "Detection of c-erbB-2/neu and fibroblast growth factor-3/INT-2 but not epidermal growth factor receptor gene amplification in endometrial cancer by differential polymerase chain reaction". *Cancer.* 1995 Apr 15; 75(8):2139-2146.

FERRANDINA G., LAURIOLA L., ZANNONI G.F., DISTEFANO M.G., LEGGE F., SALUTARI V., GESSI M., MAGGIANO N., SCAMBIA G., RANELLETTI F.O. "Expression of cyclooxygenase-2 (COX-2) in tumour and stroma compartments in cervical cancer: clinical implications". *Br J Cancer* 2002 Nov 4; 87(10):1145-1152.

FORD D., EASTON D.F., STRATTON M. et al. "Genetic heterogeneity and penetrance analysis of the BRCA1 and BRCA2 genes in breast cancer families. The Breast Cancer Linkage Consortium". *Am J Hum Genet.* 1998 Mar; 62(3):676-689.

FUJIMOTO I., SHIMIZU Y., HIRAI Y. et al. "Studies on ras oncogene activation in endometrial carcinoma." *Gynecol Oncol.* 1993 Feb; 48 (2):196-202.

GAFFNEY D.K., HOLDEN J., DAVIS M., ZEMPOLICH K., MURPHY K.J., DODSON M. "Elevated cyclooxygenase-2 expression correlates with diminished survival incarcinoma of the cervix treated with radiotherapy". *Int J Radiat Oncol Biol Phys.* 2001 Apr 1; 49(5):1213-1217.

GALLION H.H., PIERETTI M., DEPRIEST P.D., VAN NAGELL J.R. Jr. "The molecular basis of ovarian cancer". *Cancer.* 1995 Nov 15; 76(10 Suppl):1992-1997.

HARTMANN L.C., PODRATZ K.C., KEENEY G.L., KAMEL N.A., EDMONSON J.H., GRILL J.P., SU J.Q., KATZMANN J.A., ROCHE P.C. "Prognostic significance of p53 immunostaining in epithelial ovarian cancer". *J Clin Oncol.* 1994 Jan; 12(1): 64-69.

HOLSCHNEIDER C.H., BEREK J.S. "Ovarian cancer: epidemiology, biology, and prognostic factors". *Semin Surg Oncol.* 2000 Jul-Aug; 19(1):3-10.

KIM M.H., SEO S.S., SONG Y.S., KANG D.H., PARK I.A., KANG S.B., LEE H.P. "Expression of cyclooxygenase-1 and -2 associated with expression of VEGF in primary cervical cancer and at metastatic lymph nodes". *Gynecol Oncol.* 2003 Jul; 90(1):83-90.

KOHLER M.F., KERNS B.J., HUMPHREY P.A., MARKS J.R., BAST R.C. Jr., BERCHUCK A. "Mutation and overexpression of p53 in early-stage epithelial ovarian cancer". *Obstet Gynecol.* 1993 May; 81(5 (Pt 1)): 643-650.

KULKARNI S., RADER J.S., ZHANG F. et al. "Cyclooxygenase-2 is overexpressed in human cervical cancer". *Clin Cancer Res.* 2001 Feb; 7(2):429-434.

LYNCH H.T., SMYRK T. "Hereditary nonpolyposis colorectal cancer (Lynch syndrome) an updated review". *Cancer.* 1996 Sep 15;78(6):1149-1167.

MCCLUGGAGE W.G. "Recent advances in immunohistochemistry in gynaecological pathology". *Histopathology* 2002 Apr; 40 (4):309-326.

MICROARRAY. "Virchows Arch". 2003 Mar; 442(3):271-277. *Epub* 2003 Feb 12.

MILAS L. "Cyclooxygenase-2 (COX-2) enzyme inhibitors and radiotherapy: preclinical basis". *Am J Clin Oncol.* 2003 Aug; 226(4): S66-9.

MURDOCH W.J. "Metaplastic potential of p53 down-regulation in ovarian surface epithelial cells affected by ovulation". *Cancer Lett.* 2003 Feb 28; 191(1):75-81.

NOLAN L.P., HEATLEY M.K. "The value of immunocytochemistry in distinguishing between clear cell carcinoma of the kidney and ovary". *Int J Gynecol Pathol.* 2001 Apr; 20(2):155-159.

PEREGO P., GIAROLA M., RIGHETTI S.C., SUPINO R., CASERINI C., DELIA D., PIEROTTI M.A., MIYASHITA T., REED J.C., ZUNINO F. "Association between cisplatin resistance and mutation of p53 gene and reduced bax expression in ovarian carcinoma cell systems". *Cancer Res.* 1996 Feb 1; 56(3):556-562.

RYU H.S., CHANG K.H., YANG H.W., KIM M.S., KWON H.C., OH K.S. "High cyclo-oxygenase-2 expression in stage IB cervical cancer with lymph node metastasis or parametrial invasion". *Gynecol Oncol.* 2000 Mar; 76(3):320-325.

SCOBIE J.V., ACS G., BANDERA C.A., BLANK S.V., WHEELER J.E., PASHA T.L., SALSCHEIDER M., ZHANG P.J. "C-kit immuno-reactivity in endometrial adenocarcinomas and its clinicopathologic significance". *Int J Gynecol Pathol.* 2003 Apr; 222(2):149-155.

SLAMON D.J., GODOLPHIN W., JONES L. A., HOLT J.A., WONG S.G., KEITH D.E., LEVIN W.J., STUART S.G., UDOVE J., ULLRICH A. "Studies of the HER-2/neuprotoncogene in human breast and ovarian cancer". *Science.* 1989 May 12; 244(4905): 707-712.

SMITH S.A., EASTON D.F., EVANS D.G., PONDER B.A. "Allele losses in the region 17q12-21 in familial breast and ovarian cancer involve the wild-type chromosome". *Nat Genet.* 1992 Oct; 2(2):128-131

SUBONGKOT S., FRAME D., LESLIE W., DRAJER D. "Selective cyclooxygenase-2 inhibition: a target in cancer prevention and treatment". *Pharmacotherapy* 2003 Jan; 23(1):9-28.

TAVASSOLI F.A., DEVILEE P. (eds). *Pathology and Genetics. Tumours of the Breast and female genital Organs. World Health Organization Classification of Tumours.* Lyon, IARC Press, 2003.

TOBACMAN J.K., GREENE M.H., TUCKER M.A., COSTA J., KASE R., FRAUMENI J.F. Jr. "Intra-abdominal carcinomatosis after prophylactic oophorectomy in ovarian-cancer-prone families". *Lancet.* 1982 Oct 9; 2(8302): 795-797.

WATSON P., BUTZOW R., LYNCH H.T., MECKLIN J.P., JARVINEN H.J., VASEN H.F., MADLENSKY L., FIDALGO P., BERNSTEIN I. "International Collaborative Group on HNPCC: the clinical features of ovarian cancer in hereditary nonpolyposis colorectal cancer". *Gynecol Oncol.* 2001 Aug; 82(2): 223-228.

WELCSH P.L., KING M.C. "BRCA1 and BRCA2 and the genetics of breast and ovarian cancer". *Hum Mol Genet.* 2001 Apr; 10(7): 705-713.

ZHENG J., BENEDICT W.F., XU H.J. et al. "Genetic disparity between morphologically benign cysts contiguous to ovarian carcinomas and solitary cystadenomas". *J Natl Cancer Inst.* 1995 Aug 2; 87(15): 1146-1153.

SEÇÃO 4
ATENÇÃO INTEGRAL

O universo do cuidar é maior do que o de curar
Enf. Andréia Kurashima

28 Terapia de reposição hormonal – TRH: benefícios/ câncer do endométrio/ câncer de mama/ fitoestrogênios

Francisco Ricardo Gualda Coelho
Ronaldo Lúcio Rangel Costa

O climatério, que se traduz clinicamente por diversos sinais e sintomas decorrentes da deficiência estrogênica, tem como evento mais importante a menopausa, definida depois de transcorrido um ano sem menstruação (amenorréia). Estima-se que na atualidade as mulheres deverão viver aproximadamente ⅓ de suas vidas no período após a menopausa. Várias alternativas de tratamento dirigidas a esse grupo de mulheres têm sido propostas: mudanças no estilo de vida e hábitos alimentares, exercícios físicos e a utilização de medicamentos, hormonais e não-hormonais.

A chamada terapia de reposição hormonal (TRH) é o tratamento de escolha para tratar os sintomas da síndrome climatéria, sendo seus benefícios observados a curto e longo prazo.

Existem evidências para sustentar a hipótese de que os estrogênios exercem efeitos benéficos em orgãos e sistemas, incluindo ossos, sistema nervoso central, olhos e cólon. Contudo, a TRH não é isenta de efeitos colaterais e riscos, o que tem dificultado a sua adesão e até mesmo a sua indicação. Estima-se que menos de 30% das mulheres a utilizem regularmente. O índice de abandono da terapia pode chegar, segundo alguns, a 80%, após três anos. Os principais motivos para a não-adesão ao tratamento são: sangramento vaginal, sensibilidade mamária, mastalgia e o medo de câncer.

Além dos inconvenientes acima, mulheres poderão apresentar contra-indicações à TRH, incluindo aqui, as portadoras de sangramento genital não diagnosticado, neoplasias estrogênio dependentes, disfunção hepática, antecedentes de distúrbios tromboembólicos e a presença de melanoma maligno.

Seleção das pacientes

Durante muitos anos, a TRH vem sendo indicada na dosagem de 0,625 mg/dia de estrogênios conjugados (EC) ou outro composto estrogênico em dosagem equivalente. Atualmente, em decorrência das evidências sobre eventuais riscos desta terapia, tem-se procurado individualizar os esquemas, com uma tendência de se utilizar doses menores.

TRH e câncer do endométrio

Na pós-menopausa, é necessário selecionar as pacientes e o tipo de reposição hormonal mais adequada. O risco relativo (RR) para as que recebem só estrogênio varia entre 2,5 a 9,5 e de 0,4 a 1,8 para as com estrogênio mais progestogênio.

Estudo recente, controlado, mostrou que a hiperplasia atípica ocorreu em 1% no grupo controle e no grupo tratado com estrogênio conjugado (0,625 mg) com medroxiprogesterona (5 e 10 mg). A taxa foi de 35% no grupo tratado só com estrogênio conjugado e o risco permanece elevado até cinco anos após a interrupção do tratamento.

Em outro estudo, chamado Women's Hope Study (multicêntrico e randomizado), envolvendo 2.805 mulheres na pós-menopausa com idade entre 40 e 65 anos, seguidas de forma prospectiva por um período de dois anos, as taxas de hiperplasia endometrial variaram de 0,0 a 0,37% para os esquemas de baixa dosagem, com apenas dois casos registrados entre as mulheres que utilizam estes esquemas (doses de 0,45 mg em combinação ao acetato de medroxiprogesterona – AMP). Por outro lado, foram registrados 30 casos entre as mulheres que receberam EC sem antagonismo progestogênico, resultando em taxas de hiperplasia endometrial de até 8,0% conforme a dosagem de EC utilizadas (0,625 e 0,45 mg/ dia, respectivamente), demonstrando que a utilização de estrogênio isoladamente, mesmo em baixas doses, está associada com risco importante de proliferação endometrial.

TRH e câncer de mama

No ano de 2002, foi publicado com enorme repercussão na mídia os resultados do trabalho Women's Health Initiative (JAMA, July 17, vol. 288, n. 3, 321-333, 2002), patrocinado pelo National Institute of Health dos Estados Unidos, sobre as influências da terapêutica de reposição hormonal em mulheres pós-menopausadas. Este estudo reuniu, em várias cidades americanas, mais de 27.000 mulheres pós-menopausadas com idade entre 50 e 79 anos, sendo a média etária de 63,2 anos. O objetivo primário foi avaliar os efeitos da TRH sobre o risco de infarto do miocárdio e de câncer de mama. Também se procurou verificar o risco de acidente vascular cerebral, de embolia pulmonar, de câncer colo-retal e de fratura de bacia. O tempo médio previsto de observação para este conjunto de mulheres era de 8,5 anos. As pacientes foram divididas em dois grupos:

Grupo 1: pacientes histerectomizadas e tratadas apenas com estrogênio conjugado eqüino, nas doses de 0,625 mg/dia. Os seus resultados ainda não estão disponíveis e este grupo ainda continua a ser estudado, com as pacientes mantidas dentro dos limites de segurança preestabelecidos pelo comitê de monitorização e segurança do estudo.

Grupo 2: pacientes com útero intacto, tratadas com associação de estrogênios e progesterona, por via oral, no seguinte esquema: estrogênio conjugado eqüino (0,625 mg), e acetato de medroxiprogesterona (2,5 mg). Este grupo teve seu acompanhamento interrompido após 5,2 anos de seguimento médio das pacientes, pois a incidência de câncer invasivo de mama ultrapassou os limites de segurança preestabelecidos para as pacientes do estudo.

Os resultados encontrados no grupo 2 (associação de estrogênios e progesterona), que sofreu interrupção na sua continuidade, foram: aumento do risco de câncer de mama (8 casos em 10.000 mulheres a cada ano), infarto do miocárdio (7 casos em 10.000 mulheres a cada ano), acidente vascular cerebral e derrame cerebral (8 casos em 10.000 mulheres a cada ano) e tromboembolismo venoso (8 casos em 10.000 mulheres a cada ano). De outra parte, houve diminuição do risco de fraturas (5 casos em 10.000 mulheres a cada ano) do quadril e de câncer colorretal (6 casos em 10.000 mulheres a cada ano).

Seguem abaixo, na íntegra, as considerações feitas sobre o estudo pela Federação Brasileira das Sociedades de Ginecologia e Obstetrícia – FEBRASGO – e a Sociedade Brasileira de Climatério – SOBRAC –, em documento chamado *Esclarecimento às usuárias da terapêutica de reposição hormonal e população em geral*.

Considerações sobre o estudo – Federação Brasileira das Sociedades de Ginecologia e Obstetrícia – Febrasgo

1. Deve ser levado em consideração que apenas um regime terapêutico foi utilizado, uma única dose dos hormônios foi empregada (doses convencionais) e uma via de administração dos medicamentos foi testada. Não se analisou as vias não orais (adesivos transdérmicos, gel, implantes e via nasal). Não se avaliou os vários tipos de regimes terapêuticos disponíveis em nosso país. Analisou-se apenas o regime terapêutico que é mais empregado no país em que o estudo foi realizado. Não se levou em consideração os aspectos clínicos singulares de cada paciente que permitiram a individualização por parte do médico do regime mais apropriado para cada caso, possibilitando, desta forma, otimizar os benefícios e reduzir os riscos.

2. O aumento do risco relativo de câncer de mama já era referido em estudos anteriores. Parece, conforme o próprio WHI mostra, depender do tempo de uso dos hormônios e do emprego concomitante e contínuo de progesterona junto com o estrogênio. O risco neste estudo só foi observado depois de um tempo médio de seguimento de 5,2 anos, o que já havia sido notado em outros estudos.

3. O grupo de mulheres no estudo WHI que estão usando apenas estrogênios não foi interrompido, pois os limites de segurança estão preservados. Os seus resultados serão divulgados em tempo oportuno.

4. Os resultados deste estudo, inquestionáveis, devem, no entanto, ficar restritos ao regime de tratamento empregado às pacientes dessa faixa etária. Não se podem extrapolar os seus resultados para todos os outros tipos de regimes terapêuticos. De igual modo, não podem ser estendidos para as mulheres que iniciam a TRH mais cedo em período mais próximo da menopausa.

5. Atualmente, existe uma tendência mundial para a administração de baixas doses de hormônios nas mulheres com maior tempo de pós-menopausa e/ou idade mais avançada, o que não foi avaliado no estudo WHI.

Parece-nos importante esclarecer que a decisão clínica de iniciar ou dar continuidade à TRH (conjunta de médico e paciente) deve levar sempre em consideração a peculiaridade de cada caso, em particular procurando-se individualizar o regime terapêutico a ser adotado, as doses e vias a serem empregadas, o tempo de utilização dos hormônios, os benefícios e os riscos desta modalidade de tratamento. Com base nos resultados publicados, não parece apropriado indicar a TRH em esquema combinado e contínuo com estrogênios e progesterona, especialmente com os mesmos hormônios e as mesma doses usadas no estudo WHI, visando a prevenção primária de infarto do miocárdio e acidente vascular cerebral.

Por fim, gostaríamos de enfatizar que não existe razão para pânico. As pacientes usuárias de TRH que estejam preocupadas com o seu tratamento devem compartilhar com os seus médicos de confiança a decisão da continuidade do seu atual regime de TRH, da eventual conveniência de mudanças ou mesmo da sua interrupção.

TRH e risco de trombose

Vários autores têm demonstrado associação importante entre a utilização de estrogênio na pós-menopausa e a ocorrência de eventos tromboembólicos, estimando-se aumento de risco de duas a quatro vezes em usuárias de TRH em comparação à população em geral. Contudo, os mecanismos pelos quais a TRH predispõe à trombose ainda são controversos e pouco conhecidos. Como já discutido em capítulo anterior, na maioria das vezes a doença tromboembólica acontece por combinação de fatores de risco genéticos e adquiridos, esses últimos representados principalmente por gravidez, procedimentos cirúrgicos, imobilização prolongada, neoplasias e uso de contraceptivos orais (ACO) ou terapia de reposição hormonal (TRH). O fator de risco genético mais comum é representado por uma mutação de ponto no gene do fator V, que resulta num fenótipo conhecido como resistência à proteína C ativada, encontrada em 20 a 40% dos pacientes com trombose e em 1 a 10% da população geral.

O segundo fator de risco genético para trombose é representado por uma mutação do gene da protrombina que não afeta a função da protrombina mas está associada ao aumento da sua concentração no plasma.

Manifestando-se de forma multicasual, a doença tromboembólica também está associada a outras trombofilias. A associação importante de trombose com o uso de estrogênios é agravada pela própria idade (menopausa), quando o envelhecimento acarreta uma variedade de efeitos sobre a hemostasia, dentre eles níveis aumentados dos fatores VII e VIII da coagulação, fibrinogênio e do ativado do plasminogênio (PAI-1). Contudo, é verdade que a maioria dos estudos são relacionados aos ACO de primeira geração, contendo altas dosagens de etinilestradiol (50 mg/dia). Atualmente, as pílulas contém doses baixas de estrogênio sintético (20 a 30 mg/dia) e são combinados com algum tipo de progestogênio, com capacidade de causar menos efeitos metabólicos adversos. Mesmo assim, estudos recentes apontam para um surpreendente risco aumentado, com a ocorrência de fenômenos tromboembólicos em contraceptivos de terceira geração.

Em relação à TRH na pós-menopausa, a maioria dos autores concorda que a utilização de hormônios, nesta fase, mesmo que efetuada com formulação natural e em doses muitas vezes inferiores às utilizadas com finalidade contraceptivas, também apresenta associação significativa com eventos tromboembólicos. Finalizando, possivelmente as pacientes recebendo TRH estariam induzidas a um estado procoagulante.

TRH e neoplasias extragenitais

Nos últimos tempos, os conhecimentos adquiridos permitiram reconhecer enganos oriundos dos anos 1960 e 1970, quando o uso de estrogênios de forma incorreta foi acompanhado de um aumento significativo na incidência de tumores de mama e endométrio. Hoje, a TRH é feita com hormônios naturais e em doses adequadas. Contudo, é preciso cuidado com o aumento no número de novos hormônios sintéticos e de fatores de crescimento, introduzidos com a finalidade de tratar várias doenças e que podem se constituir em potenciais responsáveis pela ocorrência de tumores em humanos.

A resposta da célula-alvo decorre do número de receptores hormonais (RH), que varia entre as células; assim, o crescimento de tumores estrogênio-dependentes poderia ser estimulado, caso suas células contivessem RH em quantidade suficiente. No aparelho urogenital, os RH para estrogênio foram descritos na uretra, mamas, endométrio, útero, colo do útero, tuba e vagina. Fora do aparelho urogenital, esses mesmos receptores já foram descritos no sistema nervoso central e periférico, hipotálamo e hipófise, osteoblastos, cólon, fígado, pâncreas, adrenal, coração e grandes vasos.

Apesar de parecer atraente a idéia da correlação entre TRH/receptores/tumores induzidos, até o presente momento não existem evidências de que os estrogênios naturais possam iniciar neoplasias malignas. A única dúvida é o melanoma maligno, para o qual vários autores descrevem possível ação hormonal piorando a evolução da doença. No entanto, desde 1982 se sabe que no melanoma a ligação do estrogênio não se faz com seu receptor hormonal, mas sim com a tirosinase. Talvez por esta razão inúmeros trabalhos não demonstram nenhuma atividade do tamoxifeno, acetato de ciproterona ou acetato de medroxiprogesterona no tratamento dos melanomas.

TRH em pacientes com câncer de mama

Devido ao diagnóstico em pacientes jovens do câncer de mama e às melhores taxas de resposta à terapêutica, muitas mulheres portadoras da doença passarão a apresentar os sinais e sintomas do climatério descompensado em virtude da insuficiência ovariana induzida pelo tratamento do câncer. Aqui, a questão fica mais complicada. Apesar de recentes séries da literatura mostrarem que aparentemente não há relação entre a TRH e a recidiva da doença, muitos médicos ainda acham que é muito cedo para ter certeza disto. As séries são recentes e com menos de 300 pacientes envolvidas. Também estes trabalhos envolveram mulheres com melhor prognóstico.

Os departamentos de ginecologia do Hospital do Câncer e do IBCC não recomendam a TRH em nenhum grupo de pacientes. Naquelas mulheres com sintomas severos ou refratários, propomos em último caso a TRH na menor dose e pelo menor tempo possível, após consentimento pós-informado sobre os riscos, devidamente assinado pela paciente.

Neste instante, há estudos com poder de teste em andamento, que no futuro poderão definir melhor esta difícil situação cada vez mais comum na rotina diária do ginecologista.

Rastreamento de segurança – climatério

No seguimento das pacientes recebendo TRH, recomenda-se procedimentos propedêuticos adequados para monitorizar o endométrio e as mamas.

O padrão de sangramento que ocorre nos esquemas estroprogestativos auxilia-nos a pressupor as características morfológicas do endométrio. Assim, quando se utiliza o esquema seqüencial com 14 dias de progestogênio, associado a estrogênios contínuos ou não, o pseudofluxo menstrual, que acontece em 70 a 80% das mulheres, costuma ocorrer a partir do 10º dia do uso do progestogênio. Tal fato sugere ser o endométrio parcial ou totalmente secretor. Já quando ocorre antes do 10º dia, o endométrio é provavelmente proliferativo.

No esquema estroprogestativo combinado contínuo, isto é, estrogênios e progestogênios continua e ininterruptamente, o sangramento nos primeiros quatro a seis meses pode ser irregular; após quatro a seis meses o endométrio torna-se atrófico e a paciente apresenta, em geral, amenorréia. Caso continue a ter sangramento após seis meses, deve-se rever a dose de progestogênio e investigar a cavidade uterina.

A ultrassonografia pélvica por via transvaginal permite acurada visibilização do útero e dos anexos. Avalia-se a espessura do eco endometrial, a homogeneidade, a ecogenicidade e a regularidade da interface do endométrio e miométrio.

Recomenda-se investigação morfológica quando a espessura endometrial for maior ou igual a 4 ou 5 mm, pois abaixo desse valor o endométrio é, em geral, atrófico.

Contudo, o valor da ultrassonografia transvaginal em TRH é ainda controverso. Embora não exista um limite da espessura do eco endometrial, entendemos que o limite da espessura varia de acordo com o tipo de esquema utilizado.

Quando se usa o esquema estroprogestativo combinado-contínuo, a espessura não deve ultrapassar 4 a 5 mm após os primeiros seis meses de uso.

No esquema estroprogestativo cíclico (progestogênio a cada 12-14 dias), recomenda-se a realização da ultrassonografia no final do uso do progestogênio ou logo após o término do pseudofluxo menstrual (quando presente); nesta eventualidade o eco endometrial não deve exceder 8 mm.

Nos casos de suspeita, deve-se proceder estudo histopatológico do endométrio através de histeroscopia com biópsia dirigida ou orientada. Na impossibilidade de se proceder a histeroscopia, recomenda-se biópsia ou curetagem uterina.

A avaliação das mamas durante a terapia de reposição hormonal deve ser rigorosa e bastante cuidadosa. Preconizamos a realização de mamografia antes do início da hormonioterapia e, depois, anualmente. Complementa-se a propedêutica, quando necessário, com a ultrassonografia.

A mamografia é, sem dúvida, o melhor exame para o rastreamento. Cumpre assinalar que cerca de 70% das mulheres na pós-menopausa apresentam substituição gordurosa parcial ou mamas relativamente densas. Esses achados costumam se intensificar após o início da reposição hormonal, principalmente com a terapia combinada (estroprogestativa), o que dificulta, em parte, o seguimento destas pacientes.

Eficácia da TRH

Em geral, o quadro clínico atesta a eficiência do esquema terapêutico utilizado. Habitualmente, não é necessário dosar os níveis plasmáticos de estradiol para se assegurar que a dose oferecida é adequada. A melhora dos sintomas vasomotores e neuropsíquicos sugere, via de regra, que a dosagem de estrogênico é suficiente.

Outro importante efeito estrogênio sobre a continência urinária é a modulação dos receptores adrenérgicos. Sabe-se que os estrogênios aumentam o número e a sensibilidade destes receptores, elevando o tônus da musculatura esfincteriana periuretral.

É importante ainda, no acompanhamento clínico, que se faça a avaliação lipídica. Para tanto, impõem-se dosagens periódicas de colesterol total e de suas frações (HDL, LDL, VLDL).

A avaliação do metabolismo ósseo deverá ser feita através da densitometria óssea, por ser um método de elevada precisão e reprodutibilidade. Análises longitudinais demonstraram, após 40 anos de uso de estrogênio em mulheres no climatério, redução de 50 a 75% nas fraturas ósseas vertebrais e não vertebrais.

As dosagens dos lípides e a densitometria óssea devem ser realizadas a cada ano, sobretudo quando houver alteração prévia (hipercolesterolemia e osteopenia/osteoporose).

Vias de administração

As primeiras vias de administração para TRH são:

Via oral: esta via é a mais utilizada, por apresentar menor custo, por ser interrompida facilmente, apresentar flexibilidade nas dosagens de hormônio e ter como efeito relevante atuação da lipase hepática que induz ao aumento do HDL colesterol. Por esta razão, é a via escolhida para mulheres com aumento dos níveis sanguíneos de colesterol total e do LDL colesterol. As desvantagens da via oral são a inativação hepática dos hormônios, que reduz sua biodisponibilidade, altera fatores da coagulação, e nem sempre é bem tolerada pelo aparelho digestivo.

Via percutânea ou transdérmica: apresenta boa tolerabilidade, não ocorrendo a primeira passagem hepática; tem maior biodisponibilidade, menor impacto na cascata de coagulação, da pressão arterial, metabolismo de glicose, não altera os triglicérides e permite manter os níveis de hormônios circulantes mais constantes. Constituem desvantagens as reações alérgicas na pele. Os produtos disponíveis por esta via no comércio são encontrados na forma de adesivos transdérmicos, gel hidroalcoólico e implante subcutâneo.

Via vaginal: os estrogênios são absorvidos ativamente por via vaginal, apresentando atuação local e sistêmica. Mais recentemente, também tem se utilizado esta via para a administração de progestogênio.

Via intrauterina: esta via é utilizada na forma de dispositivo intrauterino com progestogênio (levonorgestrel).

Implante subcutâneo: implantes de estradiol são utilizados para mulheres histerectomizadas. Tem como desvantagem dificuldade em relação à interrupção do tratamento e imprevisibilidade da liberação constante do estradiol com o passar do tempo.

Injetáveis: por meio das injeções intramusculares pode-se administrar estrogênios, progestogênios e androgênios em combinações variadas. Apresentam baixo custo e costumam oferecer resposta satisfatória em casos rebeldes de terapia hormonal por outras vias.

Via nasal: esta via, introduzida mais recentemente, permite obter rápida captação do estradiol em níveis plasmáticos máximos alcançados com 10-30 minutos. A concentração plasmática retorna a 10% do valor do pico aproximadamente duas horas após ter sido administrada, e a níveis pós-menopausa não tratada 12 horas após.

Fitoestrogênios

O mecanismo de ação dos estrogênios, fitoestrogênios e SERMs (moduladores seletivos dos receptores de estrogênio) são basicamente iguais, ocorrendo pelo acoplamento destas substâncias aos receptores estrogênio presentes nos núcleos dos órgãos-alvo. Contudo, a resposta tecidual poderá variar entre estimuladora ou repressora, na dependência de fatores presentes em cada célula, como o tipo de receptor (alfa ou beta), a prevalência destes receptores em cada tecido, da sua dimerização, do elemento de resposta estrogênica (ERE) e promotores vizinhos (TAF-1 e TAF-2).

Tendo em vista os conhecimentos de biologia molecular, é possível interpretar os efeitos dos estrogênios, fitoestrogênios e SERMs, bem como o seu real efeito.

Para um melhor entendimento, é necessário um conhecimento básico.

Receptores hormonais são moléculas proteicas que, ao se ligarem aos hormônios, formam um complexo ativo hormônico-receptor e se acoplam a elementos reguladores do DNA (promotores), iniciando e influenciando a transcrição genética.

Os hormônios esteróides (superfamília) possuem estrutura semelhante.

Os receptores estrogênios L (alfa) e B (beta), assim como os demais destas superfamília, são divididos em seis regiões ou domínios, denominados de A a F. Abaixo, segue concepção da estrutura geral da superfamília dos receptores nucleares e seus domínios.

O receptor estrogênico possui uma característica que o diferencia dos de ligação hormonal: é dobrado em sua forma helicoidal, produzindo uma concavidade do tipo "dobra de sanduíche" para receber a molécula do estrogênio. Um pré-requisito absoluto aos ligantes é conter um anel fenólico aromatizado em sua molécula. O restante da cavidade pode aceitar número variado de compostos esteróides e não-esteróides, contendo diferentes grupos hidrofílicos.

ESTRUTURA GERAL DO RECEPTOR

Domínio	Domínio de ligação do	"Hinge"	Domínio de ligação ao	Influência ⬇
A/B	C	D	E	F

Esta "promiscuidade" geral pode ser atribuída ao tamanho da concavidade do receptor (quase o dobro da molécula do estradiol), que poderá ser ocupado por outros compostos de tamanhos especiais, menores ou maiores que a molécula do estradiol, desde que possuam um anel fenólico aromatizado com um radical hidroxila em um de seus carbonos.

Assim, ao ocupar o receptor de estradiol, o composto poderá exercer potente mensagem agonista; uma mensagem totalmente antagonista; ou uma mensagem mista (agonista e antagonista), como o tamoxifeno. Este último exerce a ação agonista nos receptores alfa, via formação do complexo tamoxifeno-receptor que se liga ao TAF-1 por intermédio das proteínas adaptadoras ativando-o, mesmo na ausência do estradiol.

Sua ação antagonista é exercida ao acoplar-se ao receptor estrogênico e ocupar o ERE, impedindo que o estradiol o faça, o que por sua vez impossibilita também a ativação via TAF-2, já que, para tanto, é necessária a ligação do complexo receptor estradiol ao ERE.

Fitoestrogênios

Há substâncias naturais encontradas em plantas que podem ocupar os receptores estrogênicos, porque contêm em sua estrutura química um anel fenólico aromatizado, com uma hidroxila ligada ao carbono 3. Ao ocupar o receptor estrogênico, a sua mensagem poderá ser fracamente agonista ou mesmo antagonista. Apesar da sua fórmula molecular ser rigorosamente a mesma dos chamados naturais (estradiol, estrona e o estriol), evidências recentes, baseadas em diversos levantamentos, demonstram que as ações dos fitoestrogênios são extremamente fracas e que eles atuam fisiologicamente muito mais como antiestrogênios do que como estrogênios.

Poderemos interpretar as ações dos fitoestrogênios da seguinte maneira:

Via receptores alfa

- *no domínio de ligação hormonal* – atuam como antiestrogênio ao impedirem que o receptor seja ocupado pelo estradiol, ou terão uma ação no ERE de 120 a 2000 vezes menor, se comparada à ação do estradiol.

- *no TAF-1* – atuam como agonista fraco ou antagonista, dependendo das proteínas adaptadoras específicas das células do tecido-alvo, que podem ter ações coativadoras ou correpressoras.

- *no TAF-2* – não atuam, porque esta função de transcrição somente ocorre quando o ERE estiver acoplado ao complexo receptor-estradiol.

Via receptores beta

- *no domínio de ligação hormonal* – atuam como antiestrogênio ao impedirem que o receptor seja ocupado pelo estradiol, ou terão uma ação no ERE de 120 a 2000 vezes menor, se comparada à ação do estradiol.

- *no TAF 1* – não atuam porque ele se encontra ausente nos receptores beta.

- *no TAF 2* – não atuam porque esta função de transcrição somente ocorre quando o ERE estiver acoplado ao complexo receptor-estradiol.

São estas as conclusões do painel sobre "O papel da Isoflavonas na saúde menopausal: opinião de consenso da Sociedade Norte Americana de Menopausa" (*Menopause* 2000; 7:215).

1. Não há evidências convincentes no controle dos fogachos.

2. Os dados disponíveis são inadequados e não permitem avaliar o efeito das isoflavonas sobre o câncer de mama e endométrio, massa óssea e secura vaginal.

3. Reduzem o colesterol total em 19%, o LDL em 13%, os triglicérides em 10% e não alteram o HDL.

Em junho de 2001, o boletim prático editado pelo Colégio Americano de Obstetras e Ginecologistas (ACOG) emitiu uma comunicação: *Alerta aos usuários de tratamento botânico para os sintomas da menopausa*. Em destaque, alguns trechos:

- *Os consumidores não podem ser assegurados do conteúdo atual e eficácia de qualquer produto particular. Mais importante, esta falta de controle de qualidade pode resultar em contaminação, adulteração ou falta de identificação de produtos botânicos que podem prejudicar o consumidor.*

- *Muitas mulheres percebem os tratamentos "naturais" como seguros e eficazes apesar da falta de estudos científicos adequados provando tais características.*

- *A ACOG também alerta que "natural" não significa seguro ou eficaz e que podem ocorrer interações potencialmente perigosas ou letais. Soja e isoflavonas podem ser úteis para sintomas como ondas de calor e suores noturnos.*

- *Enquanto seguras em quantidades dietéticas, o consumo de grandes quantidades de soja e suplementos de isoflavonas podem interagir com estrogênios e serem prejudicais a mulheres com história de câncer estrogênio-dependente e possivelmente a outras mulheres.*

Assim sendo, no Hospital A. C. Camargo e no IBCC, orientamos as nossas pacientes em função do recomendado acima. A decisão será de livre escolha de cada mulher, devidamente esclarecida.

Leitura recomendada

AFFINITO P., et al. "Ultrasonographic measurement of endometrial thickness during hormonalreplacement therapy in postmenopausal women". *Ultrasound Obstet Gynecol* 1998; 11:343-346.

ARCHER D.F., DORIN M., LEWIS V., SCHNEIDER D.L., Pickar J.H. "Effects of lower doses of conjugated equine estrogens and medroxy-progesterone acetate on endometrial bleeding". *Fertil Steril* 2001; 75:1080-1087.

BEISLAND H.O., FOSSBERG E., MOER A., SANDER S. "Urethral sphincteric insufficiency in postmenopausal females: treatment withphenylpropanolamine and estriol separately and in combination: a urodynamic andclinical evaluation". *Urol Int* 1984; 39:211-216.

BENZ C., HOLLANDER C., MILLER B. "Endocrine-responsive pancreatic carcinoma: steroid binding and cytotoxicity studies in human tumor cell lines". *Cancer Res* 1986; 46:2276-2281.

BLOEMENKAMP K.W., HELMERHORST F.M., ROSENDAAL F.R., VANDENBROUCKE J.P. "Venous thrombosis, oral contraceptives and high factor VIII levels". *Thromb Haemost* 1999; 82:1024-1027.

BORTOLETTO C.C.R., GONÇALVES W.J., WAKAVAIACHI W.M.B., HAIDAR M.A., BARACAT E.C., RODRIGUES L.G. "A ultrassonografia transvaginal e a dopplervelocimetria colorida no estudo do endométrio e dos ovários na pós-menopausa". *Rev Bras Ultras* 1995; 2:38-44.

BRADY M.S., COIT D.G. "Focal nodular hyperplasia of the liver". *Surg Gynecol Obstet* 1990; 171:377-381.

BRINTON L.A. "The relationship of exogenous estrogens to cancer risk". *Cancer Detect Prev* 1984; 7:159-171.

BRZOZOWSKI A.M., PIKE A.C., DAUTER Z., et al. "Molecular basis of agonism and antagonism in the oestrogen receptor". *Nature* 1997; 389: 753-758.

CHAUDHURI P.K., WALKER M.J., BRIELE H.A., BEATTIE C.W., GUPTA T.K. "Incidence of estrogen receptor in benign nevi and human malignant melanoma". *JAMA* 1980; 244:791-793.

COELHO F.R.G., PRADO J.C.M., PEREIRA SOBRINHO J.S., et al. "Estrogen and progesterone receptors in human papilloma virus-related cervical neoplasia". *Braz J Med Biol Res* 2004; 31:83-88.

CONTER R.L., LONGMIRE W.P. JR. "Recurrent hepatic hemangiomas: possible association with estrogen therapy". *Ann Surg* 1988; 207: 115-119.

CREAGAN E.T., INGLE J.N., AHMANN D.L., GREEN S.J. "Phase II study of high-dose tamoxifen (NSC-180973) in patients with disseminated malignant melanoma". *Cancer* 1982; 49: 1353-4.

DREVON C., PICCOLI C., MONTESANO R. "Mutagenicity assays of estrogenic hormones in mammalian cells". *Mutat Res* 1981; 89:83-90.

DUFFY M.J., DUFFY G.J. "Estradiol receptors in human liver". *J Steroid Biochem* 1978; 9:233-235.

EDMONDSON H.A., HENDERSON B., BENTON B. "Liver-cell adenomas associated with use of oral contraceptives". *N Engl J Med* 1976; 294: 470-472.

ERIKSEN E.F., COLVARD D.S., BERG N.J., et al. "Evidence of estrogen receptors in normal human osteoblast-like cells". *Science* 1988; 241: 84-86.

FISHER R.I., NEIFELD J.P., LIPPMAN M.E. "Oestrogen receptors in human malignant melanoma". *Lancet* 1976; 2:337-339.

FORMAN D., VINCENT T.J., DOLL R. "Cancer of the liver and the use of oral contraceptives". *Br Med J (Clin Res Ed)* 1986; 292:1357-1361.

FRANCO R.F., REITSMA P.H. "Genetic risk factors of venous thrombosis". *Hum Genet* 2001; 109: 369-384.

FRIEDMAN M.A., DEMANES D.J., HOFFMAN P.G. J.R. "Hepatomas: hormone receptors and therapy". *Am J Med* 1982; 73:362-366.

GAMBACCIANI M., CIAPONI M., CAPPAGLI B., GENAZZANI A.R. "Effects of low-dose continuous combined conjugated estrogens and medroxyprogesterone acetate on menopausal symptoms, body weight, bone density, and metabolism in postmenopausal women". *Am J Obstet Gynecol* 2001; 185:1180-1185.

GASS M., LIU J., REBAR R.W. "The effect of lowdose conjugated equine estrogens and cyclic MPA on bone density". *Maturitas* 2002; 41:143-147.

GALLAGHER R.P., ELWOOD J.M., HILL G.B., COLDMAN A.J., THRELFALL W.J., SPINELLI J.J. "Reproductive factors, oral contraceptives and risk of malignant melanoma: Western Canada Melanoma Study". Br J Cancer 1985; 52:901-907.

GOODMAN Z.D., ISHAK K.G. "Hepatocellular carcinoma in women: probable lack of etiologic association with oral contra-ceptive steroids". Hepatology 1982; 2:440-444.

GONÇALVES W.J., BARACAT E.C. "Ultra-sonografia em ginecologia endócrina. In: Lima RG. editor. Ginecologia endócrina. São Paulo: Atheneu", 1995. pp. 249-239.

HAHN R.G. "Compliance considerations with estrogen replacement: withdrawal bleeding and other factors". Am J Obstet Gynecol 1989; 161:1854-1858.

HAKIM A.A. "Correlation between tyrosine hydroxylase activity, melanogenesis, and estradiol binding in human melanoma cells". Res Exp Med (Berl) 1982; 180:99-115.

HARRIS D.T. "Hormonal therapy and chemotherapy of renal-cell carcinoma". Semin Oncol 1983; 10:422-430.

HARTGE P., HOOVER R., MCGOWAN L., LESHER L., NORRIS H.J. "Menopause and ovarian cancer". Am J Epidemiol 1988; 127:990-998.

HARVEY J.A. "Use and cost of breast imaging for postmenopausal women undergoing hormone replacement therapy". AJR Am J Roentgenol 1999; 172:1615-619.

KOH K.K., HORNE M.K., CANNON R.O. "Effects of hormone replacement therapy on coagulation, fibrinolysis, and thrombosis risk in postmenopausal women". Thromb Haemost 1999; 82:626-633.

KOMM B.S., TERPENING C.M., BENZ D.J., et al. "Estrogen binding, receptor mRNA, and biologic response in osteoblast-like osteosarcoma cells". Science 1988; 241:81-84.

LEES B. STEVENSON J.C. "The prevention of osteoporosis using sequential low-dose hormone replacement therapy with estradiol-17 beta and dydrogesterone". Osteoporos Int 2001; 12: 251-258.

LEICHMAN C.G., SAMSON M.K., BAKER L.H. "Phase II trial of tamoxifen in malignant melanoma". Cancer Treat Rep 1982; 66:1447.

LINDSAY R., GALLAGHER J.C., KLEEREKOPER M., PICKAR J.H. "Effect of lower doses of conjugated equine estrogens with and without medroxy- progesterone acetate on bone in early postmenopausal women". JAMA 2002; 287:2668-2676.

LOBO R.A., BUSH T., CARR B.R., PICKAR J.H. "Effects of lower doses of conjugated equine estrogens and medroxyprogesterone acetate on plasma lipids and lipoproteins, coagulation factors, and carbohydrate metabolism". Fertil Steril 2001; 76:13-24.

LOH F.H., CHEN L.H., YU S.L., JORGENSEN L.N. "The efficacy of two dosages of a continuous combined hormone replacement regimen". Maturitas 2002; 41:123-131.

LOIZZI V., BETTOCCHI S., VIMERCATI A., et al. "Hysteroscopic evaluation of menopausal women with endometrial thickness of 4 mm or more". J Am Assoc Gynecol Laparosc 2000; 7:191-195.

MACHADO L.V. "Quão estrogênio são os fitoestrogênios?" Femina 2003; 31:775-780.

MOGUILEWSKY M., PERTUISET B.F., VERZAT C., PHILIBERT D., PHILIPPON J., POISSON M. "Cytosolic and nuclear sex steroid receptors in meningioma". Clin Neuropharmacol 1984; 7:375-381.

NEUBERGER J., PORTMANN B., NUNNERLEY H.B., LAWS J.W., DAVIS M., WILLIAMS

R. "Oral-contraceptive-associated liver tumours: occurrence of malignancy and difficulties in diagnosis". *Lancet* 1980; 1:273-276.

PADWICK M.L., PRYSE-DAVIES J., WHITEHEAD M.I. "A simple method for determining the optimal dosage of progestin in postmenopausal women receiving estrogens". *N Engl J Med* 1986; 315:930-934.

PICKAR J.H., YEH I., WHEELER J.E., CUNNANE M.F., SPEROFF L. "Endometrial effects of lower doses of conjugated equine estrogens and medroxyprogesterone acetate". *Fertil Steril* 2001; 76:25-31.

PORTER L.E., VAN THIEL D.H., EAGON P.K. "Estrogens and progestins as tumor inducers". *Semin Liver Dis* 1987; 7:24-31.

ROOKS J.B., ORY H.W., ISHAK K.G., et al. "Epidemiology of hepatocellular adenoma: the role of oral contraceptive use". *JAMA* 1979; 242: 644-648.

ROSE C., PEDERSEN L., MOURIDSEN H.T. "Endocrine treatment with anti-estrogen, anti-androgen or progestagen of advanced malignant melanoma: three consecutive phase II trials". *Eur J Cancer Clin Oncol* 1985; 21:1171-1174.

SCHREITER F., FUCHS P., STOCKAMP K. "Estrogenic sensitivity of alpha-receptors in the urethra musculature". *Urol Int* 1976; 31:13-19.

SICA V., NOLA E., CONTIERI E., et al. "Estradiol and progesterone receptors in malignant gastrointestinal tumors". *Cancer Res* 1984; 44:4670-4674.

SMITH E.M., SOWERS M.F., BURNS T.L. "Effects of smoking on the development of female reproductive cancers". *J Natl Cancer Inst* 1984; 73: 371-6.

SPEROFF L. "The estrogen receptor: changing concepts". *Climacteric* 2000; 3 Suppl 1:2-13.

STADBERG E., MATTSSON L.A., UVEBRANT "M. 17 beta-estradiol and norethisterone acetate in low doses as continuous combined hormone replacement therapy". *Maturitas* 1996; 23:31-9.

STORM H.H. "Second primary cancer after treatment for cervical cancer: late effects after radiotherapy". *Cancer* 1988; 61:679-688.

SUMI C., YOKORO K., MATSUSHIMA R. "Effects of 17 beta-estradiol and diethylstilbestrol on concurrent develo-pment of hepatic, mammary, and pituitary tumors in WF rats: evidence for differen-tial effect on liver". *J Natl Cancer Inst* 1984; 73:1229-2234.

TELHAUG R., KLEPP O., BORMER O. "Phase II study of tamoxifen in patients with metastatic malignant melanoma". *Cancer Treat Rep* 1982; 66:1437.

UTIAN W.H., SHOUPE D., BACHMANN G., PINKERTON J.V., PICKAR J.H. "Relief of vasomotor symptoms and vaginal atrophy with lower doses of conjugated equine estrogens and medroxyprogesterone acetate". *Fertil Steril* 2001; 75:1065-1079.

VIEIRA, S.C., COELHO, F.R.G., MOURÃO NETO, M. "Risco de câncer de mama e endométrio em vigência de reposição hormonal na pós-menopausa: um problema para ginecologistas e can-cerologistas". *Acta Oncol Bras* 2004; 20:32-37.

WEISS N.S., DALING J.R., CHOW W.H. "Incidence of cancer of the large bowel in women in relation to reproductive and hormonal factors". *J Natl Cancer Inst* 1981; 67:57-60.

YAGER J.D., CAMPBELL H.A., LONGNECKER D.S., ROEBUCK B.D., BENOIT M.C. "Enhancement of hepatocarcinogenesis in female rats by ethinyl estradiol and mestranol but not estradiol". *Cancer Res* 1984; 44:3862-3869.

29 Massas pélvicas: miomatose/endometriose

Francisco Ricardo Gualda Coelho
Ronaldo Lúcio Rangel Costa

Miomatose

Os leiomiomas uterinos são os tumores pélvicos sólidos mais freqüentes do trato genital feminino. Estão presentes em 20 a 30% das mulheres em idade reprodutiva, como também em mais de 40% das mulheres acima de 40 anos. Em geral regridem após a menopausa. Estudos demográficos relatam freqüência três a quatro vezes maior em mulheres da raça negra. Também é verificada com maior freqüência em mulheres com antecedentes familiares do leiomioma uterino.

Sua etiologia é desconhecida, acreditando-se que as células miometriais somáticas sofrem a perda da regulação do crescimento, originando um grupo de células monoclonais que dará origem ao nódulo leiomiomatoso.

Seu comportamento é geralmente benigno e pode localizar-se no corpo (subseroso, submucoso ou intramural) ou no colo do útero, sendo esta última localização menos freqüente.

Etiopatogenia

O leiomioma uterino costuma ser reponsivo aos hormônios ovarianos. Tanto o estrógeno quanto a progesterona são considerados fatores promotores. O rápido crescimento desses tumores durante a gestação, quando os níveis hormonais são altos, e a regressão dos mesmos após a menopausa, além da diminuição de crescimento com terapêuticas como análogos de GnRH, danazol e antiprogestínicos, ratificam o papel hormonal no desenvolvimento dessa afecção. Além disso, tem sido demonstrado que no local do crescimento e desenvolvimento dos leiomiomas existem receptores de progesterona e estrógenos aumentados em relação ao miométrio e endométrio normal. Esses achados podem explicar a sensibilidade dos leiomiomas aos hormônios esteróides tanto endógenos quanto exógenos.

Aproximadamente 40% dos leiomiomas exibem também anormalidades citogenéticas. Geralmente, os leiomiomas são monoclonais, ocorrendo mutações distintas em diferentes nódulos no mesmo útero.

Patologia

A característica mais comum de sua apresentação macroscópica é a de nódulo circunscrito, esbranquiçado e de consistência firme. Contudo, pode sofrer degeneração: hemorrágica, hialinização, degeneração mixóide, necrose e calcificação. Os nódulos submucosos podem crescer em direção à cavidade uterina e assumir aspectos de pólipo. Em raras oportunidades, torna-se pediculado e prolapsa através do colo do útero, sendo chamado nesta situação de leiomioma parido. Também leiomiomas subserosos podem se tornar pediculados e, eventualmente, se desprenderem do corpo uterino aderir a outras estruturas, geralmente pélvicas, conhecidos como leiomioma parasítico.

Histologia

O seu padrão típico se caracteriza pela presença de feixes de células musculares lisas, sem atipias, necrose ou mitoses.

Leiomiomas celulares: definidos quando são mais celulares do que o habitual e desde que a contagem mitótica seja inferior a 5/10 campos microscópicos de grande aumento (HPF) e que não apresentem necrose.

Leiomioma mitoticamente ativo: neoplasia de padrão usual de diferenciação, sem necrose tumoral, sem atipia significativa; pode se apresentar com até 20 mitoses em 10 campos microscópicos de grande aumento, sem que isto signifique maior agressividade biológica.

Leiomioma atípico ou "bizarro": caracteriza-se pela presença de células gigantes pleomórficas.

No Quadro 1, mostramos o padrão histológico dos leiomiomas.

---

1. Típico ou usual:
   - Celular
   - Mitoticamente ativo
   - Atípico
2. Epitelióide
3. Mixóide
4. Vascular
5. Schwannóide
6. Lipoleiomioma
7. Vascular
8. Formas mais raras:
   - Com túbulos ou glândulas
   - Com elementos heterólogos
   - Com células hematopoiéticas

Quadro 1 – Padrões histológicos dos leiomiomas uterinos.

Fonte: BELL S.W., KEMPSON R.L. HENDRICKSON M.R. "Problematic uterine smooth muscle neoplasms: a clinicopathologic study of 213 cases". *Am J Surg Pathol* 1994; 18:535-46.

	Atipia	Necrose celular	Mitoses/ 10HPF
Leiomioma	ausente/leve	ausente	< 5
Leiomioma com atividade mitótica	ausente/leve	ausente	5-20
Provável leiomioma com atividade mitótica	ausente/leve	ausente	> 20
Leiomioma atípico (baixo risco de recidiva)	moderada/intensa difusa	ausente	= 10
LMS	moderada/intensa difusa	ausente	> 10
Provável leiomioma atípico, experiência limitada	moderada/intensa difusa	ausente	– 20
LMS	moderada/intensa focal/ difusa	presente	qualquer
LMS	ausente/leve	presente	> 10
Tumor de músculo/lesão de baixo potencial de malignidade	ausente/leve	presente	= 10

Fonte: BELL S.W., KEMPSON R.L. HENDRICKSON M.R. "Problematic uterine smooth muscle neoplasms: a clinicopathologic study of 213 cases". *Am J Surg Pathol* 1994; 18:535-546.

Quadro 2 – Critérios de malignidade dos tumores de músculo liso.

Eles também podem apresentar padrões de crescimento diversos, são eles:

1. Leiomiomatose uterina

2. Leiomiomatose peritoneal disseminada

3. Leiomioma metastatizante

4. Crescimento intravascular:
   - Leiomioma com extensão intravascular
   - Leiomiomatose intravascular

5. Dissecante.

6. Leiomioma parasítico (peritoneal).

Critérios de malignidade

O grande diferenciador de agressividade para os tumores de músculo liso são: a atipia, a presença de necrose celular e a contagem mitótica (*high power fields* – HPF). Estes critérios estão resumidos no Quadro 2.

Em algumas situações, tumores de músculo liso apresentam critérios intermediários entre leiomiomas e os leiomiossarcomas. Este grupo de tumores com comportamento pouco conhecido é chamado de potencial incerto de malignidade. No Quadro 3, este grupo é descrito.

Manifestações clínicas

As manifestações clínicas como sangramento genital aumentado, dor pélvica, aumento do volume abdominal e infertilidade dependem da localização e do volume do tumor.

O diagnóstico geralmente é feito pela anamnese, exame ginecológico e completado por exames de imagem que podem indicar a conduta terapêutica. O diagnóstico definitivo é dado pelo estudo anatomopatológico, tendo com principal diferencial o leiomiossarcoma uterino (0,2 a 0,7% dos casos).

Recomenda-se monitorar as características do tumor a cada três meses durante pelo menos um ano, para estabelecer ausência de malignidade. Como os leiomiomas costumam ser maiores na fase progestogênica do ciclo, a ultrassonografia deve ser realizada logo após a menstruação. Se houver crescimento à ultrassonografia superior a 25% em três meses, o quadro pode ser sugestivo de leiomiossarcomas.

O aumento da circulação uterovaginal, quando provocado pela presença de leiomiomas uterinos, ou mesmo a presença de nódulos submucosos, podem ser responsáveis por corrimento vaginal. Hidronefrose também já foi descrita por compressão ureteral. Afecções ginecológicas como adenomiose, endometriose, pólipos e hiperplasias do endométrio

---

1. Leiomiomas atípicos com baixo risco:
   - Atipia ++/+++ difusa
   - < 10 mitoses/10HPH
   - Sem necrose tumoral

2. Leiomioma atípico com experiência limitada: Atipia ++/+++ focal < 20 mitose/10HPF sem necrose tumoral.

3. Tumores de músculo liso de baixo potencial de malignidade:
   - Necrose tumoral
   - < 10 mitose/10HPF
   - atipia 0/+

Quadro 3 – Tumores de músculo liso de "potencial incerto de malignidade".

Fonte: BELL S.W., KEMPSON R.L. HENDRICKSON M.R. "Problematic uterine smooth muscle neoplasms: a clinicopathologic study of 213 cases". *Am J Surg Pathol* 1994; 18:535-546.

podem estar associadas ao leiomioma do útero. Em especial, as hiperplasias devem ser diferenciadas pela sua possibilidade de evoluir, ainda que em baixa percentagem, para o adenocarcinoma. Muitas vezes o diagnóstico diferencial é difícil, pois todas estas alterações costumam apresentar perdas sanguíneas irregulares (hipermenorragia) e muitas vezes dor pélvica. Quando a dúvida é muito grande, a histeroscopia constitui o padrão mais seguro para o estudo da cavidade uterina.

Diagnóstico

A comunicação entre clínico e radiologista muitas vezes será de fundamental importância. O exame inicial de eleição é a ultrassonografia pélvica, de preferência transvaginal.

Em úteros de grandes volumes, acima de 150 cm^3 ou como querem alguns, acima de 375 cm^3, seria conveniente a indicação da ressonância nuclear magnética pélvica.

Tratamento clínico

Existem várias drogas que podem ser utilizadas no tratamento do leiomioma do útero; contudo, há um certo consenso de que a melhoria é por um determinado tempo. Os medicamentos são os seguintes:

- *Antinflamatórios não hormonais:* com finalidade antiálgica, sendo prescritos apenas durante o período menstrual.

- *Progestogênicos:* considerados como de primeira linha, são de fácil manejo, porém com o antecente de fenômenos tromboembólicos. Normalmente utilizados na fase lútea do ciclo menstrual, podem porém ser administrados de forma contínua.

- *Danazol:* conhecido inibidor do eixo hipotálamo-hipofisário, seus efeitos colaterais (androgênicos) tornam sua indicação pouco viável.

- *Análogos do GnRH:* têm como finalidade a redução do volume e dos sintomas. É referido controle da menorragia 48 horas após a sua administração. Com o tratamento por três meses, nota-se em média a redução de 77% no volume dos leiomiomas. Seu uso deve-se estender no máximo por seis meses, já que os efeitos colaterais são importantes (climatério descompensado). Este tipo de medicamento é importante no preparo de pacientes para o tratamento cirúrgico conservador (miomectomia). Contudo, a interrupção do uso dos análogos do GnRH leva ao retorno da doença em curto espaço de tempo.

- *Moduladores seletivos dos receptores de estrogênio (SERMS):* não há confirmação da eficácia no tratamento do leiomioma do útero, mesmo quando em combinação com análogos do GnRH.

- *Antiprogestogênicos:* o mifepristone (RU486) chega a reduzir o leiomioma do útero em aproximadamente 50% (período de três meses em uso). É de uso prolongado, mas não é encontrado no mercado brasileiro.

Tratamento cirúrgico

Conservadores: histeroscopia e laparoscopia para a realização de miomectomias. A embolização das artérias uterinas constitui tratamento multidisciplinar do leiomioma uterino. Surgiu recentemente em nosso meio como outra opção de tratamento conservador minimamente invasivo. É realizada pelo radiologista intervencionista, e seus resultados têm sido animadores.

Definitivos: a histerectomia constitui o tratamento definitivo sendo, até então, realizada por via abdominal na maioria dos casos, independente da localização e volume do leiomioma. Atualmente, uma parcela das histerectomias que eram realizadas por via alta estão sendo indicadas por via vaginal ou laparoscópica.

Leiomioma do útero e terapia de reposição hormonal (TRH)

A terapia de reposição hormonal tem sido contra-indicada nas pacientes com leiomioma do útero. Diversos ensaios têm procurado avaliar melhor a resposta, e as controvérsias são inúmeras. Após análise de recentes trabalhos, optamos pela não utilização de TRH nestas pacientes, seja pela forma cíclica ou mesmo contínua. A contra-indicação é relativa; e quando a TRH é utilizada por opção da paciente, deve ser prescrita com critério.

Endometriose

Endometriose pélvica se caracteriza por tecido ectópico endometrial crescendo em várias localizações extrauterinas, principalmente na cavidade pélvica. Para nós, oncologistas, pode apresentar-se através de tumor pélvico, ou mesmo "congelando" a pélvis e necessitando, assim, de diagnóstico diferencial da neoplasia maligna.

Esta doença não costuma ser encontrada na menarca, já que é sabidamente hormônio-dependente, às custas da estimulação estrogênica.

Costuma ser confundido com laparotomia ginecológica em mais de 25% das pacientes. Apesar da dependência hormonal, já foi descrita em adolescentes e mulheres na pós-menopausa.

O mecanismo de desenvolvimento da endometriose é desconhecido; como curiosidade, já foi verificada em homens tratados com estrógeno. Existem teorias especulando implantação por regurgitação transtubária da menstruação, metaplasia celômica e disseminação vascular. Contudo, parecem predominar, hoje, fatores imunológicos.

Tratamento

Tendo em vista a presença de dor pélvica, infertilidade e suspeita de neoplasia, o tratamento terá início a partir do diagnóstico, hoje realizado principalmente por laparoscopia e biópsia da lesão. Tendo sido confirmado o diagnóstico, o tratamento poderá ser clínico, cirúrgico ou uma combinação de ambos. É necessário evitar que o diagnóstico seja realizado após a ressecção de alguns órgãos pélvicos, normalmente em pacientes em idade reprodutiva. Muitas vezes a distinção de um carcinoma ovariano pode ser difícil, pois até mesmo o marcador tumoral CA125 poderá estar um pouco elevado (em geral não ultrapassa 100u).

As formas de tratamento clínico envolvem drogas que visam um bloqueio do estrogênio, com efeitos colaterais importantes (ver tratamento clínico de miomas). Esta fase do tratamento é reservada a especialista e não é realizado rotineiramente no Hospital do A. C. Camargo e no IBCC.

Infelizmente, pacientes cirúrgicas já foram submetidas a cirurgias extensas no Hospital A. C. Camargo e no IBCC, tendo em vista a extensão da doença e a sua refratariedade ao tratamento clínico.

Leitura recomendada

ANG W.C., FARREL E., VOLLENHOVEN B. "Effect of hormone replacement therapies and selective estrogen receptor modulators in postmenopausal women with uterine leiomyomas: a literature review". Climacteric 2001; 4:284-292.

BENDA J.A., "Pathology of smooth muscle tumors of the uterine corpus". Clin Obstet Gynecol 2001; 44:350-363.

BERGQVIST A., FERNO M. "Oestrogen and progesterone receptors in endometriotic tissue and endometrium: comparison of different cycle phases and ages". Hum Reprod 1993; 8:2211-2217.

BERGQVIST I.A. "Hormonal regulation of endometriosis and the rationales and effects of gona-dotrophin-releasing hormone agonist treatment: a review". Hum Reprod 1995; 10:446-52.

BOZZINI N., REALTI C., FONSECA A.M., PINOTTI J. A. "Tratamento do mioma uterino". Rev. Ginecol Obstet. (São Paulo) 1994; 5:243-247.

CHAVEZ N.F., STEWART E.A. "Medical treatment of uterine fibroids". Clin Obstet Gynecol 2001; 44: 372-384.

D'HOOGHE T.M. "Immunomodulators and aromatase inhibitors: are they the next generation of treatment for endometriosis?" Curr Opin Obstet Gynecol 2003; 15:243-249.

DUARTE G. "Doenças benignas do corpo do útero". In: HALBE, H.W., editor. Tratado de ginecologia. 3ª ed., São Paulo: Roca, 2000. pp. 1273-1300.

DUEHOLM M., LUNDORF E., OLESEN F. "Imaging techniques for evaluation of the uterine cavity and endometrium in premenopausal patients before minimally invasive surgery". Obstet Gynecol Surv 2002; 57:388-403.

KITAWAKI J., KADO N., ISHIHARA H., KOSHIBA H., KITAOKA Y., HONJO H. "Endometriosis: the pathophysiology as an estrogen-dependent disease". J Steroid Biochem Mol Biol 2002; 83: 149-155.

KOTHAPALLI R., BUYUKSAL I., WU S.Q., CHEGINI N., TABIBZADEH S. "Detection of ebaf, a novel human gene of the transforming growth factor beta superfamily association of gene expression with endometrial bleeding". J Clin Invest 1997; 99: 2342-2350.

LEYENDECKER G., HERBERTZ M., KUNZ G., MALL G. "Endometriosis results from the dislocation of basal endometrium". Hum Reprod 2002; 17: 2725-36.

MARSHALL L.M., SPIEGELMAN D., BARBIERI R.L. "Variation in the incidence of uterine leiomyoma among premenopausal women by age and race". Obstet Gynecol 1997; 90:967-973.

MURPHY A.A., KETTER L.M., MORALES A.J., ROBERTS V.J. YEN S.S. "Regression of uterine leiomyomata in response to the antiprogesterone RU 486". *J Clin Endocrinol Metab* 1993; 76:513-517.

OTA H., IGARASHI S., SASAKI M., TANAKA T. "Distribution of cyclooxygenase-2 in eutopic and ectopic endometrium in endometriosis and adenomyosis". *Hum Reprod* 2001; 16:561-566.

PALOMBA S., SENA T., MORELLI M., NOIA R., ZULLO F., MASTRANTONIO P. "Effect of different doses of progestin on uterine leiomyomas in postmenopausal women". *Eur J Obstet Gynecol Reprod Biol* 2002; 102:199-201.

REIN M.S. "Advances in uterine leiomyoma research: the progesterone hypothesis". *Environ Health Perspect* 2000; 108:791-793.

ROSS R.K., PIKE M.C., VESSEY M.P., BULL D., YEATES D., CASAGRANDE J.T. "Risk factors for uterine fibroids: reduced risk associated with oral contraceptives". *Br Med J* 1986; 293: 359-362.

SALVATORE C.A., BOZZINI A., SOUZA A.Z., TOMISHIGE C. "Mioma do útero (análise de 1.000 casos)". *Ginecol Obstet Bras* 1980; 3:109-115.

SCOTTI S., REGIDOR P.A., SCHINDLER A.E., WINTERHAGER E. "Reduced proliferation and cell adhesion in endometriosis". *Mol Hum Reprod* 2000; 6:610-617.

SELI E., BERKKANOGLU M., ARICI A. "Pathogenesis of endometriosis". *Obstet Gynecol Clin North Am* 2003; 30:41-61.

SCHWARTZ S. "Epidemology of uterine leiomyomata". *Clin Obstet Gynecol* 2001; 44:316-326.

STOWAL et al. "A randomized trial evoluiating leuprolide acetate before hysterectomy as a treatment for fibroids". *Am J Obstet Gynecol* 1991; 164: 1420-1423.

TZAFETTAS J.M. "Current and potential application of GnRH agonists in gynecologic practice". *Ann N Y Acad Sci* 2000; 900:435-443.

VAN VOORHIS B.J., ROMITTI P. A., JONES M.P. "Family history as a risk factor for development of uterine leiomyomas". *J Reprod Med* 2002; 47:663-669.

VERCELLINI P., FRONTINO G., DE GIORGI O., PIETROPAOLO G., PASIN R., CROSIGNANI P.G. "Continuous use of an oral contraceptive for endometriosis-associated recurrent dysmenorrhea that does not respond to a cyclic pill regimen". *Fertil Steril* 2003; 80:560-563.

30 Criopreservação de oócitos e tecido ovariano

Francisco Ricardo Gualda Coelho
Ronaldo Lúcio Rangel Costa

As técnicas de criopreservação surgiram da necessidade de armazenar os embriões excedentes, pós-transferência dos ciclos de fertilização *in vitro*. Em oncologia, houve o aumento da expectativa de vida das pacientes que, quando jovens, podem sofrer os efeitos colaterais do tratamento, levando desde a irregularidade menstrual até à falência ovariana imediata ou tardia, tornando a paciente infértil sob o ponto de vista de seus oócitos.

As drogas antineoplásicas utilizadas nos tratamentos oncológicos variam quanto à sua toxidade ovariana. Esse efeito varia de acordo com a idade da paciente, bem como a dose acumulativa. Esse efeito secundário, na prática, afeta as pacientes mais velhas, provavelmente devido à menor reserva ovárica. Nas pacientes submetidas à irradiação pélvica, este mesmo efeito secundário também é observado. A quimioterapia causa atrofia ovariana, fazendo com que muitos folículos primordiais sejam destruídos. Estima-se que cerca de 30% das pacientes jovens retomem a função ovariana, variando o tempo de retorno entre 6 e 48 meses.

A primeira tentativa de criopreservação de tecido ovariano e posterior restauração de sua função endócrina ocorreu nos anos 1950, com roedores. Em humanos, devido aos resultados insatisfatórios, os estudos somente ganharam ênfase nos últimos anos, com o aprimoramento dos princípios de congelação celular e crioproteção.

Apesar dos esforços, até 1994, 383 oócitos em metáfase II haviam sido criopreservados e descongelados, resultando em quatro recém-nascidos: uma taxa de 1% de sucesso por oócito congelado. Assim, há também envolvida nesta prática uma série de implicações morais, legais e religiosas. Algumas comissões éticas não permitem que esse procedimento seja oferecido às pacientes. Mesmo que exista melhoria da técnica, as que hoje são usadas não apresentam custo/benefício/efetividade satisfatório, podendo a paciente perder todo o material criopreservado. A conduta do Hospital A.C. Camargo e do IBCC, é a de sempre orientar as pacientes das possibilidades e, quando possível, encaminhá-las para serviços especializados.

Leitura recomendada

ATKINSON H.G., APPERLEY J.F., DAWSON K., GOLDMAN J.M., WINSTON R.M. "Successful pregnancy after allogeneic bone marrow transplantation for chronic myeloid leukaemia". *Lancet* 1994; 344:199.

COBO A., RUBIO C., GERLI S., RUIZ A., PELLICER A., REMOHI J. "Use of fluorescence in situ hybridization to assess the chromosomal status of embryos obtained from cryopreserved oocytes". *Fertil Steril* 2001; 75:354-360.

DISSEN G.A., LARA H.E., FAHRENBACH W.H., COSTA M.E., OJEDA S.R. "Immature rat ovaries become revascu-larized rapidly after autotransplantation and show a gonadotropindependent increase in angiogenic factor gene expression". *Endocrinology* 1994; 134: 1146-54.

DURGA RDO. et al. "Fertility preservation in women undergoing cancer treatment". *Lancet* 2004; 363:1829-1830.

FABBRI R., PORCU E., MARSELLA T., ROCCHETTA G., VENTUROLI S., FLAMIGNI C. "Human oocyte cryopreservation: new perspectives regarding oocyte survival". *Hum Reprod* 2001; 16:411-416.

FALCONI T., ATTARAN M., BEDAIWY M.A. et al. "Ovarian function preservation in the cancer patient". *Fertil Steril* 2004; 81:243-257.

GEORGE M.A., JOHNSON M.H. "Cytoskeletal organization and zona sensitivity to digestion by chymotrypsin of frozen-thawed mouse oocytes". *Hum Reprod* 1993; 8:612-20.

GOOK D.A., OSBORN S.M., BOURNE H., JOHNSTON W.I. "Fertilization of human oocytes following cryopreservation; normal karyotypes and absence of stray chromosomes". *Hum Reprod* 1994; 9: 684-691.

LEE D.M., et al. "Live birth after ovarian tissue transplant". *Nature* 2004; 428:137-138.

OKTAY K., et al. "Embryo development after heterotopic transplantation of cryopreserved ovarian tissue". *Lancet*, 2004; 363: 837-840.

31 Dor e cuidados paliativos

Sandra Caires Serrano
José Oswaldo de Oliveira Júnior
Ana Lucia Teodoro
Bethina A. Dana

Introdução

Em todo o mundo, milhões de pessoas morrem anualmente devido ao câncer. Entre 58 a 80% dos adultos portadores de câncer internados sofrem por dor. Doentes oncológicos apresentam dor de moderada a forte intensidade em 30 a 40% dos casos nos estágios intermediários da doença, e em até 87% dos casos em fase avançada.

A IASP – International Association for Study of Pain – define dor como "experiência emocional e sensorial desagradável associada a lesão tecidual verdadeira ou potencial" (IASP, 1986).

A dor é um sintoma multidimensional complexo, envolve tanto uma sensação física quanto uma percepção emocional, subjetiva e sujeita da diferenças individuais e culturais. Um mesmo estímulo doloroso pode fazer uma pessoa sentir dor intensa, enquanto outras sentem dor moderada ou nada sentem.

Vários fatores contribuem na percepção e no significado (simbolismo) da dor, destacando-se fatores psicológicos, o estado geral de saúde, o bem estar e a presença de transtornos específicos, como ansiedade e depressão. Influências culturais ou sócioeconômicas podem determinar a tendência de exaltar ou não a dor, ou pode ainda favorecer a negação ou, inversamente, sua dramatização.

A dor oncológica representa um problema de saúde pública mundial, segundo a Organização Mundial de Saúde (OMS). Estimativas da OMS apontam que no ano de 2021 haverá 15 milhões de novos casos de câncer no mundo, responsáveis por 9 milhões de óbitos. Atualmente, a dor relacionada ao câncer acomete mais de 8 milhões de doentes no mundo, acometendo aproximadamente 50% dos doentes durante os vários estágios da doença.

Não há uma definição específica para o termo "dor do câncer". Os doentes com câncer apresentam alguns dos tipos mais diversos de dor. Em geral, sua dor pode ser causada por uma ou mais das seguintes condições:

- invasão tumoral ou compressão de outros tecidos pelo tumor
- cirurgia e biópsias
- lesão dos tecidos provocada por radiação
- neuropatias causadas por quimioterapia ou por outros tratamentos
- isquemia
- inflamação
- bloqueio ou lesão de estruturas de órgãos (dor visceral)
- redução da mobilidade e/ou artropatias (dor musculoesquelética)
- fraturas patológicas

Há tipos de dor que podem apresentar relação temporal direta com algum evento desencadeante, como, por exemplo, cirurgia. Em outras situações, identificamos o início da dor dias ou meses após um evento desencadeante, e agravam com o passar do tempo, como, por exemplo, em casos de neuropatia periférica induzida por quimioterapia. Portanto, a realização de uma boa anamnese e raciocínio clínico baseado no conhecimento da doença oncológica tornam-se fundamentais para o controle da dor. É comum que doentes com câncer apresentem vários tipos de dor ao mesmo tempo. Alguns doentes relatam dores constantes, outros, dores intermitentes, com ou sem desencadeantes e, em geral, seu descontrole em vigência de quadro infeccioso ou distúrbio metabólico.

O sucesso da terapia farmacológica (uso de medicações) para o controle da dor baseia-se principalmente na correlação adequada entre o mecanismo de dor específico (responsável pelo surgimento da dor) e o efeito farmacológico da medicação escolhida.

A dor crônica é, mais freqüentemente, desencadeada por lesão ou doença, mas pode ser perpetuada por outros fatores que não a causa imediata da dor. Muitos já não consideram apenas o tempo de duração da dor como o fator essencial para classificá-la em crônica ou aguda, mas sim a inabilidade do corpo em curá-la. Uma lesão associada a dor crônica freqüentemente excede a capacidade do corpo para curá-la, ou o dano ocorre de forma que impede o sistema nervoso de restabelecer-se ao seu estado normal.

Além disso, as sensações associadas a dor crônica podem ser, aparentemente, desproporcionais a lesão original, e permanecerem mesmo após um longo período no qual o dano tecidual foi curado. É comum que um grande número de pacientes portadores de dor crônica experimentem uma ampla variedade de sintomas psicológicos, que envolvem a depressão reacional, a insônia, ansiedade, perda de libido e prejuízo acentuado em suas atividades da vida diária, recreativas e sociais.

Didaticamente, a dor crônica é classificada dentro de duas amplas categorias (nociceptiva e neuropática), baseadas em características clínicas e na resposta aos analgésicos.

A dor nociceptiva costuma apresentar-se como dor profunda, em pontadas ou batida. É resultante da ativação de fibras nervosas nociceptivas normais por um estímulo danoso (químico, térmico ou mecânico). A dor nociceptiva, independente de sua origem, pode responder bem aos analgésicos simples, tais como antinflamatórios não-hormonais, acetaminofeno, dipirona, e analgésicos opióides.

A dor neuropática é definida como a dor causada por lesão do sistema nervoso central ou do nervo periférico, ou mesmo pela função anormal do nervo. A característica clínica clássica da dor neuropática inclui a sensação de queimação constante (ou mesmo intermitente), pontadas, ou choques. Alguns sintomas físicos da dor neuropática podem incluir respostas exageradas a vários estímulos (hiperalgesia), ou uma percepção aberrante da dor como resposta a um estímulo normalmente inócuo (alodinia). As condições de dor neuropática são menos responsivas ao uso isolado de analgésicos simples ou de analgésicos opióides, do que as condições de dor nociceptiva.

Medicações adjuvantes ao tratamento da dor são normalmente necessárias para aumentar – ou mesmo potencializar – a ação analgésica, nos casos de dor neuropática.

A avaliação global do paciente, e não apenas da dor, é a chave conceitual na determinação da dor crônica.

Em meados da década de 1980, a Organização Mundial de Saúde (OMS) decretou a dor associada a neoplasias como emergência médica mundial, estabelecendo normas internacionalmente difundidas e aceitas para seu tratamento, enfatizando a farmacologia analgésica por via oral, a horários fixos e privilegiando o indivíduo, que tornou-se conhecida como Escada Analgésica. À partir da década de 1990, essa mesma sistemática foi estendida para o tratamento da dor na síndrome de imunodeficiência adquirida (AIDS), e vem sendo cada vez mais empregada em outras patologias. Esta estratégia racional para o controle da dor mostrou-se efetiva em aproximadamente 90% dos pacientes portadores de câncer e AIDS, e em 80 a 90% dos pacientes portadores de ambas as afecções em estado terminal.

A OMS considera que a Escada Analgésica deverá ser instituída sempre que o quadro doloroso apresentar-se como afecção crônica, sem previsão de resolução precoce, dentre outras indicações.

O primeiro degrau da Escada Analgésica propõe que analgésicos simples e antinflamatórios não hormonais sejam utilizados em dores de intensidade leve a moderada, associados ou não aos adjuvantes da dor (grupo heterogêneo de drogas não analgésicas, mas que assumem esta função em situações específicas), os quais potencializam a eficácia analgésica e/ou tratam outros sintomas que eventualmente exacerbam a dor (ex.: antidepressivos, fenotiazínicos, antieméticos, protetores gástricos, etc) podendo ser utilizados em qualquer momento.

A analgesia obtida com o uso de antinflamatórios pode ser rápida, enquanto a advinda dos coadjuvantes pode demorar até três semanas após o início de uso.

Em caso de persistência ou piora da dor, passamos ao segundo degrau da Escada Analgésica, quando associamos analgésicos opióides fracos ao esquema prévio, como codeína, propoxifeno e tramadol.

Da mesma forma, havendo persistência ou aumento da dor, passamos do segundo ao terceiro degrau da Escada Analgésica, substituindo-se os opióides fracos pelos opióides fortes (morfina, metadona, oxicodona, fentanil transdérmico).

Apesar da Escada Analgésica, na prática clínica é bastante comum nos depararmos com situações onde a dor impossibilita não só a nutrição e a qualidade de vida do paciente, mas também o próprio tratamento da doença. Situações onde paciente, família e equipe médica lutam contra o tempo, pois cada dia de descontrole de dor prejudica ainda mais o restabelecimento do doente, prejudica seu tratamento, e contribui para a desestruturação da dinâmica familiar, isolamento social, depressão e abandono.

Na Central da Dor do Hospital A. C. Camargo, temos a tendência de utilizar opiódes fortes já no segundo degrau da Escada Analgésica, reduzindo-a a apenas dois degraus. Atribuímos esta mudança não só ao uso metódico e adequado dos medicamentos coadjuvantes ao tratamento da dor, possibilitando bom controle álgico já no primeiro degrau; mas também a situações onde há necessidade de alívio álgico ótimo e urgente quando os objetivos da medicina mudam da cura para o cuidado.

O uso dos opióides no tratamento da dor crônica apresenta uma exceção: a meperidina (dolantina). Sintetizada em 1939, ainda hoje é aceita para premedicação, analgesia e prevenção/tratamento do tremor pós-operatório, podendo ser usada, em nível pré-operatório, como anestésico espinhal.

A meperidina tem um décimo da potência da morfina, sendo mais lipossolúvel e de rápido início de ação. Estudo de Austin et al. mostrou que, com aumentos graduais na concentração de meperidina, atinge-se um ponto crítico, onde pequenos aumentos, em torno de 0,05 g/ml, resultam em grandes elevações no efeito. Cerca de 90% da meperidina sofre desmetilação em normeperidina e hidrólise em ácido meperidínico. Seu metabólito ativo, a normeperidina, apresenta meia-vida de eliminação de 15 a 40 horas, duas vezes mais efeitos estimuladores do sistema nervoso central (SNC), e metade das propriedades analgésicas da meperidina. Os efeitos adversos da meperidina em SNC incluem mioclonia, disforia, delírio, agitação psicomotora e convulsões, com eliminação prolongada especialmente na insuficiência renal. Além disso, a meperidina causa hipotensão importante, aumento da frequência cardíaca e diminuição da contratilidade miocárdica (ação própria da meperidina, quando comparada a outros opióides), sendo depressor respiratório mais potente que a morfina (exceto em neonatos, nos quais ocorre o inverso).

Infelizmente, apesar do conhecimento hoje disponível sobre seus reais efeitos, e da recomendação de sua não-utilização na dor crônica, o uso das famosas prescrições de soluções decimais continua a ser propagada de forma torpe e rotineira, colocando pacientes e médicos em risco.

A morfina permanece como *gold standard* do tratamento de dor no câncer, é rapidamente absorvida via oral, mas com baixa biodisponibilidade (20 a 30%) em função do grande efeito de primeira passagem hepática. Além disso, a morfina apresenta pico plasmático com grande variação interindividual (30-90 minutos após ingestão), sendo droga de excreção renal.

A metadona, opióide forte de boa biodisponibilidade oral e meia-vida bastante longa, possui características peculiares que lhe conferem comportamento de droga de acúmulo. Assim, há necessidade de monitorização constante dos pacientes, em função de potencial toxicidade.

A oxicodona, análogo semissintético da tebaína, tem equianalgesia 2 vezes maior que a morfina e biodisponibilidade de 87%, maior que o dobro da morfina. No Brasil, até o momento, a oxicodona é comercializada apenas na apresentação de liberação controlada (uso a cada 12 horas), permitindo um perfil bifásico de absorção, com duas meias-vidas de absorção, através do sistema acrocontinâ. Seu sistema de liberação controlada permite a rápida absorção inicial de oxicodona, com início analgésico dentro da primeira hora em 90% dos pacientes, seguida de uma absorção prolongada. Estas características permitem rápido início de ação, e intervalo de dose a cada 12 horas.

O fentanil é um opióide sintético 80 a 100 vezes mais potente que a morfina, sendo atualmente o único opióide disponível na apresentação transdérmica no Brasil. Esta apresentação dispensa a absorção gastrointestinal e a necessidade de manutenção de uma via injetável. Seus adesivos têm doses fixas de 25, 50, 75 e 100 mg/h, os quais possibilitam a liberação contínua da droga por 72 horas após sua colocação, com período de latência inicial para analgesia de 8 a 12 horas, o que o toma elegível para o controle da dor crônica.

O uso inicial de fentanil transdérmico encontra restrição relacionada a segurança analgésica em pacientes que não estão recebendo opióides ("virgens de opióides"), ou em situações onde a dose total de opióide necessária para o controle estável da dor ainda não foi estabelecida. O pico de efeito do fentanil transdérmico é de 12 a 16 horas, com meia-vida de eliminação de 21 horas.

Existem também outras estratégias para o controle de dor que incluem procedimentos anestésicos e cirúrgicos específicos, voltados a realidade de cada doente, mas que não são foco deste capítulo.

Cuidados paliativos:

Definimos cuidados paliativos como tratamento para melhora da qualidade de vida do paciente que enfrenta doença que ameace a vida, e seus familiares, através da prevenção e do alívio de sofrimentos, pela identificação precoce, avaliação e tratamento impecáveis de dor e outros sintomas físicos, psicossociais e espirituais.

Assim, o tratamento paliativo é o atendimento interdisciplinar e multidisciplinar, abrangente, que focaliza o doente e seus familiares como objetivos do cuidado. É importante ressaltar que o tratamento paliativo não se restringe a apenas medidas de conforto, ao contrário, constitui-se de medidas reais, ativas e esperançosas da equipe que busca fazer o melhor possível com o tempo limitado, evitando ao máximo realizar medidas invasivas e agressivas que não tragam benefício ao doente. É importante respeitar o limite que a doença impõe às pessoas, doentes e familiares, evitando a obstinação terapêutica. Na verdade, o tratamento paliativo é válido nas fases mais iniciais do tratamento de qualquer doença crônica, ou potencialmente fatal, em qualquer estágio da doença. Os cuidados paliativos não se restringem à apenas cuidados de fase final de doença.

O doente em cuidados paliativos pode apresentar necessidade de controle dos mais variados sintomas. O quadro abaixo fornece algumas das principais intervenções regularmente utilizadas em cuidados paliativos.

- Agitação, anorexia, ansiedade, ascite, astenia.
- Caquexia, constipação intestinal.
- Depressão, desidratação, diarréia, disfagia, dispepsia, dispnéia.
- Úlceras de pressão (escaras), estomatite.
- Feridas fétidas.
- Insônia, insuficiência hepática, encefalopatia.
- Náuseas e vômitos.
- Obstrução do intestino delgado por processo maligno.
- Prurido.
- Soluços, sonolência.
- Tosse.
- Xerostomia.

A Humanização da Medicina exige cada vez mais o cuidado individualizado do doente. Quando os objetivos da medicina mudam da cura para o cuidado, percebe-se que apenas rigor científico e acurácia tecnológica não são suficientes para controlar sintomas e aliviar o sofrimento do doente e seus familiares. Esta mudança de atitude frente a obstinação terapêutica à qualquer custo é uma realidade crescente que vem de encontro a um sábio adágio francês do século XV: "curar às vezes, aliviar freqüentemente, confortar sempre".

Tabela I Analgésicos Opióides

Fármaco	Dose inicial	Dose usual	Comentários
Codeína	15-30 mg Intervalo 4-6 h vo	30 mg cada 6-6 h	Dose diária limitada por associações com acetaminofeno ou AINH.
Tramadol	50 mg Intervalo 6-8 h vo ou iv/sc	50-100 mg até 400 mg cada 24 h	Mecanismo de ação misto opióide e neurotransmissor central.
Oxicodona de liberação controlada	10 mg Intervalo 12-12 h vo	Variável	Não partir ou macerar o comprimido, deve ser deglutido inteiro.
Metadona	2,5 até 10 mg Intervalos 3, 4, 6-8 h vo ou iv/sc	Variável	Droga de depósito, titulação individualizada.
Morfina oral	2,5 até 10 mg Intervalos 3, 4, 6 h vo ou iv/sc	Variável	Titulação de dose.
Morfina venosa	2,5-5 mg Intervalos 3, 4, 6 h	Variável	Titulação de dose.
Morfina de liberação lenta ou cronogramada	Dose variável Cápsulas de 30, 60 e 100 mg vo Intervalos 8 ou 12 h	Variável	Titulação de dose.
Fentanil transdérmico	25 mcg/ adesivo transdérmico Intervalo 72/72 h	Variável	Titulação de dose.

Escada Analgésica da OMS

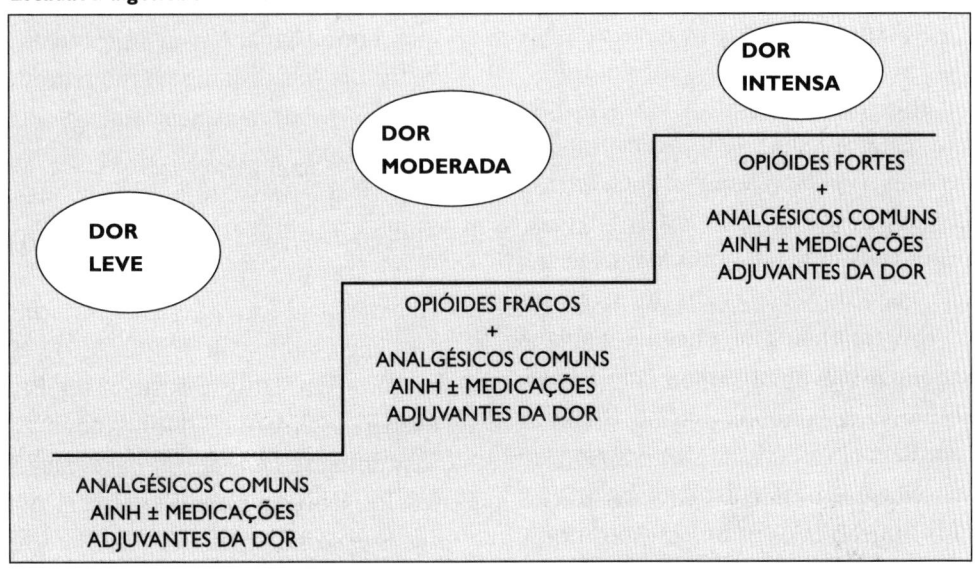

```
                                          ┌─────────┐
                                          │  DOR    │
                                          │ INTENSA │
                                          └─────────┘
                         ┌──────────┐     OPIÓIDES FORTES
                         │   DOR    │            +
                         │ MODERADA │     ANALGÉSICOS COMUNS
                         └──────────┘     AINH ± MEDICAÇÕES
          ┌────────┐                      ADJUVANTES DA DOR
          │  DOR   │
          │  LEVE  │     OPIÓIDES FRACOS
          └────────┘            +
                         ANALGÉSICOS COMUNS
                         AINH ± MEDICAÇÕES
                         ADJUVANTES DA DOR

 ANALGÉSICOS COMUNS
 AINH ± MEDICAÇÕES
 ADJUVANTES DA DOR
```

CLASSE	INDICAÇÕES USUAIS	VARIAÇÃO APROXIMADA (DOSE DIÁRIA PARA ADULTO)	VIA DE ADMINISTRAÇÃO
ANTICONVULSIVANTES Gabapentina	Dor neuropática, principalmente dor lancinante ou paroxística	900 a 3600 mg	VO
Fenitoína		300 a 500 mg	VO
Carbamazepina		200 a 1600 mg	VO
Clonazepam		1 a 8 mg	VO

CLASSE	INDICAÇÕES USUAIS	VARIAÇÃO APROXIMADA	VIA DE ADMINISTRAÇÃO
ANTIDEPRESSIVOS Amitriptilina	Dor neuropática	10 a 300 mg	VO
Nortriptilina		10 a 100 mg	VO
Imipramina		20 a 100 mg	VO

CLASSE	INDICAÇÕES USUAIS	VARIAÇÃO APROXIMADA	VIA DE ADMINISTRAÇÃO
RELAXANTES MUSCULARES			
Ciclobenzaprina	Dor musculoesquelética	20 a 60 mg	VO
Carisoprodol		800 a 1400 mg	VO
Baclofeno	Dor musculoesquelética e dor neuropática	15 a 80 mg	VO

Leitura recomendada

"AGS: Panel on Persistent Pain in Older Persons". *The Management os Persistent Pain in Older Persons*. American Geriatrics Society. *J Am Geriatr Soc.* 2002; 501-520.

"American Academy of the Pain Medicine and American Pain Society. "The use of opioids for the treatment of chronic pain: A consensus statement". *Clin J Pain* 13:6-8, 1997.

American Pain Society, American Academy of Pain Medicine, & American Society of Addiction Medicine. *Definitions related to the use of opioids for the treatment of pain [consensus statement]*. Glenview, 2001.

American Pain Society. "Guideline for the Management of Pain in Osteoarthritis, Rheumatoid Arthritis, and Juvenile Chronic Artthritis". *Clinical Practice Guideline* nº 2, 2002.

Becker N, Bondegaard Thomsen A, Olsen AK, et al. *Pain epidemiology and health related quality of life in chronic non-malignant pain patients referred to a Danish multidisciplinary pain center.* Pain. 1997; 73:393-400.

Brookoff D. "Abuse potential of various opioids medications". *J Gen Intern Med.* 1993; 8:688-690.

Costa ALD, Formiga MTA, Almeida MB & Oliveira Jr JO in Oliveira Jr JO (ed). *Opiáceos: o estado d'arte*. São Paulo, Lemar, 2001, Cap VI 73-80.

DallÓlio G, Betti E, Machado P, Guimarães S, Feder D. "Agranulocitose induzida por dipirona". *Rev. Bras. Med.*, vol. 60, nº 9, set. 2003, 693-700.

Dunbar S, Katz N. "Chronic opioid therapy for nonmalignant pain in patients with a history of substance abuse: report of 20 cases". *J Pain Symptom Manage* 11:163-171, 1996.

Eriksen et al., *Pain* 2003; 105 (in press).

Fanciullo GJ, Cobb JL. "The Use of Opioids for Chronic Non-Cancer Pain". *The International Journal of Pain Medicine and Palliative Care*, vol. 1 n. 2 2001, 49-55.

Holmquist GL. "Drug Decisions for Patients With Chronic Noncancer Pain Syndromes". *Drug Benefit Trends* May 2001.

Carlos L. Nebreda, Bruno J. Urban. *Manual de fármacos utilizados en el tratamiento del dolor crónico*, IASP PRESS International Asssociation for the Study of Pain. p. 38.

Oliveira Jr JO, Andrade MP & Amaral EMF. "Dor em oncologia", in Brentani MM et al. (eds). Bases da Oncologia, São Paulo, Lemar, 1998, Cap. XXVIII: 543-599.

Oliveira Jr JO. "Dor Oncológica". *Acta Oncol Bras*, 1994, 14:11-5.

Savage SR. "Uso de opióide no controle da dor crônica". *Clínicas Médicas da América do Norte* vol. 83, n. 3, 5:715-737, 1999.

Sindrup SH, Jensen TS. "Efficacy of pharmacological treatments os neuropatic pain: An update and effect related to mechanism of drug action". *Pain.* 1999; 83:389-400.

Tassain V, Attal N, et al. "Long term effects of oral sustained release morphine on neuropsychological performance in patients with chronic non-cancer pain". *Pain* 104, 2003, 389-400.

Turk DC. "Assess the person, not just the pain". *Pain Clin Updates.* 1993; 1:1-4.

Turk DC. "Clinicians' attitudes about prolonged use of opióids and the issue of patient heterogeneity". *J Pain Symptom Manage*. 1996;11:218-230.

Vaillancourt PD, Langevin HM. "Neuropatias periféricas dolorosas". *Clínicas Médicas da América do Norte* vol. 83, n. 3, 5:593-607, 1999.

32 Caquexia neoplásica/ paciente terminal

Francisco Ricardo Gualda Coelho
Ronaldo Lúcio Rangel Costa

A dificuldade da assistência prestada àqueles pacientes considerados terminais reside na própria caracterização desta difícil fase do tratamento de doenças crônicas. A experiência mostra que provavelmente a imensa maioria dos profissionais médicos não sabem distinguir entre o chamado paciente fora de possibilidade terapêutica e o paciente terminal propriamente dito. Esta distinção é fundamental e esbarra em dificuldades culturais, religiosas, econômicas e principalmente de formação médica.

Têm surgido várias áreas de consenso, normalmente em países desenvolvidos, em meio aos aspectos éticos e legais relativos à não administração ou retirada de medidas terapêuticas que prolongam ou mantêm a vida de pacientes terminais; este é um tema de constante debate entre as diferentes linhas de conduta. A interrupção de determinadas modalidades de tratamento, tais como ressucitação cardiopulmonar, intubação endotraqueal e respiração artificial, tem sido respaldada de forma jurídica ou mesmo religiosa. Até mesmo processos considerados como elementares para o organismo humano, como os atos de comer e beber, têm sido alvo de atenção e considerados como formas desnecessárias de tratamento, quando forçadas.

Tendo em vista a implicação destas atitudes, o paciente fora de possibilidades terapêuticas deve ser separado do grupo teminal, com necessidades muitas vezes normais do dia a dia, sofrendo intervenções terapêuticas muitas vezes mínimas ou mesmo complexas, como a necessidade de permanência em unidade de terapia intensiva, plenamente justificada para aqueles em que a sobrevida qualitativa ainda exista. No nosso entender, quando não há pressa em avaliar a sobrevida deste paciente, a questão terminal chegará naturalmente e de maneira consensual e óbvia. Não devemos "oferecer a vida eterna" e sim, com bom senso, dignificar a etapa final da vida da maneira mais humana possível.

Caquexia neoplásica

A caquexia é uma síndrome complexa e multifatorial, que se caracteriza pela perda de peso, com perda de massa corpórea e tecido adiposo.

A conhecida fisiologia da fome em seres humanos que possuam ou não doenças terminais demonstra, através de estudos conhecidos, que em indivíduos sem doenças terminais que jejuaram voluntariamente e com adaptação a longo prazo ao processo de inanição, as fontes de combustível orgânico parecem ser progressivamente derivadas do metabolismo lipídico. Esta lipólise leva, em última instância, ao aumento da produção de cetonas, que servem como fonte de energia tanto para os tecidos periféricos quanto para o sistema nervoso central. O resultado desta adaptação é a diminuição marcante da utilização de glicose e redução da degradação muscular. De maneira oposta, em pacientes com carcinomatose e ingesta oral normal, parece haver uma utilização estável ou aumentada de carboidratos, tendo como resultado final a rápida instalação dos processos de degradação muscular e desnutrição proteica, com todas as suas conseqüências clínicas.

Enquanto as caquexias de origem não neoplásicas são corrigíveis por terapia nutricional, a correção da caquexia neoplásica exige um controle sistêmico do câncer associado ao suporte nutricional, psicológico e social.

Estima-se que de 15% a 40% dos pacientes com câncer apresentam caquexia, a qual responde por 10% a 22% das mortes por câncer.

Historicamente, desde 1932, a má nutrição é reconhecida como fator de mau prognóstico no paciente com câncer. Estudos retrospectivos, em maioria, concluem que fatores como perda de peso, baixos níveis de albumina e baixos índices na avaliação nutricional aumentam as taxas de mortalidade e morbidade em diferentes tipos de câncer. Apesar disso, são poucos os estudos prospectivos sobre o assunto.

Mediadores químicos teriam o papel de iniciar ou perpetuar o processo na caquexia neoplásica. Os mediadores implicados nesta função seriam numerosas citocinas como: fator de necrose tumoral alfa, interleucina 1 e 6 e interferon gama. Tais citocinas podem ser produzidas pelo tecido neoplásico e são caracterizadas pela indução da anorexia e uma diminuição da lipoproteína lipase 3. A habilidade de diminuir a lipoproteína lipase varia entre as citocinas.

O tratamento da caquexia neoplásica no paciente com doença avançada é um desafio que deve ser encarado de maneira multidisciplinar.

Já foi discutida, em outro capítulo, a importância do apoio psicológico. Da mesma maneira, um efetivo apoio social voltado à obtenção de suporte econômico ao paciente durante o período de tratamento deve ser enfatizado. Uma equipe de nutrição presente pode orientar o paciente quanto às suas necessidades nutricionais específicas. Por fim, a equipe médica deve ser atenciosa às queixas do paciente.

Tratamento da caquexia

As equipes envolvidas nesta tarefa acreditam que o suporte calórico oferecido ao paciente é muito importante, constituindo-se na única fonte de energia que ele dispõe. De preferência, esta via de alimentação deve ser a digestiva, uma vez que, em metanálise realizada, observou-se que a nutrição parenteral não reverte o estado de caquexia é, na maioria das vezes, diminui o tempo de sobrevida. Tem sido estudada a utilização de suporte nutricional agressivo, na tentativa de reverter a desnutrição que ocorre nos pacientes com câncer que utilizam hiperalimentação enteral e parenteral. Nos pacientes com câncer em estágios avançados e desnutrição, não foram comprovados os benefícios do suporte nutricional agressivo com relação à mortalidade, nem houve reversão consistente das alterações metabólicas que ocorrem nestes estados. Alguns estudos mostraram uma menor sobrevida dos pacientes aos quais foi administrado suporte nutricional agressivo; como resultado de complicações do tratamento é possível observar a aceleração do crescimento do tumor.

Anorexia

A anorexia apresentada pode estar relacionada à doença subjacente ou ao jejum. Indivíduos com câncer avançado têm uma diminuição do limiar gustativo para uma variedade de sabores, e podem apresentar diminuição no estímulo hipotalâmico secundário à diminuição das contrações gástricas. Em estudo com indivíduos que se submeteram a jejum voluntário, demonstrou-se que a anorexia é rapidamente substituída por fome, a partir do momento que os indivíduos têm acesso a pequenas quantidades de carboidratos, o que diminui rapidamente a produção de cetonas. Esta evidência experimental pode sugerir que a administração de pequenas quantidades de carboidratos a pacientes com doenças terminais pode de fato ocasionar um aumento no desconforto, em virtude da supressão da produção de cetonas. O uso de opiáceos pode ser outro fator, já que estas drogas podem causar anorexia.

Algumas drogas têm sido utilizadas para a melhora dos sintomas da caquexia e da qualidade de vida dos pacientes. No quadro abaixo, segue um resumo das drogas, mecanismos de ação e possíveis efeitos.

A tendência observada na literatura sugere o uso do acetato de medroxiprogesterona, apesar das dificuldades em obtenção da dosagem ideal para uso, efeito colaterais, alto custo e resultados não tão satisfatórios. Até que se desenvolva uma abordagem ideal a fim de minimizar os efeitos da caquexia, a administração de alimentos e líquidos, em quantidades estritamente necessárias para o alívio do desconforto, pode ser um método eficaz de realizar os desejos dos pacientes, ao mesmo tempo que lhes proporciona alívio. O tempo dispendido pela equipe assistencial pode ser dedicado a proporcionar tratamento de suporte, em vez de ser empregado no implemento de nutrição artificial e hidratação.

Paciente terminal

A evolução do câncer poderá determinar uma situação em que a equipe responsável pelo paciente venha a concluir que todas as opções terapêuticas (basicamente cirúrgicas, quimioterápicas e radioterápicas) já foram empregadas, não restando novas opções. No Hospital A. C. Camargo, historicamente, este

Droga	Mecanismo de Ação	Efeitos	Uso
*Acetato de medroxiprogesterona	Receptores de progesterona	Estudos observaram ganho de peso com dose ideal VO de cerca de 480 mg/dia.	Rotina
Sulfato de hidrazina	Inibidor da enzima carboxinase fosfoenolpiruvato	Pode ser utilizada na dosagem de 180 mg/dia (fracionadas em três tomadas de 60 mg/dia)	Experimental
Ibuprofeno	Inibidor da enzima cicloxigenase	Há sugestão da literatura de possível interrupção da caquexia com dose de 1200 mg/dia, durante sete dias.	Experimental
Ácido eicosaminopentóico	Inibidor da enzima cicloxigenase	Parece atenuar a ação dos fatores catabólicos na caquexia. É preconizada a dose de 1,25 mg/Kg a 2,5 mg/Kg.	Experimental

*Não deve ser utilizada em pacientes com câncer de mama.

paciente é chamado de RDH (regime de higiene e dietética). Apesar de ser uma designação inadequada, o termo é consagrado e define um paciente cuja terapêutica seguida será a de suporte. Mais uma vez, ser RDH não significa ser terminal.

O universo do paciente RDH e agora o chamado RDH/terminal é melhor compreendido quando agrupado entre aqueles fora de possibilidades terapêuticas, cuja abordagem de suporte irá depender da fase da doença.

O debate ético, como já mencionado, é antigo e a disponibilidade de técnicas, principalmente em UTI, que podem prolongar a vida do paciente, torna este debate necessário.

Um paciente RHD, na definição padronizada no Hospital A. C. Camargo, deve ser submetido a todas as formas de tratamento possíveis, desde que o médico responsável reconheça uma situação clínica potencialmente reversível. Esta situação deve estar acoplada a um período de tempo, ou seja, é tentada uma terapêutica por período de 48-72 horas, em que se observa a resposta do paciente. Na eventualidade da falha terapêutica, a questão terminal, ou seja, a proximidade do óbito, deve ser considerada. Para facilitar esta difícil tomada de decisão, um bom relacionamento médico/paciente/família já estabelecido anteriormente é fundamental.

Nas UTIs, segundo informações do Hospital A. C. Camargo, a tendência a aceitar a suspensão de procedimentos terapêuticos segue a seguinte ordem: 57% dos pacientes ou familiares concordam imediatamente e após cinco dias este número sobe para 90%. Quanto aos médicos, a equipe responsável chega a um consenso em 92% dos casos após quatro dias. Assim, a idéia de oferecer ao paciente um período de tratamento em que se observa a possibilidade de resposta tem embasamento prático. Muitas vezes, a simplicidade do tratamento fará a grande diferença.

Leitura recomendada

BECK S.A., GROUNDWATER P., BARTON C., TISDALE M.J. "Alterations in serum lipolytic activity of cancer patients with response to therapy". *Br J Cancer* 1990; 62:822-825.

BECK S.A., SMITH K.L., TISDALE M.J. "Anticachectic and antitumor effect of eicosapentaenoic acid and its effect on protein turnover". *Cancer Res* 1991; 51:6089-6093.

BRUERA E., MACMILLAN K., KUEHN N., HANSON J., MACDONALD R.N. "A controlled trial of megestrol acetate on appetite, caloric intake, nutritional status, and other symptoms in patients with advanced cancer". *Cancer* 1990; 66:1279-1282.

CAHILL G.F. JR. "Starvation in man". *N Engl J Med* 1970; 282:668-675.

CHLEBOWSKI R.T., BULCAVAGE L., GROSVENOR M., et al. "Influence of hydrazine sulfate on abnormal carbohydrate metabolism in cancer patients with weight loss". *Cancer Res* 1984; 44:857-861.

CIOCON J.O., SILVERSTONE F.A., GRAVER L.M., FOLEY C.J. "Tube feedings in elderly patients. Indications, benefits, and complications". *Arch Intern Med* 1988; 148:429-433.

CLAMON G.H., et al. "Effect of adjuvant central iv hyperalimentation on the survival and response to treatment of patients with small cell lung cancer: a randomized trial". *Cancer Treat Rep* 1985; 69:167-177.

DEWYS W. "Management of cancer cachexia". *Semin Oncol* 1985; 12:452-460.

DOWNER S., et al. "A double blind placebo controlled trial of medroxyprogesterone acetate (MPA) cancer cachexia". *Br J Cancer* 1993; 67: 1102-1105.

FUJIKI F., et al. "Prevention of adenocarcinoma colon 26-induced cachexia by interleukin 10 gene transfer". *Cancer Res* 1997; 57:94-99.

KORETZ R.L. "Parental nutrition: is it oncologically logical?" *J Clin Oncol* 1984; 2:534-538.

LANGSTEIN H.N., DOHERTY G.M., FRAKER D.L., BURESH C.M., NORTON J.A. "The roles of gamma-interferon and tumor necrosis factor alpha in an experimental rat model of cancer cachexia". *Cancer Res* 1991; 51:2302-2306.

MANTOVANI G., et al. "Megestrol acetate in neoplastic anorexia/cachexia: clinical evaluation and comparison with cytokine levels in patients with head and neck carcinoma treated with neoadjuvant chemotherapy". *Int J Clin Lab Res* 1995; 25: 135-141.

MATTHYS P., HEREMANS H., OPDENAKKER G., BILLIAU A. "Anti-interferon-gamma antibody treatment, growth of Lewis lung tumours in mice and tumour-associated cachexia". *Eur J Cancer* 1991; 27:182-7.

PRINTZ L.A. "Is withholding hydration a valid comfort measure in the terminally ill?" *Geriatrics* 1988; 43:84-8.

SCOTT H.R., MCMILLAN D.C., CRILLY A., MCARDLE C.S., MILROY R. "The relationship between weight loss and interleukin 6 in non-small-cell lung cancer". *Br J Cancer* 1996; 73:1560-2.

SCROOC M., et al. "Hydrazine sulfate in cancer patients with weight loss: a placebo-controlled clinical experience". *Cancer* 1987; 59:406-10.

SECKLER M., DEHEINZELIN D. "Pacientes fora de possibilidades terapêuticas". In: BRENTAI, M.M. COELHO F.R.G., IYEYASU H., KOWALSKI L.P. *Bases da oncologia*. São Paulo: Lemar, 1998, p. 601.

TAMURA S., et al. "Involvement of human interleukin 6 in experimental cachexia induced by a human uterine cervical carcinoma xenograft". *Clin Cancer Res* 1995; 1:1353-1358.

THOMPSON M.P., COOPER S.T., PARRY B.R., TUCKEY J.A. "Increased expression of the mRNA for hormone-sensitive lipase in adipose tissue of cancer patients". *Biochim Biophys Acta* 1993; 1180:236-42.

TISDALE M.J. "Biology of cachexia". *J Natl Cancer Inst* 1997; 89:1763-1773.

TODOROV P., CARIUK P., MCDEVITT T., COLES B., FEARON K., TISDALE M. "Charac-terization of a cancer cachectic factor". *Nature* 1996; 379: 739-742.

WIGMORE S.J., et al. "Ibuprofen reduces energy expenditure and acute-phase protein production compared with placebo in pancreatic cancer patients". *Br J Cancer* 1995; 72:185-188.

33 Psicoterapia/comunicação médico-paciente/ erro médico

Francisco Ricardo Gualda Coelho

É fato bastante conhecido que pensar em saúde é pensar no perfeito equilíbrio entre os fatores biológicos, psicológicos e sociais do indivíduo. Deste modo, eliminar doenças não restabelece, necessariamente, a saúde. A doença deve ser avaliada como uma entre as diversas manifestações de desequilibro do organismo.

O estudo da sustentabilidade a determinadas doenças, sob o ponto de vista do perfil psicológico associado a fatores estressantes, trouxe muitas contribuições para o esclarecimento da etiologia de diversas enfermidades, inclusive do câncer.

Depressão crônica e sistema imunológico

Desde 1973, estudos revelam que situações de perda afetiva transformada em luto prolongado levam a muitas formas de doenças. A ocorrência de enfermidades fatais em pessoas enlutadas é praticamente dez vezes maior do que em pessoas não enlutadas da mesma idade e sexo. Nesta mesma linha, autores concluem que o desenvolvimento de uma doença parece ser precedido por um período de sobrecarga psicológica. Notaram eles que, após esse período, surgiram sentimentos profundos e permanentes de desamparo, desesperança e falta de sentido para a vida. O desenvolvimento de uma enfermidade estaria diretamente relacionado ao modo de interpretar os acontecimentos e à capacidade de lidar com as tensões.

Essa depressão, que deixa de ser circunstancial e fixa-se como modo de vivência, afetaria o sistema imunológico, prejudicando as defesas naturais do indivíduo. Estudos que avaliam esta possibilidade são de difícil desenho e condução, levando alguns a considerar o câncer uma enfermidade em que os fatores psicológicos têm um significado nulo ou secundário.

Psicologia e câncer

A psicologia, apesar das muitas dúvidas, permite à cancerologia melhor compreender seu objeto de estudo e constatar que os resultados terapêuticos dependem de um conjunto de condições orgânicas e psicológicas. Tais condições dizem respeito tanto ao doente quanto ao meio a que pertence, e também a toda estrutura assistencial que, em geral, não se encontra preparada para atender esses doentes.

O enfoque psicológico atual tem a preocupação com a detecção de possíveis fatores desencadeadores do câncer e principalmente com a melhoria da qualidade de vida das doentes, tendo sido definitivamente incorporado como elemento fundamental para a compreensão e prevenção do câncer, bem como para o sucesso dos tratamentos. Neste sentido, deve ser sempre considerado como recurso indispensável desde o momento do diagnóstico, nunca como paliativo para eventuais crises de depressão ou ansiedade, constituindo-se assim tratamento complementar. Também o trabalho do psicólogo dentro da oncologia tem a intenção de reconhecer e melhorar os problemas de quem sofre com o câncer, da família e até mesmo da equipe médica e de enfermagem.

A preocupação maior não está no aumento da sobrevida das pacientes, e sim em estabelecer medidas assistenciais e terapêuticas que diminuam o impacto da doença, melhorando assim a qualidade de vida/sobrevida. É considerado também o estresse causado, pela terapêutica oncológica, no equilíbrio psicológico do paciente. Estudos demonstram que mulheres submetidas à quimioterapia antineoplásica apresentam problemas de relacionamento marital, familiar, sexual, além de dificuldades profissionais. A identificação do significado psicológico das reações ao tratamento é fundamental para que sejam programadas intervenções específicas.

Autores já demonstraram que um grupo de mulheres portadoras de câncer de mama, submetidas à psicoterapia de grupo, apresentaram maior sobrevida quando comparadas a outro grupo com as mesmas características e não submetidas à qualquer intervenção psicológica.

Pré e pós-operatório na histerectomia: aspectos emocionais

A histerectomia é o procedimento cirúrgico mais indicado em um serviço de ginecologia oncológica. Serve tanto a pacientes portadores de câncer quanto a não-portadores da doença. Desta forma, para algumas pacientes, a notícia da necessidade da retirada do útero desencadeia um grande pesar, sendo muitas vezes difícil recuperar-se dele e de suas conseqüências. Em muitos casos, é difícil para a equipe do hospital entender o comportamento da mulher. A variação de sentimento, na fase pré-operatória, é resultado de vários fatores a ser investigado. Quando há fortes dores abdominais e hemorragias constantes, o que ocasiona desconforto muitas vezes diário, a aceitação é facilitada pelo alívio que a cirurgia irá proporcionar. Já nas pacientes que não perceberem sintoma algum, mas cuja indicação terapêutica existe, a dificuldade para a aceitação da retirada do útero é muito maior.

A variável aceitação é também influenciada por outros fatores, como ter ou não filhos, sendo que a presença deles pode determinar uma melhor aceitação da perda uterina.

É agravante a fantasia de algumas mulheres de que na histerectomia "tudo é retirado", inclusive a feminilidade e sexualidade. Como conseqüência, o próximo passo seria a perda do parceiro sexual. Com todos estes receios, o resultado é um aumento da ansiedade, que pode interferir tanto no pré, quanto no pós-operatório.

No quadro abaixo são resumidos os receios mais comuns da fase pré-operatória:

- medo da anestesia;
- medo de morrer;
- medo de perder o marido;
- medo de ficar "tudo solto por dentro";
- medo de ficar "fria".

Pós-operatório

Nesta fase, o sentimento preponderante é de alívio, pois muitos dos medos já foram superados. Contudo, não é incomum, nos casos em que não há doença maligna, instalar-se um quadro depressivo como continuidade da depressão instalada no período pré-operatório.

Há também mulheres que, por receio de serem abandonadas, não falam com o companheiro sobre a cirurgia realizada. Neste momento, um contato mais estreito com o médico responsável faz uma grande diferença.

Decisão de informar ou não o paciente

Embora seja geralmente aceito que doente com câncer tem o direito de ser informado sobre sua enfermidade, para alguns a ignorância ainda é a melhor postura. Os estudos sobre revelação do diagnóstico ao doente de moléstia grave são difundidos em países onde a informação consentida é obrigação legal. Por outro lado, poucos estudos têm sido realizados em que a decisão de informar ou não o doente é de responsabilidade única e individual do médico. No Brasil, a discussão é paternalista, e as poucas referências encontradas são comentários levando em conta apenas posições médicas, sendo pouco discutidas as necessidades e decisões dos doentes. As opiniões de médicos e doentes podem não ser as mesmas. Contudo, infelizmente, nem todos os médicos concordam quanto à importância da informação revelada. A atitude de não comentar o diagnóstico ou de utilizar termos genéricos que nada revelam está fundamentada na suposição de que a verdade significa provocar o surgimento de distúrbios emocionais que poderiam prejudicar a evolução da doença, ou mesmo o abandono do tratamento. Sob esta argumentação, o profissional responsável convoca a família e estabelece com eles um pacto piedoso de silêncio. O risco é de que o doente busque respostas em fontes de informação nem sempre adequadas.

Obviamente, as condições psicológicas e as reações de cada um dependem do estágio da doença e do tratamento planejado. Daí a importância do acompanhamento do paciente desde o momento do seu diagnóstico.

A importância do esclarecimento por parte do médico não está centrada na revelação do diagnóstico, pois disso os doentes já têm certa consciência. O papel do profissional é o de estar disponível para as solicitações feitas. Esse modo de agir exige treino, que pode ser adquirido com o convívio ou através de discussões de casos ou da participação em grupos cooperativos.

É fundamental, em oncologia, que todos os profissionais envolvidos (médicos, enfermeiros, assistentes sociais, psicólogos e psiquiatras), estejam preparados, não apenas de forma intelectual, mas principalmente sob o ponto de vista da vivência pessoal.

Comunicação médico-paciente/ erro médico

Os pacientes ficam mais satisfeitos quando se sentem completamente informados sobre a condição médica e a terapia. Os pacientes desejam ser parceiros ativos na discussão das opções de tratamento e compreender os benefícios de diferentes abordagens terapêuticas. Embora a intenção dos médicos seja fornecer informação adequada, a comunicação pode ter maus resultados. Os médicos podem se sentir pressionados pelo tempo e acelerar a consulta, podem usar termos e jargões médicos em excesso ou subestimar o desejo por informação. Os pacientes também expressam um desejo de ter uma relação com seu médico que pareça pessoal, de preocupação e respeito. Pacientes insatisfeitos podem achar que os médicos os enfocam somente como um processo da doença.

Advogados de erro médico, questionados para citarem a razão primária pela qual o paciente abria um processo de imperícia, relatam que mais de 80% são por questões de comunicação. Eles sugeriram que 35% eram por causa de atitudes do médico (ex: apressado, ar de superioridade), 35% eram por falha na comunicação, 7% eram por causa de depreciação pelo médico no atendimento prévio e 5% eram por causa de expectativas irreais do paciente. Em resumo, os pacientes são mais propensos a processar seus médicos por acharem que eles não lhes atenderam ou não lhes informaram adequadamente. Entretanto, estudos identificaram amplas áreas de dificuldades de comunicação. Sugestões são diversas, a maioria sem utilidade prática. Os médicos podem melhorar suas capacidades de comunicação através de educação e prática, porém mais importante ainda é fornecer aos pacientes atendimento de alta qualidade e humanista.

histerectomia, tratamento clínico ginecológico, complicações de outras cirurgias, laqueaduras, aborto, cirurgias sem consentimento, falha diagnóstica de tumor de mama e cauterização do colo do útero. Nas Figuras 1 e 2, os números são apresentados.

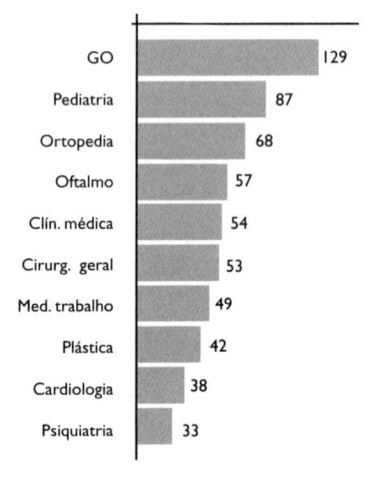

Figura 1 – Número de denúncias no CRM-SP: as dez especialidades com mais queixas em 1996.

As queixas em ginecologia no CRM-SP

Conforme publicação recente, a situação dos tocoginecologias junto ao CRM-SP preocupa. Segundo estatística crescente, trata-se da especialidade com o maior número de queixas há vários anos. Segue abaixo a estatística fornecida pelo CRM-SP sobre cerca de 15.000 denúncias registradas de janeiro de 1996 a dezembro de 2003. Optamos por mostrar os extremos da estatística, no tempo e espaço, mostrando o crescimento do problema. Observando o tipo de queixas em ginecologia, foi verificado que 47% delas referem-se a assédio sexual e as outras 53%, em ordem decrescente, são: complicações de

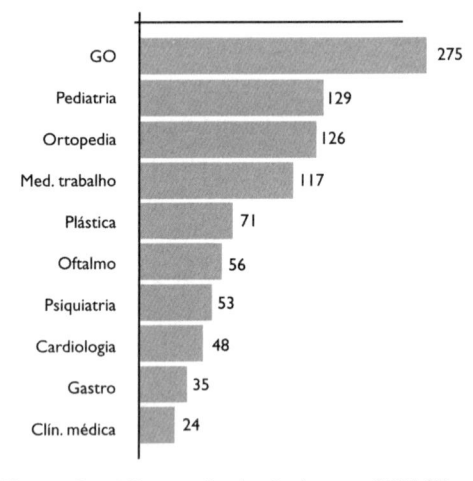

Figura 2 – Número de denúncias no CRM-SP: as dez especialidades com mais queixas em 2003.

Fonte: Udelsmann A., Gabiatti J.R.E. "Responsabilidade civil e ética dos médicos" – as queixas em tocoginecologia no CRM-SP Femina 2004; 32:553-561.

Recomendações finais

Diante da atual realidade, de fato o melhor é a prevenção. A boa e criteriosa prática profissional é a melhor vacina contra essa epidemia. Já foi dito que o aperfeiçoamento da relação médico-paciente é fundamental. Também o termo de ciência e consentimento para os vários atos médicos deve ser incentivado, até porque é exigência do Código de Defesa do Consumidor. O prontuário, pedra fundamental do relacionamento, deve ser escrito e preenchido adequadamente por todos os envolvidos no tratamento dos pacientes.

Leitura recomendada

AMIR M. "Considerations guiding physicians when informing cancer patients". *Soc Sci Med* 1987; 24:741-748.

BAHSON C.B., BAHSON M.B., WARDEL W.J. "A psychologic study of cancer patients". *Psychos Med* 1971; 33:466-479.

BARON R.J. "An introduction to medical phenomenology: I can't hear you while I'm listening". *Ann Intern Med* 1985; 103:606-611.

BECKMAN H.B., MARKAKIS K.M., SUCHMAN A.L., FRANKEL R.M. "The doctor-patient relationship and malparactice: lessons from plaintiff depositions". *Arch Intern Med* 1994; 154:1365-1370.

BRENNAN T.A., et al. "Incidence of adverse events and negligence in hospitalized patients: results of the Harvard Medical Paractice Study I". *N Engl J Med* 1991; 324:370-376.

CARVALHO V.A. "Psicoterapia em oncologia". In: Brentani M.M., Coelho F.R.G, Iyeyasu H., Kowalski L.P., editores. *Bases da oncologia*. São Paulo: Lemar; 1998. p.607-632.

CHARLES S.C., PYSKOTY C.E., NELSON A. "Physicians on trial–self-reported reactions to malparactice trials". *West J Med* 1988; 148:358-360.

CHARLES S.C., WARNECKE R.B., NELSON A., PYSKOTY C.E. "Appraisal of the event as a factor in coping with malparactice litigation". *Behav Med* 1988; 14:148-155.

COELHO F.R.G. *Câncer: manual de orientação para pacientes e interessados*. São Paulo: Robe, 2000.

ENTMAN S.S., GLASS C.A., HICKSON G.B., GITHENS P.B., WHETTEN-GOLDSTEIN K., SLOAN F.A. "The relationship between malparactice claims history and subsequent obstetric care". *JAMA* 1994; 272:1588-1591.

GREENFIELD S., KAPLAN S.H., WARE J.E. JR., YANO E.M., FRANK H.J. "Patients' participation in medical care: effects on blood sugar control and quality of life in diabetes". *J Gen Intern Med* 1988; 3:448-457.

HALL M., BAUM A., BUYSSE D.J., PRIGERSON H.G., KUPFER D.J., REYNOLDS CF 3rd. "Sleep as a mediator of the stress-immune relationship". *Psychosom Med* 1998; 60:48-51.

HERBERT T.B., COHEN S. "Stress and immunity in humans: a meta-analytic review". *Psychosom Med* 1995; 55:364-379.

HICKSON G.B., et al. "Obstetricians prior malparactice experience and patients satisfaction with care." *JAMA* 1994; 272: 1583-1587.

KAPLAN S.H., GREENFIELD S., WARE J.E. JR. "Assessing the effects of physician-patient interactions on the outcomes of chronic disease". *Med Care* 1989; 27(3 Suppl):S110-27. [Erratum in: *Med Care* 1989; 27:679]

LEAL V.M.S. "Variáveis psicológicas influenciando o risco e o prognóstico do paciente". *Rev Bras Cancerol* 1999; 39:53-9.

LEAPE L.L., BRENNAN T.A., LAIRD N., et al. "The nature of adverse events in hospitalized patients: results of the Harvard Medical Practice Study II". *N Engl J Med* 1991; 324:377-384.

LESERMAN J., LI Z., HU Y.J., DROSSMAN D.A. "How multiple types of stressors impact on health". *Psychosom Med* 1998; 60:175-181.

LEVINSON W., ROTER D. "The effects of two continuing medical education programs on communication skills of paracticing primary care physicians". *J Gen Intern Med* 1993; 8:318-24.

LOURENÇO M.T.C., COSTA C.L. "Psicooncologia". In: Brentani M.M., Coelho F.R.G., Kowalski L.P., editor. *Bases da oncologia*. 2 ed. São Paulo: Lemar, 2003. p. 438-52.

PIKE J.L., et al. "Chronic life stress alters sympathetic, neuroendocrine, and immune responsivity to na acute psychological stressor in humans". *Psychosom Med* 1997; 59:447-457.

SIMONTON S.S., SHERMAN A.C. "Psychological aspects of mind-body medicine: promises and pitfalls from research with cancer patients". *Altern Ther Health Med* 1998; 4:50-64.

WJMA K., BOEKE P.E., JANSSENS J. "Risk factors for hysterectomy patients: a pilot study". *J Psico Obstetr Gynaecol* 1982; 1:9.

Orgrafic
Gráfica e Editora
(11)6522-6368

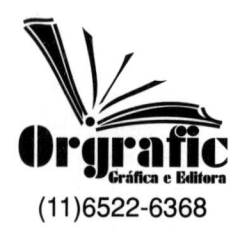